Schattauer

Felix Tretter | Oliver Pogarell (Hrsg.)

Suchtmedizin kompakt

Suchtkrankheiten in Klinik und Praxis

4., aktualisierte und erweiterte Auflage

Mit Beiträgen von
Max Braun
Oliver Pogarell
Michael Rath
Christoph Schwejda
Felix Tretter

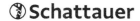 Schattauer

Prof. Dr. med. Dr. phil. Dr. rer. pol. Felix Tretter
felix.tretter@bas-muenchen.de

Prof. Dr. med. Oliver Pogarell
oliver.pogarell@med.uni-muenchen.de

Besonderer Hinweis:
Die Medizin unterliegt einem fortwährenden Entwicklungsprozess, sodass alle Angaben, insbesondere zu diagnostischen und therapeutischen Verfahren, immer nur dem Wissensstand zum Zeitpunkt der Drucklegung des Buches entsprechen können. Hinsichtlich der angegebenen Empfehlungen zur Therapie und der Auswahl sowie Dosierung von Medikamenten wurde die größtmögliche Sorgfalt beachtet. Gleichwohl werden die Benutzer aufgefordert, die Beipackzettel und Fachinformationen der Hersteller zur Kontrolle heranzuziehen und im Zweifelsfall einen Spezialisten zu konsultieren. Fragliche Unstimmigkeiten sollten bitte im allgemeinen Interesse dem Verlag mitgeteilt werden. Der Benutzer selbst bleibt verantwortlich für jede diagnostische oder therapeutische Applikation, Medikation und Dosierung.
In diesem Buch sind eingetragene Warenzeichen (geschützte Warennamen) nicht besonders kenntlich gemacht. Es kann also aus dem Fehlen eines entsprechenden Hinweises nicht geschlossen werden, dass es sich um einen freien Warennamen handelt.

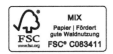

Schattauer
www.schattauer.de
© 2023 by J. G. Cotta'sche Buchhandlung Nachfolger GmbH, gegr. 1659, Stuttgart
Alle Rechte vorbehalten
Gestaltungskonzept: Farnschläder & Mahlstedt, Hamburg
Cover: Jutta Herden, Stuttgart
unter Verwendung einer Abbildung von © adobe stock/Andy Dean
Gesetzt von Eberl & Koesel Studio, Kempten
Gedruckt und gebunden von CPI – Clausen & Bosse, Leck
Lektorat: Marion Drachsel, Berlin
ISBN 978-3-608-40145-5
E-Book ISBN 978-3-608-11962-6
PDF-E-Book ISBN 978-3-608-20582-4

Bibliografische Information der Deutschen Nationalbibliothek
Die Deutsche Nationalbibliothek verzeichnet diese Publikation in der Deutschen Nationalbibliografie; detaillierte bibliografische Daten sind im Internet über http://dnb.d-nb.de abrufbar.

Vorwort zur 4. Auflage

Die vorliegende völlig neu überarbeitete vierte Auflage baut auf dem bewährten Wissensbestand auf und ergänzt ihn um neue Erkenntnisse. Vor allem der neuen gesellschaftlichen Rolle von Cannabis ist mehr Aufmerksamkeit gewidmet worden. Die technischen Hilfsmittel für die Bekämpfung der Tabakabhängigkeit sind ausführlich dargestellt worden, ebenso die neuen medikamentösen und organisatorischen Therapieverfahren bei Opiatabhängigkeit.

Die Herausgeberschaft hat sich erweitert, indem Oliver Pogarell von der psychiatrischen Universitätsklinik München auch die wissenschaftliche Fundierung und die qualifizierte Weiterführung dieses Büchleins gewährleistet.

Wien und München im Sommer 2023
Felix Tretter und Oliver Pogarell

Vorwort zur 3. Auflage

Eine weitere Auflage zeigt, dass dieses Buch die Bedürfnisse der klinisch Tätigen, die mit Suchtkranken zu tun haben, gut abdeckt.

Was hat sich nun wesentlich Neues in Suchtforschung und -therapie ergeben?

Aktuell hat sich unter den illegalen Drogen ein starker Trend zu Crystal Meth entwickelt, ein Phänomen, das sich nicht nur geografisch von Bayern und den Ostgebieten Deutschlands ausgehend flächendeckend, sondern auch zunehmend über mehrere soziale Schichten ausbreitet. Dennoch handelt es sich – entgegen den sensationalisierenden Medienberichten – derzeit »nur« um einige hunderttausend Konsumenten. Insgesamt sind neue und alte synthetische Drogen wie synthetisches THC (»Spice«) im Vormarsch. Ein neues Phänomen ist die rasante Verbreitung der E-Zigaretten, die eine Ausstiegshilfe sein können, aber auch ein – zumindest symbolisches – Einstiegspotenzial für Jugendliche aufweisen.

Von besonderer Bedeutung sind computerbezogene Verhaltensexzesse, deren klassifikatorische Einordnung gerade in einer sich entwickelnden Informationsgesellschaft Schwierigkeiten bereitet und nicht zu einer voreiligen Pathologisierung führen darf.

In der *Diagnostik* wurde durch die Veröffentlichung des DSM-5™ die kategoriale Differenzierung des Suchtbegriffs durch ein dimensionales Störungsmodell mit unterschiedlichen Ausprägungsgraden abgelöst. Ähnliches ist bei der ICD-11 zu erwarten. Das macht einerseits die Einordnung – v. a. auch im Dialog mit den Patientinnen und Patienten – leichter, aber es bedeutet auch einen Verlust an klarer Sprache, denn man konnte mit dem älteren Klassifizierungssystem den Patientinnen und Patienten den Unterschied zwischen Missbrauch, schädlichem Gebrauch und Abhängigkeit als gestuftes Störungsspektrum einfacher verdeutlichen als dies mit Punktwerten möglich ist.

Im Bereich *Therapie* des Alkoholmissbrauchs steht seit 2013 der Wirkstoff Nalmefen zur Verfügung, der als Opiatantagonist die Belohnungseffekte des Alkoholkonsums dämpft und gemäß Studien nach wenigen Monaten zur Halbierung der Alkoholdosis führen kann. Wie er sich seither in der Praxis bewährt hat, muss aber noch eingehend untersucht werden. Derzeit befindet sich in der Erprobung die tiefe Hirnstimulation bei Alkoholkrankheit, ein Thema, das tief greifender in neurophilosophischer Hinsicht diskutiert werden müsste.

Für die *Prävention* wird verstärkt mit dem Internet gearbeitet, um Jugendliche – z. B. bezüglich Crystal Meth – in ihrem Hauptkommunikationsmedium zu erreichen. Weiterhin ist aber der Alkohol ein besonders belastendes Problem, wenngleich das Binge-Drinking der Jugendlichen keinen Aufwärtstrend zeigt.

In der *Politik* zeichnet sich international ein Trend zur Entdämonisierung des Cannabis-Problems ab, wobei sich neue neurobiologische Schädigungsmuster fanden, aber dennoch das Problem exakter und emotionsärmer diskutiert werden müsste.

Wie man erkennen kann, entwickelt sich das Thema Sucht im Alltag weiterhin sehr dynamisch, es ist theoretisch interessant und in der Praxis herausfordernd. Diese Trends in der Neuauflage praxisnah abzubilden war unser großes Anliegen.

München, im August 2016
Felix Tretter

Vorwort zur 1. Auflage

Die Suchtmedizin hat sich seit Ende der 1990er Jahre in Deutschland als Querschnittsfach profiliert. Mehrere Lehrbücher zu diesem Gebiet sind verfasst worden. Im Jahr 2000 wurde auch von mir ein Buch mit dem Titel »Suchtmedizin« im Schattauer Verlag veröffentlicht. Es entstand gleichsam als Protokoll reflektierter klinischer Arbeit unter Einbindung wissenschaftlicher Erkenntnisse im Laufe einer über 20-jährigen Arbeit mit Suchtkranken. Es sollte auch als Brücke zwischen Forschung und Praxis fungieren. Das nun vorliegende Kompendium ist die komprimierte und aktualisierte Version dieses Buches. Autoren sind überwiegend langjährige Mitarbeiter unserer Suchtabteilung. Sie garantieren die Praxistauglichkeit der hier dargestellten Konzepte: Das aktuelle Werk soll einen realistischen Einblick in die Arbeit mit Suchtkranken ermöglichen und das notwendige praktische Rüstzeug vermitteln. Es stellt die Grundlagen der Sucht, deren Definition, Ursachen und klinische Grundfragen dar. Gemäß dem Konzept, dass Sucht eine erworbene neurochemische Gehirnkrankheit ist, wird dabei die Neurobiologie als das Grundlagenfach, das bereits als Informationsbaustein in die Psychoedukation für Patienten einfließt, detailliert erläutert. In weiteren Abschnitten des Buches werden die wichtigsten legalen und illegalen Substanzen, gegliedert nach Diagnostik und Therapie, behandelt. Im Anhang runden die Kapitel über Notfallmanagement und zu wichtigen Medikamenten, die zur Behandlung verwendet werden, ein Drogenlexikon und die wichtigsten Adressen für Suchtkranke das Kompendium ab.

An dieser Stelle ist aber noch anzumerken, dass die erwähnte Kluft zwischen Forschung und Praxis gemäß dem Trend zur Exzellenz-Forschung noch größer wurde. Die klinische Erfahrung hat deshalb kaum mehr eine Bedeutung bei der Erstellung von Behandlungsleitlinien. Nicht »Transdisziplinarität« im Sinne einer Praxisrelevanz der Forschung, die auch die Praxis konstitutiv einbindet, sondern Elitenbildung ist das Ziel der aktuellen Forschungspolitik. Darüber hinaus ist die Definitionsmacht der Forschung größer geworden, da wegen des Ökonomisierungsdrucks in Kliniken aus dem Bereich der Versorgungskrankenhäuser kaum mehr Forschung betrieben werden kann, die den methodischen Standards »sicheren« Wissens genügen. Würde man allerdings nur Erkenntnisse der evidenzbasierten Medizin gelten lassen, die bei wenigen leicht erkrankten Patienten in randomisierten kontrollierten Studien gewonnen wurden, dann könnten wir Tausende der schwer erkrankten Patienten kaum mehr adäquat behandeln. Einen neuen Weg könnte die molekularbiologisch begründete individualisierte Therapie zeigen, doch steht hier die Forschung erst am Anfang. Bedauerlicherweise ist die institutionelle Förderung der Suchtforschung nach vielversprechenden Impulsen Ende der 1990er Jahre nun wieder in eine Phase der Stagnation gelangt.

So bleibt zu hoffen, dass dieses Buch einen Beitrag leistet, dass die klinische Suchtmedizin wieder den Stellenwert bekommt, der ihr gebührt, denn es zeigt, dass man mit einer engagierten und professionellen Therapie, wie sie in diesem Buch dargestellt wird, viel erreichen kann.

An dieser Stelle möchte ich mich noch bei allen Autorinnen und Autoren bedanken, die ihr Wissen, ihre Zeit und auch Geduld bis zum Erscheinen des Buches eingebracht haben, für die kooperative und konstruktive Mitarbeit. Den Geschäftsführern des Schattauer Verlags, Herrn Dieter Bergemann und Herrn Dipl.-Psych. Dr. med. Wulf Bertram, danke ich dafür, dass sie dieses Buch in das Verlagsprogramm aufgenommen haben. Ein besonderer Dank gilt den Lektorinnen Frau Marion Lemnitz und Frau Dipl.-Chem. Claudia Ganter vom Schattauer Verlag für die gelungene Bearbeitung der Manuskripte sowie die umsichtige Koordination der verlagstechnischen Gestaltung des Werkes.

Haar, im August 2008
Felix Tretter

Anschriften der Autorinnen und Autoren

Dr. med. Max Braun, MPH
Fachklinik Alpenland
Rosenheimer Straße 61
83043 Bad Aibling
max.braun@deutscher-orden.de

Prof. Dr. med. Oliver Pogarell
Klinik für Psychiatrie und Psychotherapie
LMU Klinikum
Nussbaumstraße 7
80336 München
oliver.pogarell@med.uni-muenchen.de

Dr. med. Michael Rath, MHBA
Fachbereich Suchtmedizin
Inn-Salzach-Klinikum Wasserburg
Gabersee 7
83512 Wasserburg/Inn
michael.rath@kbo.de

Dr. med. Christoph Schwejda
Praxis für Psychiatrie und Psychotherapie
Mitglied der Swiss Society of Addiction Medicine
Baslerstrasse 96
4123 Allschwil
SCHWEIZ
ch.schwejda@hin.ch

Prof. Dr. med. Dr. phil. Dr. rer. pol. Felix Tretter
Bayerische Akademie für Suchtfragen
in Forschung und Praxis BAS e.V.
Landwehrstraße 60–62
80336 München
felix.tretter@bas-muenchen.de

Inhalt

TEIL II KLINIK ALLGEMEIN

TEIL III KLINIK SPEZIELL

TEIL IV ANHANG

FELIX TRETTER

Teil I

Grundlagen

FELIX TRETTER

1 Allgemeines

Dieses Kapitel soll den Leser[1] kurz in die Thematik einführen. Es kann aber auch dazu verwendet werden, dem Suchtpatienten im Gespräch ein besseres Grundverständnis über seine Krankheit zu vermitteln. Es sollte grundlegend klargestellt werden, dass süchtiges Verhalten auf einer sehr menschlichen Neigung beruht, etwas Lustvolles und/oder Unlustminderndes besonders gerne zu tun bzw. eine besonders hohe Affinität gegenüber solchen Objekten der Umwelt zu entwickeln. Damit wird also eine *anthropologische Dimension* der Sucht angesprochen, die durch den Bezug zur Phänomenologie des Alltagsverhaltens und den Alltagssüchten als nichts »Wesensfremdes« nachvollziehbarer wird.

Bei klinisch relevanter Sucht ist dies allerdings noch um einiges intensiver und einseitiger, sodass andere grundlegende Lebensbereiche dadurch zerstört werden.

Weiterhin dient dieses Kapitel aber auch Therapeuten, die eigene häufig beobachtbare Abneigung gegenüber den Suchtkranken zu mindern, indem der Mensch, der sich hinter den Symptomen und seinem Verhalten verbirgt, hervorgehoben wird (Zwiebelschalen-Modell).

Grundlegend ist anzumerken, dass die Textgestaltung einfach gehalten ist, um an manchen Stellen auch direkt von der Sucht betroffenen Menschen Orientierungen zu geben. Es wurde aber auch darauf geachtet, zu den aktuellen wissenschaftlichen Hintergründen Bezüge herzustellen. Dazu dient die kapitelweise aufgelistete Literatur. Beispielsweise wird der Einfachheit halber meist der Ausdruck »Sucht« verwendet, obgleich im klinischen Kontext die Sprechweise gemäß den Diagnoseschemata erfolgt. So wird von »substanzbezogenen Störungen« gesprochen und dabei eine Graduierung der Schwere der Störung vorgenommen. Diese Sprachform würde jedoch zu einer meist sehr umständlichen Textgestaltung führen, weshalb hier, zumindest in einführenden Texten, Vereinfachungen vorgenommen wurden.

---

1 Aus Gründen der besseren Lesbarkeit wird bei Personenbezeichnungen und personenbezogenen Begriffen überwiegend die männliche Form verwendet. Entsprechendes gilt im Sinne der Gleichbehandlung grundsätzlich für alle Geschlechter. Dies hat lediglich redaktionelle Gründe und beinhaltet keine Wertung.

1.1 Sucht-Definition

Süchtiges Verhalten ist ein Extrempol des Verhaltens, da es *nicht mehr kontrolliert* werden kann und *automatisch*, fast reflexhaft abläuft. Der andere Verhaltenspol ist die effektive Abstinenz (→ Abb. 1-1). Es tritt insbesondere im Gebrauch von psychoaktiven Substanzen auf, also bei Stoffen, die psychische Veränderungen erzeugen. Im suchtmedizinischen Bereich spricht man vereinfachend von »Drogen«, und zwar nicht nur dann, wenn »illegale« Drogen wie Cannabis, Cocain oder Heroin gemeint sind, sondern man ordnet auch »legale« Drogen wie Alkohol, Nicotin und psychoaktive Medikamente, z. B. Amphetamine, dieser Kategorie zu.

Süchtiges Verhalten kann sich auf den Konsum solcher Substanzen, aber auch auf Verhaltensweisen ohne Substanzkonsum beziehen. In diesem Fall spricht man – in Unterscheidung zu den »stoffgebundenen« Süchten – von »stoffungebundenen« Süchten bzw. von Verhaltenssüchten.

MERKE

Jedes menschliche Verhalten kann süchtig entgleisen.

1.2 Stadien des süchtigen Verhaltens

Schon bei den Alltagssüchten zeigt sich ein fließender Übergang vom *gelegentlichen* über das *gewohnheitsmäßige Verhalten* als Vorstadium zur Sucht über einen, den bestimmungsgemäßen Gebrauch überschreitenden *Missbrauch* (z. B. Verwendung von Schlafmittel als Beruhigungsmittel) bzw. den *schädlichen Gebrauch* (Folgeschäden) bis zur *Abhängigkeit*, bei der man sich nicht mehr anders verhalten kann. Der Ausdruck Sucht umfasst in dieser Hinsicht i. d. R. neben der Abhängigkeit auch den schädlichen Gebrauch. Diese Formen werden auch als pathologisches Verhalten zusammengefasst. Im Kern bedeutet »Sucht« zunächst so viel wie (psychische) »Abhängigkeit«, also eine *extrem starke Bindung* an dieses Verhalten (bzw. Objekt des Verhaltens), gegen die der Verstand zunächst machtlos ist, ja sich sogar diesem Verlangen (Craving) unterordnet (Abb. 1-1).

Es lässt sich am Beispiel Alkohol folgende phänomenale Unterscheidung treffen, die sich auch an der bewährten Typologie von Jellinek (1960) anlehnen kann, die zwar offiziell außer Gebrauch, aber praktisch ist und auch in Selbsthilfegruppen noch häufig gebraucht wird (→ Kap. 3, Tab. 3-4):

- **Gelegentlicher Konsum** von Alkohol in niedrigen Dosen – z. B. 1–2 Flaschen Bier ab und zu abends beim Essen bei einem 70 kg schweren Mann (ca. 40 g) – ist nach heutiger Kenntnis risikoarm (täglich: < 24 g!). Für Frauen gilt der halbe Wert als Grenze. Es ist auch vom Beta-Typ nach Jellinek die Rede. Aufgrund der Erkenntnisse, dass Alkoholkonsum karzinogen und z. B. bei Frauen mit einem erhöhten

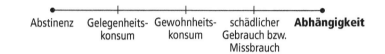

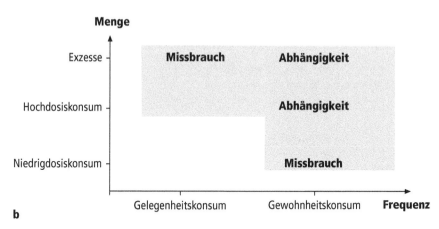

Abb. 1-1: Formen und Stadien des süchtigen Verhaltens. **a** Spektrum von der Abstinenz bis zur Abhängigkeit. **b** Darstellung des Konsumverhaltens nach Menge und Häufigkeit. »Riskanter Konsum« von Alkohol liegt bei etwa 30 g/d vor.

Brustkrebsrisiko verbunden sein kann, lässt sich kein risikofreier Grenzwert festlegen.

- **Gewohnheitskonsum** von Alkohol, auch in niedrigen Dosen, birgt das Problem, dass durch biochemische Anpassungsprozesse eine körperliche Abhängigkeit entstehen kann. Nach Jellinek handelt es sich um den Delta-Typ.
- **Missbrauch** beschreibt einen Alkoholkonsum in hohen Dosen. Bei *konfliktbezogenem Konsum* kann nach Jellinek vom Alpha-Typ gesprochen werden. Seltene *exzessive Trinkepisoden* lassen an den Epsilon-Typ denken. *Anhaltender Missbrauch* führt zu deutlichen Gesundheitsrisiken.
- **Schädlicher Gebrauch** von Alkohol liegt vor, wenn es zu *körperlichen*, *psychischen* oder *sozialen Beeinträchtigungen* kommt.
- **Abhängigkeit** beschreibt einen Zustand, in dem die betreffende Person dem Impuls, Alkohol zu konsumieren, nicht entgegensteuern kann und nicht (bzw. nicht mehr) in der Lage ist, den Konsum zu kontrollieren oder Abstinenzperioden einzuhalten. Es besteht zumindest eine *psychische Abhängigkeit*. Nach Jellinek handelt es sich um den Gamma-Typ. Das Verhalten hat in diesem Stadium bereits einen krankheitswertigen Charakter bekommen, es zeigt eine *zerstörerische Eigendynamik*.

Die Bundeszentrale für gesundheitliche Aufklärung (BzgA 2021) empfiehlt allerdings eine geringere Menge: mindestens zwei alkoholfreie Tage pro Woche, damit es nicht zu einer Gewöhnung kommt. An den übrigen Tagen sollten die Grenzwerte für risikoarmen Alkoholkonsum eingehalten werden. Diese sind für Frauen nicht mehr als ein kleines Glas Bier (0,3 Liter = 12 g Alkohol) oder Wein (0,125 Liter) pro Tag und für Männer höchstens die doppelte Menge (= 24 g Alkohol).

Das Ausmaß der (gefühlsmäßigen) Bindung der Person an dieses Verhalten wird deutlich, wenn sie an deren Ausübung behindert wird, also *abstinent* sein muss: Die Person wird unruhig, reizbar, aggressiv und verteidigt das Verhalten bei Kritik oder übt es im Verborgenen aus. Es handelt sich um **Entzugssymptome**, die aber je nach Substanz noch wesentlich mehr und dramatischere Symptome umfassen können.

Das Phänomen »Sucht« bzw. Abhängigkeit ist also durch fünf wichtige Merkmale menschlichen Verhaltens gekennzeichnet:

1. Es ist mit der *Erzeugung von Lustzuständen* bzw. der *Minderung von Unlustzuständen* verbunden, die weitgehend bewusst erlebt werden.
2. Es handelt sich um ein **übermäßiges Verhalten** im Hinblick auf die *Menge*, *Dauer* und/oder die *Häufigkeit des Verhaltens*. Die mittelfristige Steigerung der Menge des auftretenden Verhaltens als »Dosissteigerung« geht mit einer »Toleranzsteigerung« einher, weil sich das Gehirn an diese Aktion gewöhnt hat.
3. Charakteristisches Kennzeichen ist die **Unfähigkeit**, sich dem Verhalten gegenüber *distanzieren* bzw. *enthalten* zu können (Minderung der Abstinenzfähigkeit) und/ oder das Verhalten jederzeit zu *bremsen* oder zu *stoppen* (Minderung der spezifischen Verhaltenskontrolle). Man spricht vom »**Kontrollverlust**« gegenüber diesem Verhaltensantrieb (Craving).
4. Es treten **Störungen** psychischer, körperlicher und/oder sozialer Funktionen auf – und dennoch wird das Verhalten aufrechterhalten. Somit handelt es sich um ein *krankheitswertiges Geschehen*.
5. Es tritt eine **Eigendynamik** der süchtigen Entwicklung auf, denn das Erkennen dieser negativen Effekte ist für den Betroffenen schwer erträglich, es wird abgewehrt und verursacht bei Konfrontationen damit sogar oft erneuten Suchtmittelkonsum.

MERKE

Der Ausdruck »Sucht« kennzeichnet

- eine extrem intensive Bindung einer Person gegenüber einem Objekt oder einem Verhalten,
- wobei bereits dadurch bedingte *Störungen* in anderen Bereichen des Verhaltens bzw. des Lebens der Person vorliegen und
- wobei das betreffende Verhalten trotzdem weiter besteht.

DEFINITION

Der Suchtforscher Klaus Wanke formulierte folgende Sucht-Definition (nach Tretter 2000):

Sucht ist ein unabweisbares Verlangen nach einem bestimmten Erlebniszustand, dem die Kräfte des Verstandes untergeordnet werden. Es verhindert die freie Entfaltung der Persönlichkeit und mindert die sozialen Chancen des Individuums.

Im Selbsttest kann man versuchen, das betreffende Verhalten für etwa vier oder sechs Wochen abzustellen, und beobachten, wie es einem dabei geht – Unruhe, Ärger, Verlangen nach dem Verhalten usw. sind Zeichen dafür, dass man von diesem Bereich abhängig sein könnte.

1.3 Sucht bei Tieren

Bei Tieren – v. a. bei Ratten – kann im Labor auch süchtiges Verhalten aufgebaut werden: Nach mehreren Wochen Gelegenheit, als Alternative zu reinem Wasser alkoholhaltiges Wasser zu trinken, steigert sich die Dosis der eingenommenen Menge. Dann wird eine ebenso lange Abstinenzphase eingelegt, in der die Tiere keinen Alkohol erhalten. Anschließend wird ihnen wieder Alkohol angeboten: Es zeigt sich ein sofortiger Hochdosiskonsum, der sogar weit über dem Konsumniveau vor der Abstinenzphase liegt und durch Vergällung des Alkohols durch Chinin nicht unter das Niveau der erlernten Trinkmenge gedrückt werden kann (Abb. 1-2). Diese Experimente zeigen eindeutig, dass das Suchtverhalten erlernt ist und lange persistiert, dass also ein »Suchtgedächtnis« aufgebaut wird, welches das Verhalten dann dominiert.

Durch derartige Tierexperimente können die Gehirnstrukturen, die an der Suchtentwicklung beteiligt sind, ihre neurochemischen Korrelate und auch Medikamente,

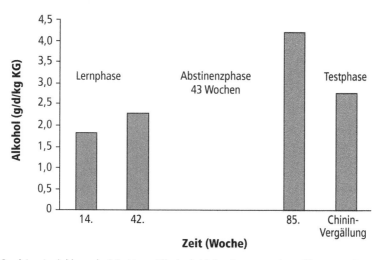

Abb. 1-2: Suchtentwicklung bei Ratten. Alkoholabhängig gewordene Tiere werden nach einer langen Abstinenzphase bei erneutem Alkoholangebot sofort und mit hohen Dosen Alkohol rückfällig (1 g/kg KG entspricht auf den erwachsenen Menschen umgerechnet etwa 70 g Alkohol, d. h. fast 4 Flaschen Bier/d; 2 g/kg KG Alkohol für die Ratte entsprechen daher etwa 8 Flaschen Bier für Menschen) (nach Wolffgramm 1996).

die die Suchtsymptome dämpfen können, untersucht werden, und zwar auch im Hinblick auf situative (Stress, Gruppenaufzucht) und genetische Risikofaktoren.

1.4 Sucht-Formen

Grundlegend können *stoffgebundene* und *stoffungebundene Süchte* unterschieden werden (Tab. 1-1). Die Süchte des Alltagsverhaltens sind im Prinzip als Phänomen der geminderten Verhaltenskontrolle gut nachvollziehbar.

Nicht alle Formen süchtigen Verhaltens sind aber, zumindest aus versicherungsrechtlicher Sicht, Krankheiten und daher, was ihre Behandlung betrifft, kassentechnisch finanzierbar. Auch sind die Einordnungen in den Diagnosesystematiken und die psychopathologische Einordnung (z. B. pathologisches Glücksspiel als Impulskontrollstörung) uneinheitlich. Genauere Ausführungen dazu finden sich in den klinischen Kapiteln.

In diesem Buch werden die stoffgebundenen Süchte ausführlich behandelt. Die stoffungebundenen Süchte können im Folgenden nur kurz erwähnt werden (→ auch Batthyány und Pritz 2009; Grüsser und Thalemann 2006). Sie werden hauptsächlich von Suchtambulanzen und niedergelassenen Psychotherapeuten verhaltenstherapeutisch-programmatisch behandelt.

Sucht-Form	Folgeprobleme	Klinische Bedeutung
Stoffgebundene Sucht		
Nicotinsucht	körperlich	ja
Alkoholsucht	körperlich und psychisch	ja
Drogensucht	körperlich und psychisch	ja
Medikamentensucht	körperlich und psychisch	ja
Stoffungebundene Sucht		
Arbeitssucht	familiär	möglich
Esssucht	körperlich	ja
Sexsucht	familiär	möglich
Kaufsucht	finanziell	möglich
Glücksspielsucht	finanziell	ja
Internetsucht	familiär, finanziell	möglich

Tab. 1-1: Sucht-Formen und ihre Folgeprobleme (nach Tretter 2000)

Arbeitssucht

Bei der Arbeitssucht finden sich zahlreiche Merkmale der stoffgebundenen Süchte. Diese Sucht wird in Deutschland noch als randständig eingestuft, während sie in Japan schon stärker in das Bewusstsein gerückt zu sein scheint. Auch bei Klinikärzten, insbesondere im Universitätsbereich, kann dieser Check interessant sein. Die in Tabelle 1-2 angeführten Merkmale ähneln jenen des Alkoholismus; sie fallen aber kaum auf, da Arbeitssucht eine sozial hochgradig akzeptierte und integrierte Verhaltensweise ist. Dennoch kann es erhebliche individuelle Probleme geben, die sich im körperlichen, seelischen und sozialen Bereich (Familie) manifestieren (Schochow 1999). Eine mögliche Folgestörung des anhaltenden exzessiven Arbeitens ist das Burnout-Syndrom bzw. das arbeitsweltbezogene physische und psychische Ausgebranntsein (**cave:** Differenzialdiagnose depressives Syndrom!).

Therapie Neben einer Psychotherapie (z.B. Selbstmanagement) ist die Teilnahme an Selbsthilfegruppen effektiv.

Merkmale
▪ Auftreten von gelegentlichen Arbeitsexzessen (z. B. zunehmende Überstunden)   ▪ berufliche Erfolge als Ergebnis intensiven Arbeitens erfreuen nicht   ▪ Überschreiten des üblichen Rahmens der Arbeitszeit (nachts und am Wochenende)   ▪ geringe Fähigkeit, bei Aufforderung weitere Arbeit anzunehmen, abzulehnen   ▪ Arbeit mit nach Hause nehmen oder ständig dabeihaben   ▪ Minderung von Freizeitinteressen mit Gefühl der Langeweile ohne Arbeit   ▪ heimliches Arbeiten   ▪ Konflikte mit der Familie wegen geringer Zeit   ▪ Unruhe, wenn Arbeitsunterlagen außerhalb von Arbeitszeit und -ort nicht verfügbar sind   ▪ fehlender finanzieller Ausgleich wird trotz Mehrarbeit in Kauf genommen   ▪ Arbeiten bis zur Erschöpfung   ▪ psychische Funktionsminderung durch das Arbeiten   ▪ exzessives Weiterarbeiten trotz negativer Konsequenzen
Hilfemöglichkeiten*
▪ feste Freizeit einplanen   ▪ arbeitsfreie Zeiten bewusst einplanen   ▪ dezentrierte statt konzentrierte Arbeit   ▪ Ziellosigkeit einplanen   ▪ Dialektik von Anspannung und Entspannung bewusst gestalten   ▪ Zeiten für Beziehungspflege planen   ▪ lernen, Aufgaben zu delegieren   ▪ »Arbeitsangebote« ablehnen lernen   ▪ Selbsthilfegruppen (z. B. »Anonyme Arbeitssüchtige« [AAS], www.arbeitssucht.de)

* Abstinenz als Veränderungsziel ist hier schwierig zu definieren.

Tab. 1-2: Merkmale und Hilfemöglichkeiten bei Arbeitssucht (→ Schochow 1999; Tretter 2000)

Esssucht

Ein generelles Problem, v. a. bei Jugendlichen, ist die Übergewichtigkeit, die in vielen (aber nicht allen) Fällen auf einer *Dysbalance* von z. T. *intensivem*, z. T. *anfallsartigem Essen* (*binge eating*) und im Verhältnis dazu zu *geringer Bewegungsaktivität* beruht: Häufigkeit, Menge und Art der Einnahme der (z. T. hochkalorischen) Nahrungsmittel erfolgen, ohne an die Folgen zu denken. Die in den Nahrungsmitteln versteckten Zucker sollen auch süchtiges Essverhalten fördern (»Zuckersucht«). Das Essen ist in vielen Fällen ein lustvoller Akt, er ist bei manchen Menschen aber auch von anschließenden Schuldgefühlen gekennzeichnet, sodass dann versucht wird, zu erbrechen (*Bulimie*). Auch dient das Essen als Gegenregulation unangenehmer Gefühlszustände (Frustessen).

Anzumerken ist hier, dass die Einordnung der *Magersucht* (Anorexia nervosa) als **Essstörung** in der letzten Zeit nicht mehr in den Bereich Sucht erfolgt. Man ordnet sie unter dem Gesichtspunkt der Brechsucht nun eher den **Zwangsstörungen** zu. Die Magersucht hat wenig mit Lust zu tun und ist gewissermaßen ein Verhalten, das ein Nichtverhalten, also eine Art Verweigerung, darstellt – es wird vermieden, zu essen, und nach dem Essen wird erbrochen. Magersucht tritt häufig assoziiert mit Medikamentenmissbrauch bzw. -abhängigkeit auf.

Therapie Die vorwiegend psychologisch orientierte Therapie dieser Störung ist sehr langwierig (Gerlinghoff und Backmund 2004).

Sexsucht

In letzter Zeit ist auch sexuelles Verhalten als Form von Sucht zur Diskussion gestellt worden (»Sexsucht«; Roth 2004). Sie ist jedoch noch keine offizielle Diagnose, die in den klinischen Diagnosesystematiken ausdrücklich Eingang gefunden hat (→ Mäulen und Irons 1998) (Tab. 1-3).

Unter bestimmten Voraussetzungen kann aber auch sexuelles Verhalten süchtig entgleisen. Sexsucht ist dann durch eine zunehmende sexuelle Betätigung gekennzeichnet, bei der jedoch die Befriedigung meist ausbleibt, sodass die Suche nach sexueller Erfüllung beständig fortgeführt wird. Dabei zeigen sich typische Kennzeichen der Sucht, wie *Dosissteigerung* und *Toleranzentwicklung*. Nach und nach wird Sexualität zum alles bestimmenden Lebensbereich. Es treten gravierende Folgen wie familiäre Probleme oder berufliche Schwierigkeiten auf.

Ursachen Als spezifische Ursachen werden sowohl genetische Veranlagung als auch Missbraucherlebnisse in der Kindheit diskutiert.

Therapie Ziel einer v. a. psychologisch orientierten Therapie ist es, Intimität auch ohne Sexualität wieder erleben zu können und negative Gefühle zuzulassen, ohne diese durch Sex überdecken zu wollen. Aufgrund der starken Auswirkungen, welche die

Merkmale
• Die gedankliche Beschäftigung mit oder die Ausübung von Sexualität nimmt stetig zu (»Dosissteigerung«).   • Das sexuelle Verhalten hat schwere negative Folgen gesundheitlicher, finanzieller oder beruflicher Art.   • Der Betroffene zeigt bezüglich des sexuellen Verhaltens einen Kontrollverlust: Im Umgang mit Schwierigkeiten und negativen Gefühlen treten sexuelle Zwangsvorstellungen und Fantasien als primäre Bewältigungsversuche auf; es zeigt sich eine zunehmende emotionale Destabilisierung, bei der im Zusammenhang mit sexuellen Aktivitäten starke Stimmungsschwankungen auftreten.   • Sexualität wird zum alles bestimmenden Lebensbereich: Die Betroffenen brauchen große Teile ihrer Zeit für die Ausübung sexuellen Verhaltens oder die Erholung davon; das Verhalten ist so eingeengt auf sexuelle Befriedigung ausgerichtet, dass wichtige soziale oder berufliche Pflichten vernachlässigt werden.
Hilfemöglichkeiten*
• Selbsthilfegruppen (z. B. »Anonyme Sexaholiker«, www.anonyme-sexsuechtige.de)   • Psychotherapie

* Abstinenz als Veränderungsziel ist hier schwierig zu fordern und zu realisieren.

Tab. 1-3: Merkmale und Hilfemöglichkeiten bei Sexsucht

Sucht auch auf das Umfeld des Süchtigen hat, nimmt die Einbeziehung der Angehörigen in die Behandlung der Sexsucht eine wichtige Rolle ein.

Kaufsucht

Ein Problem, das im präklinischen Bereich häufig vorkommt, ist das exzessive unkontrollierte Einkaufen (Grüsser und Thalemann 2006). Es zeigt die Merkmale der Mengensteigerung und des Kontrollverlusts trotz negativer Konsequenzen.

Therapie Therapeutische Hilfen sind durch Verhaltenstherapie gut möglich.

Glücksspielsucht

Diese süchtige Verhaltensstörung (genauer: pathologisches Glücksspiel; ICD-10-Diagnose »Pathologisches Spielen«; F63.0) besteht in häufigem und wiederholtem episodenhaftem Glücksspiel, das die Lebensführung des betroffenen Patienten beherrscht und zum Verfall der sozialen, beruflichen, materiellen und familiären Werte und Verpflichtungen führt. Es führt vor allem zu hohen Verschuldungen. Bemerkenswert ist, dass sich auch bei Glücksspielsüchtigen im Experiment bei Darbietung von Objekten der Glücksspielszene über das funktionelle Kernspintomogramm spezifische Gehirnaktivierungen im limbischen System (Gyrus cinguli anterior) nachweisen ließen. Auffällig ist meist eine Impulskontrollstörung.

Therapie Die psychologische Therapie erfolgt ambulant oder stationär bei spezialisierten Therapeuten (Petry 2003).

Internetsucht (Onlineaholics, online addicts)

Das Internet ist bereits ein Suchtobjekt geworden (Petry 2010; Young 1999). Die Betroffenen (User) beanspruchen zunehmend mehr außerberufliche Zeit für das Internet (z. B. ca. > 30 h/Wo. außerberufliche/außerschulische Internetnutzung). Es wird auch von Versuchen berichtet, dieser Tendenz entgegenzuwirken, also das Verhalten zu kontrollieren. Längeres Verbleiben im Internet als geplant gilt ebenfalls als wichtiges Merkmal. Auffällig wird das Verhalten für den Betroffenen erst, wenn es mit dem sozialen Umfeld Probleme gibt. Dies wird von den Betroffenen meist heruntergespielt. Besonders problematisch ist die exzessive Internetnutzung, wenn dabei Lustzustände entstehen oder Unlustzustände gemindert werden, wenn also die Internetnutzung zur Befindenssteuerung verwendet wird. Einige User verspüren Unlust, wenn sie länger nicht im Internet waren, bei manchen tritt dieser Zustand bereits am Morgen auf, wo der Drang zur Internetnutzung stärker ist als der zur ersten Zigarette. Die ersten Auffälligkeiten, welche die User an sich merken, sind in diesem Zusammenhang, dass sie kaum mehr schlafen. Einige Betroffene schildern ihre Erfahrungen so, dass sie sich in der Internetkommunikation wichtiger als in der Alltagskommunikation fühlen, dass sie mehr Verständnis vorfinden usw. Andere fühlen sich »hungrig« nach Informationen.

Epidemiologisch schätzt man etwa 5 % exzessive User des Internets, andere Autoren vermuten sogar eine Suchtgefährdung bei 10–40 %. Dabei sind v. a. die Chatrooms die Bereiche, wo die User hängen bleiben. Besonders attraktiv am »chatten« ist die Möglichkeit zur intensiven, aber zugleich anonymen Kommunikation. Auch exzessives Kaufen und exzessive sexbezogene Aktivitäten im Internet werden beobachtet. Eine besondere psychopathologische Bedeutung, v. a. bei Jugendlichen und jungen Erwachsenen, haben Rollenspiele via Internet (z. B. World of Warcraft).

Therapie Über virtuelle Kliniken im Internet (z. B. https://netaddiction.com/) soll die Kontrolle durch strikte Regeln hergestellt werden, da eine Abstinenz in der Informationsgesellschaft nicht möglich ist. Spezielle Programme werden in Suchtfachkliniken und -ambulanzen aufgebaut.

1.5 Verbreitung

Die Verbreitung der stoffgebundenen Abhängigkeit in der Bevölkerung ist gesundheitspolitisch von großer Bedeutung, sodass es wichtig ist, Zahlen zu nennen: Mindestens 8 % der erwachsenen Bevölkerung – also ca. 6 Mio. Menschen – sind von einem Suchtproblem betroffen (Tab. 1-4). Zählt man die Angehörigen hinzu (z. B. 2 Personen pro Abhängigen), dann sind etwa 18 Mio. Menschen direkt und indirekt von Abhängigkeit betroffen. Dabei ist allerdings zu bedenken, dass bei den repräsentativen Umfragen, auf denen diese Schätzungen beruhen, immer weniger Menschen reagieren, weil vermutlich das Interesse am Thema und das Vertrauen in den Datenschutz gesunken sind. Auch sind die Kriterien der Einstufung des Konsums bei der Nutzung der publizierten Zahlen ebenso wie die Art der Stichprobenerhebung zu beachten. Letztlich können nur Schätzzahlen zu Größenordnungen ermittelt werden, da auch Hochrechnungen aus den jeweiligen Stichproben erforderlich sind. Neuere Studien (Atzendorf et al. 2019) gehen von 71 % erwachsenen Alkoholkonsumenten aus (ca. 37 Mio.), von 28 % Tabakkonsumenten (ca. 14 Mio.), 7 % Cannabis-Konsumenten (ca. 4 Mio.) und 1 % Amphetamin-Konsumenten (ca. 6 Mio.), wobei eine Abhängigkeitsdiagnose bei mindestens 13 %, also bei über sieben Millionen Menschen, gestellt werden kann. Davon sind etwa 4,4 Millionen Menschen tabakabhängig und etwa 1,6 Millionen alkoholabhängig. Schätzungen legen nahe, dass mindestens 1,6 Millionen Menschen von Medikamenten abhängig sind, was in Summe etwa 7,6 Millionen Personen ergibt, wobei die Mehrfachabhängigkeiten diese Zahl wieder reduzieren. Allerdings gibt es höhere Schätzungen für die Medikamentenabhängigkeit, nämlich 2,3 Millionen Personen (Bundesregierung 2022). Was Verhaltenssüchte betrifft, geht die Bundesregierung von 430 000 Menschen mit abhängigem Glücksspielverhalten aus (Bundesregierung 2022). Auch eine exzessive Internetnutzung kann zu abhängigem Verhalten führen; so ist davon auszugehen, dass in Deutschland etwa 560 000 Menschen onlineabhängig sind (Bundesgesundheitsministerium 2022).

All diese Zahlen müssen aber wegen der Dunkelziffer als Unterschätzungen gewertet werden.

Konsumierende Substanz/ Verhaltenssucht	Größenordnung aufgrund verschiedener Studien
Nicotin	4,4 Mio. Abhängige
Medikamente	1,6 – 1,9 Mio. Abhängige
Alkohol	1,6 Mio. Abhängige, 1,7 Mio. gesundheitsgefährdender Konsum
Cannabis	4 Mio. Konsumenten 300 000 Abhängige?
Amphetamine	250 000 Konsumenten? 100 000 Abhängige?
Heroin	150 000 Konsumenten/Abhängige
Cocain	150 000 Konsumenten
Abhängiges Glücksspiel	430 000 Personen
Internet-/PC-Abhängigkeit	560 000 Personen

Tab. 1-4: Epidemiologie der Sucht (Größenordnungen)

1.6 Therapiekonzepte

Grundsätzlich ist die Gesamttherapie von Suchtkranken im Stufenprogramm auf die Abstinenz ausgerichtet und sieht schwerpunktmäßig jeweils die multidisziplinäre Aufklärung und Beratung über die Problemlage, die medizinische Schadensminderung, den medikamentösen Entzug und die psychosoziale Entwöhnung vor. Dazu gibt es ambulante und stationäre Einrichtungen, großteils programmatisch aufgeteilt nach Tabak-, Alkohol-, Opioid-, Cannabis- und Amphetaminabhängigkeit. Unterschiedliche Kostenträger kommen für diese Leistungen auf. Im internationalen Vergleich ist das deutsche Suchthilfesystem besonders differenziert. Gerade deshalb sind auch oft Therapiekonzepte, die v. a. in angloamerikanischen Ländern evaluiert wurden, nicht ohne Weiteres auf Deutschland übertragbar. Allerdings hat dieses System einige Schnittstellendefizite, und zwar besonders im somatisch-medizinischen Bereich. Dies betrifft hauptsächlich die Hausärzte, was im Kapitel 6 ausgeführt wird.

Neu in dieser Hinsicht ist nun bei der Behandlung der **Alkoholproblematik** eine medikamentöse Option v. a. für Hausärzte: Durch die Zulassung des Opioid-Antagonisten Nalmefen im März 2013 zur Reduktion des Alkoholkonsums von erwachsenen Patienten mit Alkoholabhängigkeit besteht jetzt die nachgewiesene Möglichkeit, innerhalb eines halben Jahres deren Alkoholdosis deutlich zu reduzieren. Die bevölkerungsweite Umsetzung dieses Therapiekonzepts ist genau zu beobachten, vielleicht tritt mittelfristig sogar ein sekundärpräventiver Effekt ein.

Eine enorme Herausforderung für das Suchthilfesystem ist die Akuttherapie (und die postakute Therapie) der Komplikationen, die bei Personen nach Konsum der **neuen psychoaktiven Substanzen** (und ihrer wirkungsähnlichen Stoffe) auftreten. Es besteht aktueller Bedarf, passende evidenzbasierte Therapieprogramme zu finden.

1.7 Prävention

Die Arbeit im Bereich der Verhinderung einer Suchtentwicklung – die Prävention – wird zwar von der Suchthilfe getragen; sie muss aber in der Schule, bei der Arbeit, in der Familie und in der Gemeinde ebenfalls realisiert werden. Prävention ist somit eine gesamtgesellschaftliche Aufgabe, bei der die unterschiedlichen Zielgruppen mit den für sie passenden kommunikativen Methoden angesprochen werden müssen. Als Maßnahme der Konsumminderung und -verhinderung wird auch die gesetzliche Repression (z. B. Strafrecht, Verkehrsrecht) gesehen.

Inhaltliche Basis der Prävention ist das Ursachenmodell der Sucht, das im Kapitel 2 behandelt wird. Prävention zielt daher auf drogenbezogene Risiko-Information, auf unspezifische Prävention durch Stärkung der psychosozialen Kompetenz wie auch auf die Erhöhung der Zugriffsschwellen.

Die Kampagnen gegen das **Exzess-Trinken** (*binge drinking*) von **Alkohol** bei Jugendlichen haben vermutlich Wirkung gezeigt, da zumindest kein weiterer Anstieg der Krankenhausaufnahmen zu verzeichnen ist. Da auch über die Jahre die Promillezahl bei Aufnahmen rückläufig ist, kann davon ausgegangen werden, dass zumindest das Problembewusstsein größer geworden ist.

Gute Erfolge wurden bei der Tabak-Prävention, vor allem durch die Verhältnisprävention, erzielt, insofern die Preise und die Schwellen für die Verfügbarkeit erhöht und die Werbung verringert wurden, insbesondere für Jugendliche (BZgA 2022). Dies zeigt sich in der Minderung der Konsumstatistiken bei Jugendlichen: 6,1 % der Jugendlichen und 29,8 % der jungen Erwachsenen gaben im Jahr 2021 an, zu rauchen. Im Jahr 2001 waren es 27,5 % der 12- bis 17-Jährigen und 44,5 % der 18- bis 25-Jährigen. Was den Alkoholkonsum betifft, geben aktuell 8,7 % der 12- bis 17-jährigen Jugendlichen an, regelmäßig, also mindestens einmal wöchentlich, Alkohol zu trinken. Im Vergleich zu 21,2 % im Jahr 2004 hat sich der Wert deutlich reduziert. Der Anteil der 18- bis 25-Jährigen, die schon einmal Cannabis konsumiert haben, ist von 34,8 % im Jahr 2012 auf 50,8 % im Jahr 2021 gestiegen.

Eine große Herausforderung stellt nach wie vor der Konsum illegaler Drogen dar, die weitgehend über das Internet besorgt werden. Hierfür werden medienspezifische Präventionsstrategien entwickelt.

1.8 Perspektiven

Die Dynamik in der Suchtepidemiologie stellt Experten vor weitere Herausforderungen, sodass es für sie absolut notwendig ist, sich ständig weiterzubilden.

Soziokulturelle Veränderungen, wie z. B. die aktuell beachtliche Freigabe des Cannabisgebrauchs in einigen Staaten der USA, stimulieren auch in Deutschland diese Debatte. Sie überträgt sich auch in die Praxis im Umgang mit Menschen, die Probleme durch den Cannabisgebrauch haben.

Solche vielschichtigen Problemlagen können aber nur durch Akteure der Suchthilfe versachlicht werden. Mit diesen Zielen wurde in Bayern die Bayerische Akademie für Sucht- und Gesundheitsfragen gegründet, die aktuelle Empfehlungen zur Orientierung für die Praxis entwickelt, welche allgemein unter www.bas-muenchen.de zu lesen sind (z. B. Cannabis: www.bas-muenchen.de/fileadmin/documents/pdf/Publikationen/Papiere/BAS_e.V._Med_Can_Hilfestellung_August_2022.pdf).

Literatur

Atzendorf J, Rauschert C, Seitz NN, Lochbühler K, Kraus L (2019). The use of alcohol, tobacco, illegal drugs and medicines – an estimate of consumption and substance-related disorders in Germany. Dtsch Arztebl Int 116: 577–584. DOI: 10.3238/arztebl.2019.0577.

Batthyány D, Pritz A (2009). Rausch ohne Drogen. Substanzungebundene Süchte. Wien: Springer.

Bundeszentrale für gesundheitliche Aufklärung (BzgA) (2021). Bei Alkohol im Limit bleiben. www.bzga.de/presse/pressemitteilungen/2021-11-16-bei-alkohol-im-limit-bleiben/ (letzter Zugriff: 17. 04. 2023).

Bundeszentrale für gesundheitliche Aufklärung (BzgA) (2022). Suchtmittelkonsum junger Menschen: Alkoholkonsum rückläufig, Raucherquote unverändert niedrig, Cannabiskonsum nimmt zu. www.bzga.de/presse/pressemitteilungen/2022-06-23-suchtmittelkonsum-junger-menschen-alkoholkonsum-ruecklaeufig-raucherquote-unveraendert-nie/ (letzter Zugriff: 17. 04. 2023).

Bundesgesundheitsministerium (2022). Sucht und Drogen. www.bundesgesundheitsministerium.de/themen/praevention/gesundheitsgefahren/sucht-und-drogen.html (letzter Zugriff: 17. 04. 2023).

Bunderegierung (2022). Vom Glücksspiel zur Spielsucht. www.bundesregierung.de/breg-de/suche/aktionstag-gluecksspielsucht-1963120 (letzter Zugriff: 17. 04. 2023).

Gerlinghoff M, Backmund H (2004). Wege aus der Essstörung. 4. Aufl. Stuttgart: TRIAS.

Grüsser SM, Thalemann CN (2006). Verhaltenssucht. Diagnostik, Therapie, Forschung. Bern: Huber.

Jellinek EM (1960). The Disease Concept of Alcoholism. New Haven: Yale University Press (Nachdruck 2010 bei Martino Fine Books erschienen).

Mäulen B, Irons RR (1998). Süchtige Verhaltensweisen im Bereich der Sexualität. In: Gölz J (Hrsg). Moderne Suchtmedizin. Diagnostik und Therapie der somatischen, psychischen und sozialen Syndrome. Stuttgart, New York: Thieme; B6.4–1–B6.4–15.

Petry J (Hrsg) (2003). Pathologisches Glücksspielverhalten. Ätiologische, psychopathologische und psychotherapeutische Aspekte. Geesthacht: Neuland.

Petry J (2010). Dysfunktionaler und pathologischer PC- und Internet-Gebrauch. Eine Therapieanleitung. Göttingen: Hogrefe.

Roth K (2004). Wenn Sex süchtig macht. Einem Phänomen auf der Spur. Berlin: Ch. Links.

Schochow R (1999). Wenn Arbeit zur Sucht wird. Rat und Hilfe für Workaholics. Frankfurt a. M.: Fischer-Taschenbuch.

Tretter F (2000). Suchtmedizin. Der suchtkranke Patient in Klinik und Praxis. Stuttgart: Schattauer.

Wolffgramm J (1996). Die Bedeutung der Grundlagenforschung für die Behandlung von Alkoholabhängigen. In: Mann K, Buchkremer G (Hrsg). Sucht. Grundlagen, Diagnostik, Therapie. Stuttgart: G. Fischer; 3–18.

Young KS (1999). Caught in the net. Suchtgefahr Internet. München: Kösel.

FELIX TRETTER

2 Ursachen

Für die Aufklärung des Patienten über seine Krankheit sind Hinweise zu den Ursachen der Sucht äußerst hilfreich (»Psychoedukation«). Deshalb sollen hier die wichtigsten Aspekte der **Suchttheorie** dargestellt werden, die auch im Umgang mit dem Patienten für die Einsicht in die Störung günstig genutzt werden können.

Besonders wichtig ist die *Neurobiologie der Sucht*, sie wird in diesem Kapitel detaillierter dargestellt. Die *psychologischen Aspekte* sind gut über die Selbsterfahrung der Patienten eruierbar. Zu berücksichtigen ist auch die *soziokulturelle Einbettung* der Sucht, v. a. im Hinblick auf Gespräche mit Abhängigen von illegalen Drogen.

2.1 Suchtdreieck

Grundsätzlich bewirken Merkmale der **Droge**, der **Person** und der **Umwelt** in ihrem Zusammentreffen die Suchtentwicklung (Abb. 2-1a): Wo es keine Drogen gibt, wird man sie nicht konsumieren und daher auch nicht davon abhängig werden, sogar wenn die betreffende Person ein genetisches Risiko mit sich bringt. Eine drogenfreie Gesellschaft ist aber eine Utopie. Das bedeutet im Einzelnen:

- Manche Drogen haben ein hohes Suchtpotenzial (Nicotin, Heroin).
- Manche Menschen haben ein persönliches hohes Suchtrisiko (depressive und ängstliche Menschen, impulsive Persönlichkeiten, genetische Vorbelastung, traumatische Erlebnisse).
- Manche Lebensbereiche gehen mit einem hohen Suchtrisiko einher (Gastronomie, ungelernte und freie Berufe, Medienberufe, Künstler).

Für eine Suchtentwicklung ist das individuelle Zusammentreffen von Risiko- und Schutzfaktoren (z. B. stabiles soziales Umfeld) entscheidend (Abb. 2-1b). Vom Gewohnheitskonsum zur Abhängigkeit ist es dann, beispielsweise in sozialen Lebenskrisen, oft nur ein kleiner Schritt.

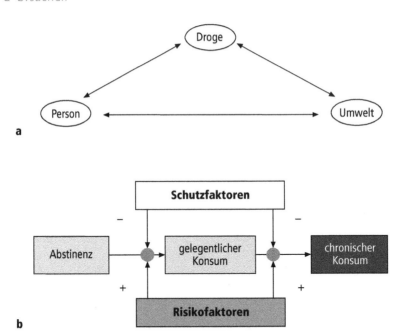

Abb. 2-1: Die Ursachen der Sucht (Tretter 2000). a Das »Ursachendreieck« der Sucht (nach Soyka und Küfner 2008). b Phasenkonzept der Sucht mit die Entwicklung steuernden Risiko- und Schutzfaktoren.

2.2 Drogenwirkungen

2.2.1 Wirkungsspektrum

Grundsätzlich ist die Drogenwirkung (»Rauschqualität«) von den Merkmalen der Person (aktueller Zustand, Vorerfahrungen, psychische Labilität; »Set«), den Merkmalen der Situation (alleine, in der Gruppe; »Setting«) und den Merkmalen der Substanz bestimmt, sodass individuell unterschiedliche Effekte (z. B. Drogenpsychose) auftreten können. Aus praktischen Gründen können drei grundlegende Wirkungsarten einer Droge unterschieden werden, nämlich ob sie

- überwiegend *aktivierend* wirkt (Stimulanzien), wie z. B. Amphetamine,
- überwiegend *sedierend* wirkt (Sedativa, Hypnotika), wie letztlich auch Heroin, oder
- überwiegend *psychodysleptisch* bzw. *psychotogen* wirkt (Halluzinogene), wie z. B. LSD.

Manche Drogen, v. a. Alkohol und z. T. Nicotin, zeigen einen »biphasischen« Verhaltenseffekt, etwa indem bei niedrigen Dosen eine Aktivierung durch Entspannung erfolgt, bei hohen Dosen jedoch eine Dämpfung auftritt. Diese Effekte sind auf biochemischer

Ebene noch nicht voll verstanden. Auch die Hoffnung, dass sich durch die Analyse der molekularen Struktur der Substanzen deren psychisches Wirkungsspektrum ableiten lässt, hat sich mit Blick auf die synthetischen Drogen nur in rudimentärer Weise aufrechthalten lassen.

Auch die Einordnung der Ecstasy-Wirkung bereitet einige Probleme, und zwar wegen eines zusätzlich auftretenden, angeblich stärkeren Gefühls zu sich selbst, das als »entaktogen« klassifiziert wird. Das trifft auch für andere Substanzen aus dem Bereich der »Research Chemicals« (v. a. Amphetamin-Derivate) und u. U. bei Alkohol zu. Daher müsste in Abbildung 2-2 eine vierte Achse zu den drei genannten Achsen als Wirkungsdimension von Drogen eingefügt werden. In der Forschung werden deshalb umfassende multiaxiale Ordnungsschemata der Drogenwirkung verwendet. Für die Praxis reicht jedoch das vorgeschlagene Schema aus, das quantitative intensive Bewusstseinsveränderungen (Stimulation, Sedierung) und qualitative Bewusstseinsveränderungen (Halluzination, Euphorie, Selbstwertsteigerung usw.) bis zur psychotischen Veränderung darstellt. Dabei sind Dissoziationserfahrungen, die unter LSD-Konsum häufig sind, zwar wiederum qualitativ unterschiedlich zu den Integrationserfahrungen, wie sie sich unter dem Konsum von Entaktogenen einstellen können, aber dennoch können beide Substanzgruppen zu derartigen Störungen des Realitätsbezugs führen, dass manchmal eine Klinikaufnahme unumgänglich ist. Außerdem fluktuieren die Zustandsbilder sehr stark, sodass auch bei LSD-Konsum ein Harmonieerleben und bei Ecstasykonsum eine Horrorerfahrung auftreten kann, wenngleich immer noch nicht bekannt ist, welche chemische Verbindung für das jeweilige Zustandsbild verantwortlich ist.

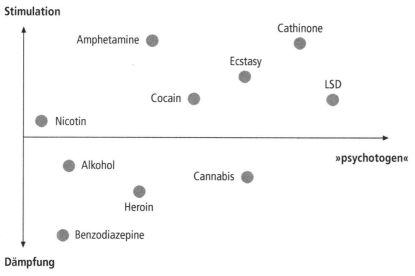

Abb. 2-2: Klinisch begründete Einordnung häufig konsumierter Drogen nach drei Achsen ihrer hauptsächlichen Effekte

Stimulanzien Zur Substanzgruppe der Stimulanzien gehören v.a. die Amphetamine. Diese Stoffe haben erregende Wirkungen, sie beschleunigen die kognitiven Funktionen und hellen die Stimmung auf, darüber hinaus wirken sie aktivierend auf das vegetative Nervensystem (sympathikotone Effekte). Ecstasy ist ein Methamphetamin-Derivat, das zusätzlich ein halluzinogenes Potenzial besitzt. Da es jedoch eher als Partydroge verwendet wird (mit dem Ziel, möglichst lange durchzuhalten), kann dieser Stoff bei den Stimulanzien eingeordnet werden, denn alle Stimulanzien können auch zu Halluzinationen führen.

Sedativa, Hypnotika Zur Stoffgruppe der Sedativa bzw. Hypnotika gehören insbesondere die Benzodiazepine, aber auch Barbiturate. Sie haben dämpfende bis schlafanstoßende Wirkungen.

Halluzinogene (Psychotomimetika, Psychodysleptika) Der Gruppenbegriff der Halluzinogene betrifft Stoffe, die in besonderem Maße Halluzinationen bzw. psychotische Zustandsbilder erzeugen können. Im Wesentlichen zählen dazu LSD, Psilocin, Psilocybin und Mescalin, Phencyclidin (Phenylcyclohexylpiperidin [PCP]) sowie in geringerem Maße Cannabis (Δ^9-Tetrahydrocannabinol [THC]) und Inhalanzien. Aber auch andere Substanzen wie Cocain, Amphetamine und Methamphetamine (z.B. Ecstasy [XTC]) sind Stoffe, bei deren Konsum gelegentlich Halluzinationen auftreten können. Man unterscheidet bisweilen Halluzinationen von »Pseudohalluzinationen«, wobei bei Letzteren das Ich die ungewöhnlichen Wahrnehmungen distanziert und als wesensfremd bewertet erlebt, im anderen Fall jedoch diese gestörten Wahrnehmungen in das Erleben integriert werden. Diese allgemeinen Effekte kann man als psychotisch einstufen, weshalb Stoffe mit solchen Effekten als »psychotogen« bezeichnet und damit auch als *Psychotomimetika* oder *Psychodysleptika* klassifiziert werden.

Zu beachten ist auch das Phänomen, dass der Konsum von Stimulanzien bei Überstimulation zum Konsum von Sedativa veranlasst und umgekehrt. Auf diese Weise wird häufig eine *Polytoxikomanie* angestoßen.

Anzumerken ist, dass nahezu alle Substanzen in der Pharmakageschichte zu therapeutischen Zwecken eingesetzt wurden, was sich aktuell bei den illegalen Psychodysleptika zeigt, die wie Psilocybin oder LSD als mögliche Antidepressiva untersucht werden (Carhart-Harris et al. 2021).

2.2.2 Suchtpotenzial

Drogen verfügen über ein unterschiedlich ausgeprägtes Suchtpotenzial: Beispielsweise haben Nicotin und Heroin ein besonders hohes Suchtpotenzial, Cocain, Alkohol und Cannabis dagegen ein niedrigeres (Abb. 2-3). Das Suchtpotenzial lässt sich bei Bevölkerungsumfragen aus der Quote derer, die aktuell die betreffende Droge konsumieren (Monatsprävalenz), bezogen auf diejenigen, die jemals im Leben diese Droge

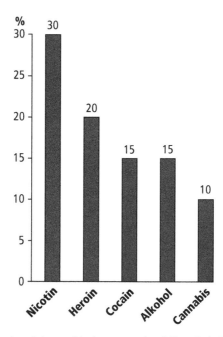

Abb. 2-3: Abhängigkeitspotenzial verschiedener psychoaktiver Substanzen als Quote, bestehend aus der Zahl der aktuellen Konsumenten bezogen auf die Zahl jener, die jemals im Leben die betreffende Droge konsumiert haben (O'Brien 1998; nach Tretter 2000)

konsumiert haben (Lebenszeitprävalenz), bestimmen. Auch die Rückfallraten sechs Monate nach einer therapeutischen Maßnahme geben zum Suchtpotenzial Hinweise: Bei Nicotin wie bei Heroin beträgt die Abstinenzrate nur etwa 30 %.

> Messung des Suchtpotenzials von Drogen: Wie viele der Probierer konsumieren gegenwärtig?

2.3 Neurobiologie der Sucht

Ein integratives neurobiologisches Modell zu entwickeln, um das Sucht-Phänomen verstehen zu können, ist trotz besonderer Bemühungen aufgrund eines äußerst fragmentierten Aspektwissens gescheitert: Es wird i.d.R. nur ein methodisch-technisch bedingter neuer Befund der Hirnforschung als »Grundlage« der Sucht herangezogen, ohne tatsächlich zu versuchen, das Datenmosaik zu einem geordneten Bild zusammenzufügen. Dabei wird wenig daran gedacht, dass eine Struktur im Gehirn, ob auf makroanatomischer Ebene oder auf molekularer Ebene, im Allgemeinen mit einer Vielzahl von Funktionen vernetzt ist, sodass z.B. die Rolle des Nucleus accumbens, einer limbischen Hirnstruktur, nicht nur bei der Sucht, sondern ebenfalls bei der Depression eine Rolle spielt. Auch einfache Zuweisungen des »Craving« als süchtiges Verlangen an ein Gehirnzentrum gehen am Problem einer Gehirntheorie des Verhaltens vorbei. Letztlich sind auch die Versuche, aus der molekularen Struktur einer Droge ihr psychisches Wirkprofil abzuleiten, unbefriedigend. Diese Einschränkungen der Erklärungskraft der Neurobiologie müssen bei den nachfolgenden Ausführungen berücksichtigt werden.

Aus der Sicht der Biologie handelt es sich bei der stoffgebundenen Sucht um die **neurochemische Anpassung des Gehirns** an eine anhaltende Substanzzufuhr. Antrieb für süchtiges Verhalten ist der neurochemisch begründbare Belohnungseffekt des Stoffes. Sucht ist deshalb eine erworbene neurochemische Gehirnkrankheit.

Darüber hinaus besteht aufgrund der biochemischen Individualität jedes Menschen (z. B. depressive Disposition) eine unterschiedlich ausgeprägte und u. U. substanzspezifische **Vulnerabilität** (z. B. Stimulanzien), die das Suchtrisiko prägt. Die einzelnen Ebenen des Gehirns – von der molekularen Ebene der Synapse als Kontaktstelle zwischen Nervenzellen ausgehend, über elektrochemische zelluläre Prozesse bis zu lokalen neuronalen Schaltkreisen und makroanatomischen Netzwerken – sind im Hinblick auf die Sucht noch unzulänglich erforscht, doch zeichnet sich bereits ein zusammenhängendes, komplexes Bild von adaptiven gekoppelten neurochemischen Schaltkreisen ab, das für das Verständnis der Wirkung der Drogen hilfreich sein kann (Heinz und Batra 2003; Koob und Le Moal 2005; Koob und Volkow 2016; Uhl et al. 2019; Volkow et al. 2019). Es wird im Rahmen dieses *Mehrebenen-Konzepts* auch verdeutlicht, dass der Konsum von Drogen ein Eingriff in äußerst komplexe Netzwerkprozesse ist.

Die Neurobiologie der Sucht verfügt mittlerweile über einen umfangreichen Datenpool, der das Verständnis der Wirkmechanismen von Drogen vertiefen lässt. Grundsätzlich muss man davon ausgehen, dass zwar die *einzelne Zelle Reaktionen auf Drogen zeigen kann*, dass aber nur durch veränderte Prozesse und Zustände von *größeren Nervennetzen verhaltensrelevante Effekte* auftreten. Daher ist die Kenntnis einzelner molekularer Mechanismen nicht so hilfreich, wie man zunächst glaubt: Glutamat-Rezeptoren einer Zelle A haben zwar i. d. R. aktivierende Effekte auf diese Zelle. Wenn es sich aber um eine GABA-haltige und damit in ihrer Aktion *hemmende Zelle* handelt, hat die Aktivierung des Glutamat-Rezeptors einen hemmenden Effekt auf die nachgeschaltete Zelle B. Drogeneffekte in klinischer Hinsicht müssen daher als *Netzwerkeffekte* betrachtet werden. Auch ist die Konstellation der Inputs für ein Neuron im *Cortex* noch komplizierter als im *Striatum*, zumal Nervenfasern eintreffen, die u. a. Glutamat, GABA, Dopamin, Serotonin, Noradrenalin und Acetylcholin als Transmitter beinhalten.

Für wissenschaftlich interessierte Leser folgt hier ein Exkurs in die Neurobiologie, die im Kapitel 2.3.6 im Bild des »neurochemischen Mobile« zusammengefasst wird.

Nachfolgend werden zunächst die vorherrschende molekularbiologisch-biochemische Perspektive der *Rezeptoren* und dann Ebene für Ebene – von der *Zelle* über *Netzwerke* bis zum *Gesamtgehirn* – die bekannten Effekte kurz dargestellt. Aber Vorsicht: Mit zunehmender Komplexität werden auch die Aussagen immer spekulativer! Ein schlüssiges, integriertes Mehrebenen-Modell der Neurobiologie der Sucht fehlt noch immer, v. a. da das Gehirn ein Netzwerk von 100 Mrd. Neuronen und 100 Bill. an nervalen Kontaktstellen hat. Es handelt sich also um ein System, das sich dem menschlichen Vorstellungsvermögen offenbar entzieht.

2.3.1 Neurochemie der Synapse

Drogen greifen, auf molekularer Ebene betrachtet, an verschiedenen Mechanismen der Synapsen als Schaltstelle der Signalverarbeitung zwischen zwei Neuronen ein. Dort befinden sich Speichervesikel mit der Transmittersubstanz, Rezeptoren und das Transmitterrücktransportsystem.

Grundlegend lässt sich die Kopplung der Drogen an molekulare Bindungsstellen der Zellen (v. a. Rezeptoren, Rücktransporter) durch *strukturelle Ähnlichkeiten* der Drogen mit den Transmittersubstanzen des Nervensystems verstehen (Abb. 2-4). Je nach Droge sind deshalb unterschiedliche Transmissionssysteme betroffen, nämlich v. a. jene, die *Dopamin, Noradrenalin, Acetylcholin, Serotonin, Glutamat* oder *γ-Aminobuttersäure* (GABA) als Transmitter nutzen (Tab. 2-1).

Zahlreiche Drogen setzen an *Rezeptoren*, mit spezifischer Affinität zu deren Subtypen, einige an anderen synaptischen Mechanismen an.

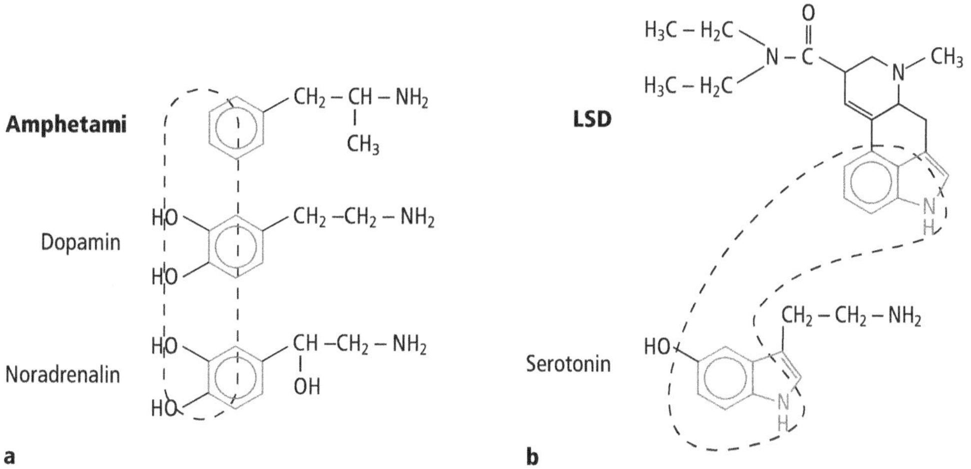

Abb. 2-4: Die strukturelle Ähnlichkeit von Drogen und Transmittern erklärt teilweise deren Wirkung, allerdings nur bezogen auf molekulare Teilstrukturen (Tretter 2000).
a Amphetamin und die Transmitter Noradrenalin und Dopamin.
b LSD, das strukturell dem Serotonin ähnelt.

Droge	Molekulare Effekte
Alkohol	• hemmt funktionell Glutamat-Rezeptoren (*N*-Methyl-D-aspartat-Rezeptoren [NMDA-R]) und Calcium-Kanäle • verstärkt GABA-Mechanismen
Heroin	• aktiviert My-Rezeptoren des Endorphinsystems, dieses hemmt die Folgesysteme
Amphetamine	• fördern die Dopamin-Ausschüttung und blockieren v. a. den Dopamin- und auch den Serotonin-Rücktransporter, sodass mehr Transmitter im synaptischen Spalt vorhanden sind
Cocain	• hemmt Rücktransporter von Dopamin-Neuronen
Cannabis (THC)	• aktiviert den Cannabis-Rezeptor, der die betreffende Zelle hemmt, der Signalfluss der endogenen Cannabinoide verläuft jedoch von der postsynaptischen Membran zur präsynaptischen Zelle!
Ecstasy	• hemmt v. a. den Serotonin-Rücktransporter
LSD	• aktiviert den Serotonin-Rezeptor vom Typ 5-HT$_{2A}$

Tab. 2-1: Neurobiologische Drogeneffekte

Nicotin Das Nicotin koppelt an *Acetylcholin-Rezeptoren* (ACh-R) an, die dann einen *Ionenkanal* öffnen, sodass *Natrium-* und *Calcium-Ionen* in das Zellinnere strömen können und die Membrandepolarisation bewirkt wird (Abb. 2-5, Abb. 2-6). Ergänzend ist hier anzumerken, dass als verzögerte »Gegenbewegung« die Kalium-Ionen aus dem Zellinneren hinausströmen, die die Repolarisation der Zellmembran (sozusagen die »Negativierung« der Zelle) bewirken. Auf diese Weise wird die elektrische Erregungsbereitschaft der Nervenzellen zunächst v. a. gesteigert, sodass unmittelbar eine lokale *Membrandepolarisation* bzw. als summarischer Effekt ein oder mehre *Aktionspotenziale* ausgelöst werden können. Die rasche Repolarisation erlaubt eine hohe Entladungsrate des Neurons. Je nach Zelltyp, auf dem diese Rezeptoren sitzen – erregende oder hemmende Zellen –, wird die jeweilige nachgeschaltete Zelle erregt oder gehemmt. Nicotin hat anregende und dämpfende Effekte, vermutlich weil gleichzeitig unterschiedlich organisierte Transmittersysteme (z. B. GABA versus Glutamat) angesteuert werden.

Alkohol Der Alkohol hemmt die Funktion der erregend wirkenden *Glutamat-Rezeptoren* (*N*-Methyl-D-aspartat-Rezeptor [NMDA-R]), deren Aktivierung zu einem Calcium-Einstrom führt und das Membranpotenzial der Zelle lokal depolarisiert. Außerdem *aktiviert* Alkohol die Funktion der hemmend wirkenden *GABA-Rezeptoren* ([GABA-R]; genauer: GABA$_A$-Rezeptor-Subtyp), deren Aktivierung zu einem Chlorid-Einstrom in die Zelle führt. Akuter Alkoholkonsum *mindert* also auf *doppelte Weise* die *Reagibilität* der betreffenden Zelle. Aber auch Alkohol hat, ähnlich wie Nicotin, stark netzwerkabhängige Effekte der Erregung und Dämpfung, wovon noch die Rede sein wird.

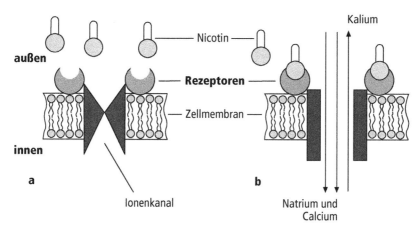

Abb. 2-5: Drogenwirkung am Rezeptor: Die Kopplung von Nicotin-Molekülen an dem nicotinergen Acetylcholin-Rezeptor verändert die Struktur des Rezeptor-Ionenkanal-Komplexes so, dass der **(a)** vorher geschlossene Ionenkanal – je nach Subtyp des Rezeptors – für Natrium- und Calcium-Ionen, die vom Außenraum der Zelle in das Zellinnere einströmen (Depolarisation), geöffnet wird **(b)**. Je nach Niveau des Membranpotenzials (z. B. −60 mV) und je nach Anzahl der aktivierten Rezeptoren kann ein elektrisches Aktionspotenzial ausgelöst werden. Auch kann bei manchen Kanaltypen der Kalium-Ausstrom aus der Zelle elektiv aktiviert werden, der die Repolarisation des Membranpotenzials erzeugt (Koob und Le Moal 2006; Tretter 2000).

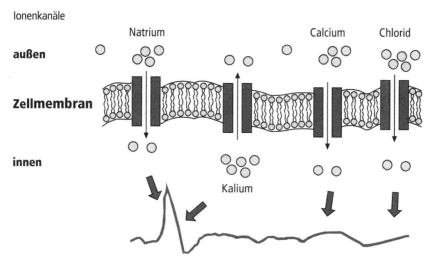

Abb. 2-6: Ionenströme (oben) und ihre elektrischen Effekte auf die Zellmembran. Natrium-Einstrom bewirkt eine Depolarisation des Membranpotenzials (unten), u. U. bis zu einem Aktionspotenzial, der Kalium-Ausstrom führt zur Repolarisation. Calcium-Einstrom erzeugt eine Depolarisation bis zu Calcium-Spikes, während der Chlorid-Einstrom eine Hyperpolarisation bewirkt.

Cannabi Die Droge Cannabis wirkt über Cannabinoid-Rezeptoren (CB-Rezeptoren) auf das körpereigene Endocannabinoid-System, zu dem mehrere Transmitter (z. B. Anandamid) gehören. Es gibt unterschiedliche Rezeptor-Subtypen wie den CB1-Rezeptor, der im Gehirn vorkommt, und den CB2-Rezeptor, der sich auf Lymphozyten, Thrombozyten und anderen Zellen befindet. Die topografische Verteilung der CB-Rezeptoren erstreckt sich u. a. über den Cortex, das Cerebellum, das Striatum, den Hippocampus (Gedächtnisfunktionen) und den *Nucleus accumbens*. Für das Rauschphänomen relevant ist die Minderung der Neurotransmission durch präsynaptisch wirkende CB1-Rezeptoren. Aktivierung der CB1-Rezeptoren bewirkt eine Hemmung von präsynaptischen Calcium-Kanälen und der daran gekoppelten Signalkaskade. Darüber hinaus wird eine Aktivierung von Kalium-Kanälen erzeugt, sodass Nervenzellen, besonders in der Amygdala (limbisches System; für Angst), in ihrer Transmissionsaktivität gehemmt sind. Aber auch hier ist bei der Netzwerkanalyse noch ungeklärt: Wird die Ausschüttung des erregenden Glutamats oder des hemmenden GABA stärker reduziert?

Andere Drogen Substanzen wie Cocain und Amphetamine blockieren den Dopamin-Rücktransporter, der das ausgeschüttete Dopamin normalerweise aus dem synaptischen Spalt in das präsynaptische Terminal zurücktransportiert. Dadurch steigt die intrasynaptische Dopamin-Konzentration.

Im Zentrum sucherzeugender Substanzen stehen v. a. jene Synapsen, die **Dopamin** als Transmitter verwenden (Abb. 2-7): Die Transmission beginnt damit, dass die an den präsynaptischen Axonterminalen eintreffenden *Aktionspotenziale* einen *Calcium-Einstrom* auslösen, der zur *Transmitterausschüttung* aus den präsynaptischen Vesikeln in den synaptischen Spalt führt. Dieser Vorgang wird durch ebenfalls *präsynaptisch* lokalisierte *Dopamin-Rezeptoren* der D_2-Familie gemindert. Auch die *präsynaptischen Rücktransporter* mindern die intrasynaptische Transmitterkonzentration, indem sie den Transmitter aus dem synaptischen Spalt eliminieren. Enzyme, die Dopamin abbauen (Catecholamin-*O*-Methyltransferase [COMT]), reduzieren ebenfalls die intrasynaptische Dopamin-Konzentration. Die letztlich im synaptischen Spalt vorhandenen Transmittermoleküle übertragen über *erregende postsynaptische D_1-Rezeptoren* und über *hemmende postsynaptische D_2-Rezeptoren* die Information an die nachgeschaltete Zelle.

Es gibt zelluläre Anpassungsprozesse, die bereits nach kurz- bis mittelfristiger Einwirkung (Minuten, Stunden, Tage) der Droge auftreten. Sie werden teilweise durch membranständige molekulare Prozesse ausgelöst, wobei die Rezeptorenaktivierung bzw. -blockade z. B. *Second-Messenger-Kaskaden* anstößt, bei denen cyclisches Adenosinmonophosphat (cAMP) eine Schlüsselrolle spielt, wodurch dann über Proteinkinasen *Transkriptionsfaktoren* und damit Ableseprozesse aus dem *Genom* ein- oder ausgeschaltet werden:

- Bei anhaltend starker Transmissionsaktivität in der Synapse werden die Rezeptoren in ihrer Anzahl reduziert (*Down-Regulation*) oder in ihrer Reagibilität, z. B. durch Dephosphorylierung, gedämpft (*desensitiviert*).
- Bei anhaltend *schwacher Transmissionsaktivität* wird hingegen die Zahl der Rezeptoren erhöht (*Up-Regulation*) oder ihre Sensitivität gesteigert (*sensitiviert*).

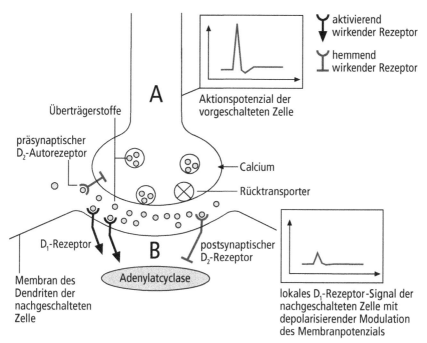

Abb. 2-7: Synapse mit Rezeptoren an der vorgeschalteten Nervenzelle A (präsynaptischer, hemmender D2-Autorezeptor), dem präsynaptischen Rücktransporter und mit Rezeptoren an der nachgeschalteten Nervenzelle B (postsynaptische Rezeptoren) in Form der aktivierenden D1- und der hemmenden D2-Rezeptoren. Erstes innerzelluläres Zielmolekül in der molekularen Signalkaskade ist die Adenylatcyclase, die cyclisches Adenosinmonophosphat (cAMP) synthetisiert, das vielfältige Prozesse der Zelle aktiviert (nach Benkert und Hippius 1996; Tretter und Albus 2004).

Diese kompensatorisch wirksamen Adaptationsmechanismen zeigen sich bei Suchtstoffen klinisch z. B. in der Dosissteigerung und über die Zeit auch in Entzugssymptomen.

2.3.2 Intrazelluläre molekulare Prozesse bei Drogenkonsum

Eine zusammenhängende und widerspruchslose *molekularbiologische Theorie* des Rausches und der Sucht ist noch nicht gegeben. Zu beachten ist auch, dass nur einzelne Wirkungspfade der innerzellulären molekularen Signalverarbeitung (*Transduktion*) und der Ableseprozesse genetischer Information (*Transkription* und *Translation*) bekannt sind und daher das gesamte innerzelluläre molekulare Wirkungsnetzwerk noch nicht verstanden ist. Die Signalpfade konvergieren, divergieren und interagieren, woraus sich ein komplexes Wirkungsnetzwerk ergibt. Diese Netzwerke sind auch heute noch nicht voll verstanden. Zu ihrer Darstellung sind Computersimulationen erforderlich. Deshalb können hier nur auf hypothetischer Basis einige wichtige *akute* und *chro-*

nische Effekte der Drogeneinwirkung auf diese Signalnetzwerke dargestellt werden. Dies soll anhand des Alkohols und der Opiate erfolgen.

Alkohol

Der Effekt der Aktivierung der GABA-Rezeptoren besteht in einem Chlorid-Einstrom. Die Folgen dieser erhöhten Chlorid-Konzentration, die das intrazelluläre ionale Milieu negativer macht, sind im Hinblick auf molekulare Prozesse der *Signaltransduktion* nicht genau bekannt. Diese Negativierung des Membranpotenzials könnte aber zumindest indirekt wirksam sein, indem Effekte von Calcium-Einströmen schwächer werden könnten. Die alkoholbedingte Hemmung der über die inotropen NMDA-Glutamat-Rezeptoren angestoßenen *innerzellulären molekularen Signalkaskade* ist im Gegensatz dazu genauer aufgeklärt und hat besondere Bedeutung (Koob und Le Moal 2005).

Im **Normalfall** bewirkt die *Aktivierung der NMDA-Rezeptoren* einen *Calcium-Einstrom* in die Zelle. Calcium kann über weitere molekulare Signalmoleküle (z. B. Protein-Phosphatase PP-2) die Wirkung des Proteins DARPP-32 (*dopamine and cyclic AMP-regulated phosphoprotein of M 32 000*) mindern, aber über andere Signalketten auch wieder steigern (→ unten). DARPP-32 wiederum, das über die Phosphokinase A (PKA) durch Phosphorylierung aktiviert wird, *hemmt* normalerweise die Protein-Phosphatase PP-1, die u. a. Ionenkanäle, wie Natrium- und Calcium-Kanäle, durch *Dephosphorylierung deaktiviert* (Abb. 2-8). Letzteres bezeichnen wir hier aus *funktionsanalytischer Sicht* ebenfalls einfach als Hemmung. In diesem Sinne kann daher diese Leitungsbahn die initial durch Calcium und über PP-2 vermittelte *Hemmung* von DARPP-32 die Hemmung von PP-1 mindern. Diese *Enthemmung* von PP-1 kann bewirken, dass die von PP-1 gehemmten Calcium-Kanäle besonders stark gehemmt werden. Eine derartige Serie von drei rückgekoppelten Hemmungen führt also letztlich funktionell betrachtet zu *einer* Hemmung. Daher wird der vom NMDA-Rezeptor aktivierte Calcium-Kanal im Normalfall über diese Rückkopplung gehemmt. Dies hat theoretisch zur Folge, dass wegen der nun im nächsten Zeitschritt *geringeren Calcium-Konzentration* DARPP-32 wieder aktiver werden kann und somit PP-1 stärker gehemmt wird, sodass über die wieder aktiveren Calcium-Kanäle mehr Calcium in die Zelle gelangen kann usw. Das System kann also *oszillieren*. Diese Wirkungskette sieht, über einen Zyklus hinweg betrachtet, theoretisch folgendermaßen aus (A ↑/↓ ⇒ B ↑/↓ bedeutet: »Nimmt die Aktivierung von A zu/ab, dann nimmt die Aktivierung von B zu/ab.«):

1. NMDA-R ↑ ⇒ Ca ↑ ⇒ DARPP-32 ↓ ⇒ PP-1 ↑ ⇒ (2)
2. NMDA-R ↓ ⇒ Ca ↓ ⇒ DARPP-32 ↑ ⇒ PP-1 ↓ ⇒ (3)
3. NMDA-R ↑ ⇒ ...

Das funktionelle Gewicht dieser Feedback-Schleife ist unbekannt. Calcium kann DARPP-32 auch aktiveren. Dies ist über die Adenylatcyclase möglich, die wiederum cAMP bildet, was die PKA stimuliert, die DARPP-32 aktiviert. Das relative Gewicht dieser auf DARPP-32 *konvergierenden antagonistischen Wirkungspfade* von Calcium ist trotz dessen zentraler Rolle im innerzellulären Signalnetzwerk noch ungeklärt.

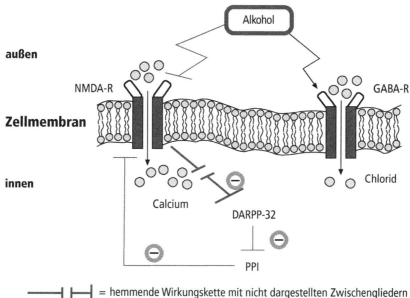

Abb. 2-8: Akuteffekte der Alkoholbindung auf intrazellulärer Ebene. Der Akuteffekt von Alkohol besteht in der Verstärkung der Funktion der GABA-Rezeptoren, die einen Chlorid-Einstrom in die Zelle mit der Folge einer lokalen Hyperpolarisation des Membranpotenzials bewirken. Darüber hinaus werden die Glutamat-Rezeptoren vom NMDA-Typ durch Alkohol in ihrer Funktion gemindert. Diese Rezeptoren bewirken normalerweise einen Calcium-Einstrom, aber auch einen Natrium-Einstrom und darüber hinaus einen Kalium-Auswärtsstrom (nicht abgebildet) mit lokaler Depolarisation des Membranpotenzials.
DARPP-32 = *dopamine and cyclic AMP-regulated phosphoprotein of M 32 000*;
GABA-R = γ-Aminobuttersäure-Rezeptor; NMDA-R = *N*-Methyl-ᴅ-aspartat-Rezeptor;
PP-1 = Protein-Phosphatase 1

Unter **Alkoholeinfluss** könnte jedoch der vorher geschilderte Zyklus wie folgt verändert sein: Akute Alkoholeinwirkung hemmt die Aktivität des NMDA-Rezeptors, sodass die Modulation der Calcium-Konzentration im Sinne der oben dargestellten Oszillationen dieses Schaltkreises in Amplitude und Periode geringer werden kann. Über die modifizierte Kinetik dieses Schaltkreises besteht aber derzeit noch keine genauere empirische Kenntnis.

Eine andere, langsamere Signalkette ist v. a. bei **chronischem Alkoholkonsum** relevant. Dies gilt allerdings nicht für alle Gehirngebiete (Abb. 2-9): Geht man unter Normalbedingungen davon aus, dass Calcium die membranständige Adenylatcyclase aktiviert, sodass mehr cAMP hergestellt wird, so wird mehr Proteinkinase A (PKA) aktiv. PKA aktiviert neben DARPP-32 auch Transkriptionsfaktoren im Genom. Daher werden letztlich Transkriptionsfaktoren auf einem bestimmten Niveau aktiviert. Bei den Transkriptionsfaktoren handelt es sich um CREB (*cAMP response element binding protein*), c-fos, f-ras und ΔfosB.

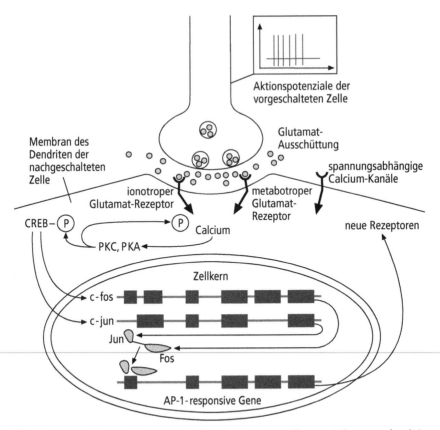

Abb. 2-9: Schema der Modulation der anhaltend aktivierten Glutamat-Synapse durch innerzelluläre molekulare Feedback-Schleifen: Aktionspotenziale lösen die Transmitterausschüttung (L-Glutamat) aus, die über Aktivierung von ionotropen und metabotropen Rezeptoren einen Calcium-Einstrom bewirkt. Dadurch werden Proteinkinase A (PKA) und Proteinkinase C (PKC) aktiviert, die den Transkriptionsfaktor CREB (*cAMP response element binding protein*) phosphorylieren. Das dadurch entstandene CREB-P kann an die *early genes*, nämlich c-fos und c-jun, andocken und die Produktion der Proteine Jun und Fos auslösen, die dann an die AP-1-responsiven Gene andocken und die Produktion von neuen Rezeptoren starten (Spanagel und Zieglgänsberger 1996; Zieglgänsberger und Spanagel 1999). Steigerungen von PKA gehen nicht immer mit Steigerungen von CREB einher, sodass noch adaptative Zwischenglieder anzunehmen sind. Bei Langzeitkonsum geht man eher von einer CREB-Reduktion aus, wenngleich die PKA erhöht sein kann.

Bei **akutem Alkoholkonsum** senkt im Gegenteil dazu die alkoholbedingte NMDA-Rezeptoren-Hemmung die intrazelluläre Calcium-Konzentration, sodass die Transkriptionsfaktoren weniger aktiviert werden.

Bei chronischem Alkoholkonsum wird diese Signalkaskade aber wieder kompensatorisch stärker aktiviert. Auf diese Weise scheint die zunächst geminderte Synthese (Transkription und Translation) der Adenylatcyclase wieder erhöht zu werden, sodass verschiedene, sehr effektive Unterformen der Adenylatcyclase synthetisiert werden.

Diese Signalkaskade erhöht als Feedback-Effekt die Reagibilität des von cAMP ausgehenden Signalweges. Es wird v. a. ΔfosB als Korrelat einer Langzeitadaptation der über cAMP kontrollierten aktivierenden molekularen Signalsysteme der Zelle auf Alkohol angesehen (Nestler 2005). Die Signalketten der Langzeitadaptationen am Chlorid-Kanal sind nicht genau bekannt. Sie dürften aber, funktionell betrachtet, in der Produktion von weniger aktiven Chlorid-Kanälen bestehen oder über $GABA_B$-Rezeptoren, die präsynaptisch als Autorezeptoren fungieren, das GABA-Angebot in der präsynaptischen Zelle mindern und damit im *Entzug* die Hemmung mindern.

Im **Entzug** besteht außerdem zunächst eine strukturell bedingte persistierende Überaktivität der Glutamat-gesteuerten Zellen. Durch noch unklare molekulare Selbstregulationsprozesse wird im Verlauf des Entzugs die molekulare Maschinerie wieder neu adaptiert, wobei allerdings die Zellen die »Alkoholerfahrung« in einer noch nicht bekannten Weise speichern. Dies sind die molekularen Spuren des »Suchtgedächtnisses« der Nervenzellen bzw. lokaler Nervennetze im Striatum.

Opiate und Opioide

Opiate bezeichnen Substanzen, die den natürlich vorkommenden pflanzlichen Schlafmohnalkaloiden entstammen, wie z.B. Morphin oder Codein. Als Opioide werden synthetische oder halbsynthetische Stoffe bezeichnet, die ähnlich den Opiaten an den Opioidrezeptoren wirksam sind. Opiate und Opioide koppeln v. a. an My-, Delta- und Kappa-Rezeptoren an (Abb. 2-10). Diese Rezeptoren *hemmen* bei *akutem* Konsum die membranständige Adenylatcyclase, die normalerweise cAMP bildet. Darüber hinaus können die Kalium-Kanäle über Kappa-Rezeptoren verstärkt und Calcium-Kanäle über Delta-Rezeptoren gedämpft werden. Bei *Langzeitapplikation* zeigen My- und Delta-Rezeptoren eine Desensitivierung ihrer Effekte, Kappa-Rezeptoren hingegen nicht. Das cAMP als Schlüsselmolekül des Second-Messenger-Systems aktiviert im Normalfall wiederum die Proteinkinase A, die Proteine durch Phosphorylierung aktiviert und so neben der Aktivierung von Ionenkanälen (z.B. Natriumkanal) v. a., wie beim chronischen Alkoholkonsum erwähnt, die Transkription genetischer Information steigert.

Unter *akutem Opiat-Einfluss* wird diese Signalkaskade gedämpft. Bei *chronischem Opiatkonsum* wird die Signalkaskade hingegen aktiviert, sodass z.B. Noradrenalin-haltige Zellen des Locus coeruleus im Hirnstamm hyperaktiv werden, mit der Folge einer Sympathikus-Symptomatik. Auf molekularer Ebene werden auch gegenregulatorische Anpassungsprozesse ausgelöst, und zwar wird das CREB aktiviert und anhaltend auch das Δ-c-fos: Es können neue, z.B. weniger reagible Rezeptoren aufgebaut werden.

Anhaltende Opioid-Stimulation bewirkt Zellreaktionen auf Rezeptorebene, und zwar

- mit einer *Down-Regulation* der Anzahl der in der Membran verankerten Rezeptoren, was durch *Internalisierung* der Rezeptoren in zytoplasmatische Vesikel erfolgt, und/oder
- mit einer *Desensitivierung* der Rezeptoren durch Abkopplung von den G-Proteinen bzw. durch Synthese weniger reagibler Rezeptoren.

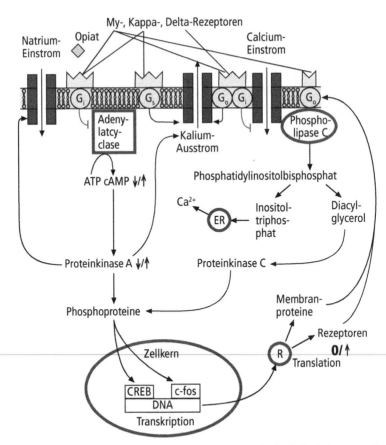

Abb. 2-10: Schema der intrazellulären molekularen Prozesskaskade bei akuter und chronischer Opiat-Applikation (nach Maldonado et al. 1996; Nestler 2005). Die unterschiedlichen
Rezeptortypen wirken auf verschiedene Komponenten der Signalverarbeitung – Adenylatcyclase, Kalium-Kanäle, Calcium-Kanäle, Phospholipase C –, und zwar überwiegend im Sinne
der Dämpfung des Aktivierungsniveaus der Zelle. Diesen akut dämpfenden Effekten des
Opiats auf die Reagibilität des Neurons wird bei chronischer Opiat-Gabe durch Steigerung
der Transkription und Translation entgegengewirkt, indem z. B. neue hyposensitive Rezeptoren aufgebaut werden könnten, die auf diese Weise den Calcium-Einstrom steigern und den
Kalium-Ausstrom mindern und damit die neuronale Reagibilität erhöhen.
Anmerkung: Die kleinen Pfeile (↓/↑, 0/↑) bei cAMP, Proteinkinase A und bei der Translation
vor dem Schrägstrich sind die akuten Effekte, die Pfeile danach sind die chronischen Effekte.
ATP = Adenosintriphosphat; cAMP = cyclisches Adenosinmonophosphat; CREB = cAMP res-
ponse element binding protein; DNA = Desoxyribonukleinsäure; ER = endoplasmatisches
Retikulum; Gi, Gs, Go = membranständige Schaltproteine (G-Proteine); R = Ribosomen

Solche molekularen Adaptationsphänomene der Zelle auf verschiedenen Signaltrans-
duktionsebenen als Folge chronischer Opioid-Applikation bewirken die *Toleranz*, die
Entzugssymptome, das *Suchtgedächtnis* und letztlich auch das *Craving* (süchtiges Verlangen).

2.3.3 Akuteffekte auf die Nervenzelle als Funktionseinheit

Man kann sich leicht vorstellen, dass aufgrund der Vielzahl der Synapsen (Cortex: ca. 10 000/Zelle) die raumzeitlichen Muster der elektrochemischen Inputs auf jede einzelne Nervenzelle sehr heterogen und komplex sind. Prinzipiell können alle Transmittersysteme auf eine Zelle konvergieren. Deshalb muss z.B. der erwähnte Einfluss von Alkohol in Form der Verstärkung des GABA-Transmissionssystems und der Hemmung des Glutamat-Transmissionssystems auf das Gesamtmuster der Inputs der betreffenden Zelle bezogen werden – und zwar im Hinblick auf die Balance der das lokale Membranpotenzial depolarisierenden und hyperpolarisierenden Effekte. Hierbei spielen auch Dopamin, Serotonin, Noradrenalin und Acetylcholin eine wichtige Rolle.

Betrachtet man z.B. eine kortikale Pyramidenzelle hinsichtlich der genannten rezeptorvermittelten Alkoholeffekte gesamtheitlich, so dürfte im Nettoeffekt die elektrische Aktivität reduziert werden, was auf psychologischer Ebene mit der Reduktion

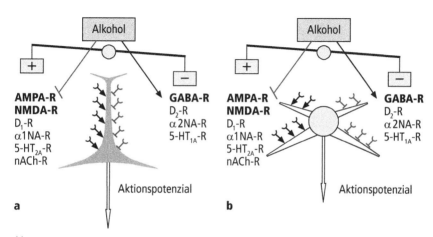

Abb. 2-11: Das hypothetische Gleichgewicht von Erregung (+) und Hemmung (–) durch die quantitative Verteilung des Anteils der jeweiligen Rezeptoren und der hemmenden Effekte von Alkohol, schematisiert am Beispiel einer Pyramidenzelle des zerebralen Cortex **(a)** und von einem Neuron mit Spines (spiny neuron) im Striatum **(b)**.
Aktivierend wirkende Rezeptoren:
AMPA-R = A-Methyl-ᴘ-aspartat-Rezeptor (Subtyp des Glutamat-Rezeptors)
NMDA-R = N-Methyl-ᴅ-aspartat-Rezeptor (Subtyp des Glutamat-Rezeptors)
D_1-R = Dopamin-Rezeptor D_1
5-HT_{2A}-R = Serotonin-Rezeptor Typ 2 A
α1NA-R = Alpha$_1$-Noradrenalin-Rezeptor
nACh-R = nicotinerger Acetylcholin-Rezeptor
Hemmend wirkende Rezeptoren:
GABA-R = γ-Aminobuttersäure-Rezeptoren
D_2-R = Dopamin-Rezeptor D_2
5-HT_{1A}-R = Serotonin-Rezeptor Typ 1 A
α2NA-R = Alpha$_2$-Noradrenalin-Rezeptor

der kognitiven Aktivität zusammenpasst (Abb. 2-11). Auch Nervenzellen in anderen Gehirnregionen, wie im *Striatum* oder im *Nucleus accumbens*, z. B. die sog. *medium spiny neurons* (*spine* = Dorn als Ausstülpung am Dendriten an der Synapse), dürften in ähnlicher Weise unter dämpfendem Einfluss stehen (→ Abb. 2-11). Zusätzlich sind gehirnlokale, spezifische Alkoholeffekte anzunehmen, die vermutlich mit spezifischen gehirntopografischen Verteilungsmustern von Subtypen der jeweiligen Rezeptoren zu tun haben (z. B. Dominanz der Dopamin-Rezeptoren D_2 im Striatum). Dies ist aber noch nicht vollständig geklärt.

Außerdem sind in psychologischer Hinsicht die neuronalen Drogeneffekte vorwiegend auf Netzwerkprozesse und weniger auf die Einzelzellaktivität von Neuronen zu beziehen.

2.3.4 Effekte auf lokale Neuronennetzwerke

Nervenzellen als isolierte Einheiten lassen sich im Hinblick auf ihre Funktion im Gesamtzusammenhang meist nicht verstehen. Sie müssen als Elemente in lokalen Netzwerken und daher im Kontext zu anderen Nervenzellen gesehen werden. Im

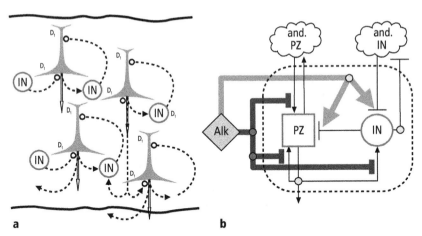

Abb. 2-12: Modell kortikaler Module. **a** Cortex mit Pyramidenzellen (dunkelgrau) und inhibitorischen Interneuronen (IN). **b** Kortikales Modul (vereinfacht) mit hypothetischen Einwirkungspfaden des Alkohols (Alk) mit Verstärkung der GABAergen Hemmung und Dämpfung der glutamatergen Erregung der Pyramidenzelle (PZ). Die Pyramidenzellen und die inhibitorischen Neurone (IN) zeigen Selbsterregung und Fremderregung über andere Pyramidenzellen (and. PZ) und Selbsthemmung über inhibitorische Interneurone (IN), die ihrerseits über andere Interneurone (and. IN) gehemmt werden. Alkohol dürfte also das Aktivierungsniveau des gesamten Netzwerkes reduzieren, vielleicht zunächst durch Dämpfung der Glutamat-Transmission und dann durch Verstärkung der GABAergen Hemmung.
D_1 = aktivierender Dopamin-Rezeptor vom Subtyp D_1 (→ Text)

Gehirn sind *neuronale Netzwerke* auf verschiedenen Ebenen (Cortex, Striatum, limbisches System, Hirnstamm) als lokale, regionale, interregionale und globale Bahnen bzw. Schaltkreise unterscheidbar. Die *lokalen* (oder größeren regionalen) *Netzwerke des Cortex* sind als Basis des bewussten Erlebens und Verhaltens anzusehen. Letztlich muss das gesamte Gehirn einigermaßen intakt sein, damit sich eine Sucht entwickelt.

So muss auch der Einfluss von Drogen, wie etwa die akute Alkohol-Applikation in Form der Verstärkung des GABA-Transmissionssystems und der Hemmung des Glutamat-Transmissionssystems, auf das Gesamtmuster der Inputs und auf die Effekte verschiedener Zellen des jeweiligen Netzwerks gesehen werden.

Das *Kernmodul* kortikaler Schaltkreise besteht z. B. aus der zirkulären Verschaltung einer *glutamaterg erregenden Pyramidenzelle* und einer *GABAerg inhibitorischen Zelle*, sodass oszillatorisches Verhalten auftreten kann. Dieses Modul ist auch vertikal mit solchen Modulen verschaltet, sodass sich Überlagerungen von oszillatorischen Prozessen ergeben (Abb. 2-12). Es ist derzeit aber noch ungeklärt, ob im Cortex entweder die auch sich selbst *erregenden Pyramidenzellen* (Abb. 2-12a) oder die *hemmenden Interneurone* (Abb. 2-12b) durch Alkohol stärker *gehemmt* werden. Im letzteren Fall würden die

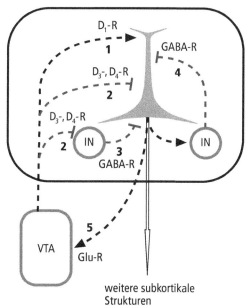

Abb. 2-13: Modell der Verschaltungskomplexität kortikaler Nervennetzwerke und des Dopamin-Systems. Lokaler kortikaler Dopamin-Input in den Schaltkreis der Pyramidenzellen und der hemmenden Neurone mit subkortikalen Outputs. Erregende (**1**) und hemmende (**2**) Dopamin-Inputs und hemmende GABA-Inputs (**3**) und hemmende GABA-Feedbacks (**4**) und erregender Glutamat-Output (**5**) in das ventrale tegmentale Areal (VTA).
D_3-, D_4-R = inhibitorische Dopamin-Rezeptoren der D_2-Familie; Glu-R = erregende Glutamat-Rezeptoren; D_1-R = aktivierende Dopamin-Rezeptoren der D_1-Familie.
Sonst wie Abbildung 2-12.

Pyramidenzellen *enthemmt werden* (Abb. 2-13)! Es ist auch noch ungeklärt, welche Zeit-
läufe (Kinetik) der Erregung und der Hemmung in diesem Schaltkreis gegeben sind.

Berücksichtigt man noch die Einwirkung des mesokortikalen Dopamin-Systems
(→ Abb. 2-13) auf die kortikalen Schaltkreise mit der noch nicht ganz aufgeklärten zell-
typspezifischen Verteilung von D_1- und D_2-Rezeptoren, dann sieht man, dass ein funktionelles Verstehen kortikaler Prozesse und ihrer Störung ohne Weiteres noch nicht
möglich ist: Dopamin-Input in den Cortex aktiviert Pyramidenzellen und hemmt
hemmende Interneurone, sodass als Nettoeffekt die *Pyramidenzellen* sowohl direkt
wie auch indirekt *stark aktiviert* werden, wenn auch durch die Selbstinhibition vermutlich nur kurzfristig. Alkohol kann über die Verstärkung der GABA-Transmission
die Hemmung der Pyramidenzellen verstärken oder über Hemmung hemmender
Interneurone die Enthemmung der Pyramidenzellen bewirken. Entsprechende klä-
rende Messungen fehlen aber noch.

Man sieht durch die Betrachtung dieser Schaltkreise auch, dass molekularbiologische »Erklärungen«, die nicht auf ein neuronales Netzwerk abzielen, sondern gewissermaßen vom Gehirn als einem »Rezeptorenwald« ausgehen, nur von begrenztem Erklä-
rungswert sind.

2.3.5 Makroanatomie der Sucht

Zwei wichtige »interregionale« Schaltkreise, nämlich zwischen dem *Hirnstamm* (genauer: Mittelhirn) und dem *limbischen System* (»Lustsystem« bzw. Belohnungssystem)
und den *Basalganglien* (»Suchtsystem«), erklären zentrale Phänomene der Sucht: die
toxisch bedingte Befindensänderung (banal: »*Rausch*«) und das *süchtige Verhalten*.

Belohnungssystem und Rauschzustände

Die drogenbedingten Rauschzustände sind mit einer *Überaktivität* des *Nucleus accumbens* im limbischen System korreliert, der, experimentell belegt, Belohnungsfunktion
hat. Dorthin projiziert ein Fasersystem aus dem *ventralen tegmentalen Areal* (VTA),
dessen Transmittersubstanz das Dopamin ist (Abb. 2-14).

In Experimenten mit suchtkranken Menschen haben sich mit bildgebenden Verfahren mit Exposition gegenüber suchtrelevanten Reizen (*cue-exposure*) im limbischen System Besonderheiten in Form von Überaktivierungen feststellen lassen, und
zwar nicht nur für Drogen wie Cocain und Heroin, sondern auch für die Spielsucht.

Dieses belohnende positive Verstärkersystem, das wir hier einfach als »Lustsystem«
bezeichnen, wird nach gegenwärtigen Modellvorstellungen durch Drogen (a) direkt
und (b) indirekt – durch Enthemmung – aktiviert (Abb. 2-15):

a. Die synaptische Dopamin-Konzentration im *Nucleus accumbens* wird z. B. durch
die Blockade des Rücktransports durch Cocain oder durch Steigerung der Dopamin-
Ausschüttung durch Amphetamine direkt erhöht. Die dort vorhandenen GABA-

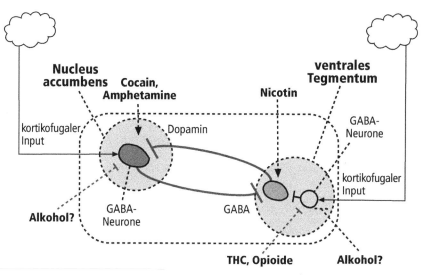

Abb. 2-14: Modell vom Belohnungssystem (»Lustsystem«), das vom Hirnstamm ausgehend in das limbische System, und zwar in den Nucleus accumbens, ausstrahlt. Die Aktivierung des Systems erfolgt direkt und durch Enthemmung indirekt (→ Text). Die Rolle des Alkohols in diesem System ist trotz vieler Einzelbefunde empirisch noch nicht schlüssig aufgeklärt. THC = Δ⁹-Tetrahydrocannabinol

Neurone, die in das ventrale tegmentale Areal (VTA) hemmend zurückprojizieren, haben v.a. hemmende D_2-Rezeptoren, sodass sie durch eine lokal erhöhte Dopamin-Konzentration stark gehemmt werden. Die Folge ist, dass die Dopamin-haltigen Zielneurone im VTA enthemmt werden. Dieser Schaltkreis zeigt daher grundlegend *Eskalationstendenzen*, die durch Drogeneinfluss verstärkt werden könnten. Nicotin scheint über nicotinerge Acetylcholin-Rezeptoren durch direkte Aktivierung der Dopamin-Neurone im VTA seine Wirkung zu entfalten.

b. Alkohol dürfte vermutlich v.a. durch Hemmung der erregenden Glutamat-Projektionen, die aus dem Cortex kommen, die GABA-Neurone des *Nucleus accumbens* weniger aktivieren, als dies normalerweise der Fall ist. Somit würde ebenfalls eine Enthemmung des Dopamins auftreten. Möglicherweise hat der Alkohol aber auch vom Cortex ausgehend bereits seine Effekte, da er dort die Hemmung der Glutamat-Outputs der Pyramidenzellen verstärken könnte und damit den Output der Pyramidenzellen mindern würde. Er könnte auch über Aktivierung von GABA-Rezeptoren auf GABA-Neuronen im VTA Dopamin-Neurone enthemmen.

Verhaltensautomatismus

Nach einiger Zeit des Drogenkonsums scheint ein weiteres Dopamin-System, das von der *Substantia nigra* in das *Striatum* projiziert, das Verhalten zu dominieren, da nun das süchtige Verhalten als *automatisiertes Verhalten* etabliert wird (→ Abb. 2-15).

Bei wiederholtem Konsum werden die Erwartung und die süchtige Verhaltenspro-

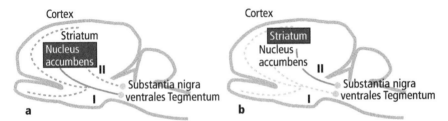

Abb. 2-15: Schema der Systeme der *Belohnung* und der *Sucht*, schematisch dargestellt am Rattengehirn (mediale Ansicht des Längsschnittes; nach Wolffgramm und Heyne 2008). **a** Das belohnende *Lustsystem* (System I) dominiert, die Kontrolle über den Drogenkonsum ist noch vorhanden. **b** Das automatisierende *Suchtsystem* (System II) dominiert, der süchtige Verhaltensautomatismus ist eingetreten.

grammierung aufgebaut. Das Konsumverhalten wird automatisiert und als gelernttriebartiges Verhalten in der Gehirnregion, in der automatisiertes Verhalten codiert ist (Striatum und Substantia nigra), etabliert (→ Abb. 2-15b). Zwanghaftigkeit, Kontrollverlust, Stereotypisierung des Konsumverhaltens treten auf.

In Abgrenzung zum »Lustsystem« (→ Abb. 2-15a) kann dieses System als »Suchtsystem« verstanden werden, weil sich darin das »Suchtgedächtnis« im Sinne des automatisierten drogenbezogenen Verhaltens manifestiert.

In diesem System, das auch bei der Schizophrenie funktionell relevant ist, dürften bei Drogenpsychosen die Verschaltungen so gestört sein, dass die Informationsfilterung für den Cortex zu gering ist und er vom Input überflutet wird.

Kortikale Verhaltenskontrolle

Für ein integrales Bild zur Neurobiologie der Sucht ist es erforderlich, auch die Rolle des *Cortex im zerebralen Gesamtnetzwerk* zu beachten (Abb. 2-16). Grundsätzlich hat der Cortex eine »modulierende« Funktion, indem er hemmende Schaltkreise des subkortikalen Bereichs *aktiviert*, aber auch diese Schaltkreise, die die Selektion von Reizen und motorischen Programmen bewirken, *hemmen* kann. Der Cortex ist gewissermaßen »Gas« und »Bremse« des Verhaltens. Außerdem »moduliert« er den Hirnstamm, d. h. er wirkt fallweise hemmend oder aktivierend auf Hirnstammzentren. Im Hinblick auf das klinisch beobachtbare *geminderte Hemmungsvermögen* können bei der Sucht sowohl die *hemmende Cortex-Funktion gemindert* als auch die zielgerichtete *Aktivierung von Verhaltensmustern* wie des Suchtmittelkonsums *verstärkt* sein.

Anzumerken ist hier, dass die Hirnforschung auch gezeigt hat, dass z.B. nach chronischem Cannabiskonsum die vorderen Gehirngebiete im Bereich des Stirnhirns (präfrontaler Cortex) in ihrer Funktion beeinträchtigt werden, mit der Folge, dass das Arbeitsgedächtnis – z.B. Zwischenspeicherungen und deren Abruf – und die Aufmerksamkeit beeinträchtigt sind.

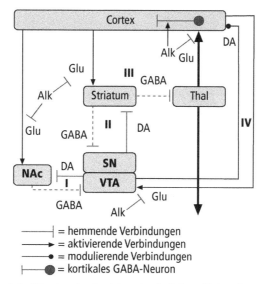

Abb. 2-16: Modell der Schaltkreise der Sucht und mögliche Effekte des Alkohols (Alk).

I: Die grundlegend tendenziell eskalatorische Aktivität des tegmento-accumbo-tegmentalen Schaltkreises (VTA-NAc; hier: »Lustsystem«) kann als Basis der Sucht angesehen werden. Dieser Schaltkreis ist wegen der wechselseitigen Hemmung bei vermutlicher Dominanz des über D_2-Rezeptoren hemmend wirksamen Dopamin-Systems (DA) und einer Hemmung des hemmenden GABA-Systems gekennzeichnet: Eine eskalatorische Aktivierung der Neurone im ventralen Tegmentum (VTA) und eine Hemmung der Neurone des Nucleus accumbens (NAc) sind möglich, was dem entspannten Rauschgefühl entsprechen könnte. Auch eine Alkohol-bedingte Hemmung der erregenden kortikofugalen Projektion auf den Nucleus accumbens wäre konsistent mit diesem Modell.

II: Als eigentlicher Schaltkreis der Sucht wird der nigro-striato-nigrale Schaltkreis (SN-Striatum; hier: »Suchtsystem«) angesehen. Dieser Schaltkreis erzeugt durch die über D_2-Rezeptoren vermittelte erhöhte Hemmung (gestrichelter GABA-Pfad) eine Disinhibition der vom Striatum kontrollierten automatisierten Verhaltensabläufe und sensorischen Inputs in den Cortex. Auch hier würde Alkohol den erregenden kortikofugalen Input in das Striatum dämpfen.

III: Der cortico-striato-thalamo-kortikale Schaltkreis des Verhaltens und der Verhaltenskontrolle ist also dadurch enthemmt (gestrichelter GABA-Pfad) mit der Folge der Überaktivierung des Cortex durch den Thalamus (Thal; dicker Pfeil), was als Rausch oder – bei der Sucht – als imperativer Suchtdruck erlebt werden mag.

IV: Die cortico-tegmento-kortikale Kopplung moduliert schließlich die Hirnstammfunktionen. Alkohol dämpft die Glutamat-Transmission (Glu) und verstärkt die GABA-Transmission, was aber in einer systemischen Sichtweise topografisch nicht überall plausibel ist. Die Verstärkung der Hemmung wäre v. a. im Cortex kongruent mit einer Hemmung der erregenden Glutamat-Transmission.

SN = Substantia nigra

2.3.6 Neurochemisches Mobile

Also fassen wir zusammen: Alle Drogen wirken v. a. auf molekulare Strukturen an den Kopplungsstellen zwischen Nervenzellen, den Synapsen, ein. Dort befinden sich präsynaptische Rezeptoren und Rücktransporter sowie postsynaptische Rezeptoren. Bei Aktivierung der Rezeptoren wird das elektrische Potenzial der betreffenden Membranbezirke der jeweiligen Nervenzelle rasch oder langsam in Richtung Erregung (Depolarisation) oder Hemmung (Hyperpolarisation) verändert (Tab. 2-2):

- *Nicotin* aktiviert den rasch erregend wirksamen nicotinergen Acetylcholin-Rezeptor.
- *Alkohol* aktiviert den rasch hemmend wirksamen γ-Aminobuttersäure(GABA)Rezeptor und hemmt den rasch erregend wirksamen Glutamat-Rezeptor, und zwar insbesondere den *N*-Methyl-D-aspartat(NMDA)-Rezeptor.
- *Opiate* aktivieren die langsam hemmend wirksamen Opioidrezeptoren.
- *Cannabis* hemmt die elektrochemische Signalübertragung (Transmission) über den präsynaptischen Cannabinoid-Rezeptor.
- *Amphetamine* aktivieren die Dopamin-Ausschüttung.
- *Cocain* blockiert den Dopamin-Transporter, wodurch die intrasynaptische Konzentration von Dopamin erhöht wird.

Da die psychiatrische Neuropsychopathologie davon ausgeht, dass neuronale Netzwerke die psychischen Störungen und somit auch die Sucht bestimmen, muss das Verständnis solcher Vorgänge zunächst auf die Merkmale von einzelnen Nervenzellen und dann auf Nervennetze bezogen werden. Diese Betrachtung zeigt aber, dass bei-

Neurotransmitter(-System)	Heroin	Cocain	Amphetamine	LSD	Ecstasy	Benzodiazepine	Alkohol	Cannabis*
Noradrenalin	−	++	+	(+)	+	−	−	(−)
Dopamin	++	++	+	(+)	+	−	++	(+ ?)
Serotonin			(+)	++	++	−	(−)	(+)
Acetylcholin	+	−	?		(−)	−	(−)	0
Glutamat	(−)	−	(+)		(+)	−	−	(− ?)
GABA	(−)	(−)	?	(−)	(−)	+++	++	−
Opioid-System	++	?	?	?	?	(+)	(+)	(− ?)

+ = aktivierender Einfluss; − = inhibierender Einfluss; ? = ungeklärt; () = unsichere Befundlage
* wirkt auf das endogene Cannabinoid-System

Tab. 2-2: Direkte (und z. T. indirekte) Einflüsse der akuten Drogeneinwirkung (Spalten) auf neurochemische Transmissionssysteme (Zeilen)

nahe jede Nervenzelle, v. a. im Cortex, Tausende Rezeptoren für Glutamat, GABA, Dopamin, Acetylcholin, Noradrenalin und Serotonin besitzt bzw. zumindest exprimieren kann. Das bedeutet, dass eine Einwirkung auf die Zelle über eines der Transmittersysteme in Relation zum Gesamtgefüge der neurochemischen Einwirkungen auf die Zelle gesehen werden muss. Im Besonderen muss der Hirnstamm als abhängiger Treiber des neuronalen Geschehens angesehen werden, da dort Zell-Cluster mit Dopamin, Noradrenalin, Serotonin und Acetylcholin eng miteinander vernetzt sind (Abb. 2-17). Die in diesem Netzwerk ablaufenden Prozessstrukturen kann man sich ohne computergestützte Modellierungen konkret schwer vorstellen und damit auch nicht im Detail verstehen (Qi et al. 2014). Für die Praxis eignet sich zur Beschreibung dieser Zusammenhänge und v. a. im Hinblick auf die *Dynamik* der Suchtentwicklung ein Bild sehr gut, das als »neurochemisches Mobile« (Abb. 2-18) bezeichnet werden kann (Tretter 2000). Es erlaubt, die Phase des *akuten Konsums*, des *chronischen Konsums* und die *Entzugssymptomatik* in einem zusammenhängenden Konzept zu beschreiben. Diese Metapher – zumindest das Konzept des neurochemischen Gleichgewichts und seiner Störungen durch Drogenkonsum – wird auch von den Patienten recht gut verstanden.

Grundsätzlich ist zur Konstruktion des Mobiles Folgendes vorauszuschicken:

- Auf der obersten Ebene der Waagebalken stehen sich – wie es im vegetativen Nervensystem der Fall ist – das das Aktivierungsniveau des Körpers steigernde *Noradrenalin* und das für körperliche Ruhezustände zuständige *Acetylcholin* als funktionelle Gegenspieler gegenüber.
- Dem untergeordnet sind auf der Seite des *Noradrenalins* das hier vereinfachend als Lustsubstanz bezeichnete *Dopamin* und das im Mangelfall – bei Angst und Depression – relevante *Serotonin*.
- Auf der Seite des *Acetylcholins* befinden sich das aktivierende *Glutamat* und die hemmend wirksame *γ-Aminobuttersäure* (GABA), die zumindest teilweise jeweils zueinander einen funktionellen Antagonismus aufweisen.

Die symbolische Aussage des Mobiles besteht nun darin, dass sich die eine Waagschale senkt, wenn auf ihr eine große Menge an Substanz liegt (z. B. ein Transmitter in der Synapse), die gegenüberliegende Waagschale hebt sich. In der neurobiologischen Realität kommt es dabei nicht ausschließlich auf die Menge der Substanz an, sondern auch auf die Stärke der Einwirkungen auf die synaptische Transmitteraktivität, bei unserer Veranschaulichung also auf die *gesamte Transmission im jeweiligen System*. Das bedeutet, dass es sich um *relative Über-* oder *Unterfunktionen* handelt. Man kann hier zutreffend sagen: »Die Substanz X hat ein relativ starkes (hohes) *funktionelles Gewicht* im gesamten Funktionsgefüge.«

Nachfolgend wird dies in den Abbildungen 2-19 bis 2-23 auch durch die Größe der jeweiligen Waagschale charakterisiert. Die Waagebalken könnten ungleich lang sein und/oder ungleiche Drehwiderstände haben, sodass sich die Abbildung der realen Funktionsverhältnisse im Modell verfeinern ließe. Geht man nun in diesem Sinn stark vereinfachend von den sechs genannten neurochemischen Systemen als Komponen-

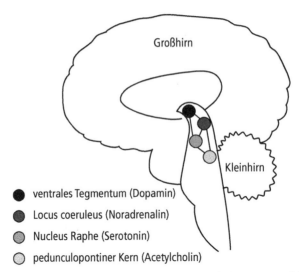

Abb. 2-17: Hirnstammnetzwerk der neuronalen Zentren wichtiger Transmittersysteme

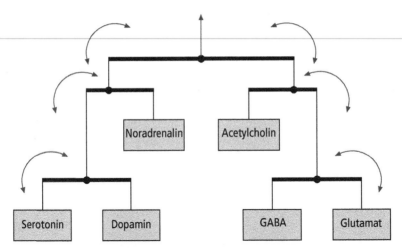

Abb. 2-18: Das »neurochemische Mobile« als System gekoppelter Waagen mit den einzelnen Neurotransmittern auf den Waagschalen im Gleichgewicht. Es besteht ein labiles dynamisches Gleichgewicht mit permanenter Fluktuation (Pfeile). Externe Einflüsse von psychoaktiven Substanzen verändern das Gleichgewicht temporär oder chronisch (nach Tretter 2000).

ten des Gesamtsystems aus, dann können verschiedene neurochemische Gesamtkonstellationen veranschaulicht werden (Tretter 1998). Denn dieses Modell lässt neben den Drogeneffekten auch psychische Störungen als Ursache der Sucht anschaulich beschreiben, wie z. B. eine (prämorbide) *Depression* (Tretter und Albus 2004). Für detailliertere Darstellungen kann das Mobile auch für *Subtypen* der *Rezeptoren* und bezüglich *hirnlokaler* Besonderheiten erweitert werden.

Depressive Disposition

Eine (subklinische) Neigung zu Depression bzw. Angst ist bei etwa 50 % der Abhängigen erkennbar. Beide Störungen zeigen Defizite v. a. im Serotonin-System, darüber hinaus auch im Noradrenalin-System, aber auch im Dopamin-System, und zwar im Sinne einer *Unterfunktion* bzw. im Bild des Mobiles als relatives *funktionelles Untergewicht*. Daher entsteht bei diesen Personen bei Konsum von Substanzen, die das funktionelle Gewicht dieser Teilsysteme verstärken, eine Befindensverbesserung und somit ein besonders starkes Risiko für eine Suchtentwicklung, wobei in diesem Fall von einer *psychischen Komorbidität* die Rede ist (Abb. 2-19). Es handelt sich v. a. um stimulierende Substanzen wie Amphetamin und Cocain, die die Dopamin-Konzentration im synaptischen Spalt erhöhen. Daher spricht man auch hypothetisch von der *Selbstmedikationsfunktion* des Drogenkonsums, da der betreffende Konsument z. B. seine Depressivität mit Cocain »behandelt«. Dieses Verhalten ist schon wegen des postkonsumptorischen depressiven »Crash« wie auch wegen der im Suchtverlauf zunehmenden neurochemischen Desensitivierungen, die für erneute Wirkungen höhere Cocain-Dosen erfordern, kontraproduktiv. Therapeutisch effektiver sind Blocker der Serotonin- und Noradrenalin-Rücktransporter, die ähnlich wie Cocain eine hohe synaptische Konzentration des jeweiligen Transmitters bewirken und damit das neurochemische Gleichgewicht wieder herstellen.

Aus dem Mobile ist auch erkennbar, dass sich mit LSD, aber auch Ketamin eine antidepressive Konstellation herstellen lässt.

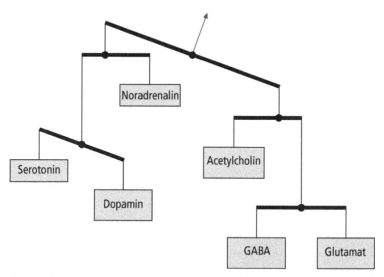

Abb. 2-19: Depression – schwächeres funktionelles Gewicht von Noradrenalin und Serotonin und vermutlich auch von Dopamin (nach Tretter und Albus 2004)

Drogenkonsum

Der Effekt des *akuten* Drogenkonsums lässt sich allgemein so darstellen, dass ein bestimmtes Transmittersystem aktiviert wird, sodass – im Falle eines aktivierenden Effektes – die betreffende Waagschale im Mobile aufgrund des nun erhöhten funktionellen Gewichts etwas tiefer gestellt ist (Abb. 2-20). Bei Hemmung der Transmission ist die betreffende Waagschale höher gestellt. Die meisten Drogen verstärken den bei der Depression tiefer gestellten Teil des Mobiles, GABAerge Substanzen verstärken den höher gestellten Teil.

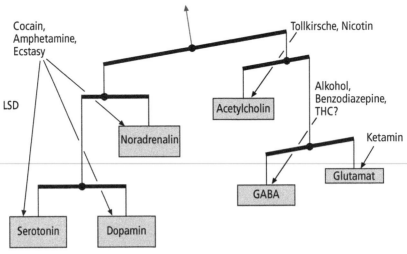

Abb. 2-20: Drogeneffekte mit *Aktivierung* des linken Schenkels des Mobiles und *Hemmung* des rechten Schenkels. Hemmend wirken Alkohol und Benzodiazepine, Nicotin wirkt ausgeprägt bimodal, also anregend und entspannend. Das Mobile lässt leicht erkennen, dass das neurochemische Gleichgewicht im Gehirn durch Drogeneinwirkung in komplexer Weise erheblich gestört wird. Bei hoher Dosierung würde der rechte Schenkel der Waage wegen der Inaktivierung und Dämpfung insgesamt tiefer stehen.
GABA = γ-Aminobuttersäure; THC = Δ⁹-Tetrahydrocannabinol

Alkohol

Akuter Konsum

Bei akutem Alkoholkonsum werden das GABA- und das Dopamin-System verstärkt und das Glutamat-System gehemmt (Abb. 2-21). Das *Dopamin-System* vermittelt *Lustzustände*, das *GABA-System* geht mit *Beruhigungszuständen* einher. Somit entsteht eine angenehme Entspannung. Nach dem Alkoholkonsum schwingt sich das System wieder in die ursprüngliche Gleichgewichtslage ein (nach Tretter 2000).

Die Dämpfung des »schnellen« *Glutamat-Systems* macht den alkoholisierten Personen zunächst kognitiv weniger reagibel. Bei höherer Dosis kann sich diese Reaktion dagegen in Richtung einer gesteigerten affektiven Erregbarkeit ändern. Plötzlich kann

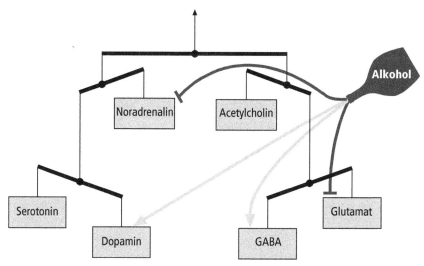

Abb. 2-21: Effekte des *akuten Alkoholkonsums* auf die Struktur des Mobiles. GABA und zumindest indirekt auch Dopamin bekommen eine Verstärkung ihres Gewichtes im Gesamtzusammenhang des Mobiles. Glutamat und Noradrenalin werden gehemmt. Es entsteht somit ein Zustand, der *lustvoll* (Dopamin) *entspannt* (Glutamat ↑/GABA ↓) ist. GABA = γ-Aminobuttersäure

dann der Schlaf wegen der Erschöpfung der aktivierenden Gegenreaktion eintreten – mit einer allgemeinen Dämpfung bis zu Atemantriebsstörungen. Dies lässt sich im Mobile-Modell anhand der andauernden Schwingungen abbilden.

Chronischer Konsum

Wird nun anhaltend Alkohol konsumiert, dann ändern diese Systeme ihre Eigenaktivität und somit ihr funktionelles Gewicht im Gesamtsystem: Beispielsweise wird das hemmende GABA-System herunterreguliert, während das Glutamat-System sich hinaufreguliert (Abb. 2-22). Es entsteht eine Art künstlicher Gleichgewichtszustand. Insgesamt ergibt sich ein nach außen unauffälliges Bild, denn der inzwischen schon körperlich Abhängige hält sein neurochemisches Gleichgewicht durch anhaltende Alkoholzufuhr aufrecht, ohne dies allerdings selbst zu merken: Er glaubt, er verträgt nun mehr von der Substanz (Toleranzentwicklung).

Entzugssituation

Mit zunehmender Abhängigkeit und Anpassung der neurochemischen Systeme auf die anhaltende Alkoholzufuhr besteht die Gefahr, beim *Absetzen* des Alkohols oder bei der *Minderung* der Stoffzufuhr das künstliche neurochemische Gleichgewicht im Gehirn zu stören – es manifestiert sich umgehend das neurochemische Ungleichgewicht (Abb. 2-23). So entsteht eine Entzugssymptomatik: Durch das Übergewicht von Glutamat und v. a. von Noradrenalin ergibt sich eine körperliche und psychische *Überaktivierung* in Form von Zittern, Schwitzen, Herzjagen, Hochdruck, Unruhe, Ängsten

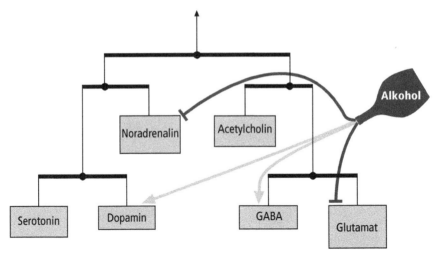

Abb. 2-22: Anpassung des chemischen Haushalts an die *anhaltende Alkoholzufuhr* (aus Tretter 2000). *Kompensatorische Abschwächung* des von Alkohol aktivierten Dopamin-gesteuerten Lustsystems und des hemmenden GABA-Systems (jeweils kleinere Waagschalen) und *kompensatorische Verstärkung* des von Alkohol gehemmten aktivierenden Noradrenalin- und Glutamat-Systems (größere Waagschalen). Eine Vergrößerung der Waagschalen bedeutet nicht, dass das absolute funktionelle Gewicht (Rezeptorsensitivität, Stoffwechsel, Transmitterausschüttung) größer wurde, sondern nur, dass in Einzelfällen das funktionelle Gleichgewicht verändert ist. Dies ist v. a. beim Serotonin-System zu beobachten, bei dem keine konsistenten biochemischen Änderungen feststellbar sind.
GABA = γ-Aminobuttersäure

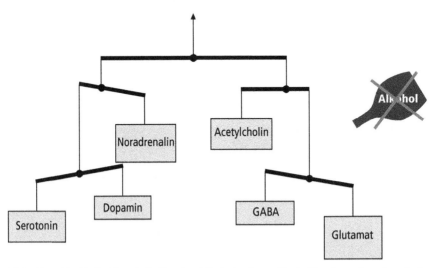

Abb. 2-23: Hypothetische Konstellation im Alkoholentzug. Nach Absetzen des *chronischen Alkoholkonsums* tritt die Entzugssymptomatik mit einer Gesamtkonstellation der Übererregung auf (Noradrenalin → Herzrasen; Glutamat → zerebrale Krampfanfälle; usw.).
GABA = γ-Aminobuttersäure

usw. Durch das relativ schwache Gewicht von Acetylcholin kommt es zu Verwirrtheits-zuständen und ein mögliches Übergewicht von Serotonin könnte psychotische Zu-stände mit optischen Halluzinationen erzeugen, sodass schlimmstenfalls ein Deli-rium tremens auftreten kann. Der Mangel von GABA (und das Übergewicht von Glutamat) geht zusätzlich mit einem hohen Risiko für epileptische Entzugskrampfan-fälle einher.

Therapie Hier nur das Prinzipielle ansprechend, sind v.a. über das GABA-System dämpfend wirksame Medikamente effektiv, wie Clomethiazol und Benzodiazepine, sowie Substanzen, die das noradrenerge System dämpfen, z.B. Clonidin (α_2-Rezeptor-Agonist).

2.4 Psychologie

Die therapeutisch wichtigste Ebene der Ursachen süchtiger Störungen ist die psycho-logische Ebene (Thomasius 2000; Tretter und Müller 2001). Sie ist die Grundlage für die praktischen Interventionen, die hier zunächst nur in Form von Anmerkungen ausge-führt und im Kapitel 3 genauer besprochen werden.

2.4.1 Sucht als gelerntes Verhalten (verhaltenstherapeutische Perspektive)

Betrachtet man den Menschen zunächst als »Blackbox«, d.h. ohne tiefer greifende Annahmen über sein Innenleben, dann kann man feststellen, dass belohnende Effekte – *Luststeigerung* oder *Unlustminderung* – als Folge des Drogenkonsums das *Wie-derauftreten* von Drogenkonsum steigern. Dies wird in der Psychologie mit dem Prin-zip des »operanten Konditionierens« (Lernen am Erfolg) erklärt (Abb. 2-24). Dieses Prinzip betrifft sowohl die Verbesserung der inneren Zustände als auch der erlebten Qualität der äußeren situativen Bedingungen. Auch Tierexperimente zeigen in der lerntheoretischen Sichtweise überzeugend, dass Drogen Belohnungseffekte haben.
So lässt sich die Suchtentwicklung ohne Weiteres auch bei psychosozial unauffälligen Menschen nachvollziehen. Zunächst wird das Suchtmittel als physischer Stimulus konsumiert (= Verhalten, Aktion, Reaktion auf Situation). Wenn dann als unmittelbare Konsequenz ein *positiver Effekt* auftritt, was den individuellen *Zustand* (Entspannung) wie auch die *Situation* betrifft (Zuprosten in der Gesellschaft fröhlicher Menschen), wird die Konditionierung vorangetrieben. Der positive Zustand beruht auf den darge-stellten biochemischen Effekten der jeweiligen Droge. Negative unmittelbare Konse-quenzen bremsen die Suchtentwicklung.

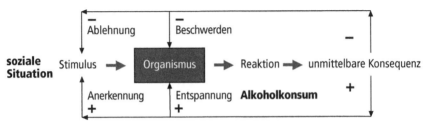

Abb. 2-24: Das Modell des »Lernen am Erfolg« (SORKC-Modell) – unmittelbare äußere und innere positive und negative Konsequenzen bestimmen gemeinsam die Wahrscheinlichkeit des erneuten Konsums.
SORKC: S = Situation, Stimulus; O = Organismus; R = Reaktion; K = Kontingent, unmittelbar folgend; C = Konsequenz

Hinzu kommt der Mechanismus des »klassischen Konditionierens« (Signallernen), wenn z.B. der physische unkonditionierte Reiz (*unconditioned stimulus* [US]) »Bier« mit dem Verzehr eines Schweinebratens assoziiert wird – der Schweinebraten alleine kann allmählich als *cue* bzw. als Signal und damit als konditionierter Reiz (CS) das Verlangen nach einem Bier auslösen. Das ist bei der therapeutischen Rückfallprophylaxe wichtig.

Therapie Es ist relevant, diese Konditionierungen zu bearbeiten, wobei jedoch die kognitive Verhaltenstherapie die Basis jeglicher psychologischer Suchttherapie ausmacht – es geht um kognitive Umstrukturierungen für einen bewussteren Umgang mit dem Suchtmittel (Lindenmeyer 2001; Vollmer und Krauth 2001).

2.4.2 Kräftespiel der Sucht zwischen Über-Ich und Es (psychoanalytische Perspektive)

Differenziert man das psychische System in die Bereiche *Vernunft* (Kognition) und *Antrieb* (Emotion, Motivation), dann lässt sich das süchtige Verhalten als Ausdruck des Ergebnisses des Wechselspiels zwischen *Vernunft* und (süchtigem) *Verlangen* (Craving) verstehen. Das süchtige Verlangen hat den Charakter eines gelernten und schließlich in der Hardware etablierten *Antriebs* mit Zwangscharakter, dem vonseiten der *Vernunft* schwer etwas entgegenzuhalten ist. Im metaphorischen Rahmenkonzept der Psychoanalyse von psychischen Prozessen und Instanzen kann man sagen, dass sich die Sucht mit dem triebhaften »Es« gegen das vernünftige »Über-Ich« verbündet hat. Diese beiden Instanzen muss das Ich der Person als operative Einheit im Gleichgewicht halten und mit den Gegebenheiten der Realität in Einklang bringen, was im Falle der Sucht nicht leicht gelingt (Abb. 2-25). In diesem Bild des psychischen Kräftehaushalts dämpft Alkohol als Hilfs-Ich das Über-Ich, sodass die Spannung für das Ich reduziert wird (Rost 2009).

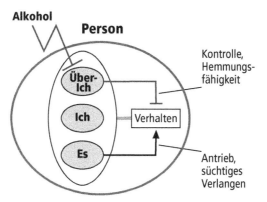

Abb. 2-25: Das Verhalten im Wechselspiel von antreibenden (→) und hemmenden Kräften (⊣). Bei süchtigem Verhalten ist der Antrieb stärker als das hemmende Kontrollvermögen. Durch Drogen (z. B. Alkohol) wird das hemmende Über-Ich deaktiviert, wodurch die für den Rausch typische Enthemmung entsteht.

Durch diese Sichtweise wird deutlich, dass Menschen mit anhaltenden starken Spannungen zwischen diesen Instanzen des Seelischen durch den Konsum von Drogen eine Entspannung empfinden. Psychoanalytiker sagen, dass das Über-Ich durch den Alkohol aufgelöst wird und dann das Es das Ich unter die Kontrolle der Triebe bringt. Dieser Lustzustand ist der Antrieb für weiteren Drogenkonsum oder, wie es der Suchtforscher Zutt einmal formulierte: »Der Rausch ist der Motor der Sucht ...«

Die Psychoanalyse hat auch auf die unbewussten Mechanismen der Abwehr negativer Affekte, insbesondere was den Suchtmittelkonsum betrifft, hingewiesen: Rationalisierung, Bagatellisierung, Verleugnung, Verdrängung usw. sind typisch für Suchtkranke, die zwischen den angenehmen Gefühlen während der Intoxikation und den Schuld- und Schamgefühlen danach schwanken, verstärkt durch Grundgefühle wie Angst, Ärger und Trauer. Diese *Affektdynamik* kann erst *Ursache*, aber später auch *Folge* des süchtigen Verhaltens sein, die allerdings zu erneutem Suchtmittelkonsum antreibt (zirkuläre Kausalität).

Therapie Es ist relevant, die Hintergründe dieses Spannungsverhältnisses zu bearbeiten.

MERKE

Das Über-Ich ist die Bremse des Verhaltens. Das Es ist das Gas des Verhaltens. Der Alkohol löst die Bremse und gibt Gas!

2.4.3 Stress-Konzept der Sucht

Negatives Befinden kann durch Umweltsituationen, die als Stressoren wirken, erzeugt werden. Neben objektiven Stressoren wie Partnerverlust und anderen Traumatisierungen ist ein großer Teil dessen, was als Stress erlebt wird, subjektiver Natur: Die *erlebte Bedrohung* eines Reizes oder einer Situation und die *erwartete Kompetenz*, mit dem Stressor umzugehen, bestimmen im Ergebnis den erlebten Stresszustand (Anspannung, Angst, Ärger, auch depressive Zustände). Stress ist daher überwiegend ein Effekt von affektiv-kognitiven *Bewertungsprozessen* (Erwartungen, Pläne, gedankliche Einordnung des Erlebten usw.). Stresszustände entstehen durch das Erleben der Belastung durch die Umwelt oder bei Unterschätzung von Barrieren des Handelns und letztlich bei geringen Selbstwirksamkeitserwartungen. Suchtkranke verwenden daher die Droge häufig zur Dämpfung der negativen Affekte, die den Stresszustand ausmachen.

Stress lässt sich im Regelkreismodell darstellen und vereinfacht als Resultat des Vergleichs von Sollwert und Istwert begreifen: Bei Diskrepanzen – Erwartungsenttäuschungen und/oder geringe Selbstwirksamkeitseinschätzung bei zu hoch gesetzten Plänen – entstehen Unlust, Anspannung, negative Affekte (Abb. 2-26).

Das biologische Korrelat der (vermutlich bereits prämorbid) erhöhten Stressvulnerabilität findet sich in einem erhöhten Cortisol-Spiegel, der auch in Stresssituationen stärker ansteigt und langsamer abfällt als bei gesunden Personen. Dies könnte auf hyperreaktiven Rezeptoren für das Corticotropin freisetzende Hormon (CRH-R1) beruhen, die die Feedforward-Signale vom Hypothalamus zur Hypophyse übertragen, was

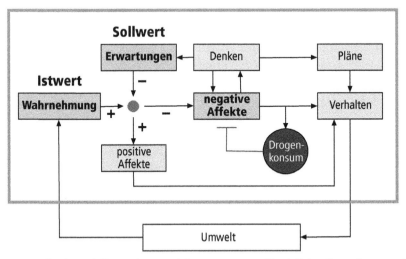

Abb. 2-26: Regelkreismodell zum Stress. Diskrepanzen von überhöhten Erwartungen als *Sollwert* und Wahrnehmungen als *Istwert* erzeugen negative Gefühle (Sollwert > Istwert ⇒ negativer Zustand). Normalerweise löst diese Konstellation Denkprozesse aus, wie das Verhalten anders geplant und gestaltet werden kann, damit das Ist eher dem Soll entspricht (Sollwert < Istwert ⇒ positiver Zustand).

dazu führt, dass zu viel ACTH in die Blutbahn sezerniert wird und damit die Neben-niere zu viel Cortisol ausschüttet. Daher wird in der Forschung aktuell versucht, über CRH-R1-Antagonisten bzw. partielle Agonisten das System medikamentös zu brem-sen.

Therapie Es ist relevant, diese Mechanismen aufzudecken und daran zu arbeiten, etwa indem gelernt werden muss, dass die *passiven überhöhten Erwartungen* an die Umwelt, die Person zu unterstützen, abgebaut werden. Als Alternative wird die Fähigkeit aufge-baut, sich selbst zu helfen, die Ziele nicht zu hoch zu stecken und sich im Falle der Insuffizienz aktiv Hilfe zu holen. Auch die realistischere Strukturierung von Plänen verhilft zum Abbau von stressvoller Anspannung.

> **MERKE**
> Bei Suchtkranken hat sich der Reflex ausgebildet, das negative Befinden durch Drogenkonsum »wegzuregeln«.

Labiles Selbstbild – Training der Selbstwirksamkeit

Das Selbstbild des Suchtkranken ist negativ und labil (Abb. 2-27). Durch den Substanz-konsum entsteht subjektiv eine Beseitigung des negativen Erlebens, die Ängste und die negative Befindlichkeit mindern sich, es kann sogar Größenerleben auftreten. Diese negativen Affekte veranlassen den Betroffenen, das Suchtmittel mit der Erwartung positiver Effekte immer wieder zu konsumieren, sodass Toleranzentwicklung und schließlich körperliche Abhängigkeit auftreten. Jede Nüchternphase wird dann zuneh-mend negativer erlebt. Diese Prozesse sind affektiv-kognitiver Natur und bestehen in

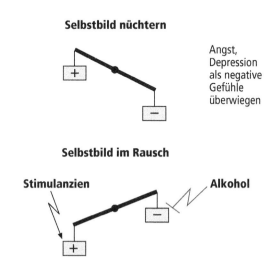

Abb. 2-27: Das unausgeglichene Selbstbild als unbewusster Antrieb für die Sucht. Unter Substanzeinfluss ist das Selbstbild positiv.

verbal-gedanklichen Selbstbeschreibungen und Affekten als Auslöser und Effekte dieser kognitiven Prozesse.

Therapie Neben dem süchtigen Konsum sind auch die psychischen Hintergründe in Form der einzelnen psychischen Bereiche zu betrachten, welche die Quellen grundlegender Befindensstörungen darstellen und auf diese Weise als *Treiberprogramme* des psychischen Verhaltens wirken. Der Psychotherapieforscher Klaus Grawe (2000) identifizierte sie allgemein mit folgenden Bedürfnissen:

- Lustgewinn
- Orientierung und Kontrolle
- Bindungen als Einbettung in die soziale Umwelt
- Selbstwerterhöhung

Zusammenfassend ist festzuhalten, dass es sich bei der Psychologie der Suchtentwicklung um einen Mehrstufen- und Mehrebenenprozess handelt, der traumatisch und/oder genetisch bedingt zu emotionalen Schieflagen führt, die in der Adoleszenz durch probatorischen Drogenkonsum subjektiv verbessert werden. Diese Besserung des subjektiven Befindens treibt die Person über den Mechanismus des Lernens am Erfolg in die Sucht.

2.5 »Ökologie der süchtigen Person« (systemische Perspektive)

Die Umwelt der Person im Sinne ihres Umfeldes ist nicht nur für das Verständnis der Ursachen der Suchtmittelprobleme, sondern auch für eine umfassende Diagnostik zweckmäßig (Tretter 1998). Darüber hinaus spielt die Berücksichtigung der soziokulturellen Umweltfaktoren auf Mikroebene (unmittelbares Umfeld) wie auch auf Makroebene (Gesellschaft) eine wichtige Rolle sowohl bei der Therapie als auch bei der Prävention.

Hier werden jeweils zwei Aspekte beschrieben: der für die klinische Praxis relevante *aktuelle Zusammenhang* und die für das Ursachenverständnis zweckmäßigen *Hintergrundfaktoren*.

2.5.1 System Familie

Aktueller Zusammenhang und die Co-Abhängigkeit

Das nächstliegende Umfeld des Menschen ist die Familie. Die Effekte des Drogenkonsums auf die Familie bzw. den Partner stehen im Vordergrund. Diese Reaktionen können im Rückzug des Partners oder in der Kritik durch ihn bestehen. Daraufhin erhöht der Betroffene häufig wieder den Konsum, was in der Folge wiederum den Partner zu unliebsamem Verhalten bewegen kann usw. Dieser Teufelskreis wird als *Co-Abhängigkeit* bezeichnet (Kolitzus 2014). Funktionell betrachtet verhält sich der Co-Abhängige – v. a. als Angehöriger aus dem familiären Bereich – wie ein *Verstärkungs-* und *Stabilisierungsfaktor* der Sucht.

Es werden die *Unterstützungsphase*, die *Kontrollphase*, die *Anklagephase* und schließlich die *Resignationsphase* unterschieden (→ Kap. 3.10, Einschätzung co-abhängigen Verhaltens bei Angehörigen). In allen diesen Phasen reagiert der Drogenkonsument (A) auf Aktionen des Angehörigen bzw. der Bezugsperson (B) mit verstärktem Konsum – es entsteht ein »Teufelskreis«: Je mehr A trinkt, desto mehr interveniert B, je mehr B interveniert, desto mehr trinkt A.

Hintergründe

Es gibt Befunde, dass Suchtkrankheiten familiär gehäuft auftreten, was für *ererbte, biologische Faktoren* der *Vulnerabilität* gegenüber Suchtmitteleffekten spricht. Darüber hinaus ist die Familienatmosphäre bei Suchtkranken häufig primär problembelastet. Der Erziehungsstil ist ebenfalls eine Einflussgröße. Zusätzlich gelten strukturelle Defizite von Familien als Risikofaktoren: Etwa 50 % der Drogenabhängigen kommen aus Broken-Home-Familien, d. h. aus Familien mit getrennt lebenden Eltern oder aus geschiedenen Ehen, die in der Bevölkerung zu etwa 30 % vorkommen. Weiterhin ist familieninterner Suchtmittelkonsum ein Risikofaktor. Aber auch in völlig unauffälligen Familien kann bei den Kindern exzessiver Suchtmittelkonsum auftreten. Eine primäre Verursachungszuweisung des Suchtproblems an die Familienstruktur ist daher fachlich nicht tragbar und nur im Einzelfall eruierbar (Klein 2001).

Therapie *Familientherapie* kann dabei helfen, (sekundär) dysfunktionale systemhafte Verhaltensmuster zu verändern (Schwertl et al. 1998; Thomasius und Küstner 2005). Beispielsweise reagieren Jugendliche auf intrafamiliäre Konflikte mit Drogenkonsum, was als »gemeinsames Problem« die Eltern wieder zusammenbringt, aber den Grundkonflikt rasch wieder verschärft.

2.5.2 Wohnbereich

Die Wohnverhältnisse leiden häufig erheblich bei bestehender Suchtproblematik. Sie sind ein wichtiger Gesichtspunkt bei der Einschätzung der Beeinträchtigung des täglichen Funktionierens durch die Sucht.

Therapie Der Dienst des betreuten Wohnens kann in Erwägung gezogen werden.

2.5.3 Arbeitsbereich

Die Folgen des Suchtmittelkonsums am Arbeitsplatz sind meist bereits deutlich erkennbar, wenn der Betroffene sich dem medizinischen Hilfesystem zuwendet.

Therapie Die Einbindung der betrieblichen Suchtkrankenhilfe in die Therapie ist relevant. Viele Betriebe haben bereits Betriebsvereinbarungen zur Suchtkrankenhilfe mit einem Stufenplan der Intervention, der allerdings auch bis zur Kündigung führen kann. Darüber hinaus sind Arbeitsprojekte für therapierte Suchtkranke, v. a. wegen der Sinnfunktion und der Tagesstruktur, die Arbeit bietet, von größter Wichtigkeit.

2.5.4 Freizeitbereich

Das Freizeitverhalten ist häufig vom Suchtmittelkonsum bestimmt. Beim Sport, beim Basteln oder beim Musikmachen wird kräftig Alkohol konsumiert. Speziell die Popmusik wird mit Drogen assoziiert (Thomasius 1999). Damit finden sich in diesem Bereich auch Ursachen der Sucht.

Therapie Die Umgestaltung des Freizeitverhaltens und das Auffinden bzw. Organisieren suchtmittelfreier Freizeit-Settings sind deshalb wichtige Aufgaben. Bei Arbeitslosen ist eine klare Tagesstruktur mit Aktivitäten besonders wichtig.

2.5.5 Soziokulturelle Umwelt

Im Hinblick auf kulturelle Faktoren ist (v. a. was die legalen Drogen betrifft) daran zu denken, dass der in der betreffenden Kultur erlaubte oder gar wohlwollend betrachtete Drogenkonsum Schwierigkeiten bereitet, sich diesem zu entziehen. Bei Konsumenten illegaler Drogen fördern auch drogenassoziierte internationale Jugendmoden oder Musik- und Lebensstile als kulturelle Faktoren den Drogenkonsum.

Therapie Ein entsprechendes Ablehntraining ist zu entwickeln, in dem der Patient die für ihn in der jeweiligen Situation passende Strategie findet. Es ist daher, v. a. bei Drogenabhängigen, auf die Veränderung des Lebensstils und einen Rückzug aus dem Drogenmilieu hinzuwirken, was eine langwierige Aufgabe ist.

Und schließlich ist es sinnvoll, sich im Sinne des eingangs erwähnten Drei-Faktoren-Modells den *Gesamtzusammenhang* süchtigen Verhaltens in seiner systemhaften Einbettung vor Augen zu halten, denn der Suchtkranke erlebt sich oft in einem komplexen Netzwerk von Verstrickungen, aus dem er nicht herauskommt. Es sind die Bereiche Familie, Wohnen, Arbeit und Freizeit in ihren teilweise widersprüchlichen Wechselbeziehungen zu betrachten – im Sinne eines Konzepts vom *Haushalt der Beziehungen der Person zu ihrer Umwelt*. Das ergibt letztlich das Bild einer »Ökologie der Person« (Abb. 2-28). Die gesamtgesellschaftliche Einbettung der Person in eine »Leistungs-«, »Steigerungs-« und »Virtualisierungskultur« stellt letztlich einen kaum beeinflussbaren pathogenen Rahmen dar.

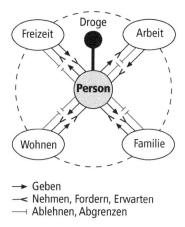

→ Geben
—< Nehmen, Fordern, Erwarten
—| Ablehnen, Abgrenzen

Abb. 2-28: Die »Ökologie der Person« – die Person mit ihrem Beziehungshaushalt zu den Lebensbereichen Familie, Wohnen, Freizeit und Arbeit und den jeweiligen Geben-Nehmen-Verhältnissen und den gegenseitigen Abgrenzungen. Der Beziehungshaushalt der abhängigen Person wird durch die Droge als Lebensmittelpunkt gesteuert. Die Aufgabe der therapierten Person besteht in der harmonischen Balancierung des Beziehungshaushalts für das weitere Leben.

Therapie Strategie ist hier, jeden Bereich für sich zu bearbeiten und Hinweise auf Selbsthilfe zu geben, je nach Kompetenz des Patienten. Dabei sind die Widersprüchlichkeit und das Ungleichgewicht zwischen Lebensbereichen wie Arbeit, Familie und Freizeit zu beachten. Bei *Arbeitslosen* ist eine Tagesstruktur zu finden, bei *Wohnungslosigkeit* ist eine geschützte Unterbringung Voraussetzung für eine faktisch erfolgreiche Therapie – was allerdings zunehmend schwerer wird.

2.6 Individuelle Problemlagen

2.6.1 Jugend und Sucht

Der Bereich Jugend und Sucht betrifft hauptsächlich die Abhängigkeit von illegalen Drogen (v. a. Cannabis), aber auch die seit einiger Zeit ansteigende, aber kürzlich wieder abklingende Lust auf Alkoholexzesse (Thomasius et al. 2009). Aktuell ist der Gebrauch von »Research Chemicals« bzw. »Legal Highs«, wie neuere synthetische Drogen bezeichnet werden, die aus Cannabis und Amphetaminen hergestellt werden (→ Kap. 10). Häufig sind Kinder aus Suchtfamilien betroffen (Klein 2001, 2008). Was die Ursachen anbelangt, sind grundlegend seit den späten 1960er-Jahren zunehmend veränderte Bedingungen für Jugendliche mit größerer Selbstständigkeit und größeren finanziellen Möglichkeiten gegeben. Damit hat die Selbstbestimmung zugenommen – mit positiven, aber auch negativen Seiten wie dem Drogenkonsum. Das betrifft in den letzten Jahren auch die Angleichung der Geschlechterquoten. Anzumerken ist allerdings, dass in armen Regionen (z. B. in Entwicklungs- und Schwellenländern) das Drogenproblem bei Kindern und Jugendlichen stark verbreitet ist und mit hoher Kriminalität einhergeht. In Deutschland nimmt der Konsum legaler Drogen deutlich ab. Verhaltenssüchte nehmen zu. Die medienbezogenen Süchte stellen ein zunehmendes Problem der Adoleszentenkrise dar (Petry 2009).

Therapie Die therapeutische Betrachtung des Drogenproblems bei Jugendlichen erfordert die besondere Berücksichtigung der Entwicklungspsychologie und der Jugendsoziologie (Albert und Hurrelmann 2006; Baacke 2007; Klein 2008; Thomasius und Küstner 2005). Für Verhaltenssüchte finden sich v. a. in Institutsambulanzen in der Kinder- und Jugendpsychiatrie Angebote. Ziel der Therapie ist dabei ein kontrollierter Umgang mit PC und Online-Aktivitäten.

2.6.2 Alter und Sucht

Der Problemkreis Alter und Sucht ist ein von der Suchtforschung stark vernachlässigter Bereich (→ aber Havemann-Reinecke et al. 1998; Wolter 2011). Es sind dabei zwei Grundformen zu unterscheiden, die allerdings Überlappungen zeigen:
- Süchtige im Alter
- alte Menschen, die süchtig werden

Was die spezifisch hoffnungsarme Lebenslage einiger älterer Menschen betrifft, muss hier auf das bereits angesprochene Konzept der »Ökologie der Person« als Referenzkonzept verwiesen werden, bei dem die therapeutische Intervention auf die Person und nicht nur auf das Symptom fokussiert wird: So werden Entscheidungen subjektbezogen unter Berücksichtigung der individuellen Lebenslage der Person getroffen. Im

Besonderen sind Suchtentwicklungen mit Alkohol und psychoaktiven Medikamenten in der Berentungsphase wegen der Veränderung der Lebenslage, wegen Sinnkrisen, wegen des Verlusts des Partners, wegen schwerer eigener Erkrankung und ähnlicher Lebensereignisse zu beachten und in den therapeutischen Fokus zu stellen. Ein besonderes Problem sind die als Beruhigungsmedikation verordneten Benzodiazepine, die zu Stürzen und zur Abhängigkeit führen können. Grundsätzlich gibt es bereits Programme wie »Unabhängig im Alter« (www.dhs.de/lebenswelten/sucht-im-alterindex. php).

Therapie Es werden spezielle Therapieangebote für Senioren von Fachambulanzen vorgehalten. Dies ist für erst im Alter auftretende Süchte eine gute Spezialbehandlung. Auch ältere Heroinabhängige bedürfen besonderer Settings und v. a. einer lebenslangen Substitutionsbehandlung (Vogt 2011).

2.6.3 Gender und Sucht

Auch die Konstellation Gender und Sucht ist ein Gebiet, welches das Suchtproblem in einem besonderen Licht erscheinen lässt. An dieser Stelle kann lediglich auf einschlägige Publikationen hingewiesen werden sowie auf das Kapitel 6.3 Medikamente, bei dem Frauen im Vergleich zu Männern in diesem Bereich etwa 7 : 3 überrepräsentiert sind (Vogt 2004). Auch Menschen mit verschiedenen sexuellen Orientierungen nutzen häufig Suchtmittel zur Bewältigung soziokultureller Konflikte.

Therapie Hervorzuheben ist der hohe Prozentsatz (30–80 %) an sexuellen Missbrauchserfahrungen der Frauen, was therapeutisch gesondert und mit hoher Intensität beachtet werden muss. Frauentherapiegruppen bzw. geschlechtsspezifische Therapiegruppen sind daher indiziert. Grundsätzlich ist v. a. im akutmedizinischen Kontext vor der Applikation von Medikamenten (z. B. Valproinsäure zur Krampfprophylaxe beim Alkoholentzug) eine aktuelle Schwangerschaft auszuschließen. Für die komplexeren Genderaspekte stehen spezialisierte Einrichtungen und Programme zur Verfügung (DHS 2022).

2.6.4 Psychische Komorbidität

Die besonders schwerwiegende Problematik, dass ein Mensch ein Suchtleiden hat und zusätzlich an einer Psychose oder einer sonstigen schweren psychischen Störung erkrankt ist (Komorbidität), hat in den letzten Jahren zunehmende Aufmerksamkeit erfahren (→ Barth 2011; Gouzoulis-Mayfrank 2007; Moggi und Donati 2004; Preuss 2020; Walter und Gouzoulis-Mayfrank 2019). Auch bei diesem Problemkreis ist nicht selten unklar, ob die psychische Störung die Sucht ausgelöst hat oder umgekehrt. Besonders häufig sind Borderline-Persönlichkeitsstörungen und impulsiver exzessiver Substanzkonsum, oft verbunden mit Selbstverletzungen. Auch Jugendliche mit Schizophrenie konsumieren häufig Cannabis. Akute Drogenpsychosen unter LSD, Ecstasy, Amphetaminen und auch Cannabis machen Schwierigkeiten bei der differenzialdiagnostischen Abklärung. Die Aufmerksamkeitsdefizit-Hyperaktivitätsstörung (ADHS) ist oft Anlass für Drogenkonsum, der rasch in Amphetamin- bzw. Cocain-Gebrauch mündet.

Therapie Die Behandlung dieser Patienten stellt ein Sonderproblem dar. In der Regel ist eine enge Kooperation zwischen psychiatrischen und suchttherapeutischen Einrichtungen angezeigt. Häufig ist zunächst die psychiatrische Problematik medikamentös effektiv zu behandeln (z. B. ADHS mit Atomoxetin oder u. U. retardiertes Methylphenidat), damit das Suchtproblem zusätzlich therapiert werden kann. Grundsätzlich ist aber davon auszugehen, dass in vielen Fällen kognitive Fehlhaltungen, affektive Ungleichgewichte und Selbstbilddefizite den Hintergrund der Sucht ausmachen oder zumindest die Folge der Sucht sind, ohne dass die Kriterien einer eigenständigen psychiatrischen Krankheit vorliegen. Das hat zur Folge, dass vom ersten Kontakt mit dem Hilfesystem an eine psychotherapeutisch-psychiatrische Betrachtung des Störungsbildes und ggf. eine adäquate Behandlung eingeleitet werden muss.

Literatur

Albert M, Hurrelmann K (2006). Jugend 2006. 15. Shell-Jugendstudie. Eine pragmatische Generation unter Druck. Frankfurt a. M.: Fischer.

Baacke D (2007). Jugend und Jugendkulturen. Darstellung und Deutung. 5. Aufl. Weinheim: Juventa.

Barth V (2011). Sucht und Komorbidität: Grundlagen für die stationäre Therapie. Heidelberg: Ecomed Medizin.

Benkert O, Hippius H (1996). Psychiatrische Pharmakotherapie. 6. Aufl. Berlin, Heidelberg: Springer.

Carhart-Harris R, Giribaldi B, Watts R, Baker-Jones M, Murphy-Beiner A, Murphy R, Martell J, Blemings A, Erritzoe D, Nutt DJ (2021). Trial of Psilocybin versus Escitalopram for Depression. N Engl J Med 384(15): 1402–1411. doi: 10.1056/NEJMoa2032994. PMID: 33852780.

Deutsche Gesellschaft für Suchtfragen (DHS) (2022). Gendersensible Suchtarbeit. www.dhs.de/lebenswelten/gendersensible-suchtarbeit (letzter Zugriff: 17. 04. 2023).

Gouzoulis-Mayfrank E (2007). Komorbidität Psychose und Sucht. Grundlagen und Praxis. Mit Manualen für die Psychoedukation und Verhaltenstherapie. 2. Aufl. Darmstadt: Steinkopff.

Grawe K (2000). Psychologische Therapie. 2. Aufl. Göttingen: Hogrefe.

Havemann-Reinecke U, Weyerer S, Fleischmann H (Hrsg) (1998). Alkohol und Medikamente, Mißbrauch und Abhängigkeit im Alter. Freiburg: Lambertus.

Heinz A, Batra A (2003). Neurobiologie der Alkohol- und Nikotinabhängigkeit. Stuttgart: Kohlhammer.

Klein M (2001). Das personelle Umfeld von Suchtkranken. In: Tretter F, Müller A (Hrsg). Psychologische Therapie der Sucht. Göttingen: Hogrefe; 201–232.

Klein M (2008). Kinder und Suchtgefahren. Risiken – Prävention – Hilfen. Stuttgart: Schattauer.

Kolitzus H (2014). Ich befreie mich von deiner Sucht. Hilfen für Angehörige von Suchtkranken. 10. Aufl. München: Kösel.

Koob GF, Le Moal M (2005). Neurobiology of Addiction. New York: Academic Press.

Koob GF, Volkow ND (2016). Neurobiology of addiction: a neurocircuitry analysis. Lancet Psychiatry 3(8): 760–773. doi: 10.1016/S2215-0366(16)00104-8.

Lindenmeyer J (2001). Therapie Alkoholabhängiger. In: Tretter F, Müller A (Hrsg). Psychologische Therapie der Sucht. Göttingen: Hogrefe; 363–394.

Maldonado R, Stinus L, Koob GF (1996). Neurobiological Mechanisms of Opiate Withdrawal. Berlin, Heidelberg: Springer.

Moggi F, Donati R (2004). Psychische Störungen und Sucht: Doppeldiagnosen. Göttingen: Hogrefe.

Nestler E (2005). Is there a common molecular pathway for addiction? Nat Neurosci 8: 1445–1449.

O'Brien JE (1998). Psychologische Faktoren der Sucht. Vortrag auf dem europäischen Kongress »Theorie der Sucht«, Zürich.

Petry J (2009). Dysfunktionaler und pathologischer PC- und Internet-Gebrauch. Göttingen: Hogrefe.

Preuss UW (2020). Sucht und Depression (am Beispiel Alkoholkonsumstörungen). In: Deutsche Hauptstelle für Suchtfragen (Hrsg). DHS Jahrbuch Sucht 2020. Lengerich: Pabst Science Publishers; 235–247.

Qi Z, Tretter F, Voit EO (2014). A heuristic model of alcohol dependence. PLoS One 9: e92221.

Rost WD (2009). Psychoanalyse des Alkoholismus. Theorie, Diagnostik, Behandlung. 6. Aufl. Gießen: Psychosozial-Verlag (Neuauflage der Ausgabe von 1987; Klett-Cotta).

Schwertl W, Emlein G, Staubach ML, Zwingmann E (1998). Sucht in systemischer Perspektive. Theorie, Forschung, Praxis. Göttingen: Vandenhoeck & Ruprecht.

Soyka M, Küfner H (2008). Alkoholismus – Missbrauch und Abhängigkeit. Entstehung – Folgen – Therapie. 6. Aufl. Stuttgart, New York: Thieme.

Spanagel R, Zieglgänsberger W (1996). Alkohol und neuronale Plastizität: Interaktion von Alkohol mit opioidergen und glutamatergen Systemen. In: Mann K, Buchkremer G (Hrsg). Sucht. Grundlagen, Diagnostik, Therapie. Stuttgart: G. Fischer; 53–66.

Thomasius R (1999). Ecstasy – Wirkungen, Risiken, Interventionen. Ein Leitfaden für die Praxis. Stuttgart: Enke.

Thomasius R (2000). Psychotherapie der Suchterkrankungen. Krankheitsmodelle und Therapiepraxis. Stuttgart, New York: Thieme.

Thomasius R, Küstner U (2005). Familie und Sucht. Stuttgart: Schattauer.

Thomasius R, Schulte-Markwort M, Küstner UJ, Riedesser P (Hrsg) (2009). Suchtstörungen im Kindes- und Jugendalter. Stuttgart: Schattauer.

Tretter F (1998). Ökologie der Sucht. Das Beziehungsgefüge Mensch – Umwelt – Droge. Göttingen: Hogrefe.

Tretter F (2000). Suchtmedizin. Der suchtkranke Patient in Klinik und Praxis. Stuttgart: Schattauer.

Tretter F, Albus M (2004). Einführung in die Psychopharmakotherapie. Grundlagen – Praxis – Anwendung. Stuttgart, New York: Thieme.

Tretter F, Müller A (Hrsg) (2001). Psychologische Therapie der Sucht. Grundlagen, Diagnostik, Therapie. Göttingen: Hogrefe.

Uhl GR, Koob GF, Cable J (2019). The neurobiology of addiction. Ann N Y Acad Sci 1451(1): 5–28. doi: 10.1111/nyas.13989.

Vogt I (2004). Beratung von süchtigen Frauen und Männern. Grundlagen und Praxis. Weinheim: Beltz.

Vogt I (2011). Auch Süchtige altern. Probleme und Versorgung älterer Drogenabhängiger. Frankfurt a. M.: Fachhochschulverlag.

Vollmer HC, Krauth J (2001). Therapie bei Drogenabhängigkeit. In: Tretter F, Müller A (Hrsg). Psychologische Therapie der Sucht. Grundlagen, Diagnostik, Therapie. Göttingen: Hogrefe; 395–438.

Volkow N, Michaelides M, Baler R (2019). The Neuroscience of Drug Reward and Addiction. Physiol Rev 99(4): 2115–2140.

Walter M, Gouzoulis-Mayfrank E (Hrsg) (2019). Psychische Störungen und Suchterkrankungen. Diagnostik und Behandlung von Doppeldiagnosen. 2. erw., akt. Aufl. Stuttgart: Kohlhammer.

Wolffgramm J, Heyne A (2008). Biologische Grundlagen der Suchtentwicklung. In: Klein M (Hrsg). Kinder und Suchtgefahren. Stuttgart: Schattauer.

Wolter DK (2011). Sucht im Alter – Altern und Sucht. Grundlagen, Klinik, Verlauf und Therapie. Stuttgart: Kohlhammer.

Zieglgänsberger W, Spanagel R (1999). Molekularbiologie der Sucht. In: Ganten D, Ruckpaul K (Hrsg). Grundlagen der Molekularen Medizin. Erkrankungen des Zentralnervensystems. Berlin, Heidelberg: Springer; 237–272.

Teil II

Klinik allgemein

MICHAEL RATH UND CHRISTOPH SCHWEJDA[2]

3 Diagnostik

Grundlegend gehen wir in der Suchtmedizin von dem *biopsychosozialen Ursachenmodell* aus, wie es in Kapitel 2 bereits beschrieben wurde und welches die Diagnostik gewissermaßen in einem »dreidimensionalen Merkmalsraum« leitet. Allerdings ste-

Anamnese
erster Konsum psychoaktiver Stoffe, erste Intoxikation, weiterer Verlauf des Konsummusters, subjektiv »positive« Effekte, bisher erfahrene negative Effekte (Justiz, Intensivstation, Delir, zerebrale Krampfanfälle), zielgerichteter Konsum (z. B. Stressreduktion), Kontextfaktoren (z. B. Familie, soziales Umfeld, Bewährungsauflage)
Exploration
Erheben eines psychopathologischen Befundes bzw. einer psychiatrischen Erkrankung, Abklärung der Veränderungsmotivation (externe vs. interne Motivation), Therapiemotivation
Körperliche Untersuchung
v. a. internistischer und neurologischer Status
Laborchemie
ALT bzw. ALAT (= GPT), AST bzw. ASAT (= GOT), γ-GT, LDH, BB, CRP, Hkt, Kreatinin, TSH, Hepatitis-/Lues-Serologie, HIV-Test, ggf. Immunstatus usw.
Apparative Untersuchungen
EKG, Röntgenaufnahme des Thorax, Leber-Sonografie, EEG, ggf. CCT usw.
Drogenanalytik
Alkohol-Atemluftkontrolle, Urin-Screening, ggf. Blutprobe

ALT bzw. ALAT = Alanin-Aminotransferase, früher GPT = Glutamat-Pyruvat-Transaminase; AST bzw. ASAT = Aspartat-Aminotransferase, früher GOT = Glutamat-Oxalacetat-Transaminase; BB = Blutbild; CCT = craniale Computertomografie; CRP = C-reaktives Protein; EKG = Elektrokardiogramm; γ-GT = Gamma-Glutamyltransferase; Hkt = Hämatokrit; LDH = Lactatdehydrogenase

Tab. 3-1: Übersicht zur klinischen Untersuchung

2 Teile dieses Kapitels wurden aus den vorherigen Auflagen übernommen. Wir bedanken uns bei den damaligen Autorinnen und Autoren Johanna Constantinescu-Fomino, Petra Werner und Arpad Grec.

hen in der Praxis nur die *biopsychischen Merkmale* im Vordergrund, die *soziale Dimension* wird zu wenig beachtet und den Sozialpädagogen der Klinik zugewiesen.

Die im Folgenden vorgenommene zusammenfassende Darstellung der Diagnostik begründet sich teilweise darin, dass es zunehmend mehrfach stoffabhängige (polytoxikomane) Patienten gibt. Das betrifft v. a. die Kombination von Alkohol mit illegalen Drogen und Medikamenten.

Die Diagnostik als Prozedur gliedert sich in Anamnese, klinische und apparative Untersuchungen und Labordiagnostik (Tab. 3-1).

3.1 Gesprächsführung

Bei allen diagnostischen Prozeduren ist immer das Gespräch mit den Patients wichtig. Im Hinblick auf die ausgeprägte Affektdynamik der Patienten in der Interaktion sind dabei v. a. die Aspekte »Krankheitseinsicht« und »Änderungsmotivation« relevant (Abb. 3-1).

Bereits während des Erstgesprächs ist es sinnvoll, keine konfrontierende oder allzu verständnisvolle Haltung zu zeigen, sondern eine höflich-freundliche Distanz zu wahren, da sonst beim Patienten zu viele Widerstände aufkommen. Es muss allerdings im Gespräch eine gerade Linie verfolgt werden, die der Patient häufig durch emotionale Abwehr versucht zu umgehen (Miller und Rollnick 2015).

Die Grundstruktur des Gesprächs sollte einer *Angebot-Nachfrage-Beziehung* entsprechen, d. h., dass aus ärztlicher Sicht Therapieangebote im Zusammenhang mit den Ergebnissen der Diagnostik gemacht werden. Eine Komponente des Gesprächs sollte die Hebung der Motivation (»motivationale Intervention«) sein. Ziel ist es, das Ausmaß der Problembelastung neutral darzustellen. Dabei wird die Entscheidungsfreiheit für den Patienten möglichst offen gehalten, da der Patient bei »Verordnungen« im Falle des Scheiterns der Therapiemaßnahmen sagen kann: »Ich wollte ja nicht, aber der Doktor hat gesagt, ich soll das machen.«

Der Patient drückt in vielfältiger Weise seinen Widerwillen aus, Probleme zu erkennen, zu kooperieren, Verantwortung zu übernehmen oder Rat anzunehmen. Folgende Widerstände sind häufig zu beobachten:

- Anklagen der Umstände
- Widersprechen den ärztlichen Einschätzungen gegenüber
- Entschuldigen des eigenen Verhaltens
- Bagatellisieren, Herunterspielen der Problematik
- Pessimismus, verbunden mit dem Hinweis, dass schon alles versucht wurde
- Widerwillen gegenüber Veränderung, etwa indem nur die Abstinenzabsicht eingeräumt wird, ohne dass die Umstände in geeigneter Weise geändert werden (z. B. keinen Alkohol zu Hause lagern)

Problemdefinition

1. Wollen Sie sich kurz mit mir bekannt machen/vorstellen? Erzählen Sie mir bitte etwas über sich. _____

2. Welches Problem (bzw. Probleme, z. B. Suchtproblem) führt Sie zu uns? _____

3. Wie schwer schätzen Sie das Suchtproblem ein? _____

4. Warum kommen Sie gerade jetzt zu uns? _____

5. Wer ist am meisten durch Ihr Suchtproblem betroffen? _____

6. Wie zeigt sich das Suchtproblem im Alltag? Können Sie mir bitte ein Beispiel geben? _____

7. Hindert Sie das Suchtproblem, etwas zu tun, was Sie gern tun möchten? _____

Bedingungsfaktoren und Begleitreaktionen

8. Wann trat dieses Verhalten zuerst auf und was geschah gerade zu diesem Zeitpunkt? Wie fühlten Sie sich? Was dachten Sie? _____

9. Hatten Sie schon einmal ähnliche Gefühle und Gedanken in anderen Situationen? _____

10. Durch welche Faktoren verschlechtert bzw. verbessert sich Ihr Suchtproblem? Was geschieht unter Stress oder Langeweile? _____

11. Wie haben Sie versucht, Ihr Suchtproblem zu bewältigen? Wie lange tun sie dies schon? _____

Veränderungsperspektive

12. Wie möchten Sie sich ändern? _____

13. Was für neue Perspektiven hätten Sie, wenn das Suchtproblem weg wäre? Was würde sich ändern? _____

14. Was erwarten Sie als Minimalergebnis von der Therapie? Wovon hängt der Therapieerfolg ab? Was könnte den Therapieerfolg beeinträchtigen? _____

15. Wo sehen Sie erste Ansatzpunkte, um Ihr Suchtproblem zu verringern? – Was braucht es für eine Veränderung? _____

16. Was hält Sie nach Ihrer Ansicht davon ab, so zu handeln, wie Sie möchten? _____

17. Kennen Sie jemanden, der in einer ähnlichen Situation ist oder war? Wie ging dies für diese Person aus? _____

18. Welchen Rat würden Sie jemandem geben, der Ihr Suchtproblem hat? _____

19. Was sollte nach Ihrem Wunsch nun geschehen? Was soll meine (d. h. des Therapeuten) Aufgabe sein? _____

Anmerkung: Die Fragensammlung beruht auf mehreren Seminaren zur Psychotherapie und zur Verhaltenstherapie und orientiert sich an verhaltenstherapeutischen Konzepten. Die Fragen können weiter aufgegliedert oder noch stärker komprimiert werden.

Abb. 3-1: Beispiel für ein ausführliches klinisches Erstinterview bei geplanter Psychotherapie, wobei der gesamte Vorstellungskomplex des Patienten zum Suchtproblem exploriert wird (Tretter 2000)

In jedem Gesprächsverlauf gibt es »Fallen«, die die Gesprächssituation blockieren können. Dazu zwei Beispiele, die häufig auftreten.

- **Konfrontations-Verleugnungs-Falle:** Der Versuch, den Patienten von seiner Problematik zu überzeugen, kann leicht in ein Streitgespräch führen. Daher: Angebotshaltung beibehalten!
- **Expertenfalle:** Der Patient widerspricht und bringt andere »Fakten« ein. Der Patient stellt damit die Genauigkeit, Fachkenntnis oder Integrität des Therapeuten infrage. Hier hilft zu betonen, dass man den Patienten nicht überreden, sondern nur die Expertensicht darstellen will.

3.2 Anamnese und Exploration

Grundlegend ist eine allgemeinmedizinische Anamnese mit besonderer Berücksichtigung der typischen Erkrankungen bei den speziellen Süchten (→ Kap. 6). Ebenso sind die neurologische und psychiatrische Untersuchung in diesem Zusammenhang von besonderer Bedeutung.

Suchtanamnese In der Suchtanamnese sollten der Beginn des Konsums von Tabak, Alkohol, illegalen Drogen, das anhaltende Konsummuster, Exzesse (Räusche) und Komplikationen erfragt werden (Abb. 3-2, Abb. 3-3).

Folgende Aspekte sind u. a. wichtig:
- Konsumverhalten in den letzten Wochen (Art und Menge der Suchstoffe)
- Konsumbeginn und -art (ab wann, welche Suchstoffe, Applikationsform)
- Veränderungsversuche
- bisherige Entgiftungs- und Entwöhnungstherapien (ambulant, stationär, ggf. Art der Einweisung und Entlassung)
- Komplikationen bei Entzug (z. B. Krampfanfälle)
- durch Konsum erfahrene positive und negative Effekte
- andere Süchte (z. B. Essverhalten, Spielsucht)

1. Trinken Sie Alkohol, also Bier, Wein oder Schnaps? _____

2. An wie vielen Tagen in der Woche trinken Sie Alkohol? _____

3. Trinken Sie schon morgens oder nachts Alkohol wegen Entzugserscheinungen? _____

4. Wie viel Alkohol trinken Sie an einem ganz typischen Tag? _____

5. Was war die größte Alkoholmenge, die Sie bei einem Anlass während des letzten Monats getrunken haben? _____

6. Wie lange trinken Sie schon diese Alkoholmenge? _____

7. Wie oft pro Woche trinken Sie schon diese Alkoholmenge? _____

8. Wie oft pro Woche konsumieren Sie zwei oder mehr Gläser Bier oder ähnliche Getränke? _____

9. Was war die größte Menge, die Sie zu einem gegebenen Anlass im letzten Jahr getrunken haben? _____

10. Haben Sie oder ein Mitglied Ihrer engeren Familie jemals ein Alkoholproblem gehabt? _____

11. Haben Sie wegen Ihres Alkoholproblems Probleme im Familienleben oder mit Ihren Leistungen bei der Arbeit bzw. in der Schule? _____

12. Haben Sie häufiger Unfälle oder Verletzungen durchgemacht? _____

13. Wie sieht aktuell Ihr Konsummuster rückblickend auf die letzten 4 Wochen aus? _____

14. Mit wie vielen Jahren haben Sie zum ersten Mal Rauschmittel konsumiert? Um welches Suchtmittel handelte es sich? Was war der Anlass für den Konsum? _____

15. Welche Veränderungen haben Sie durch den Konsum erlebt? _____

16. Wie sah Ihr Konsummuster in der Adoleszenz aus? Traten Intoxikationen am Wochenende auf? _____

17. Wann hatten Sie Ihren ersten Rausch? Was war der Anlass für den Konsum? _____

18. Hat sich Ihr Konsummuster (Tageszeit, Wochenprofil, Konsumziele) verändert? _____

19. Hatten Sie soziale Komplikationen (z. B. Konflikte in der Familie, Auffälligkeiten bei der Arbeit, in der Schule oder im Verkehr, Schulden, Straffälligkeit)? _____

20. Traten körperliche Komplikationen (z. B. »Filmriss«, Aggressionen, Depressionen, paranoid-halluzinatorische Reaktionen, Suizidalität) auf? _____

21. Gab es Zeitabschnitte, in denen Sie keinen Alkohol konsumiert haben? Wenn ja, unter welchen Bedingungen? _____

22. Hatten Sie Rückfälle? Wenn ja, was waren die Auslöser und die Vorzeichen? Wie waren die Verläufe? _____

Abb. 3-2: Fragenkatalog zur Alkoholanamnese

1. Mit wie vielen Jahren haben Sie mit dem Konsum begonnen? Welche Substanzen hatten Sie damals eingenommen? _____

2. Gab es abstinente Phasen? _____

3. Haben Sie nur Tetrahydrocannabinol oder gleichzeitig noch andere Drogen (wenn ja, welche?) eingenommen? _____

4. Was war der Anlass für einen Rückfall? _____

5. Hatten Sie eine Substitutionstherapie durchgeführt? Wenn ja, mit welchem Substitutionsmittel? _____

6. Traten Überdosierungen auf? _____

7. Wie sieht Ihr aktueller Konsum aus (möglichst genaue Mengenangaben, letzte Dosis)? _____

8. Traten Entzugssymptome nach dem Absetzen von Benzodiazepinen auf? _____

9. Hatten Sie psychotische Erlebnisse unter Substanzkonsum bzw. danach? _____

10. Rauchen Sie Zigaretten? Oder nehmen Sie in einer anderen Form Nicotin zu sich? _____

Abb. 3-3 Fragenkatalog zur Drogenanamnese

Somatische Anamnese Bei der physischen Beurteilung geht es um das Erkennen von typischen Begleiterkrankungen. Dazu zählen u. a.:

- dermatologische und venerologische Erkrankungen
- infektiöse Erkrankungen von Leber, Lunge, Herz und anderen Organen
- häufige Verletzungen und Frakturen
- Unfälle
- Krampfanfälle
- Schlafstörungen

Psychiatrische Anamnese Die psychiatrische Exploration wird u. a. anhand folgender Merkmale erhoben:

- Depressionen
- paranoide Psychosen
- Persönlichkeitsstörungen (z. B. emotional instabil vom Borderline-Typ)
- aktuelle Suizidalität (z. B. in Bezug auf Gedanken, Fantasien, Impulse, Handlungen)
- Suizidversuche in der Vorgeschichte
- lebensgefährliche Intoxikationen
- Krankenhausaufenthalte

Soziale Situation Im Hinblick auf den sozialen Bereich interessieren folgende allgemeine Fragen, jeweils auch im Zusammenhang mit dem Rauschmittelkonsum:

- familiäre Situation (Partnerschaft, Ehe, sexuelle Ausrichtung, Kinder und deren Versorgung, Beziehung zur Herkunftsfamilie, soziale Situation der Eltern)
- Arbeitssituation

- Wohnsituation
- finanzielle Situation (Schulden, Sozialhilfe, Berentung, vormundschaftsgerichtliche Betreuung)
- soziales Umfeld (Erwartungen an den Patienten)
- Straffälligkeit (Stehlen, Hehlerei, Dealen, Prostitution, Vorstrafen, Gefängnisaufenthalte, offene Strafen usw., § 35 StGB [Therapie als Auflage])
- subkulturelle Einbettung, Religionsgemeinschaft, Szenekontakte, Peergroup-Szene

Allgemeine Biografie Zur allgemeinen Biografie gehören u. a. die folgenden Themen:
- Besonderheiten bei der Geburt
- (frühkindliche) Entwicklung
- schulischer Werdegang
- Lebensgewohnheiten, Werte, Persönlichkeitszüge
- Sexualität (Promiskuität, Prostitution, Potenzstörungen, Menstruationszyklus, Schwangerschaften/Schwangerschaftsabbrüche, Gewalterfahrungen, sexueller Missbrauch)

Familienanamnese Die Familienanamnese konzentriert sich auf somatische, psychiatrische und suchtspezifische Erkrankungen in der Familie.

Zukunftspläne Im Zusammenhang mit Zukunftsplänen sollte die aktuelle Motivation des Patienten erfragt werden, das Leben und Abhängigkeitsprobleme anzupacken.

3.3 Symptomprofile der Entzugssyndrome

Grundsätzlich hat jede Droge ein typisches Entzugssyndrom, zumindest im Hinblick auf die Einteilung nach sedierenden (Alkohol, Benzodiazepine), stimulierenden (Amphetamine, Cocain) und psychotogen wirksamen Substanzen (LSD) (Tab. 3-2).

> **CAVE**
>
> Cannabis und LSD verursachen kaum Entzugssymptome. Ecstasy zeigt am ehesten Stimulanzienentzugseffekte, wird aber in der Psychiatrie bisher kaum klinisch beobachtet, da häufig nur episodischer exzessiver Gebrauch mit eher internistischen Problemen gegeben ist. Dabei tritt häufig eine Art »Postintoxikations-Erschöpfungssyndrom« auf.

II KLINIK ALLGEMEIN

Alkohol-Entzugssyndrom
Unruhe, Tremor, Tachykardie, Hypertonie, Hyperhidrosis, Suggestibilität, leichte (optische) Wahrnehmungsstörungen bis hin zu Halluzinationen, Krampfanfälle → am stärksten etwa am dritten Tag nach starker Dosisreduktion
Benzodiazepin-Entzugssyndrom
Unruhe, Ängstlichkeit, Wahrnehmungsstörungen bis zu Halluzinationen und Delirium, Krampfanfälle, Schlafstörungen, Kopfschmerzen (Barbiturat-Entzugssyndrom praktisch gleich, ist aber schwerer) → am stärksten etwa zwischen dem vierten und siebten Tag nach starker Dosisreduktion
Opiat-Entzugssyndrom
Mydriasis, Kälte-/Wärmeschauer, Durchfall, Darmkoliken, Erbrechen, Gänsehaut, Glieder-schmerzen, Muskelschmerzen usw. → am stärksten etwa zwischen dem zweiten und vierten Tag nach starker Dosisreduktion
Stimulanzien-Entzugssyndrom
Apathie, Schwäche, Antriebslosigkeit, Depressivität, Bradykardie, Hypotonie → am stärksten etwa drei bis fünf Tage nach Absetzen

Tab. 3-2: Symptomprofile bei Entzugssyndromen (nach Tretter 2000)

3.4 Erhebung und Dokumentation des Befundes

Für die Befunderhebung ist eine geeignete Dokumentation zu wählen. Aus der Vielzahl verfügbarer Erhebungsbögen wird in Abbildung 3-4 ein derartiger Befundbogen (der allerdings stark auf Alkoholprobleme ausgerichtet ist) dargestellt.

Die Erhebung des **psychopathologischen Befundes** kann parallel zur Anamnese erfolgen, indem Hinweise auf das psychische Funktionsniveau, also Verlangsamung bzw. Minderung oder abnorme Steigerung oder qualitative Änderungen, beachtet werden: Wachheit, Konzentration und Aufmerksamkeit, Gedächtnis, formales und inhaltliches Denken, Wahrnehmung (Halluzinationen), Affekt- und Antriebslage (Suizidalität), Psychomotorik, vegetative Störungen. Wachheit und Intoxikationszeichen sind besonders aufmerksam zu registrieren. Dazu wird in Tabelle 3-3 eine Checkliste angeführt.

Nach **Suizidalität** muss ausdrücklich und ggf. genauer gefragt werden (Abb. 3-5).

Störungen/zusätzlicher Missbrauch	Nicht vorhanden	Vorhanden	Beeinträchtigt durch	Erheblich beeinträchtigt durch
Psychische Störungen				
Verlangen nach Alkohol				
Kontrollverlust				
Alkoholtoleranz				
Verhalten auf Alkoholtrinken eingeengt				
depressive Verstimmung				
Angst				
Nervosität, Reizbarkeit				
Anspannung, Aggressivität				
Merkfähigkeitsstörung				
Konzentrationsstörung				
Verlangsamung				
Konfabulationen				
Schlafstörungen				
Körperliche Störungen				
vegetative Entzugssymptome: ■ Tremor ■ Schwitzen ■ Hypertonie				
Organschädigungen: ■ Leber ■ Pankreas ■ gastrointestinale Schäden ■ kardiovaskuläre Schäden ■ Polyneuropathie				

Abb. 3-4: Befundbogen (sehr stark auf Alkoholprobleme ausgerichtet; nach Wetterling und Veltrup 1997)

II KLINIK ALLGEMEIN

Bewusstsein
quantitativ bzw. intensiv (Wachheit; *Störung* bei hirnorganischen Prozessen) und qualitativ (Orientierung zum Ort, zur Zeit, zur Situation, zur Person; *Störung* bei Demenzen)
Aufmerksamkeit
Umfang, Dauer, Lenkung (*Störung* bei Schizophrenie)
Wahrnehmung
Störungen im Hinblick auf Täuschungen und Halluzinationen (z. B. Schizophrenie) oder Fehlinterpretationen (Wahnwahrnehmung)
Denken
Prüfung auf formalen Denkablauf (*Störung:* z. B. beschleunigtes Denken, zerfahrenes Denken, Gedankenabreißen bei Schizophrenie) und Inhalt (*Störung:* z. B. Verfolgungswahn oder Größenwahn bei Schizophrenie)
Gedächtnis
Kurzzeit-, Langzeitgedächtnis, Speicherung, Abruf (*Störung:* Korsakow-Syndrom als Folge von chronischem Alkoholismus)
Affekte (Gefühle)
Prüfung auf Intensität und Modulation v. a. von Angst, Trauer und Aggression; Affekt- und Impulskontrolle (wird jedoch auch den Ich-Funktionen zugeordnet); *Störung* als »Affektinadäquatheit« bei Schizophrenie (Lachen bei traurigen Inhalten) oder »flacher« Affekt bei hebephrener Form der Schizophrenie
Antrieb
allgemeines Motivationsniveau, physische Bedürfnisse, Interessen (Hobbys); *Störung* in Form von »Ambivalenz« bzw. Ambitendenz als zwiespältiger Handlungsantrieb bei Schizophrenie
Erwartungen
Exploration von Befürchtungen und Hoffnungen; *Störung* v. a. bei Suchtkranken und insbesondere bei Wahnsyndromen (»Es wird gleich etwas Schlimmes passieren«)
Verhaltensplanung
Struktur der Vorhaben, Realitätsbezug der Pläne, Handlungsregulation; *Störungen* bei Depression (reduziert) und Schizophrenie (unrealistisch)
Motorisches Verhalten
wird v. a. im Hinblick auf die bei der Kommunikation auftretende Begleitmotorik (»Psychomotorik«) beurteilt (reduziert bei Depression, erhöht bei Manie)
Ich-Funktionen
Entscheidungsfähigkeit (*Störung:* Ambivalenz bei Schizophrenie), Meinhaftigkeit der Denkprozesse und des Handelns (*Störung:* Gefühl des Fremdgemachten oder Gedankenlesens bei Schizophrenie)

Selbst-Konzept
Realistik und Ausgewogenheit des Selbstbildes (*Störung:* z. B. starke Polarisierung bei Suchtkranken, Neurosen und Persönlichkeitsstörungen)

Tab. 3-3: Psychische Grundfunktionen und einige ihrer Störungen (aus Tretter und Albus 2004)

1. Haben Sie in letzter Zeit daran denken müssen, sich das Leben zu nehmen?	☐ ja	☐ nein
2. Häufig?	☐ ja	☐ nein
3. Haben Sie auch daran denken müssen, ohne es zu wollen? Haben sich Selbstmordgedanken aufgedrängt?	☐ ja	☐ nein
4. Haben Sie konkrete Ideen, wie Sie es machen würden?	☐ ja	☐ nein
5. Haben Sie Vorbereitungen getroffen?	☐ ja	☐ nein
6. Haben Sie schon zu jemandem über Ihre Selbstmordabsichten gesprochen?	☐ ja	☐ nein
7. Haben Sie einmal einen Selbstmordversuch unternommen?	☐ ja	☐ nein
8. Hat sich in Ihrer Familie oder Ihrem Freundes- und Bekanntenkreis schon jemand das Leben genommen?	☐ ja	☐ nein
9. Halten Sie Ihre Situation für aussichts- und hoffnungslos?	☐ ja	☐ nein
10. Fällt es Ihnen schwer, an etwas anderes als an Ihre Probleme zu denken?	☐ ja	☐ nein
11. Haben Sie in letzter Zeit weniger Kontakte zu Ihren Verwandten, Bekannten und Freunden?	☐ ja	☐ nein
12. Haben Sie noch Interesse daran, was in Ihrem Beruf und in Ihrer Umgebung vorgeht? Interessieren Sie sich noch für Ihre Hobbys?	☐ ja	☐ nein ☐ nein
13. Haben Sie jemanden, mit dem Sie offen und vertraulich über Ihre Probleme sprechen können?	☐ ja	☐ nein
14. Wohnen Sie in Ihrer Wohnung, in einer Wohngemeinschaft mit Familienmitgliedern oder Bekannten?	☐ ja	☐ nein
15. Fühlen Sie sich unter starken familiären oder beruflichen Verpflichtungen stehend?	☐ ja	☐ nein
16. Fühlen Sie sich in einer religiösen bzw. weltanschaulichen Gemeinschaft verwurzelt?	☐ ja	☐ nein

Abb. 3-5: Fragenkatalog zur Abschätzung der Suizidalität (nach Möller et al. 2013). Je mehr Fragen im Sinne der angegebenen Antwort beantwortet werden, desto höher muss das Suizidrisiko eingeschätzt werden.

Im Folgenden einige Hilfestellungen bei Verdacht auf Suizidalität:

- Kontakt herstellen, akzeptieren
- Zuhören, den Patienten sich aussprechen lassen
- Reflexionshilfe geben
- Umfeldkontakte gemeinsam sondieren
- gemeinsam akzeptable Strategie finden (ggf. auch Medikamente)
- als letzte Lösung ggf. Unterbringung in geschlossener Abteilung

3.5 Körperliche Untersuchung

Insbesondere wegen häufig auftretender entzündlicher Hautveränderungen durch infizierte Einstichstellen empfiehlt es sich, den Patienten vollständig entkleidet zu untersuchen (inkl. aller Pflaster und leichter Verbände).

Die Untersuchung sollte folgende Punkte beinhalten (Abb. 3-6):

- Gewicht, Größe
- Allgemeinzustand (AZ), Ernährungszustand (EZ)
- Blutdruck, Puls, Temperatur
- Lymphknotenstatus
- Gebiss (Karies)
- Rachen (Soor, Herpes)
- Hauterscheinungen (Einstichstellen, Entzündungen, Abszesse, Narben, Schwellungen, Ödeme)
- Herz, Lunge, Abdomen
- neurologische Ausfälle
- sonstige pathologische Befunde

Konsilien sind ggf. anzustreben:

- Internist – z. B. EKG, Ultraschall von Abdomen und Nieren, Röntgenuntersuchung der Lunge, Behandlung einer Hepatitis-C-Infektion
- Gynäkologe – z. B. Amenorrhoe, Gravidität, Infektionen
- Chirurg – z. B. Abszessspaltung
- Zahnarzt/Kieferchirurg – z. B. Karies, Kieferabszesse, Zahnprothesen
- Psychiater/Arzt für Psychotherapeutische Medizin/Psychotherapeut – z. B. Psychose, Depression, Persönlichkeitsstörungen, Essstörungen, Angsterkrankungen, psychosomatische Erkrankungen
- Neurologe z. B. Abklärung von epileptischen Anfällen, Polyneuropathie

3.6 Diagnosekategorien

Die nachfolgend aufgeführten Diagnosekategorien sind in den aktuellen AWMF-Suchtleitlinien bzw. in der ICD-10-Systematik enthalten. Mit der ICD-11 liegt eine umfassende Überarbeitung der Internationalen Klassifikation von Krankheiten vor. Die ICD-11 wurde 2019 verabschiedet und trat im Januar 2022 in Kraft. Eine deutsche Übersetzung liegt in einer Entwurfsfassung vor. Bis zu einer endgültigen Einführung bleibt die ICD-10 weiterhin die amtliche Klassifikation für Deutschland und ist im klinischen Alltag zu verwenden. Die Änderungen im Kapitel »Störungen durch Substanzgebrauch oder Verhaltenssüchte« finden sich in einer tabellarischen Gegenüberstellung in Tabelle 3-4.

Somatisch		
Promille	□ 0,0	□ _____ ‰
EZ	□ opB	□ _____
Haut	□ opB	□ _____
		□ Hämatome
		□ Abszesse
Ödeme	□ opB	□ _____
Kalotte	□ opB	□ _____
Zahnstatus	□ opB	□ _____
Mundhöhle	□ opB	□ _____
Schilddrüse	□ opB	□ _____
Lunge	□ opB	□ _____
		□ Thorax
		□ Atemfrequenz
		□ Atemgeräusch
		□ Klopfschall
Herz	□ opB	□ _____
		□ Frequenz
		□ Geräusche
Abdomen	□ opB	□ _____
		□ Leber
		□ Aszites
		□ Darmgeräusche
Nierenlager	□ opB	□ _____
Extremitäten	□ opB	□ _____
Gefäßstatus	□ opB	□ Verletzungen

Neurologisch		
Pupillomotorik	□ opB	□ _____
Lichtreaktion	□ opB	□ _____
Visus	□ opB	□ _____
Hirnnerven	□ opB	□ _____
Meningismus	□ opB	□ _____
Motilität	□ opB	□ _____
		□ Kraft/Paresen
		□ Tonusanomalien
		□ Atrophien
Muskeleigenreflexe	□ opB	□ _____
		□ MER ob. Extremität
		□ MER u. Extremität
pathologische Reflexe	□ keine	□ _____
Sensibilität	□ opB	□ _____
		□ Berührung
		□ Schmerz
Koordination	□ opB	□ _____
		□ FNV
		□ Gang
Sprache	□ opB	□ _____
Fingerspreiztremor	□ kein	□ _____
Hyperhidrosis	□ keine	□ _____
Sonstiges		□ _____
		□ _____
		□ _____

Abb. 3-6: Untersuchungsbogen Sucht

Im DSM-5™ wurde auf die Begriffe »schädlicher Gebrauch« und »Abhängigkeit« zugunsten des Begriffs »Substanzgebrauchsstörung« verzichtet. Einzelne Merkmale (1–11) werden in einem Summenscore zusammengefasst, der je nach Ausprägung dann eine Abstufung erlaubt. Die kontrovers diskutierte Auflösung der Kategorien »schädlicher Gebrauch« versus »Abhängigkeit« wurde in der ICD-11 nicht übernommen.

II KLINIK ALLGEMEIN

ICD-10 Abschnitt F1	ICD-10 Abschnitt F1 Unterteilung zur genaueren Beschreibung (specifier)	ICD-11 Substanzkonsum-störungen – Erscheinungsbild und Specifier
F1x.0 Akute Intoxikation	■ F1x.00 ohne Komplikationen ■ F1x.01 mit Verletzung oder sonstiger körperlicher Schädigung ■ F1x.02 mit sonstigen medizinischen Komplikationen ■ F1x.03 mit Delir ■ F1x.04 mit Wahrnehmungsstörungen ■ F1x.05 mit Koma ■ F1x.06 mit Krampfanfällen ■ F1x.07 pathologischer Rausch	■ 6C4x.3 (Intoxikation)
F1x.1 Schädlicher Gebrauch (Missbrauch)		■ 6C4x.0: Episode schädlichen Gebrauchs (einmaliger Konsum) ■ 6C4x.1 (schädliches Verhaltensmuster) – .10 episodisch – .11 kontinuierlich – .1Z n.n.b.
F1x.2 Abhängigkeit	■ F1x.20 ggw. abstinent ■ F1x.21 ggw. abstinent, aber in beschützender Umgebung ■ F1x.22 ggw. Teilnahme an einem ärztlich überwachten Ersatzdrogenprogramm (kontrollierte Abhängigkeit) ■ F1x.23 ggw. abstinent, aber in Behandlung mit aversiven oder hemmenden Medikamenten ■ F1x.24 gegenwärtiger Substanzgebrauch ■ F1x.25 ständiger Substanzgebrauch ■ F1x.26 episodischer Substanzgebrauch	■ 6C4x.2 (Abhängigkeit) – .20 aktueller Konsum, kontinuierlich – .21 aktueller Konsum, episodisch – .22 frühe Vollremission (1–12 Monate) – .23 anhaltende Teilremission (> 12 Monate) – .24 anhaltende Vollremission (> 12 Monate) – .2Z Abhängigkeit n. n. b.
F1x.3 Entzugssyndrom	■ F1x.30 ohne Komplikationen ■ F1x.31 mit Komplikationen	■ 6C4x.4 (Entzug) – .40 unkompliziert – .41 mit Wahrnehmungsstörungen – .42 mit Anfällen – .43 mit Wahrnehmungsstörungen und Anfällen – .4Z n.n.b.

ICD-10 Abschnitt F1	ICD-10 Abschnitt F1 Unterteilung zur genaueren Beschreibung (specifier)	ICD-11 Substanzkonsum-störungen – Erscheinungsbild und Specifier
F1x.4 Entzugs-syndrom mit Delir	• F1x.40 ohne Krampfanfälle • F1x.41 mit Krampfanfällen	• 6C4x.5 (Delir)
F1x.5 Psychotische Störung	• F1x.50 schizophreniform • F1x.51 vorwiegend wahnhaft • F1x.52 vorwiegend halluzinato-risch • F1x.53 vorwiegend polymorphe • F1x.54 vorwiegend depressive Symptome • F1x.55 vorwiegend manische Symptome • F1x.56 gemischt	• 6C4x.6 (Psychotische Störung) – .60 mit Halluzinationen – .61 mit Wahnvorstellungen – .62 mit gemischten Sympto-men – .6Z n.n.b.
F1x.6 Amnestisches Syndrom		(In der ICD-11 wird das alkohol-bedingte amnestische Syndrom im Kapitel »Neurokognitive Störungen« mit 6D72.10 kodiert, eine Wernicke-Korsakow-Enze-phalopathie (Thiamin-Mangel) im Kapitel »Endokrine, Ernährungs-oder Stoffwechselkrankheiten« mit 5B5A.1.)
F1x.7 Restzustand und verzögert auf-tretende psychoti-sche Störung (einschl. Demenz)	• F1x.70 Nachhallzustände (Flashbacks) • F1x.71 Persönlichkeits- oder Verhaltensstörung • F1x.72 affektives Zustandsbild • F1x.73 Demenz • F1x.74 sonstige anhaltende kognitive Beeinträchtigung • F1x.75 verzögert auftretende psychotische Störung	• 6C4x.7 (bestimmte näher bezeichnete psychische oder Verhaltensstörungen) (Die Demenz durch Alkohol wird in der ICD-11 unter »Neuro-kognitive Störungen« mit 6D84.0 kodiert.)
F1x.8 Psychische oder Verhaltens-störungen		• 6C4x.Y (sonstige näher bezeichnete Störungen)
F1x.9 Nicht näher bezeichnete psychi-sche oder Ver-haltensstörung		• 6C4x.Z (Störungen n.n.b.)

ggw. = gegenwärtig; n.n.b. = nicht näher bezeichnet

Tab. 3-4: Synopsis der Klassifikation der Substanzkonsumstörungen in der ICD-10 und ICD-11

II KLINIK ALLGEMEIN

Kategorie »Riskanter Konsum«

Die Kategorie »Riskanter Konsum« ist hilfreich in der Kommunikation mit Patienten, wenn sie im Rahmen eines Rausches medizinischer Hilfe bedurften. Riskanter Konsum erhöht – so die Definition einer von der World Health Organization (WHO) eingesetzten Arbeitsgruppe (Edwards et al. 1981) – die Wahrscheinlichkeit, aufgrund eines fortgesetzten exzessiven Konsums künftig Schaden zu nehmen. Neben der WHO hat u. a. die British Medical Association (BMA) eine operationale Definition riskanten Alkoholkonsums vorgeschlagen (zusammenfassend in Bühringer et al. 2002). Die Ergebnisse zahlreicher epidemiologischer Untersuchungen belegen, dass ein durchschnittlicher Tageskonsum über den von der WHO bzw. der BMA genannten Werten das Risiko alkoholbedingter Organschäden oder Folgeerkrankungen deutlich erhöht (AWMF 2020; Edwards 1997; Edwards et al. 1995).

Formen der Störungen durch psychoaktive Substanzen

- F1x.0 Akute Intoxikation
- F1x.1 Schädlicher Gebrauch
- F1x.2 Abhängigkeitssyndrom
- F1x.3 Entzugssyndrom
- F1x.4 Entzugssyndrom mit Delir
- F1x.5 Psychotische Störung
- F1x.6 Amnestisches Syndrom
- F1x.7 Restzustand oder verzögert auftretende psychotische Störung
- F1x.8 Sonstige psychische und Verhaltensstörungen
- F1x.9 Nicht näher bezeichnete psychische und Verhaltensstörung

Diagnose »Schädlicher Gebrauch« Von schädlichem Gebrauch kann man im Sinne der ICD-10 sprechen, wenn folgende Merkmale vorliegen:
- (Alkohol-)Konsum, der zu einer Gesundheitsschädigung oder einer psychischen Störung führt, mit wiederholtem (Alkohol-)Konsum und
  - mit schwerwiegenden Beeinträchtigungen bei Arbeit, Haushalt oder Schule (gehäufte Abwesenheit, verminderte Leistungsfähigkeit, Vernachlässigung wesentlicher Interessen),
  - in Situationen, die mit besonderen Gefahren bei Alkoholkonsum verbunden sind (Straßenverkehr, Bedienung von Maschinen),
  - mit Problemen durch Polizei und Gesetze wegen durch Alkoholkonsum verursachter Vergehen,
  - trotz wiederholter sozialer oder interpersoneller, durch den Alkohol verursachter Probleme.

MERKE

Die Diagnose sollte gestellt werden, wenn das Konsumverhalten in den letzten zwölf Monaten zu einer dieser Folgen geführt hat. Und: Die Kriterien für eine Abhängigkeit sind noch nicht erfüllt.

Diagnose »Abhängigkeit« Die Diagnose »Abhängigkeit« wird von den meisten Patienten zunächst nicht akzeptiert. Es ist daher wichtig, die Kriterien genau zu überprüfen. Mindestens drei der acht Kriterien müssen im letzten Jahr aufgetreten sein:

- übermächtiger Konsumwunsch oder -zwang
- Kontrollverlust bezüglich Beginn, Menge und Ende des Konsums
- körperliches Entzugssyndrom
- Konsum zur Vermeidung von Entzugssymptomen
- Vernachlässigung anderer Interessen
- Toleranzentwicklung (Dosissteigerung)
- eingeengtes Verhaltensmuster
- Konsum trotz nachteiliger Folgen (psychisch, physisch, sozial)

Substanzbezogene Diagnosekategorien

- F10.xx Psychische und Verhaltensstörungen durch Alkohol
- F11.xx Psychische und Verhaltensstörungen durch Opioide
- F12.xx Psychische und Verhaltensstörungen durch Cannabinoide
- F13.xx Psychische und Verhaltensstörungen durch Sedativa oder Hypnotika
- F14.xx Psychische und Verhaltensstörungen durch Cocain
- F15.xx Psychische und Verhaltensstörungen durch andere Stimulanzien, einschließlich Coffein
- F16.xx Psychische und Verhaltensstörungen durch Halluzinogene
- F17.xx Psychische und Verhaltensstörungen durch Tabak
- F18.xx Psychische und Verhaltensstörungen durch flüchtige Lösungsmittel
- F19.xx Psychische und Verhaltensstörungen durch multiplen Substanzgebrauch und Konsum anderer psychotroper Substanzen

Möglichkeiten typologischer Einteilungen

Beim Alkoholismus sind durch Jellinek (1960) typische Formen und Stadien mit charakteristischen Merkmalen abgegrenzt worden, die sich in vereinfachter Form auch bei anderen Abhängigkeiten zur Charakterisierung des Konsummusters nach Intensität und Frequenz bewährt haben (Tab. 3-5).

Ein weiterer Punkt der Untersuchung betrifft das Stadium der Sucht (Tab. 3-6). Erwähnenswert ist noch die Typologie von Lesch und Walter (2009), die Komorbiditäten und Therapiestrategien berücksichtigt (Tab. 3-7).

»Konfliktkonsument« (Alpha-Typ)
... mit Exzessen in Belastungssituationen
»Gelegenheitskonsument« (Beta-Typ)
... mit gelegentlichem oder häufigem Konsum in der Freizeit oder bei sozialen Anlässen, wenn die Substanz angeboten wird
»Episodischer Konsument« (Epsilon-Typ)
... mit zeitweiligen Konsumexzessen, z. T. auch mit Ausfällen
»Gewohnheitskonsument« (Delta-Typ)
... mit täglichem Konsum in hohen Mengen, häufig ohne Verhaltensauffälligkeiten
»Süchtiger Konsument« (Gamma-Typ)
... mit Verlust der Kontrolle über den Konsum

Tab. 3-5: Typologie der Konsumformen nach Jellinek (1960)

- Anfangsstadium mit Gelegenheitskonsum (Einstiegsphase)
- kritisches Stadium mit Gewohnheitskonsum
- Abhängigkeitsstadium
- Abbaustadium mit Defekten

Tab. 3-6: Stadieneinteilung der Sucht nach Jellinek (1960)

Typ I »Allergie« (Problem liegt im Alkoholstoffwechsel)
Die Entzugssymptome dieser Untergruppe sind nach einer initial oft sehr hohen Alkoholisierung (> 2,5 ‰) von starker Intensität gekennzeichnet, mit starker Instabilität des kardiovaskulären Systems, grobschlägigem Tremor, starkem Schwitzen bis zum Delirium tremens, oftmals kombiniert mit epileptischen Anfällen (Entzugsanfälle).
Typ II »Angst« (Alkohol als Konfliktlöser)
Die Entzugssymptome zeigen sich als ängstlich dysphorische Durchgangssyndrome, wobei vegetative Symptome nur gering zur Beobachtung gelangen.
Typ III »Depression« (Alkohol als Antidepressivum)
Bei diesem Typ finden sich psychiatrische Doppeldiagnosen (echte Komorbidität) und auch suizidale Einengung.
Typ IV »Gewöhnung« (voralkoholische zerebrale Schäden)
Es finden sich ein leichter, oft zerebellärer Tremor ohne Schwitzen und ein stabiler Kreislauf. Die intellektuelle Leistungsfähigkeit und das Gedächtnis des Patienten sind deutlich beeinträchtigt.

Tab. 3-7: Typologie des problematischen Alkoholkonsums nach Lesch (Lesch und Walter 2009)

3.7 Hinweise auf Komorbiditäten

Die hier erwähnten Hinweise sind im Kapitel 6 substanzbezogen detailliert dargestellt. Sie müssen ggf. fachlich über Konsilien vertieft werden.

Psychiatrische Komorbidität Bei ca. 40–60 % der Menschen mit Suchtproblemen liegen zusätzliche diagnostisch relevante psychische Störungen vor. Sie reichen von Persönlichkeitsstörungen über Angststörungen und depressive Störungen bis zu paranoiden Psychosen, etwa in Form einer Schizophrenie.

Der psychiatrische Status erfordert deshalb die vorher erwähnte Prüfung psychischer Funktionen (→ Tab. 3-3). Wichtig ist die Klärung folgender Syndrome bzw. Störungen:

- Suizidalität (→ Fragenkatalog Abb. 3-5)
- psychotische Störung im Sinne einer paranoid-halluzinatorischen Symptomatik (v. a. Schizophrenie)
- Depression (z. B. bipolare Depression mit Alkoholismus)
- Angststörung

Neurologische Komorbidität Neurologische Störungsbilder kommen v. a. bei Alkoholproblemen vor (→ Kap. 6.2.3).

Internistische Komorbidität Körperliche Erkrankungen sind neben alkoholtypischen Störungen v. a. bei Drogenabhängigkeit relevant (→ Kap. 7.1.4, HIV, HCV).

3.8 Labordiagnostik

Eine Urindiagnostik über Schnelltests ist bei Drogenabhängigen unumgänglich und bei Alkoholkranken initial zu empfehlen. Die Atemluftkontrolle ist v. a. bei Alkoholikern unumgänglich. Des Weiteren kann ein Kurzzeitkonsum von Alkohol mittels Ethylglucuronid als Marker im Blut und Urin nachgewiesen werden. Neben substanzspezifischer Diagnostik ist die Labordiagnostik für körperliche Folgeerkrankungen unabdingbar. Einzelheiten dazu siehe Kapitel 7.1.2 Labordiagnostik.

3.9 Einschätzung der Therapiemotivation

Besonders praktisch bei der Einschätzung der Veränderungs- bzw. Therapiemotivation ist das Stufenmodell der Verhaltensveränderung nach Prohaska und Di Clemente (1985) (Abb. 3-7). Eine Einstufung in folgende Phasen ist nützlich:

II KLINIK ALLGEMEIN

1. Stadium der Vorbesinnung (Vorstadium)
2. Stadium der Besinnung
3. Stadium der Entscheidung und Planung der Veränderung
4. Stadium der Handlung (konkrete Handlungsgestaltung in Richtung Konsumreduktion oder Abstinenz)
5. Stadium der Stabilisierung
6. Stadium der Beendigung (dies wird hier nur der Vollständigkeit halber angeführt, da es dann häufig als Rückfall auftritt)

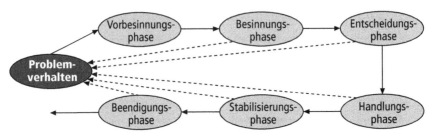

Abb. 3-7: Phasen der voranschreitenden Veränderung mit Rückschritten (nach Prohaska und Di Clemente 1985; Tretter 2000)

3.10 Einschätzung co-abhängigen Verhaltens bei Angehörigen

Im Umgang mit den Angehörigen ist eine Einordnung des Verhaltens nach dem Gesichtspunkt *kontraproduktiven Verhaltens* sinnvoll, da das *süchtige Verhalten* des Betroffenen durch das Verhalten des Angehörigen *verstärkt werden kann*. Da Angehörige in jeder Phase der Sucht und ihrer Behandlung eine wichtige Rolle spielen, wird dieser Aspekt auch hier dargestellt (Abb. 3-8).

Unterstützungsphase Der Betroffene wird von Angehörigen geschützt, unterstützt, »verstanden«, entschuldigt. Sein Drogenkonsum wird als verständliche Reaktion auf widrige Lebensumstände gesehen. Im privaten Bereich werden die Arbeitsverhältnisse als schwer erträglich gewertet, im Arbeitsbereich wieder die häuslichen Verhältnisse. Es wird dann geholfen, negative Folgen des Drogenkonsums zu kompensieren, ohne eine Regelung der Lebensumstände anzustreben. Tatsächlich können aber Arbeitsprobleme oder private Schwierigkeiten Folgen und nicht Ursachen der Sucht sein.

Kontrollphase Hierbei versucht der Co-Abhängige, den Drogenkonsum des Betroffenen zu kontrollieren, er spioniert Drogenverstecke aus usw. Die Reaktion des Suchtkranken ist, seinen Konsum noch besser zu verbergen.

1. Sind Sie in letzter Zeit häufiger deprimiert und verzweifelt, sind Sie Co-Alkoholiker/Co-Alkoholikerin?	☐ ja ☐ nein
2. Haben Sie schon häufiger zu Hause mit Ihrem Partner getrunken, damit er nicht in der Wirtschaft versackt?*	☐ ja ☐ nein
3. Fühlen Sie sich stark, wenn der/die Abhängige sich schwach fühlt?	☐ ja ☐ nein
4. Werden Sie von der Verwandtschaft/Nachbarschaft gelobt, weil Sie so tapfer sind?	☐ ja ☐ nein
5. Fühlen Sie sich zum Lügen und Decken von Unregelmäßigkeiten gezwungen, weil Sie Ihren Partner nicht ausliefern wollen?	☐ ja ☐ nein
6. Hängen Ihre Gefühle sehr stark von der Situation des Partners ab?	☐ ja ☐ nein
7. Kümmern Sie sich um alles, weil der Partner es nicht mehr kann?	☐ ja ☐ nein
8. Haben Sie Angst, Ihr Partner könnte aggressiv werden, wenn Sie mit ihm über Alkohol sprechen?	☐ ja ☐ nein
9. Vermeiden Sie es, mit anderen Leuten über das Trinkproblem ihres Partners zu sprechen?	☐ ja ☐ nein
10. Haben Sie Ihrem Partner schon einmal mit Scheidung gedroht, weil er so viel trinkt?	☐ ja ☐ nein
11. Ärgern Sie sich, weil Ihr Partner ihre Ermahnungen nicht ernst nimmt?	☐ ja ☐ nein
12. Wünschen Sie sich manchmal den Tod des Partners?	☐ ja ☐ nein
13. Haben Sie häufiger das Gefühl, dass Sie gegen den alkoholabhängigen Partner machtlos sind?	☐ ja ☐ nein
14. Haben Sie häufiger schon Drohungen, die Sie dem/der Betroffenen gegenüber ausgesprochen haben, nicht wahr gemacht und vergessen?	☐ ja ☐ nein
15. Haben Sie das Gefühl, dass der Alkohol eine immer wichtigere Rolle in ihrer Partnerschaft spielt?	☐ ja ☐ nein
16. Übernehmen Sie zunehmend Aufgaben, die eigentlich Ihr Partner noch ausführen könnte?	☐ ja ☐ nein
17. Nehmen die Trennungsgedanken zu oder feste Formen an, weil sich am Trinkverhalten des Partners nichts ändert?	☐ ja ☐ nein
18. Sind Sie wegen psychosomatischer Beschwerden in ärztlicher Behandlung?	☐ ja ☐ nein
19. Wissen Sie manchmal nicht, woher Sie das Geld für den Haushalt nehmen sollen?	☐ ja ☐ nein
20. Wechseln Ihre Gefühle für den Partner häufiger zwischen tiefem Hass und großer Liebe?	☐ ja ☐ nein
21. Haben Sie das Gefühl, dass ihr Partner noch tiefer abrutscht, wenn Sie ihn verlassen?	☐ ja ☐ nein
22. Wissen Sie nicht mehr, wie es weitergehen soll, weil Sie so verzweifelt sind?	☐ ja ☐ nein

* Diese und die folgenden Fragen können mit dem Satzteil »... mit dem Abhängigen ...« ergänzt werden, die offene Frageform ist bei weniger Problembewussten gut geeignet.

Abb. 3-8: Fragenbogen für »Co-Abhängige« (nach Schneider 2015). Jede mit »Ja« beantwortete Frage erhält einen Punkt. Wenn Sie mehr als acht Punkte erreichen, sollten Sie eine Selbsthilfe- bzw. Angehörigengruppe oder Suchtberatungsstelle aufsuchen!

Anklagephase Nun wird laute Kritik am Drogenkonsum geäußert, gravierende weitere Konflikte treten auf. Der Co-Abhängige sucht vielleicht bereits seinerseits Hilfe. So gehen z. B. Ehefrauen von Alkoholkranken wegen Ängsten oder latenten Depressionen in die Psychotherapie.

Resignationsphase Es erfolgt der Rückzug und depressive Symptome beim Co-Abhängigen werden deutlicher, Distanzierungsversuche treten auf.

Therapie Dieser Teufelskreis muss therapeutisch umsichtig angegangen werden, indem möglichst beide oder alle familiär Beteiligten zu einem Gespräch bzw. zu therapeutischen Sitzungen zusammengebracht werden und auf die Phasen geachtet wird (Kolitzus 2014).

Literatur

Arbeitsgemeinschaft der Wissenschaftlichen Medizinischen Fachgesellschaften (AWMF) (2020). S3-Leitlinie »Screening, Diagnose und Behandlung alkoholbezogener Störungen«. Version: Dezember 2020. www.awmf.org/leitlinien/detail/ll/076-001.html (letzter Zugriff: 27.11.2022).

Bühringer G, Augustin R, Bergmann E, Bloomfield K, Funk W, Junge B, Kraus L, Merfert-Diete C, Rumpf HJ, Simon R, Töppich J (2002). Alcohol Consumption and Alcohol-related Problems in Germany. Seattle, WA: Hogrefe & Huber Publishers.

Edwards G (Hrsg) (1997). Alkoholkonsum und Gemeinwohl. Strategien zur Reduzierung des schädlichen Gebrauchs in der Bevölkerung. Stuttgart, New York: Thieme.

Edwards G, Arif A, Hodgson R (1981). Nomenclature and classification of drug and alcohol-related problems: a WHO Memorandum. Bull World Health Organ 59: 225–242.

Edwards G, Anderson P, Babor T, Casswell S, Ferrence R, Giesbrecht N, Godfrey C, Holder HD, Lemmens P (1995). Alcohol Policy and the Public Good. Oxford: Oxford University Press.

Jellinek EM (1960). The Disease Concept of Alcoholism. New Haven: Yale University Press.

Kolitzus H (2014). Ich befreie mich von deiner Sucht. Hilfen für Angehörige von Suchtkranken. 10. Aufl. München: Kösel.

Lesch OM, Walter H (2009). Alkohol und Tabak. Medizinische und soziologische Aspekte von Gebrauch, Missbrauch und Abhängigkeit. Wien: Springer.

Miller WR, Rollnick S (2015). Motivierende Gesprächsführung. 4. Aufl. Freiburg: Lambertus.

Möller HJ, Laux G, Deister A (2013). Psychiatrie und Psychotherapie. 5. Aufl. Stuttgart, New York: Thieme.

Prohaska JO, Di Clemente CC (1985). Towards a comprehensive model of change. In: Miller WR, Heather N (eds). Treating Addictive Behaviors. New York: Plenum; 3–27.

Schneider R (2015). Die Suchtfibel. Wie Abhängigkeit entsteht und wie man sich daraus befreit. Informationen für Betroffene, Angehörige und Interessierte. 18. Aufl. Hohengehren: Schneider.

Tretter F (2000). Suchtmedizin. Der suchtkranke Patient in Klinik und Praxis. Stuttgart: Schattauer.

Tretter F, Albus M (2004). Einführung in die Psychopharmakotherapie. Stuttgart, New York: Thieme.

Wetterling T, Veltrup C (1997). Diagnostik und Therapie von Alkoholproblemen. Berlin, Heidelberg: Springer.

MICHAEL RATH UND CHRISTOPH SCHWEJDA[3]

4 Therapie

4.1 Versorgungssystem

Die Therapie von Suchtkranken erfolgt in einem komplexen mehrstufigen Programm (Abb. 4-1). Dieses Programm beginnt mit der **Beratung** als Kontaktphase und führt über den **Entzug** bis zur **Entwöhnung**. Anschließend erfolgt die soziale **Rehabilitation** bzw. Wiedereingliederung. Bei Opiat- und Nicotin-Abhängigkeit besteht die Möglichkeit, als erste Phase zur Stabilisierung bereits eine *Substitutionsbehandlung* mit medizinisch weniger problematischen Substanzen durchzuführen. Detaillierte Angebote sind der Tabelle 4-1 zu entnehmen. In Großstadtregionen ist oft ein sehr differenziertes Versorgungssystem gegeben, das es ermöglicht, relativ individuelle Hilfeangebote zu kombinieren (Abb. 4-2).

Stadienspezifische Inhalte der Leistungen der Suchtkrankenhilfe sind in der *Phase der Beratung* die allgemeine Diagnostik und das Aufzeigen der Therapieoptionen, in der *Substitutionsbehandlung* die Verabreichung von Tabak- bzw. Opiat-Substituten. Bei riskantem Alkoholkonsum ohne Abhängigkeit kann mit Opioid-Antagonisten die Dosisreduktion angestrebt werden. Bei der *Entzugsbehandlung* erfolgen das Absetzen der Substanz und die Behandlung der dabei auftretenden Symptomatik. Sie sollte vorzugsweise stationär erfolgen, kann aber auch bei leichteren Erkrankungsformen und

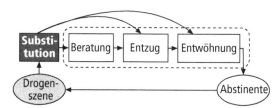

Abb. 4-1: Schema der Grundelemente des Versorgungssystems Suchtkranker mit Teil der Patientenströme. Gestrichelt gezeichneter Bereich ist der Kernbereich der Suchtkrankenbehandlung. Es kommt v. a. bei Drogenabhängigkeit das Segment der Substitutionsbehandlung hinzu.

---

3 Teile dieses Kapitels wurden aus den vorherigen Auflagen übernommen. Wir bedanken uns bei den damaligen Autorinnen und Autoren Petra Werner, Johanna Constantinescu-Fomino und Arpad Grec.

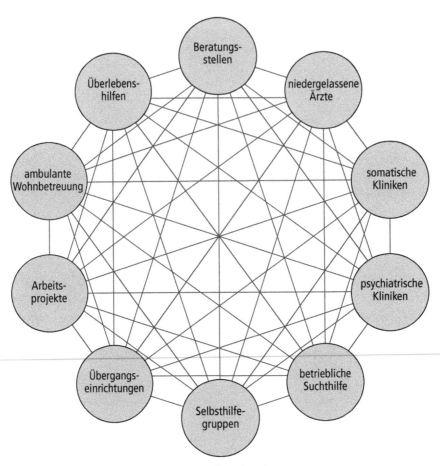

Abb. 4-2: Das Netz der Suchthilfe in einer Großstadtregion

bei guter sozialer Integration teilstationär oder ambulant durchgeführt werden. Die *Entwöhnungstherapie* kann ebenfalls in Abhängigkeit von der Schwere der Erkrankung und vom Ausmaß der sozialen Integration ambulant, teilstationär oder stationär erfolgen.

Die Notfalltherapie wird von Einheiten der medizinischen Grundversorgung, und zwar insbesondere von den somatischen Kliniken, geleistet.

Grundsätzlich ist in jeder Therapiephase an das biopsychosoziale Ursachenmodell zu denken, d. h., dass medikamentöse und psychosoziale Maßnahmen integriert angeboten werden sollen: Eine Alkoholentzugsbehandlung ohne psychosoziale Begleitung ist insuffizient. Generell geht man nach den Prinzipien der motivationalen Intervention vor. Dabei wird versucht, den Abhängigen zur Abstinenz zu motivieren oder zumindest von einem weniger riskanten Konsum zu überzeugen. Auch muss sofort die aktuelle soziale Situation geklärt und entsprechende Maßnahmen über Sozialpädagogen eingeleitet werden. Dazu dienen Einzelgespräche, v. a. aber psychoedukative Grup-

Therapiephase	Ambulante Einrichtungen	Stationäre Einrichtungen
Kontaktphase	<ul><li>Suchtberatungsstellen</li><li>Klinikambulanzen</li><li>Fachärzte</li><li>Hausärzte</li><li>Selbsthilfegruppen</li><li>Gesundheitsämter</li><li>Fachambulanzen</li></ul>	
Entgiftungsphase	<ul><li>Hausärzte</li><li>Fachambulanzen</li></ul>	<ul><li>psychiatrische Kliniken</li><li>internistische Kliniken</li><li>neurologische Kliniken</li></ul>
Entwöhnungsphase	<ul><li>Fachambulanzen</li><li>Selbsthilfegruppen</li></ul>	<ul><li>psychiatrische Kliniken</li><li>Fachkliniken</li><li>Tageskliniken</li></ul>
Rehabilitationsphase	<ul><li>Suchtberatungsstellen</li><li>Fachambulanzen</li><li>alkoholfreie Freizeitclubs</li><li>Werkstätten</li><li>Wohngemeinschaften</li><li>Selbsthilfegruppen</li><li>Hausärzte</li><li>Gesundheitsämter</li><li>Wohnheime</li></ul>	

Tab. 4-1: Das Suchthilfesystem mit seinen Funktionen und Einrichtungen (nach Tretter 1994)

pen. Bereits in stationären Entzugstherapieeinrichtungen finden komplexe modulär strukturierte Behandlungen statt. Sie ähneln im Ansatz und in ihrer Struktur der Entwöhnungstherapie, die im Abschnitt 4.3 ausgeführt wird. In seltenen Fällen können Entzugstherapie und die anschließende Entwöhnungstherapie kombiniert angeboten werden.

4.2 Versorgungsepidemiologie

Da Sucht eine chronische Krankheit ist, verbleiben viele Patienten längere Zeit in Stadien der Versorgung, die nicht dem Schweregrad ihrer Störung entsprechen. Das bedeutet, dass sie zwar von Experten über ihren Zustand aufgeklärt sind, aber noch nicht die entscheidenden Schritte unternehmen. Das wird vereinfacht als »*mangelnde Krankheitseinsicht*« bezeichnet, allerdings geht diese Einstufung an der komplizierten Gefühls- und Motivationspsychologie der Abwehrmechanismen des Suchtkranken vorbei.

II KLINIK ALLGEMEIN

Die nötige Änderungsbereitschaft muss allmählich aufgebaut werden. Auch dann kann es der Fall sein, dass die Patienten mehrfach eine Entwöhnungstherapie durchlaufen müssen, da sie die Therapie nach kurzer Zeit abgebrochen haben oder auch nach regulärer Beendigung der Therapie nach wenigen Tagen bis Wochen erneut rückfällig geworden sind. Bei Drogenabhängigen ist z. B. nicht selten das gesamte therapeutische Repertoire (stationäre Langzeittherapie, Übergangswohneinrichtung, Tagesklinik, Soziotherapie, Adaptationseinrichtung usw.) ausgeschöpft, sodass sie schließlich in einer Langzeitsubstitutionstherapie mit Methadon oder ähnlichen Ersatzstoffen geführt werden müssen.

Bezugnehmend auf die Schwere der Abhängigkeit, ihre Folgestörungen und die Änderungsmotivation lässt sich die lokale Population der Suchtkranken folgendermaßen untergliedern: Bei Alkoholabhängigen (z. B. München: ca. 30 000) suchen etwa 75 % der Betroffenen einmal im Jahr den Hausarzt auf, davon unabhängig kommen etwa 25 % jährlich in eine somatische Klinik, jedoch nur etwa 11 % besuchen eine Beratungsstelle.

Dieser nach Wienberg und Driessen (2001) als »Versorgungstrichter« bezeichnete reduzierte Zustrom der Patienten (Abb. 4-3) in die spezialisierte Versorgung ist Anlass aktueller Reformbemühungen, etwa Beratungsstellen stärker in die medizinische Primärversorgung einzubinden.

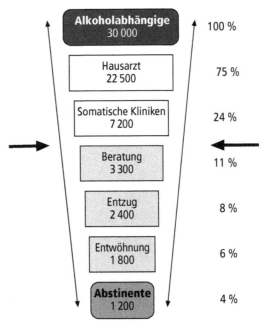

Abb. 4-3: Versorgungstrichter für Alkoholkranke (München, Schätzzahlen/Jahr) (mod. nach Wienberg und Driessen 2001)

4.3 Entwöhnungstherapie

Eine Entwöhnungstherapie kann grundsätzlich ambulant, teilstationär oder vollstationär durchgeführt werden. Voraussetzung ist im Regelfall eine vollständige Entgiftung. Vollstationäre Angebote empfehlen sich insbesondere bei Notwendigkeit einer zumindest anfänglich noch geschützten Umgebung, z. B. bei schwereren Erkrankungen, Begleiterkrankungen oder bei Nichtvorhandensein eines therapieförderlichen, stützenden Umfeldes. Zu Beginn der Therapie ist es sinnvoll, mit dem Patienten die Therapieerwartungen (»Therapiezielvereinbarung«) zu klären (Tab. 4-2). Für alle Substanzen wird im Prinzip ein ähnliches Programm angewendet (Tab. 4-3). Die Entwöhnungstherapie erfolgt ursachenorientiert nach dem *Drei-Faktoren-Modell* (→ Kap. 2). Es wird v. a. das Bedingungsgefüge des süchtigen Verhaltens analysiert (Tab. 4-4).

1. Ratschläge bzw. Hilfen für ein Leben ohne Alkohol
2. Abstand zu alkoholtrinkenden Freunden und Umgebung oder Familie
3. Lernen, Probleme zu verarbeiten oder zu vergessen
4. Stärkung des Selbstbewusstseins
5. Ruhe und Geborgenheit
6. alkoholfreies Leben
7. Besprechen des Alkoholproblems
8. Besprechen familiärer oder beruflicher Probleme
9. Hilfe bei der Wohnungs- und/oder Arbeitsplatzsuche
10. Grund für die Alkoholabhängigkeit finden
11. Unterstützung bei Bewältigung der Alkoholproblematik
12. als Alkoholkranker akzeptiert zu werden
13. lernen, besser mit Ängsten umgehen zu können
14. Bearbeitung von Rückfallsituationen
15. lernen, Stress besser zu bewältigen
16. lernen von anderen Betroffenen
17. lernen, das Leben besser zu gestalten und zu planen
18. lernen, Entscheidungen selbst zu treffen
19. neue Menschen kennenzulernen
20. durch Selbsterfahrung bessere Wege zu einem alkoholfreien Leben zu finden

Antworten z. B. nach Ja-Nein-Muster. Wenn überwiegend die Punkte 1 – 10 als wichtig erachtet werden, besteht eine hohe Erwartungshaltung und wenig Änderungsmotivation.

Tab. 4-2: Therapieerwartungen von Alkoholabhängigen (TAT) (Wetterling und Veltrup 1997)

II KLINIK ALLGEMEIN

Zeit	Montag	Dienstag	Mittwoch	Donners-tag	Freitag	Samstag	Sonntag
7.00	Aufstehen	Aufstehen	Aufstehen	Aufstehen	Aufstehen		
7.30	Früh-sport/Ent-spannung	Früh-sport/Ent-spannung	Früh-sport/Ent-spannung	Früh-sport/Ent-spannung	Früh-sport/Ent-spannung	Aufstehen	Aufstehen
8.15	Frühstück	Frühstück	Frühstück	Frühstück	Frühstück	Frühstück	Frühstück
9.15	Morgen-runde	Morgen-runde	Morgen-runde	Morgen-runde	Morgen-runde		
9.45	Visite	Beschäf-tigungs-therapie	Visite	Beschäf-tigungs-therapie	Ge-sprächs-gruppe		
11.00	Ge-sprächs-gruppe	Einzelge-spräche/Beratung	Einzelge-spräche/Beratung	Einzelge-spräche/Beratung	Rollen-spiel		
12.30	Mittag-essen	Mittag-essen	Mittag-essen	Mittag-essen	Mittag-essen	Mittag-essen	Mittag-essen
13.30	Bewe-gungs-therapie	Freizeit-gruppe	Bewe-gungs-therapie	Ge-sprächs-gruppe	Sport/gemein-same Freizeit-aktivitä-ten	Kunst-therapie	
15.00	Einzel-gespräche	dito		dito	dito		
17.30	Abend-essen	Abend-essen	Abend-essen	Abend-essen	Abend-essen	Abend-essen	Abend-essen
19.00	Freizeit	Selbst-hilfe-gruppe	Freizeit	Selbst-hilfe-gruppe	Freizeit		
22.30	Nachtruhe	Nachtruhe	Nachtruhe	Nachtruhe	Nachtruhe	Nachtruhe	Nachtruhe

Tab. 4-3: Übersicht über das Therapieprogramm einer Entwöhnungstherapiestation

Grundsätzlich wird in der Gruppe gearbeitet. Dabei werden verschiedene Strategien des Umgangs mit der Abhängigkeit und dem Rückfall entwickelt (Tab. 4-5, Tab. 4-6, Tab. 4-7). Die Berücksichtigung der hirnbiologischen Faktoren ist für das Verständnis der Krankheit wichtig. Man weiß noch nicht, wie negativ sich ein biologisches Krankheitskonzept im Sinne einer schicksalhaften Haltung beim Patienten auswirkt. Es sollte vermittelt werden, dass die Rückbildung möglich ist, aber dass dies sehr lange

Bedingungen	Konsequenzen
Soziale Faktoren	
• Gruppendruck • nicht Nein sagen können • akzeptiert werden • Einsamkeit • interpersonelle Konflikte und Stress	• kurzfristig: »Verbesserung« der sozialen Fertig-keiten, Erleben von Akzeptanz • langfristig: Isolation, Einsamkeit
Situative Faktoren	
• eigene Wohnung • Abendessen	• Wirtschaft • Werbung
Kognitive Faktoren	
• negative, selbstentwertende Gedanken • Schuldzuschreibungen • Alkoholeffekterwartungen	• kurzfristig: Zunahme positiver Gedanken, Wegfall negativer Gedanken • langfristig: negative Gedanken nehmen zu, kognitive Defizite
Emotionale Faktoren	
• Missstimmungen • Anspannung, Stress, Angst • Niedergeschlagenheit • Scham- und Schuldgefühle	• kurzfristig: euphorische Wirkung, Wegfallen negativer Zustände • langfristig: negative Gedanken, Schuldgefühle, Abbau
Physiologische Faktoren	
• Entzugserscheinungen • körperliches Unbehagen • Schlafprobleme	• kurzfristig: Beseitigung körperlichen Miss-empfindens • langfristig: körperliche Schäden

Tab. 4-4: Analyse der Bedingungen und Konsequenzen des Alkoholkonsums (nach Schneider 2010)

dauern kann. Folgende methodische **Therapiebausteine** sind Bestandteil einer Entwöhnungstherapie (→ Tab. 4-3).

- *Gesprächsgruppen:* Zwei- oder dreimal in der Woche werden themenbezogene Gruppengespräche durchgeführt, die dem Aufdecken der Mechanismen der Sucht dienen. Andere Gruppen haben das Zusammenleben in der Therapieeinrichtung zum Thema. Häufig wird morgens eine »Morgenrunde« durchgeführt, in der das aktuelle Befinden der Patienten erkundet und das Programm für den Tag aufgebaut wird. Auch eine Abendrunde kann dazu dienen, den Tagesrückblick vorzunehmen und für den Abend und die Nacht vorzubereiten. Nicht selten leiden Patienten unter Schlafstörungen oder werden von schrecklichen Träumen geplagt, sodass diese nur kurz dauernden Gespräche auch gut stabilisieren können. Zentrales Thema aller Gesprächsgruppen ist die Abstinenzsicherung. Gegen Ende der Therapie ist die

II KLINIK ALLGEMEIN

Rückfallbewältigung wichtig, da die Eigenverantwortung der Patienten gestärkt werden muss. Sie sollten lernen, über eine Abstinenzunterbrechung oder einen Rückfall offen zu sprechen und nicht mit Abwehr und Resignation zu reagieren. Je nach Zustandsbild muss eine erneute stationäre Behandlung (Entgiftung, tagesklinische Behandlung, Festigungsbehandlung) durchgeführt werden.

- *Training sozialer Kompetenzen:* Im Rollenspiel wird zweimal in der Woche unter Videobeobachtung z. B. geübt, seine Interessen durchzusetzen, v. a. auf Ämtern sein Anliegen klar vorzutragen. Auch das Ablehnverhalten (Drogen) wird hier trainiert.
- *Entspannungstraining:* Es werden täglich v. a. Autogenes Training bzw. die Progressive Muskelrelaxation nach Jacobson geübt.
- *Sporttherapie:* In diesem Bereich, der zwei- bis dreimal in der Woche durchgeführt wird, geht es um die Wiederentdeckung des eigenen Körpers. Darüber hinaus wird die Selbstkontrolle entwickelt, man soll den »inneren Schweinehund« überwinden, siegen, verlieren und die Kräfte einteilen lernen.
- *Gestaltungstherapie:* Mit den zwei- bis dreimal wöchentlich stattfindenden Therapiesitzungen wird das kreative Tun gefördert, manchmal ist es nur produktorientiert (Beschäftigungstherapie), bisweilen auch prozessorientiert (Kunsttherapie).
- *Freizeit- und Erlebnispädagogik* zum (Wieder-)Erlernen einer sinnstiftenden und suchtmittelfreien Freizeitgestaltung (die meisten Rückfälle erfolgen in der Freizeit).
- *Berufliche Orientierung in der Rehabilitation Abhängigkeitserkrankter (BORA) nach Zielgruppen:* Hierzu gehören Berufsberatung, ggf. Erstellen einer Bewerbungsmappe oder die Arbeitstherapie an Modellarbeitsplätzen zur Belastungserprobung und beruflichen Wiedereingliederung.
- *Münzbelohnungstechnik:* Diese Technik wird nur bei depravierten Suchtkranken angewendet, bei denen die Selbstkontrolle im Sinne einer Selbstfürsorge gesteigert werden muss. Diese Patienten bekommen Vergünstigungen, wenn sie eine bestimmte Anzahl von Münzen bzw. Punkten für Pünktlichkeit, Zimmerordnung, Reinlichkeit, aktive Mitarbeit während der Therapiesitzungen usw. erreicht haben.

- Aufbau von Hoffnung
- Universalität der Störung erkennen lernen (d. h. nicht nur der Betroffene selbst hat die Störung, sondern viele andere auch), damit auch Abbau von Schamgefühlen
- Altruismus entwickeln mit der Einsicht, auch von anderen gebraucht zu werden (»Es gibt noch Hilflosere!«)
- korrigierende Wiederholung der Familiensituation als Primärgruppe
- Entwicklung sozialer Kompetenz: Minderung sozialer Ängste, Gefühl, dass andere den Betroffenen ernst nehmen, Reden in der Gruppe
- Lernen am Modell: Einbringen von erfolgreichem Handeln
- interpersonelles Lernen: Umgang mit Konflikten, das Üben von Solidarität wird gestützt
- Gruppenkohäsion: Das Gefühl einer weiterführenden Gruppenidentität kann entstehen

Aber: Vorsicht bei Ich-schwachen Menschen (z. B. Psychotiker), dazu ist die Einzeltherapie oft besser geeignet oder eine »weiche«, wenig konfrontative Gruppenführung.

Tab. 4-5: Gruppentherapie – Ziele und Wirkmechanismen (nach Yalom 2012)

- Keiner besucht mich. Wer würde sich über meinen Besuch freuen?
- Keiner schreibt mir. Wer freut sich über ein paar Zeilen von mir?
- Keiner hört mir zu. Wer würde sich freuen, wenn ich ihm zuhöre?
- Keiner fährt mit mir in den Urlaub. Wen könnte ich mit in den Urlaub nehmen?
- Keiner will meine Hilfe. Von wem würde ich Hilfe annehmen?
- Keiner hat eine Aufgabe für mich. Was würde mir Spaß machen?
- Keiner fragt mich um Rat. Wen versuche ich zu verstehen?
- Keiner vermisst mich. An wen denke ich?
- Keiner nimmt mich in den Arm. Wem vertraue ich mich an?
- Keiner lacht mich an. Wem schenke ich mein Lachen?

Tab. 4-6: Kognitive Umstrukturierung – »Ich bin einsam« (nach Schneider 2010)

Gott gebe mir
- die Gelassenheit, Dinge hinzunehmen, die ich nicht ändern kann,
- den Mut, die Dinge zu ändern, die ich ändern kann, und
- die Weisheit, das eine vom anderen zu unterscheiden.

Tab. 4-7: »Gelassenheitsspruch«, ähnlich wie ihn die Anonymen Alkoholiker verstehen (nach Epiktet)

> **MERKE**
>
> Die therapeutische Gruppe ist ein Prinzip, das praktisch alle Lebensbereiche in die Gruppentherapie einbezieht (z. B. Haushalt, Kochen, Freizeit, Gemeinschaftsordnung, Hausordnung), zumindest was die aktuelle stationäre Behandlungssituation betrifft.

4.4 Therapieziele

Grundlegend wird von den Akteuren der Suchthilfe folgende Hierarchie bei den Therapiezielen verfolgt (Abb. 4-4):
- Sicherung des Überlebens (v. a. Substitution)
- gesundheitliche Stabilisierung (v. a. Substitution)
- Reduktion und Einstellen von ggf. vorhandenem Beigebrauch (v. a. bei Substitution)
- Reduktion von Methadon in kleinen Schritten (Substitution)
- Substanzfreiheit (Totalabstinenz)
- zufriedene Lebensführung in Abstinenz

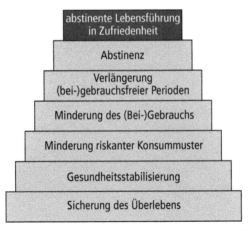

Abb. 4-4: Medizinisch-psychotherapeutische Therapiezielehierarchie bei der Substitutions-behandlung (nach Körkel und Kruse 2005)

Am Beispiel der Drogenabhängigkeit lässt sich diese Staffelung der Therapieziele gut erläutern: Bei Heroinabhängigkeit dauert es etwa zehn Jahre, bis der erste ernsthafte Versuch einer Entwöhnungstherapie unternommen wird (Abb. 4-5). Zunächst sind die Abhängigen »drogenfixiert« und keiner Therapie zugänglich. Erst nach einiger Zeit der negativen Erfahrungen werden sie »ambivalent« und sind zu einer Substitutionstherapie mit Methadon oder einem anderen Ersatzstoff bereit. Nach einigen weiteren Jahren entschließen sie sich zur Abstinenzorientierung.

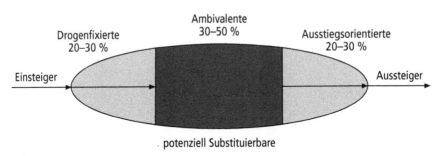

Abb. 4-5: Struktur der lokalen Drogenszene und die Anteile der nur über niederschwellige Angebote erreichbaren Drogenfixierten, der Substituierten und der Ausstiegsorientierten (Tretter 2000)

4.5 Symptomatische Medikation

Neben zentralnervös wirksamen Medikamenten, die mit dem Ziel verabreicht werden, in die derangierte Neurochemie, die den Entzug kennzeichnet (→ Kap. 2.3.6, »Neurochemisches Mobile«), mildernd einzugreifen, gibt es auch bewährte Strategien der nur an den peripheren Symptomen orientierten Therapie (Tab. 4-8).

Erregungszustand bei Substanzintoxikation
Es sollte möglichst versucht werden, verbal eine Beruhigung des Patienten herzustellen (Dauer bis etwa 20 min seit der letzten Substanzaufnahme). Ist keine Beruhigung möglich, hilft unter Notfallaspekten Lorazepam 1−2 mg sublingual, in Ausnahmefällen unter Intensivbedingungen z. B. Midazolam (cave: Atemdepression!).
Psychomotorische Unruhe
In der Entzugsphase sind Clomethiazol (z. B. Distraneurin®) oder Benzodiazepine effektiv und wie beim Alkohol-Entzugssyndrom zu dosieren.
Halluzinationen und/oder Wahn
Einsatz von Antipsychotika wie Haloperidol (z. B. Haldol®) oder Risperidon (z. B. Risperdal®).
Magenreizungen
Antacida wie Hydrotalcit oder Magaldrat sollten bei Sodbrennen verabreicht werden. Auch Pantoprazol (20−40 mg oral) oder Omeprazol 20−40 mg/d können erforderlich sein. In leichteren Fällen können Kapseln mit Melissenblättertrockenextrakt helfen.
Erbrechen
Die Gabe von Dimenhydrinat (z. B. Vomex A®, Kps. 50 mg 1−3 × tgl. oder Supp. 150 mg 1−2 × tgl.), notfalls Metoclopramid (10 mg als Kurzinfusion langsam [!] i. v. über mind. 3 min; → Rote Liste® 2022) sind erfolgreich (cave: Anfallsrisiko, EPMS!).
Durchfall
Er wird mit 3−4 × tgl. 2−4 Kohle-Tbl. (z. B. Kohle-Compretten®) oder 2 Kps. Loperamid (z. B. Imodium®, dann nach jedem ungeformten Stuhl 1−6 Kps./d) behandelt. Eine Elektrolytsubstitution ist zu erwägen.
Hypotonie
Infusion zur Kreislaufstabilisierung, z. B. Natriumchlorid 1 000 ml i. v.
Bauchkoliken
Diese werden gut mit Wärmflaschen und evtl. mit Butylscopolamin (z. B. Buscopan®, Supp. oder Drg.) behandelt.
Muskel- und Gelenkschmerzen
Bei diesen Schmerzen wirken Salben mit Cayennepfefferdickextrakt (z. B. Dolobene®; → Rote Liste® 2022) oder Beinwellwurzel-Fluidextrakt (z. B. Kytta®) und evtl. kurzfristig bis zu 3 × tgl. 25−50 mg Diclofenac (z. B. Voltaren®).

II KLINIK ALLGEMEIN

Hypovitaminosen
Prophylaktisch mit Vitamin-B-Komplex (z. B. Vitamin B duo Filmtabl.) behandelbar, was meist jedoch zu unspezifisch ist. Beim Alkoholentzug Gabe von Thiamin (= Vitamin B_1; z. B. Neuro-AS, eine Kombination aus Vitamin B_1 100 mg und 100 mg Vitamin B_6) möglichst für 1–2 Wo. oral bis 300 mg/d (über den Tag verteilt, dadurch bessere Resorption). Bei Schluckstörungen oder reduzierter Vigilanz parenterale Gabe (z. B. Neurobion®, 100 mg), jedoch insbesondere bei der 1. Gabe allergische Reaktionen beachten. Die Basis der Vitamin-B_1-Defizit-Hypothese ist nicht so gut gesichert, wie allgemein angenommen, da man auch ein alkoholbedingtes Korsakow-Syndrom ohne Vitamin-B_1-Mangel beobachten kann. Zuverlässige klinische Studien stehen noch aus. Bei neurologischer Symptomatik (Wernicke-Enzephalopathie), z. B. Augenbewegungsstörungen, Gangstörungen, ist die parenterale Therapie dringlich indiziert, Thiamin-Gabe nach der AWMF-Leitlinie »Screening, Diagnose und Behandlung alkoholbezogener Störungen« (2020) tgl. 3 × 250–500 mg i. v. über 30 min in je 50–100 ml Ringer- oder 0,9%iger NaCl-Lösung in der Akutbehandlung (Thomson et al. 2012).

Pneumonie-Prophylaxe
Zur Prophylaxe sind Atemgymnastik, Abklatschen, Luftbefeuchten usw. angezeigt. Bei der manifesten Pneumonie sollte nach internistischen Empfehlungen therapiert werden. Antibiotika werden nach Erregersicherung verabreicht. Bei Verschleimung der Atemwege helfen z. B. Ambroxol (z. B. Mucosolvan® Saft, 3 × 10 ml) und auch Acetylcystein Brausetabl. Zur Bronchodilatation (z. B. spastische Bronchitis) Fenoterol (z. B. Berotec® N 100 mg Dosier-Aerosol, 3 × 1–2 Hübe/d).

Thrombose-Prophylaxe
Krankengymnastik, Strümpfe sowie Heparin 7 500 IE s. c. 1-0-1 sind hierfür geeignet.

Tachykardie (HF > 120/min)
β-Rezeptoren-Blocker (z. B. Metoprolol, 1–2 × 50 mg/d) oder Clonidin (75–150 µg).

Elektrolytausgleich (Spiegel)
Hierzu sollten folgende Medikamente verabreicht werden: ■ Kalium, z. B. Kalinor®-Brausetabl., 1–3 × 1 Tbl./d; ggf. Kalium i. v. 20–40 mmol/d. ■ Calcium, Calcium-Brausetabl., 1–3 × 1 Tbl./d. ■ Magnesium; fragliche Relevanz einer Hypomagnesiämie bei Entzugssyndromen, evtl. z. B. Magnesium-Diasporal®, 2 × 1 Briefchen/d. ■ Natrium; bei forcierter Substitution besteht die Gefahr der Induktion einer zentralen pontinen Myelinolyse! Daher vorzugsweise oral am besten 4 × 2 Schweden-Tbl./d (1 Tbl. enthält 250 mg NaCl) geben; ggf. 1 000–1 500 ml/d 0,9 % NaCl-Infusion für etwa 24 h.

Zerebraler Krampfanfall
In diesem Fall die Lagerung beachten, die Atmung (!) beobachten und abwarten. Die Messung der Sauerstoffsättigung mit einem Pulsoxymeter und die Überwachung der Vitalparameter (RR und Puls) werden empfohlen. Diazepam (z. B. Valium®, 10 mg) evtl. als Rektiole oder i. v. Die anschließende Gabe von Antiepileptika wie z. B. Carbamazepin 3 × 200 mg, Valproinsäure 3 × 300 mg (Valproinsäure-Gabe auch i. v. möglich) oder Levetiracetam (2 × 500 mg bis 2 × 1000 mg), jeweils in schrittweiser Aufdosierung, ist zu erwägen.

Tab. 4-8: Medikamente nach Zielsymptomen (nach Rote Liste® 2022; Tretter 2000)

Literatur

Arbeitsgemeinschaft der Wissenschaftlichen Medizinischen Fachgesellschaften (AWMF) (2020). S3-Leitlinie »Screening, Diagnose und Behandlung alkoholbezogener Störungen«. Version: Dezember 2020. www.awmf.org/leitlinien/detail/ll/076-001.html (letzter Zugriff: 22.11.2022).

Körkel J, Kruse G (2005). Rückfall bei Alkoholabhängigkeit. Bonn: Psychiatrie Verlag.

Rote Liste® (2022). Rote Liste. Frankfurt a. M.: Rote Liste® Service GmbH.

Schneider R (2010). Die Suchtfibel. Wie Abhängigkeit entsteht und wie man sich daraus befreit. Informationen für Betroffene, Angehörige und Interessierte. 15. Aufl. Hohengehren: Schneider.

Thomson AD, Guerrini I, Marshall EJ (2012). The evolution and treatment of Korsakoff's syndrome: out of sight, out of mind? Neuropsychol Rev 22: 81–92.

Tretter F (1994). Psychosoziale Aspekte der Entzugstherapie. In: Tretter F, Bussello-Spieth S, Bender W (Hrsg). Therapie von Entzugssyndromen. Berlin, Heidelberg: Springer.

Tretter F (2000). Suchtmedizin. Der suchtkranke Patient in Klinik und Praxis. Stuttgart: Schattauer.

Wetterling T, Veltrup C (1997). Diagnostik und Therapie von Alkoholproblemen. Berlin, Heidelberg: Springer.

Wienberg G, Driessen M (2001). Auf dem Weg zur vergessenen Mehrheit. Innovative Konzepte für die Versorgung von Menschen mit Alkoholproblemen. Bonn: Psychiatrie Verlag.

Yalom ID (2012). Theorie und Praxis der Gruppentherapie. Ein Lehrbuch. 11. Aufl. Stuttgart: Klett-Cotta.

II KLINIK ALLGEMEIN

MICHAEL RATH UND CHRISTOPH SCHWEJDA[4]

5 Sonstige Interventionen

Jeder Kontakt mit dem Suchtkranken ist von einem Beziehungsproblem unterlagert: Der Therapeut möchte die diagnostisch »wahren« Verhältnisse herausfinden, der Patient möchte sie verbergen, weil ansonsten für ihn seine Welt zusammenbricht. Zu diesem Zweck wurde die Strategie der »motivationalen Intervention« entwickelt.

5.1 Motivationales Interview

Ein erster Schritt im Rahmen der Diagnosemitteilung kann eine *Vorteile-Nachteile-Erörterung* des Weiterkonsums und des Aufhörens sein. Diese komplexe Vorteile-Nachteile-Bilanzierung ist bei der Diagnose des Suchtmittelkonsums ein wichtiger Schritt der Verständigung über die Problematik. Denn der vereinfachende affektive Umgang des Patienten bei der Konfrontation mit Schäden und Risiken des Suchtmittels, insbesondere im Hinblick auf Abwehrreaktionen, bestätigt v. a. die Abhängigkeitsdiagnose: Er wird die Droge idealisieren. Hier muss vorsichtig entgegengearbeitet werden (ein Schritt der »motivationalen Intervention«). Das Grundprinzip des »motivationalen Interviews« als Interventionsform bei Erstkontakt besteht in einem Gefüge von Bezugspunkten, die zu beachten sind und unter dem Akronym FRAMES (»Rahmen«) zusammengefasst wurden (z. B. Hester und Miller 2003).

> **DEFINITION**
> Die Abkürzung FRAMES bedeutet:
> - **F = Feedback.** Hierbei sollten konsumierte Substanzmengen, soziale Folgeprobleme, medizinische Suchtmittelschäden usw. durch ein persönliches Gespräch rückgespiegelt werden.
> - **R = Responsibility** (Verantwortlichkeit). Dieser Aspekt betrifft die Zuständigkeit des Patienten für die Probleme und den diese Probleme bearbeitenden Veränderungsprozess.

---

4 Teile dieses Kapitels wurden aus den vorherigen Auflagen übernommen. Wir bedanken uns bei den damaligen Autorinnen und Autoren Johanna Constantinescu-Fomino, Petra Werner und Arpad Grec.

- **A = Advice** (Anweisungen). Bei diesem Bereich handelt es sich um empathische Empfehlungen zur Veränderung und um Hinweise, wie dies geschehen kann.
- **M = Menu** (Menü). Mit diesem Punkt soll beachtet werden, dass dem Patienten der Bereich der Möglichkeiten aufgezeigt werden soll, wenn noch eine große Ambivalenz vorliegt (Ja-aber-Antworten des Patienten).
- **E = Empathy** (Empathie). Empathie, im Sinne der gesprächspsychotherapeutischen Grundhaltung, ist in allen Bereichen der Intervention wichtig.
- **S = Self-Efficacy** (Selbstwirksamkeit). Der Klient wird in seiner Überzeugung, sich verändern zu können, bestärkt.

Im Gespräch mit dem Patienten, bei dem der Drogenkonsum problematisiert werden soll, ist es zweckmäßig, die Vor- und Nachteile des weiteren Drogenkonsums und der -abstinenz gegeneinander abwägen zu lassen (Tab. 5-1). Es ist kontraproduktiv, nur über die Nachteile des Drogenkonsums zu sprechen.

Drogen	Vorteile	Nachteile
Konsum	- Entspannung - Lockerung im sozialen Rahmen - Anregung - Kreativitätssteigerung - soziale Anerkennung	- Entgleisungen - Minderung der geistigen Funktionen - Gefahren im Straßenverkehr - Fehler im beruflichen Bereich - Konflikte, Aggressionen, Katerzustände, verlorene Zeit
Abstinenz	- keine sozialen Komplikationen - klarer Kopf - Schäden kommen zum Stillstand - Körper regeneriert sich - sozialer Aufbau ist möglich - keine Schuld- und Schamgefühle	- Veränderungsstress - kein »Feiern« mehr möglich - Erklärungsbedürftigkeit der Abstinenz

Tab. 5-1: Patientenbezogene Vorteile-Nachteile-Bilanzierung des Drogenkonsums und der -abstinenz

5.2 Suchtberatung im Internet

Kompetente Suchtberatung durch qualifizierte Expertinnen und Experten wird im Internet als Online-Beratung kostenlos und anonym angeboten.

Vorteile: Anonymität, keine Kosten, rasche Antworten auf die Erstanfrage

Beispiele für Intranetseiten: www.drugcom.de/, www.safezone.ch

5.3 Angehörigen-Betreuung

Vor Beginn der Kontakte mit dem Hilfesystem sind der Kontakt und die Einbezug-
nahme der Angehörigen Grundvoraussetzungen einer qualifizierten Suchttherapie
(Kolitzus 2014; Tab. 5-2).

Punkt	Erläuterung
1.	Der Angehörige sollte umfassend über die Alkoholproblematik (z. B. körperliche und psychische Folgen des Alkoholismus einschließlich Gefahrenzeichen wie grobes Zittern, Schwitzen, Herzrasen, Bluterbrechen und Krampfanfälle) informiert werden.
2.	Es sollte vermittelt werden, dass der Angehörige mit Unterstützung des Arztes, von Beratungsstellen oder durch Teilnahme an einer Selbsthilfegruppe (z. B. Al-Anon, https://al-anon.de) dem Alkoholkranken helfen kann, abstinent zu werden und zu bleiben.
3.	Liegt eine Bedrohung durch den Alkoholkranken vor, dann sollte sich der Angehörige rechtzeitig um entsprechende Hilfe (z. B. Polizei, Gesundheitsamt) kümmern. Zunächst ist es wichtig, dem Angehörigen zu vermitteln, dass dieser für die Abhängigkeit des anderen keine Verantwortung oder Schuld trägt.
4.	Zu Phasen des überhöhten Trinkens wird der Angehörige hingewiesen, darauf zu achten, dass der Alkoholkranke sich regelmäßig gesund ernährt und möglichst viele nichtalkoholische Getränke zu sich nimmt. Außerdem sollte der Angehörige zunächst beim Trinken des Betroffenen anwesend sein. Er sollte ihm immer wieder mitteilen, wie sehr er ihn schätzt, wenn er nicht trinkt.
5.	Der Angehörige wird über mit überhöhtem Trinken inkompatible Verhaltensweisen aufgeklärt, die er vermehrt vorschlagen sollte, z. B. Planen gemeinsamer Aktivitäten (Ausflug mit Kindern). In diesem Rahmen kann der Angehörige auch aufgefordert werden, seine Betroffenheit und Sorge über das Trinkverhalten seines Partners, Elternteils o. Ä. schriftlich zu formulieren. Der Angehörige sollte versuchen, seine Nähe zum Betroffenen auszudrücken und konkret zu schildern, wie der überhöhte Alkoholkonsum zu einer Zerstörung der Beziehung führt, und gleichzeitig Veränderungswünsche äußern. Dabei sollten Abwertungen und Vorwürfe vermieden werden.
6.	In einer Angehörigengruppe können die Briefe geprüft werden, welche Ausführungen am hilfreichsten und bedeutsamsten erscheinen. Abschließend wird der Alkoholkranke in einem persönlichen Gespräch mit diesen Aussagen konfrontiert.
7.	Bei unverändertem Trinkverhalten sollte im nächsten Schritt der Angehörige jegliche Zuwendung und Unterstützung einstellen, wenn der Alkoholkranke überhöht Alkohol konsumiert.
8.	Falls immer noch keine Verbesserung der Trinksymptomatik stattfindet, wird der Angehörige aufgefordert, das Verhalten des Betroffenen völlig zu ignorieren und nur noch bei einer unmittelbaren Gefahr für das Leben des Angehörigen einzugreifen. Es findet keine weitere Unterstützung mehr statt.

Punkt	Erläuterung
9.	Der Angehörige eines Alkoholkranken sollte in den alkoholfreien Intervallen positive Rückmeldung geben und gemeinsame Aktivitäten planen, die mit einem überhöhten Alkoholkonsum unvereinbar sind. Der Angehörige sollte solche Aktivitäten einsetzen, um eine langfristige Änderung zu verstärken oder die Behandlungsmotivation zu fördern.
10.	Darüber hinaus sollte der Angehörige ermuntert werden, eigene Freizeitinteressen neu zu entdecken. Auch hier ist es wichtig, dem Angehörigen zu vermitteln, dass dieser sich Zeit für seine Interessen nehmen kann, ohne dadurch für die Abhängigkeit mitverantwortlich zu sein oder den Alkoholkranken zu vernachlässigen.

Tab. 5-2: Angehörigen-Informationen (nach Schneider 2015)

5.4 Selbsthilfe

Die Teilnahme an Selbsthilfegruppen erhöht die Abstinenzchancen v. a. von Absolventen einer Entwöhnungstherapie noch um zusätzliche 10–15 %. Fast überall gibt es die Anonymen Alkoholiker (Tab. 5-3). Aber auch andere Gruppen stehen zur Verfügung (→ Anhang, Kap. 11 Adressen). Der Patient muss die Gruppe selbst finden, die ihm am besten zusagt.

Schritt	Erläuterung
1.	Wir gaben zu, dass wir dem *Alkohol gegenüber machtlos* sind und unser Leben nicht mehr meistern können.
2.	Wir kamen zu dem Glauben, dass *eine Macht, größer als wir selbst*, uns unsere geistige Gesundheit wiedergeben kann.
3.	Wir fassten den Entschluss, unseren Willen und unser Leben der Sorge Gottes – wie wir ihn verstanden – *anzuvertrauen*.
4.	Wir machten eine gründliche und furchtlose *Inventur* in unserem Inneren.
5.	Wir gaben Gott, uns selbst und einem anderen Menschen gegenüber *unverhüllt unsere Fehler zu*.
6.	Wir waren völlig bereit, all diese *Charakterfehler* von Gott *beseitigen* zu lassen.
7.	*Demütig* baten wir, unsere Mängel von uns zu nehmen.
8.	Wir machten eine *Liste aller Personen*, denen wir *Schaden zugefügt hatten*, und wurden willig, ihn bei allen wieder gutzumachen.
9.	Wir *machten* bei diesen Menschen *alles wieder gut* – wo immer es möglich war, es sei denn, wir hätten dadurch sie oder andere verletzt.

Schritt	Erläuterung
10.	Wir setzten die *Inventur* bei uns fort, und wenn wir Unrecht hatten, gaben wir es sofort zu.
11.	Wir suchten durch Gebet und Besinnung, die *bewusste Verbindung zu Gott* – wie wir ihn verstanden – zu vertiefen. Wir baten ihn nur, uns *seinen Willen erkennbar werden zu lassen* und uns die Kraft *zu geben, ihn auszuführen.*
12.	Nachdem wir durch diese Schritte ein geistiges Erwachen erlebt hatten, versuchten wir, diese *Botschaft an Alkoholiker weiterzugeben* und unser tägliches Leben nach diesen Grundsätzen auszurichten.

Tab. 5-3: Die zwölf Schritte der Anonymen Alkoholiker (nach Anonyme Alkoholiker 1978; www.anonyme-alkoholiker.de)

5.5 Nachsorge

Im Anschluss an eine therapeutische Behandlung empfiehlt sich, dringend eine angebotene ambulante Nachsorge, z. B. in einer wohnortnahen Suchtberatungsstelle, für mindestens ein halbes Jahr anzunehmen.

Literatur

Anonyme Alkoholiker (1978). Das Blaue Buch. Marktoberdorf: Eigenverlag.
Hester RK, Miller WR (2003). Handbook of Alcoholism. Treatment Approaches. 3rd ed. Boston: Allyn & Bacon.
Kolitzus H (2014). Ich befreie mich von deiner Sucht. Hilfen für Angehörige von Suchtkranken. 10. Aufl. München: Kösel.
Schneider R (2015). Die Suchtfibel. Wie Abhängigkeit entsteht und wie man sich daraus befreit. Informationen für Betroffene, Angehörige und Interessierte. 18. Aufl. Hohengehren: Schneider.

Teil III

Klinik speziell

MICHAEL RATH, CHRISTOPH SCHWEJDA, FELIX TRETTER
UND OLIVER POGARELL[5]

6 Legale Drogen

Die folgenden Substanzen werden hier jeweils nach den diagnostischen Prozeduren und den therapeutischen Strategien abgehandelt. Grundsätzlich ist so vorzugehen, wie es in den Kapiteln 3 und 4 dargelegt wurde.

MICHAEL RATH UND OLIVER POGARELL

6.1 Nicotin

Die akute Nicotinwirkung besteht vorwiegend in einer Sympathikus-, aber auch Parasympathikusaktivierung in Form der Konstriktion der Hautgefäße, Anstieg von Pulsfrequenz und Blutdruck, Kontraktion des Herzmuskels, Plättchenaktivierung, Stoffwechselbeschleunigung, Gewichtsverlust, Lipolyse und Fettsäure-Freisetzung.

6.1.1 Diagnostik

Diagnostisch ist der tägliche Konsum von 30 Zigaretten (ca. 2 Zigaretten/h) eindeutig ein (gesundheitsschädlicher) abhängiger Konsum. Der Patient sollte daher zunächst ein Tagesprofil des Konsums aufstellen und die Auslösesituationen angeben. Beim Gewohnheitskonsum ist dies bereits schwierig. Diagnostisch ist sonst nach den Prinzipien der ICD-Kriterien vorzugehen (→ Kap. 3.6). Weitere Klassifikationsmöglichkeiten bietet die DSM-5™ (Tab. 6-1). Für eine stärker quantitativ begründete Diagnostik kann ein Fragebogen hilfreich sein (Abb. 6-1, Abb. 6-2). Die Abhängigkeitsdiagnostik anhand des Fagerström-Tests (→ Abb. 6-1) setzt aber eine gewisse Grundmotivation des Patienten voraus. Manchmal kann man anhand der Folgeschäden des Nicotinkonsums die Diagnose absichern (Abb. 6-3).

5   Teile dieses Kapitels wurden aus den vorherigen Auflagen übernommen. Wir bedanken uns bei den damaligen Autorinnen und Autoren Johanna Constantinescu-Fomino, Petra Werner und Arpad Grec.

Nach aktuellem Schweregrad:

- Z72.0 leicht
- F17.200 mittel
- F17.200 schwer
- F17.203 Tabakentzug
- F17.209 nicht näher bezeichnete Störung im Zusammenhang mit Tabak

Tab. 6-1: Störungen durch Tabakkonsum nach DSM-5™

1. Wann nach dem Aufwachen rauchen Sie Ihre erste Zigarette?		
innerhalb von 5 min	3	Punkte
innerhalb von 6–30 min	2	Punkte
innerhalb von 31–60 min	1	Punkt
nach 60 min	0	Punkte
2. Finden Sie es schwierig, an Orten, wo das Rauchen verboten ist, darauf zu verzichten?		
ja	1	Punkt
nein	0	Punkte
3. Auf welche Zigarette möchten Sie nicht verzichten wollen?		
die erste am Morgen	1	Punkt
andere	0	Punkte
4. Wie viele Zigaretten rauchen Sie im Allgemeinen pro Tag?		
bis 10	0	Punkte
11–20	1	Punkt
21–30	2	Punkte
mehr als 30	3	Punkte
5. Rauchen Sie am frühen Morgen im Allgemeinen mehr als am Rest des Tages?		
ja	1	Punkt
nein	0	Punkte
6. Kommt es vor, dass Sie rauchen, wenn Sie krank sind und im Bett bleiben müssen?		
ja	1	Punkt
nein	0	Punkte
Summe		**Punkte**
Auswertung		
0–2 Punkte:	Dies spricht für eine geringe Abhängigkeit.	
3–5 Punkte:	Bereits das Vorliegen einer mittleren Abhängigkeit spricht für die Verwendung einer Entwöhnungshilfe.	
6–7 Punkte:	Es liegt eine ausgeprägte Abhängigkeit vor. In der Regel sind mehr Anstrengungen vom Therapeuten als vom Patienten erforderlich.	
8–10 Punkte:	Gleiches gilt für die starke Abhängigkeit. »Lassen Sie sich nie entmutigen. Beherzigen Sie die Ratschläge. Auch Sie können die Abhängigkeit von Zigaretten überwinden.«	

Abb. 6-1: Fagerström-Test für Nicotin-Abhängigkeit (FTND) (nach Fagerström und Schneider 1989; Tretter 2000)

1.	**Wann nach dem Aufwachen morgens rauchen Sie die erste Zigarette?** ▪ sofort danach ☐ ▪ innerhalb von 30 min ☐ ▪ nach 30 min ☐
2.	**Wie viele Zigaretten und welche Marke rauchen Sie täglich?** ▪ _____ ▪ _____
3.	**Wie lange haben Sie es längstens, ohne eine Zigarette zu rauchen, ausgehalten?** _____ Tage _____ Wochen _____ Monate _____ Jahre
4.	**Wer in Ihrer Umgebung raucht?** ▪ Partner/Partnerin ja ☐ nein ☐ ▪ die meisten meiner Freunde ja ☐ nein ☐
5.	**Ist Ihr Arbeitsplatz** ja ☐ nein ☐ **rauchfrei?**

Abb. 6-2: Kurzfragebogen vom Institut für Rauchertherapie (IRT 2007)

6.1.2 Therapie

Entzugsbehandlung

Beim Absetzen von Nicotin entsteht ein *Entzugssyndrom* mit vermehrter Reizbarkeit, Angst, Konzentrationsdefiziten, Unruhe, Appetitzunahme und auch Schlafstörungen. Dieses Entzugssyndrom ist individuell unterschiedlich schwer ausgeprägt und kann Wochen bis Monate dauern. Verlangen nach Tabak, Kopfschmerzen, Darmträgheit mit mehrwöchiger Verzögerung werden häufig beobachtet.

Eine Therapie ist bis auf symptommindernde Medikamente (→ Kap. 4, Tab. 4-8) nicht nötig.

Bei Vorliegen schwerwiegender Komplikationen (Atemnot) und mit entsprechend tief greifendem Willensentschluss können manche Raucher auch ohne Therapiemaßnahme aufhören. Andere wünschen sich den Entzug unter Narkose, der unter Risiko-Nutzen-Überlegungen nicht zu empfehlen ist.

Unerwünschte Nebenwirkung der Nicotinabstinenz ist die Gewichtszunahme, was

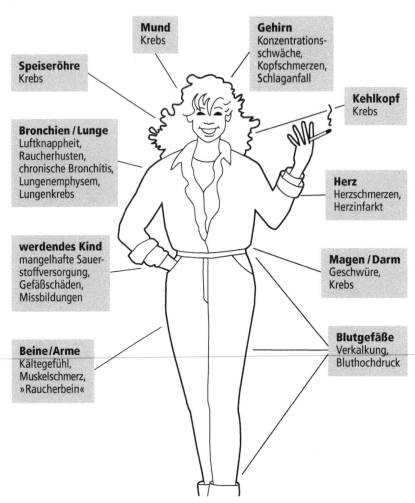

Abb. 6-3: Folgesyndrome bei chronischem Tabakrauchen (Bundeszentrale für Gesundheitliche Aufklärung; nach Tretter 2000)

v. a. bei Frauen Schwierigkeiten mit sich bringen kann und nicht selten in den Bereich des Medikamentenmissbrauchs führt.

Entwöhnungstherapie

Zur Entwöhnungstherapie stehen u. a. folgende Möglichkeiten zur Verfügung:

- Ersatzstoffbehandlung – Nicotinpflaster/-kaugummi (Nicotinpräparate) zur Stabilisierung
- Psychotherapie, Verhaltenstherapie
- Akupunktur
- Varia, z. B. Vareniclin, Bupropion (→ Anhang, Kap. 9, Medikamentenliste)

Ein weiterer medikamentöser Behandlungsansatz wäre durch die schon lange hier als wirksam bekannte Substanz Cytisin gegeben (u. a. Walker et al. 2014), ein Alkaloid aus dem Gemeinen Goldregen (*Laburnum anagyroides*). Eine EU-weite Zulassung als Medikament ist jedoch wegen wirtschaftlicher Aspekte nicht zu erwarten (o. V. 2014), obwohl das Präparat Tabex® mit dem Wirkstoff Cytisin zur Unterstützung bei der Beendigung des Nicotinkonsums in den ehemaligen Ostblockstaaten seit den 1960er-Jahren gut etabliert ist. In Deutschland ist ein rezeptfreier Bezug möglich.

Ersatzstoffbehandlung

Am weitesten verbreitet ist die Anwendung von Nicotinpräparaten in Form von Pflaster, Kaugummi und Spray (Tab. 6-2). Auf diese Weise kann zumindest der schädliche Rauch vermieden werden. Ziel der Therapie ist, ähnlich wie in der Substitutionstherapie bei Heroinabhängigen, eine Schadensbegrenzung, der aber die Entwöhnung folgen sollte.

- Nicorette® freshmint 2 mg Lutschtabletten, gepresst
- Nicorette® Fruit & Mint Spray, Nicorette Mint Spray (1 mg pro Sprühstoß)
- Nicorette® Inhaler 15 mg
  - entspricht einer Wirkstoffaufnahme von max. 1 mg Nicotin pro Anwendung
- Nicorette® Kaugummi 2 mg, 4 mg, verschiedene Geschmacksrichtungen (»freshfruit«, »freshmint«, »whitemint«)
- nikofrenon® 10/20/30 transdermale Pflaster
  - 1 transdermales Pflaster enthält 17,5 mg/35 mg/52,5 mg Nicotin
  - durchschnittliche Wirkstofffreigabe auf die Haut: 7 mg/24 h, 14 mg/24 h, 21 mg/24 h
- Nicorette® TX Pflaster 10 mg/15 mg/25 mg
  - 1 transdermales Pflaster enthält 10 mg/15 mg/25 mg Nicotin
  - je 1,75 mg/cm²; durchschnittliche Wirkstofffreigabe auf die Haut: 10 mg/15 mg/25 mg auf 16 h

---

Tab. 6-2: Nicotinpräparate (nach Rote Liste® 2022)

Gegenanzeigen Frischer Myokardinfarkt, schwere Arrhythmien, vor Kurzem aufgetretener Schlaganfall, instabile Angina pectoris, chronische generalisierte Hauterkrankung wie Psoriasis, chronische Dermatitis und Urticaria (speziell für Membranpflaster), Nichtraucher, Gelegenheitsraucher und Kinder

Anwendungsbeschränkungen Bei stabiler Angina pectoris, hochgradiger Hypertonie, zerebrovaskulären Erkrankungen, Vasospasmen, schwerer Herzinsuffizienz, Hyperthyreoidismus, Insulin-abhängigem Diabetes mellitus, akuten Magen- und Darmgeschwüren, schweren, anhaltenden Hautirritationen

Nebenwirkungen

- *Häufig:* Kopfschmerz, Schwindel, Übelkeit, zunehmende Herzfrequenz, vorübergehende leichte Hypertonie, Hauterscheinungen an den Applikationsstellen (für Nicotinpflaster), Pruritus, Ödeme
- *Gelegentlich:* Ängstlichkeit, Depressionen, Schlafstörungen, Verstopfung, Diarrhoe und Blähungen
- *Selten:* Zuckungen, Migräne, Benommenheit, abdominale Schmerzen, Sodbrennen, Herzklopfen, thorakale Schmerzen, Spasmen

Relative Kontraindikationen Schwangerschaft und Stillzeit, akuter Schlaganfall, frischer Myokardinfarkt, instabile oder sich verschlechternde Angina pectoris sowie schwere Herzrhythmusstörungen. Die Verabreichung darf nicht an Kinder und Jugendliche unter 18 Jahre erfolgen.

> **MERKE**
> Eine Nicotin-Ersatztherapie ist auf jeden Fall besser als Weiterrauchen!

E-Zigarette

Vor dem Hintergrund zunehmend strikterer Nichtraucherschutzgesetze ist die sog. E-Zigarette (»elektrische« bzw. »elektronische« Zigarette) vermehrt in das öffentliche Interesse gerückt, bei der eine verdampfte Flüssigkeit (»Liquid«) inhaliert wird. Der inhalierte Dampf ist im sensorischen Erleben und auch in seiner Erscheinung dem Tabakrauch ähnlich. Das Liquid kann aus unterschiedlichen Inhaltsstoffen – häufig eben auch Nicotin – bestehen. Die arzneimittelrechtliche Bewertung ist uneinheitlich. Aus suchtmedizinischer Sicht ist durch den häufig zu findenden Nicotinzusatz die E-Zigarette in erster Linie eine andere Form der Nicotinzufuhr. Die toxischen Verbrennungsprodukte bei der Inhalation von Tabakrauch entfallen, allerdings können bei der Inhalation des Liquids andere potenziell schädliche Zusatzstoffe aufgenommen werden (Callahan-Lyon 2014; Cobb und Abrams 2011; FDA 2009).

Der Einsatz der E-Zigarette zur Beendigung einer Tabakabhängigkeit wird unterschiedlich beurteilt (z.B. Batra 2011; Etter et al. 2011; Kuschner et al. 2011; McRobbie et al. 2014). Problematisch ist zudem der häufig über das Internet organisierte Vertrieb, der eine Kontrolle der Inhaltsstoffe im Interesse der Konsumentensicherheit weiter erschwert (Yamin et al. 2010). Allerdings zeigten Ergebnisse einer 2019 publizierten kontrollierten Studie zum Einsatz von E-Zigaretten versus Nicotinersatztherapie (NET) zur Raucherentwöhnung (Hajek et al. 2019) eine Einjahresabstinenzrate von 18 % in der E-Zigaretten-Gruppe, die damit fast doppelt so hoch war wie in der NET-Gruppe. Ein Cochrane Review (Hartmann-Boyce et al. 2021) mit über 56 eingeschlossenen Studien und mehr als 12 000 Teilnehmern kommt zum Ergebnis einer moderaten Evidenz zugunsten nicotinhaltiger E-Zigaretten hinsichtlich höherer Abstinenzraten, lässt aber keine Rückschlüsse auf gesicherte Effektstärken zu.

Verhaltenstherapie und weitere Therapieverfahren

Es sind v. a. bei verhaltenstherapeutischen Interventionen bzw. in der Kombination damit Effekte nachgewiesen (Tab. 6-3; → auch Ebbert et al. 2004; Thurgood et al. 2016). Ebenso ist es zweckmäßig, dem Patienten weitere Therapietechniken zugänglich zu machen (Tab. 6-4). Erfahrungsgemäß müssen verschiedene Verfahren erst ausprobiert werden, bis der Patient eine Methode akzeptiert. Insgesamt gehen anhaltende Erfolgsraten meist kaum über 20–30 % langfristige Abstinenz hinaus.

Therapiebausteine	Inhalte
Motivationsförderung	gezielte Informationen über die Vorteile des Nichtrauchens
Selbstbeobachtungsphase	Protokollierung des Tageszigarettenkonsums und der Rauchsituationen, um die Funktionen des Rauchverhaltens im Alltag zu erfassen
Stimuluskontrolle	Stimuluseingrenzung, Stimulusbeseitigung, Verhaltensisolierung und Verhaltenserschwerung
Rückfallprophylaxe	Rollenspiele zur Vorbereitung auf Versuchungs- und rückfallkritische Situationen
Entspannungstraining	Autogenes Training oder Progressive Muskelrelaxation nach Jacobson
Gewichtskontrolle	Informationen und Anleitungen zur Ernährungsumstellung und körperlichen Bewegung
Selbstverstärkung	Belohnung für Abstinenz

Tab. 6-3: Verhaltenstherapeutische Interventionen

Für Nicotinkaugummi konnte gezeigt werden, dass stark abhängige Raucher davon mehr profitierten als weniger stark abhängige.

Liegt die Nicotin-Abhängigkeit als zweite Abhängigkeit vor, also z. B. bei einem Alkoholkranken oder einem Drogenabhängigen, dann ist sie besonders schwer zu therapieren. Vor allem bei Abhängigkeit von illegalen Drogen ist die Behandlung einer Nicotin-Abhängigkeit zunächst nachrangig, weil die Patienten sonst überfordert wären.

In den letzten Jahren, v. a. im Kontext einer zunehmend nicotinkritischen Gesellschaft, werden auch im Zusammenhang mit einer Alkoholentwöhnungstherapie Nicotin-Kontrollmethoden in Kursen abgehalten.

III KLINIK SPEZIELL

Suggestive Therapien (z. B. Fremdhypnose)
Sie zeigen kurzfristig gute Erfolge, eine ausreichende langfristige Abstinenz ist jedoch nicht belegt.
Entspannungsverfahren
Diese Verfahren, wie Autogenes Training oder Progressive Muskelrelaxation nach Jacobson, können für die innere Distanzierung vom Rauchen und für die kognitive Umstrukturierung genutzt werden. Als alleiniges Verfahren ist das Autogene Training in der Raucherentwöhnung nicht ausreichend.
Aversionstherapie
Hier wird durch die Kopplung eines positiven Stimulus (Rauchen) an unangenehme und aggressive Konsequenzen (z. B. Übelkeit hervorrufende Medikamente) auf eine Bestrafung des Rauchverhaltens abgehoben. Entsprechende Therapieansätze haben sich allerdings kaum durchgesetzt.
Akupunktur
Die Anwendung dieser Methode erfolgt ohne ausreichende theoretische Fundierung. Auch hier sind kurzfristig in einigen Fällen gute Erfolge zu erreichen, aussagekräftige Untersuchungen über langfristige Abstinenzquoten existieren nicht. Dem Raucher werden auch keine selbstregulierten Bewältigungsstrategien für die Aufrechterhaltung der Abstinenz vermittelt.

Tab. 6-4: Weitere Therapieverfahren zur Raucherentwöhnung (nach Soyka 1998)

MICHAEL RATH, OLIVER POGARELL, CHRISTOPH SCHWEJDA UND FELIX TRETTER

6.2 Alkohol

6.2.1 Diagnostik

Die Diagnostik als Prozedur gliedert sich in *Anamnese, klinische und apparative Untersuchungen* und *Labordiagnostik*. Bei den diagnostischen Prozeduren ist das Gespräch mit dem Patienten sehr wichtig (→ Kap. 3.1).

Anamnese

Für eine erste Orientierung bei der spezifischen Exploration kann der Selbstbeurteilungsfragebogen AUDIT (*Alcohol Use Disorders Identification Test*) hilfreich sein (Abb. 6-4). Bei der Suchtanamnese ist die Anzahl der alkoholischen Getränke pro Tag bedeutsam. Meist genügt es, die Zahl der Gläser bzw. Flaschen oder die Menge des Getränks zu erheben (Tab. 6-5).

Sehr geehrte Patientin, sehr geehrter Patient!

Da Alkohol vielfach zu gesundheitlichen Schäden führt, werden Sie in diesem Fragebogen nach Ihren Trinkgewohnheiten gefragt. Bitte beantworten Sie die Fragen so genau wie möglich, da sie Grundlage für ein ärztliches Gespräch sind. Beachten Sie bitte, dass auch Bier ein alkoholisches Getränk ist. Lesen Sie die einzelnen Fragen durch und kreuzen Sie die für Sie zutreffenden Antworten an bzw. notieren Sie die entsprechende Punktzahl Ihrer Antwort. Nach dem Test müssen Sie die Punkte Ihrer einzelnen Antworten zusammenaddieren und mit der Legende am Ende vergleichen.

1. Wie oft nehmen Sie ein alkoholisches Getränk zu sich?

nie	0 Punkte
1 × im Monat oder seltener	1 Punkt
2–4 × im Monat	2 Punkte
2–4 × in der Woche	3 Punkte
4 × oder mehr die Woche	4 Punkte

2. Wenn Sie alkoholische Getränke zu sich nehmen, wie viel trinken Sie dann typischerweise an einem Tag (ein alkoholhaltiges Getränk: z. B. 1 kleines Glas oder 1 Flasche Bier, 1 kleines Glas Wein oder Sekt, ein einfacher Schnaps oder 1 Glas Likör)?

1 oder 2	0 Punkte
3 oder 4	1 Punkt
5 oder 6	2 Punkte
7–9	3 Punkte
10 oder mehr	4 Punkte

3. Wie oft trinken Sie 6 oder mehr Gläser Alkohol bei einer Gelegenheit?

nie	0 Punkte
seltener als 1 × im Monat	1 Punkt
1 × im Monat	2 Punkte
1 × in der Woche	3 Punkte
täglich oder fast täglich	4 Punkte

4. Wie oft haben Sie in den letzten 12 Monaten erlebt, dass Sie nicht mehr mit dem Trinken aufhören konnten, nachdem Sie einmal begonnen hatten?

nie	0 Punkte
weniger als 1 × im Monat	1 Punkt
1 × im Monat	2 Punkte
1 × in der Woche	3 Punkte
täglich oder fast täglich	4 Punkte

5. Wie oft passierte es in den letzten 12 Monaten, dass Sie wegen des Trinkens Erwartungen, die man an Sie in der Familie, im Freundeskreis und im Berufsleben hatte, nicht mehr erfüllen konnten?

nie	0 Punkte
weniger als 1 × im Monat	1 Punkt
1 × im Monat	2 Punkte
1 × in der Woche	3 Punkte
täglich oder fast täglich	4 Punkte

Abb. 6-4: Selbstbeurteilungsfragebogen AUDIT (mod. für den Gebrauch in deutschsprachigen Ländern; nach Wetterling und Veltrup 1997)

Getränkeart und Menge	Alkoholgehalt (g)
1 Flasche Export- oder Pilsbier zu 0,5 Liter	ca. 20
1 Flasche Export- oder Pilsbier zu 0,33 Liter	ca. 13
1 Liter Wein – leicht	ca. 55–75
1 Liter Wein – mittel	ca. 75–90
1 Liter Wein – schwer	ca. 90–110
1 Liter Korn (32 Vol.-%)	ca. 250–260
1 Liter Weinbrand (38–40 Vol.-%)	ca. 300–320
1 Liter Whisky (43 Vol.-%)	ca. 340–350
1 Drink = »1 Gläschen« (= kleines Glas) = ca. 10 g Alkohol (0,02 Liter Korn = 0,1 Liter Wein = 0,1 Liter Sekt = 0,25 Liter Bier)	

Tab. 6-5: Alkoholgehalt in verschiedenen Getränken und in üblichen Trinkeinheiten

Klinische und apparative Untersuchungen

Der durchschnittliche Stundenabfallwert (Beta-60-Wert) beträgt ca. 0,15 ‰ (0,1–0,2 ‰). Es werden auch temporär wesentlich raschere Abbauraten beobachtet (*soft increase in alcohol metabolism* [SIAM]). Dafür sollen Stoffe wie Noradrenalin, Adrenalin, Cortisol und andere Korrelate der Stresschemie verantwortlich sein. Dies könnte das »plötzliche Ausnüchtern« von extrem erregten Alkoholkranken erklären.

Die aktuelle Blutalkohol-Konzentration (BAK) errechnet sich über die sog. Widmark-Formel:

$$BAK = \frac{Alkohol\ (g)}{KG \times r}$$

Dabei bedeuten KG das Körpergewicht in kg und r einen Verteilungsfaktor im Körper (0,7 für Männer, 0,6 für Frauen).

Die Blutalkoholkonzentration (BAK) steht nur in einem gewissen Zusammenhang mit den in Tabelle 6-6 aufgeführten Verhaltenseffekten.

Beispiel: Ein 70 kg schwerer Mann trinkt 0,5 l Bier, d. h. etwa 20 g Alkohol. Wie hoch muss der Blutalkoholspiegel angenommen werden?

Labordiagnostik

Die klinisch wichtigsten Parameter für anhaltenden Alkoholmissbrauch und/oder Alkoholhäufigkeit sind die γ-Glutamyltransferase (γ-GT), das mittlere Erythrozytenvolumen (MCV), die *high-density lipoproteins* (HDL) und das Desialotransferrin (*carbo-*

< 0,2 ‰	enthemmende Wirkung mit Steigerung der Redseligkeit
ab 0,3 ‰	erste Beeinträchtigungen (Sehfeldeinschränkung, Entfernungseinschätzung)
ab 0,5 ‰	Reaktionszeit verlängert, v. a. auf rote Signale (Rotlichtschwäche)
ab 0,8 ‰	erste Gleichgewichtsstörungen, eingeengtes Gesichtsfeld (Tunnelblick), deutliche Enthemmung
1–1,5 ‰	Sprachstörungen, mehr Risikobereitschaft und Aggressivität
2–2,5 ‰	starke Koordinations- und Gleichgewichtsstörungen, Lallen
> 2,5 ‰	Bewusstseinseintrübung, Lähmungserscheinungen, Doppelbilder, Amnesie
> ca. 3,5 ‰	Gefahr der potenziell lebensbedrohlichen Atemdepression

Tab. 6-6: Akute Alkoholwirkung
Angabe der Blutalkoholkonzentration (BAK) in ‰ (g/kg). Die BAK lässt sich über die Atemalkoholkonzentration (AAK in mg/l) schätzen; im Straßenverkehrsgesetz werden 0,25 mg/l AAK einer BAK von 0,5 ‰ gleichgesetzt. Die oben aufgeführte Einordnung gilt in etwa bei Personen, die keine Gewöhnung an den Alkohol zeigen. Bei Alkoholtoleranten und bei Alkoholabhängigen kann aber u. U. eine Alkoholisierung mit etwa 3–4 ‰ gegeben sein, ohne dass der klinisch-neurologische Befund auffällig ist

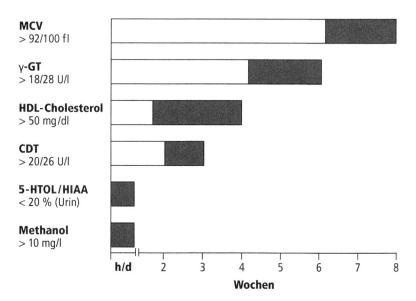

erforderliche Mindestzeiträume chronischer Alkoholexposition (80 g)
bis zur Überschreitung von Normgrenzen (Wochen)

Abb. 6-5: Schema zur Sensitivität von Labormarkern für Alkoholkonsum (nach Gilg et al. 1995). CDT = *carbohydrate deficient transferrin*; d = Tage; γ-GT = Gamma-Glutamyltransferase (Einheit/Liter); h = Stunden; 5-HTOL/HIAA = Serotonin-Metaboliten; MCV = mittleres Erythrozytenvolumen (in Femtoliter).

hydrate deficient transferrin [CDT]) (Abb. 6-5). Sie sind unterschiedlich sensitiv; eine besondere Sensitivität weisen Serotonin-Metaboliten (5-HTOL/HIAA) und Methanol auf. Neuerdings kann für etwa 80 Stunden Ethylglucuronid im Serum und im Urin ermittelt werden.

Die »Leberwerte« γ-Glutamyltransferase (γ-GT), Alanin-Aminotransferase (ALT bzw. ALAT) bzw. Glutamat-Pyruvat-Transaminase (GPT) und Aspartat-Aminotransferase (AST bzw. ASAT) bzw. Glutamat-Oxalacetat-Transaminase (GOT) sind bei Alkoholabhängigkeit meist erhöht, jedoch wenig spezifisch für die Diagnose. Sie sind allerdings einfach zu gewinnende Parameter und wegweisend für den Grad der Organschädigung bei Suchtkranken. Die γ-GT bedarf einiger differenzialdiagnostischer Überlegungen (Tab. 6-7, Tab. 6-8).

- akute und chronische entzündliche Lebererkrankung (z. B. Virushepatitis A–E; bakterielle Erkrankungen mit Leberbeteiligung; Autoimmunhepatitis)
- cholestatische Lebererkrankungen
  - (aus) mechanischer Ursache (Gallenwegsverschluss)
  - (aus) nichtmechanischer Ursache (z. B. primär biliäre Zirrhose; primär sklerosierende Cholangitis)
- Leberverfettung (z. B. Adipositas, Diabetes)
- Stauungsleber (z. B. Rechtsherzinsuffizienz)
- Medikamente (z. B. Anabolika, Antikonvulsiva, Barbiturate, Thyreostatika)
- Noxen (z. B. Tetrachlorkohlenstoff, Aflatoxin)
- parenterale Ernährung
- Schwangerschaft
- Erkrankungen, die nicht primär die Leber oder Gallenwege betreffen (z. B. Pankreatitis, akutes Nierenversagen)

Tab. 6-7: Differenzialdiagnose bei Erhöhung der γ-Glutamyltransferase (γ-GT) außer Alkoholabusus

Häufig zeigt sich eine Erhöhung des MCV als unspezifisches Zeichen einer direkten, toxischen Knochenmarkschädigung aufgrund der chronisch toxischen Alkoholwirkung.

Ein erhöhtes CDT findet sich ohne Leberveränderungen, wenn seit etwa zehn bis 14 Tagen täglich mehr als 50–80 g Alkohol konsumiert wurden. Es normalisiert sich nach zehn bis 30 Tagen Abstinenz. Das CDT ist der beste Marker für Alkoholabhängigkeit:

- Isoform des Transferrins mit vermindertem Kohlenhydratanteil
- bei mehr als 60 g Alkohol/d (> 2 Wo.) mit einer Halbwertszeit (HWZ) von zehn Tagen nachweisbar
- Normbereich: bis 20 U/l (Männer) bzw. 26 U/l (Frauen)
- gegenüber MCV und γ-GT bei gleicher Sensitivität wesentlich höhere Spezifität
- bei Leberzirrhose mit eingeschränkter Proteinsynthese sowie bei akuten Entzündungen Abnahme der CDT-Sensitivität möglich (Bestimmung der gesamten Transferrin-Konzentration erforderlich)

Männer			Frauen		
Kenngröße	Entscheidungsgrenze (optimal)		Kenngröße	Entscheidungsgrenze (optimal)	
ALT bzw. ALAT (= GPT) (2–20)	U/l	9	Erythrozyten	10/ml	49
AST bzw. ASAT (= GOT) (2–20)	U/l	10	AST bzw. ASAT (2–20)	U/l	8
γ-GT (2–28)	U/l	26	γ-GT (4–18)	U/l	25
MCV (80–96)	Femtoliter (fl)	93	Kreatinin (0,5–1,1)	mg/dl	0,59
Harnstoff	mg/dl	18			
Kreatinin	mg/dl	0,76			
Alkoholmissbrauch bei mind. 4 positiven Befunden			Alkoholmissbrauch bei mind. 3 positiven Befunden		

ALT bzw. ALAT = Alanin-Aminotransferase, früher GPT = Glutamat-Pyruvat-Transaminase; AST bzw. ASAT = Aspartat-Aminotransferase, früher GOT = Glutamat-Oxalacetat-Transaminase; γ-GT = Gamma-Glutamyltransferase; MCV = mittleres Erythrozytenvolumen

Tab. 6-8: Ausgewählte biologische Marker für Alkoholmissbrauch (Stamm et al., zit. nach Soyka und Küfner 2008)

- CDT daher bei unklarer Erhöhung der γ-GT-Aktivität differenzialdiagnostisch zum Nachweis einer erhöhten Alkoholbelastung geeignet
- extrem hohe CDT-Werte bei angeborenen Störungen des Glykoproteinstoffwechsels

Seit geraumer Zeit hat sich zudem die Bestimmung des Alkohol-Metaboliten Ethanolglucuronid (EtG) als Marker für eine wenige Tage zurückliegende Alkoholaufnahme etabliert (Walsham und Sherwood 2014). Ethylglucuronid ist ein Stoffwechselprodukt von Ethanol, das durch Konjugation von Ethanol und Glucuronsäure entsteht. Es ist unter Alkoholabstinenz weder im Blut noch im Urin nachweisbar. Etwa 0,5 % der aufgenommenen Ethanolmenge werden als EtG im Urin ausgeschieden. Die Nachweisbarkeit im Serum beträgt bis zu 36 Stunden (Maximum nach 2–3 h), im Urin 3,5 ± 1,5 Tage nach Alkoholaufnahme. Bereits 10 g Reinalkohol sind nachweisbar. Therapeutisch nutzbar ist dies z.B. als Abstinenzkontrolle während einer Behandlung, z.B. nach Wochenendausgang. EtG ist auch im Haar nachweisbar.

III KLINIK SPEZIELL

Diagnosekategorien

Neben der diagnostischen Einordnung nach ICD-10 ist die Typisierung des Störungs-bildes nach der Systematik von Jellinek (1960) möglich, der Konflikttrinker (Alpha-Trin-ker), Gelegenheitstrinker (Beta-Trinker), süchtige Trinker (Gamma-Trinker), Gewohn-heitstrinker (Delta-Trinker) und episodische Trinker (Epsilon-Trinker) unterschieden hat (Tab. 6-9; → auch Kap. 3.6).

Darüber hinaus gibt es von Cloninger et al. (1981) eine Typologie, die nach wie vor im klinischen Bereich gelegentlich Erwähnung findet (Tab. 6-10).

Erwähnenswert ist weiterhin die Typologie von Lesch und Walter (2009), die Ko-morbiditäten und Therapiestrategien berücksichtigt (→ Kap. 3.6, Tab. 3-7).

Alpha-Typ
▪ Problemerleichterungs- oder Konflikttrinker ▪ Abhängigkeit nur psychisch ▪ kein Kontrollverlust, aber undiszipliniertes Trinken mit Fähigkeit zur Abstinenz
Beta-Typ
▪ Gelegenheitstrinker ▪ weder psychische noch körperliche Abhängigkeit ▪ kein Kontrollverlust
Gamma-Typ
▪ süchtiger Trinker ▪ zuerst psychische, dann körperliche Abhängigkeit ▪ Kontrollverlust mit Phasen von Abstinenz
Delta-Typ
▪ rauscharmer, kontinuierlicher Alkoholkonsum ▪ körperliche Abhängigkeit ▪ keine Abstinenz, kein Kontrollverlust
Epsilon-Typ
▪ episodischer Trinker ▪ psychische Abhängigkeit ▪ Kontrollverlust, jedoch Fähigkeit zur Abstinenz

Tab. 6-9: Typologie der Alkoholkonsumenten nach Jellinek (1960)

Typ I	Typ II
• eher von Umweltfaktoren abhängig	• eher von hereditären Faktoren abhängig
• später Beginn (nach dem 25. Lj.)	• früher Beginn (vor dem 25. Lj.)
• bei beiden Geschlechtern vorkommend	• auf das männliche Geschlecht begrenzt
• eher milder Verlauf des Alkoholabusus	• eher schwerer Verlauf des Alkoholabusus
• hohe *reward dependence* (Abhängigkeit von Belohnung)	• niedrige *reward dependence* (Abhängigkeit von Belohnung)
• hohe *harm avoidance* (Vorsicht)	• niedrige *harm avoidance* (Vorsicht)
• niedriges *sensation seeking* (Neugierde)	• hohes *sensation seeking* (Neugierde)

Tab. 6-10: Typologie des pathologischen Alkoholkonsums nach Cloninger et al. (1981; nach Tretter 2000)

Entzugsdiagnostik

Die Entzugssymptomatik beim Alkoholentzug stellt zunächst ein v. a. noradrenerg-glutamaterg betontes Syndrom dar, bei dem klinisch die vegetative Symptomatik (arterielle Hypertonie, Tachykardie, Hyperhidrosis, Tremor) dominiert (AES-Skala; → Tab. 6-12).

Bei schwereren Entzügen erweitert sich das Symptombild. Beim Prädelir (mitunter auch als »unvollständiges Delir« bezeichnet) zeigen sich v. a. gegen Abend Halluzinationen, Schlafstörungen und Schreckhaftigkeit. Der Patient schwitzt und zittert, Grand-Mal-Krampfanfälle können vorkommen. Beim Vollbild des Delirs, dem *Delirium tremens*, treten Desorientiertheit, Übererregbarkeit und psychotische Erscheinungen wie illusionäre Verkennung sowie optische und taktile Halluzinationen hinzu, des Weiteren ist eine Entgleisung des vegetativen Nervensystems möglich; Bluthochdruck, Tachykardie und Hyperhidrose prägen dann neben dem namensgebenden Tremor das übrige klinische Bild.

Die folgenden Entzugssymptome können nach verschiedenen Organ- bzw. Funktionsebenen geordnet (Tab. 6-11) und auch auf der Basis von Skalen eingestuft werden:

Psychische Störungen Gesteigerte Angst, Erregbarkeit, Depressionen, Gedächtnisstörungen, Halluzinationen, qualitative und/oder intentional veränderte Bewusstseinslage, Wahnvorstellungen

Neurologische Symptome Tremor, Artikulationsstörungen, Ataxie, Parästhesien, epileptische Anfälle

Internistische Symptome Magen-Darm-Störungen (Appetitminderung, Erbrechen, Durchfälle, Magen-Darm-Krämpfe), Tachykardie, Hypertonie, Hypokaliämie, Hyperglykämie, vegetative Störungen (vermehrte Schweißneigung, Schlafstörungen)

III KLINIK SPEZIELL

Delirrisiko	Krampfrisiko
<ul><li>in den letzten 4 Wo. > 200 g Reinalkohol tgl.</li><li>schlechter Allgemeinzustand</li><li>Delir in der Anamnese</li><li>hochpr1ozentiger Alkohol</li><li>Hypokaliämie</li><li>Hyponatriämie</li><li>Tremor</li><li>Abbaurate > 0,25 ‰/h</li><li>Suggestibilität</li><li>Desorientiertheit</li><li>Sinnestäuschungen</li></ul>	<ul><li>Krampfanfälle in der Anamnese</li><li>Schädel-Hirn-Trauma, Commotio cerebri in der Anamnese</li><li>Hyperreflexie</li><li>Benzodiazepin-Anamnese</li><li>starker Tremor</li></ul>

Tab. 6-11: Risikofaktoren für komplizierten Alkoholentzug

Der Verlauf des Alkoholentzugs lässt sich auch mit der Alkohol-Entzugssyndrom-Skala (AES-Skala) (Tab. 6-12) beschreiben. Bei Vorliegen eines Delirs sind differenzialdiagnostische Erwägungen anzustellen (Tab. 6-13).

6.2.2 Therapie

Medikamentöse Unterstützung der Trinkmengenreduktion

Für Alkoholabhängige, die keine körperlichen Entzugserscheinungen haben und keinen sofortigen Entzug benötigen, steht seit 2013 der Wirkstoff Nalmefen (Selincro®) zur Verfügung. Nalmefen ist für Personen geeignet, die ihren Alkoholkonsum verringern möchten, es aber nicht aus eigenem Antrieb schaffen. Die tägliche Alkoholmenge muss bei Männern über 60 g/d (≙ 3 Flaschen Bier) und bei Frauen über 40 g/d (≙ 2 Flaschen Bier) liegen. Für Wein mit einem Alkoholgehalt von z.B. 11 Vol.-% liegt diese Menge bei knapp 700 ml bzw. etwa 450 ml.

Die Zulassung von Nalmefen basierte auf drei randomisierten doppelblinden placebokontrollierten Studien, in denen diese Substanz an insgesamt fast 2000 Patienten getestet wurde. Alle Probanden waren starke Trinker mit der Diagnose einer Alkoholabhängigkeit. Sie konsumierten im Schnitt 10,5 sog. »Standardgetränke« oder beispielsweise eineinhalb Flaschen Wein täglich. Mithilfe von Nalmefen konnten sie nach einem halben Jahr ihren Alkoholverbrauch um ca. 60 % reduzieren (Bendimerad und Blecha 2014; Gual et al. 2013; van den Brink et al. 2013). Im Unterschied zur früher stark abstinenzorientierten Suchtbehandlung rückt mit Nalmefen der Aspekt der Schadensminimierung (Rehm et al. 2011; Roerecke et al. 2013) stärker in den Fokus therapeutischer Abwägungen. Gerade unter diesem Blickwinkel könnten sich hier neue therapeutische Ansätze für alkoholabhängige Patienten ergeben, die von bisherigen Behandlungsangeboten nicht ausreichend erreicht werden konnten.

A. Vegetative Symptome	0	1	2	3	4
Pulsfrequenz (Zahl der Pulswellen/min)	< 100	101−110	111−120	> 120	Herz-rhythmus-störungen
diastolischer Blutdruck (mmHg)	< 95	95−100	101−105	> 105	
Temperatur (°C)	< 37	< 37,5	< 38		
Atemfrequenz (Anzahl der Atemzüge/min)	< 20	21−24	> 24		
Hyperhidrosis	keine	leicht (feuchte Hände)	deutlich (Stirn und Gesicht)	massiv (profuses Schwitzen)	
Tremor	kein	leicht (Arm vorhalten und Finger spreizen)	deutlich (Finger spreizen)	schwer (spontan)	
Teilscore V =					
B. Psychische Symptome	**0**	**1**	**2**	**3**	**4**
psychomotorische Unruhe	keine	nesteln	wälzen	will im Bett auf-stehen	erregt
Kontakt	kurzes Gespräch	leicht ablenkbar	abschwei-fend	ungeord-net	
Orientierung (Zeit, Ort, Person)	voll orientiert	1 Qualität gestört	2 Qualitä-ten gestört	kein geord-netes Gespräch	
Halluzinationen	keine	suggesti-bel (liest vom leeren Blatt)	1 Qualität (z. B. optisch)	2 Quali-täten (optisch und taktil)	
Angst	keine	leicht	stark		
Teilscore P =					
Gesamtscore S = V + P					

Tab. 6-12: Alkohol-Entzugssyndrom-Skala (AES-Skala) (nach Wetterling und Veltrup 1997)

III KLINIK SPEZIELL

- pharmakoinduzierte Delirien
- drogeninduziertes Delir
- Intoxikationen
- Wernicke-Korsakow-Syndrom (Wernicke-Enzephalopathie)
- Demenz
- zerebrale Hypoxie
- zerebrale Insulte und andere vaskuläre Erkrankungen (Aneurysmen usw.)
- ZNS-Infektionen
- metabolische Störungen
- Exsikkose
- Hitzschlag, Verbrennungen
- Epilepsie
- kardiale Schädigung und Infarkte
- extra- und intrakraniale Tumoren oder Karzinome
- subdurale oder intrazerebrale Hämatome
- Traumata

Tab. 6-13: Differenzialdiagnose des Alkoholdelirs (nach Soyka 1995)

Medikamentöse Entzugstherapie

Die Neurobiologie des Alkohol-Entzugssyndroms (AES) geht davon aus, dass das GABA-System eine besondere Bedeutung hat, v. a. weil der Alpha-4-Subtyp des $GABA_A$-Rezeptors eine besonders hohe Sensitivität gegenüber Alkohol aufweist und daher bei chronischem Alkoholkonsum herunterreguliert wird (Rogawski 2005). Aus diesem Grund müssen im Entzug die verbleibenden Rezeptoren von einem medikamentösen Alkoholersatz maximal aktiviert werden, damit eine Sedierung erreicht wird.

Benzodiazepine haben auf alle anderen $GABA_A$-Rezeptor-Subtypen eine hohe Affinität, jedoch eine geringe für den Alpha-4-Subtyp. Clomethiazol hat allerdings eine hohe Affinität auf diesen Subtyp. Dies lässt die klinisch begründete Präferenz von Clomethiazol verstehen. Es ist auch zu berücksichtigen, dass *Antiepileptika*, die als Natriumkanalblocker wirken, bei den vom Gehirnstamm aus getriggerten Entzugs-krampfanfällen weniger gut wirksam sind.

Therapeutisch ist grundsätzlich die Gabe von sedierenden Substanzen angezeigt. Es sind aber noch andere Gesichtspunkte relevant (Tab. 6-14). Immer noch und weiterhin häufig wird Clomethiazol (Tab. 6-15; Abb. 6-6) eingesetzt. Alternativ können auch Benzodiazepine gegeben werden (Tab. 6-16, Tab. 6-17, Tab. 6-18; Abb. 6-7, Abb. 6-8); sie sind jedoch nicht für den Alkoholentzug zugelassen (Off-Label-Gebrauch!). Auch Clonidin (Tab. 6-19) und Levetiracetam (Indikation bei der Behandlung von fokalen epileptischen Anfällen mit oder ohne sekundäre Generalisierung; die therapeutische Initialdosis beträgt 2 × 500 mg/d) sind in der Entzugstherapie hilfreich. Prinzipiell erfolgt die Medikamentengabe symptomorientiert.

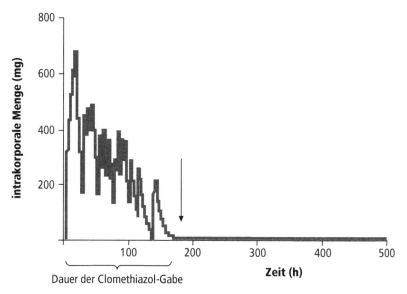

Abb. 6-6: Verlauf der theoretischen »intrakorporalen Menge« von Clomethiazol bei gegebenem Dosierungsschema bis zur 164. Stunde; nach insgesamt 192 Stunden (h), also ca. 8 Tagen, ist der Patient völlig entgiftet. Modellrechnung nach Bateman-Funktion mit globaler intrakorporaler Menge.

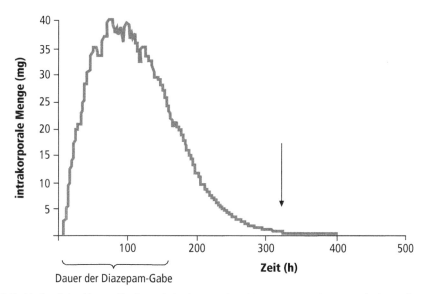

Abb. 6-7: Verlauf der theoretischen »intrakorporalen Menge« von Diazepam bei gegebenem Dosierungsschema bis zur ca. 164. Stunde; nach insgesamt 360 Stunden, also nach 15 Tagen, ist der Patient erst völlig entgiftet. Derartig lange stationäre Entzugsbehandlungen werden von den Krankenkassen nur in Sonderfällen finanziert. Vorherige Entlassungen sind jedoch suchtmedizinisch kontraindiziert, da der Entzug noch nicht abgeschlossen ist.

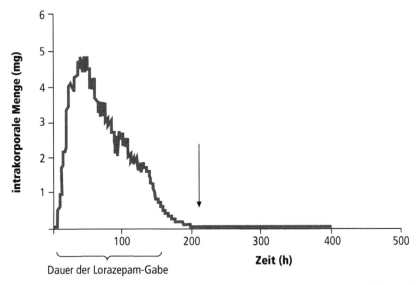

Abb. 6-8: Verlauf der theoretischen »intrakorporalen Menge« von Lorazepam bei gegebenem Dosierungsschema bis zur 164. Stunde; nach 216 Stunden, also nach 9 Tagen, ist der Patient völlig entgiftet.

• Sedierung	• geringes Suchtpotenzial
• antiepileptisch wirksam	• flüssige Form
• delirprophylaktisch wirksam	• injizierbare Form
• vegetativ stabilisierend	• kurze Halbwertszeit
• Antagonisierbarkeit	• geringe und seltene Nebenwirkungen
• geringe Hepatotoxizität	

Tab. 6-14: Komponenten des erwünschten Wirkungsprofils eines optimalen Entzugs-medikaments

Clomethiazol, 4–6 × 2 Kps., tgl. Dosisreduktion von 1–2 Kps.	
1.–3. Tag:	2-2-2-2-2 Kps./d
4. Tag:	2-0-2-2-2 Kps./d
5. Tag:	2-0-0-2-2 Kps./d
6. Tag:	1-0-0-1-2 Kps./d
7. Tag:	0-0-0-0-2 Kps./d
8. Tag:	0-0-0-0-0 Kps./d

Tab. 6-15: Therapieschema für den Alkoholentzug mit Clomethiazol

Wirkstoff	Dosierung (mg/d)
Alprazolam	2−8
Chlordiazepoxid	100−400
Diazepam	20−80
Dikaliumclorazepat	20−80
Oxazepam	60−240

Tab. 6-16: Dosierung verschiedener Benzodiazepine während eines Alkoholentzugs (nach Soyka 1995)

Diazepam, Anfangsdosis: 3−4 × 10 mg/d	
1.−3. Tag:	10-10-10-10 mg
4. Tag:	10-5-5-10 mg
5. Tag:	5-5-5-5 mg
6. Tag:	5-0-0-5 mg
7. Tag:	0-0-0-5 mg
8. Tag:	0-0-0-0 mg

Tab. 6-17: Therapieschema für den Alkoholentzug mit Diazepam (bei Oxazepam: Diazepam-Dosis multipliziert mit dem Faktor 2)

Lorazepam, Anfangsdosis: 3−4 × 2 mg/d	
1. Tag:	2-2-2-2 mg
2. Tag:	2-0-2-2 mg
3. Tag:	2-0-1-2 mg
4. Tag:	1-0-1-2 mg
5. Tag:	1-0-1-1 mg
6. Tag:	0-0-1-1 mg
7. Tag:	0-0-0-1 mg

Tab. 6-18: Therapieschema für den Alkoholentzug mit Lorazepam

III KLINIK SPEZIELL

Clonidin, Anfangsdosis: 4 × 150 µg/d	
1.–3. Tag:	150-150-150-150 µg
4. Tag:	150-0-150-150 µg
5. Tag:	150-0-150-0 µg
6. Tag:	150-0-0-0 µg
7. Tag:	0-0-0-0 µg

Zu beachten ist die fehlende sedierende, antihalluzinatorische und anfallsprophylaktische Wirkung, sodass Clonidin meist mit anderen Substanzen zu kombinieren ist.

Tab. 6-19: Therapieschema für den Alkoholentzug mit Clonidin

Die Verwendung einer Entzugsskala, wie z. B. die Lübecker Alkohol-Entzugssyndrom-Skala (AES) nach Wetterling und Veltrup (→ Tab. 6-12), zur Steuerung der Behandlung kann hilfreich sein.

Hinsichtlich der einsetzbaren Substanzen findet sich in den Leitlinien der verschiedenen Fachgesellschaften leider keine einheitliche Position.

MERKE

Nur Clomethiazol, Oxazepam und Lorazepam weisen unter gängigen Dosierungsschemata eine Kinetik auf, die mit relativ kurzen Klinikaufenthalten verträglich ist (→ Abb. 6-6, Abb. 6-7, Abb. 6-8). Diazepam erfordert bis zum Abschluss einer Entgiftung einen Klinikaufenthalt von mindestens zwei bis drei Wochen (→ Abb. 6-7)!

Bei **schweren** Alkoholentzügen können die vegetative Symptomatik mit Clonidin (ggf. ½ Ampulle/h), die Sedierung mit Diazepam (40 mg/d und mehr) und die halluzinatorische Symptomatik mit einem Neuroleptikum (z. B. 100–150 mg Quetiapin p. o. oder Haloperidol 3–4 × 5 mg p. o.) unter engmaschigen Kontrollbedingungen und durch ein qualifiziertes Team in einem intensivmedizinischen Setting behandelt werden. Zu beachten ist die Verlängerung der QT-Zeit, sodass EKG-Kontrollen unerlässlich sind. Auch hier besteht zur Frage der optimalen Delir-Therapie noch interdisziplinärer Abstimmungsbedarf zwischen Anästhesiologie, Neurologie und Psychiatrie.

Infusionsbehandlung

Nicht selten ist bei Suchtpatienten eine intravenöse Therapie erforderlich. Neben der spezifischen Therapie sind u. a. Elektrolytsubstitution, Flüssigkeitsersatz, Antibiotikatherapie und parenterale Ernährung wichtigste Ziele der Infusionsbehandlung.

Zur Flüssigkeitssubstitution beim *Delirium tremens* kann z. B. Jonosteril® 500 ml und Lävulose 500 ml im Wechsel mit einer Gesamtmenge von etwa 2500 ml/d und einer Positivbilanz von etwa 500 ml gegeben werden. Bei Temperaturerhöhung pro 1 °C werden 500 ml mehr verabreicht, was beim Vollbild des Delirium tremens und einem dann notwendigen Flüssigkeitsbedarf von drei bis sechs Litern eine um bis zu 3500 ml positive Bilanz erforderlich machen kann (Wolff und Weihrauch 2014). Eine genaue Bilanzierung ist erforderlich!

Hinsichtlich der einzelnen therapeutischen Empfehlungen wird hier auf die einschlägige Literatur verwiesen (z. B. AWMF 2020; Mann et al. 2015; Wolff und Weihrauch 2020).

Medikamentöse Abstinenztherapie

Acamprosat

Acamprosat (Acetylhomotaurin-Calcium) (Campral®) ist eine Anti-Craving-Substanz, die das süchtige Verlangen nach Alkohol dämpfen kann.

Wirkung Die Wirkung erfolgt wahrscheinlich über die Stimulierung der inhibitorischen GABAergen Neurotransmission und über einen antagonistischen Effekt auf erregende Aminosäuren, insbesondere Glutamat.

Indikation Die Indikation besteht bei Alkoholkranken mit starkem Suchtdruck (Craving) als Auslöser von Trinkverhalten.

Gegenanzeigen Bekannte Wirkstoffüberempfindlichkeit, Stillzeit, Niereninsuffizienz und schwere Leberinsuffizienz

Nebenwirkungen Zu > 1/10 Durchfall, > 1/100 Bauchschmerzen, Übelkeit, Blähungen, Erbrechen, Juckreiz, makulopapulöser Hautausschlag, erniedrigte Libido, Frigidität oder Impotenz

Dosierung Acamprosat wird in Form von 3 × 2 Tbl./d (< 60 kg KG : 2-1-1 Tbl./d) verordnet (entspricht ca. 3 Euro), wobei dies etwa sechs bis neun oder gar zwölf Monate erfolgen sollte.

Zusätzlich ist unbedingt eine Psychotherapie durchzuführen, um eine Verhaltensänderung zu evozieren.

Disulfiram

Disulfiram war das erste eingeführte Medikament zur Behandlung der Alkoholabhängigkeit, ist in Deutschland aber nicht mehr zugelassen. Disulfiram ist weiterhin verordnungsfähig und über internationale Apotheken beziehbar.

Wirkung Der enzymatische Abbau von Alkohol erfolgt zweistufig über die Alkoholdehydrogenase zum Acetaldehyd, von hier über die Acetaldehyddehydrogenase zu Essigsäure (welche an Coenzym A gebunden wird und im Citratzyklus verstoffwechselt oder zur Fettsynthese verwendet wird). Disulfiram hemmt die Acetaldehyddehydrogenase,

III KLINIK SPEZIELL

wodurch es zu einem erhöhten Spiegel von Acetaldehyd kommt, was vom Patienten als Unverträglichkeitsreaktion erlebt wird. Dies wird als *Acetaldehyd-Syndrom* bezeichnet und besteht im Wesentlichen in einer vegetativen Übererregung mit Puls- und Blutdruckerhöhung, Übelkeit, Brechreiz usw. (→ Anhang, Kap. 9, Medikamentenliste).

Indikation Disulfiram sollte überwiegend als kognitive Hilfe zur Abstinenz, also auf freiwilliger Basis, verabreicht werden. Dazu haben sich spezielle Programme wie die Gruppenorientierte Antabus®-gestützte Langzeittherapie (GOAL) oder die ambulante Langzeit-Intensivtherapie für Alkoholkranke (ALITA) (www.alita-olita.de) bewährt.

Relative Kontraindikationen Nicht durch Alkohol bedingte Depressionen, Psychosen, schwere Hypotonie, nicht kompensierte Leberzirrhose, Arzneimittelmissbrauch und -abhängigkeit, Polyneuropathie, Asthma bronchiale, Magen- und Darmulzera, Epilepsie. Bei stillenden Müttern wird von der Verwendung abgeraten.

Gegenanzeigen Als Gegenanzeigen gelten koronare Herzkrankheit, schwerwiegende Herzrhythmusstörungen, Kardiomyopathie, zerebrale Durchblutungsstörungen, fortgeschrittene Arteriosklerose, Ösophagusvarizen, Hyperthyreose, erstes Trimenon der Schwangerschaft und medikamentös gestützte Rückfallprophylaxe.

Nebenwirkungen
- *Häufig:* Müdigkeit, unangenehmer Mund- oder Körpergeruch (nach Knoblauch), Schweregefühl im Kopf oder diffuse Oberbauchbeschwerden
- *Selten:* Hepatotoxie, Kopfschmerzen, Verstopfung oder Durchfall, Allergien, Polyneuropathien, Optikusneuropathie, Depression, Verwirrtheitszustände, maniforme Psychosen und paranoid-halluzinatorische Psychosen, Anstieg der Transaminasen-Aktivität
- *Sehr selten:* Ataxie, Dysarthrie (Überdosierung) oder Laktacidose

Dosierung Bei ausreichend hoher Disulfiram-Dosierung tritt die Reaktion bei Alkoholkonsum rasch, meist innerhalb von zehn bis 30 Minuten auf, mitunter noch schneller. Leichte Reaktionen mit Flush klingen nach etwa 60 Minuten wieder ab, allgemeines Unwohlsein bleibt aber über einen mehrstündigen Zeitraum erhalten. Schwere Reaktionen mit Hyperexzitationssymptomen (Herz-Kreislauf-Krisen, Unruhe, Angst usw.) sind häufig.

Dosierungsschema: Im Allgemeinen erfolgt die Aufsättigung dadurch, dass am ersten Tag 3 × 1 Antabus® 0,5 Dispergette® verabreicht wird, an den beiden folgenden Tagen jeweils 2 × 1 Antabus® 0,5 Dispergette®, anschließend 1 × 1 Antabus® 0,5 Dispergette®. Nach dieser Phase erfolgt die Gabe von 250 mg Antabus® täglich.

Spezielle Therapie Bei der *Gruppenorientierten Antabus®-gestützten Langzeittherapie* (*GOAL*), die im Isar-Amper-Klinikum München-Haar verwendet wird und von W. Krahl aus der klinischen Praxis heraus entwickelt wurde, handelt es sich nicht um ein Antabus®-Programm im herkömmlichen Sinn einer Aversionstherapie, obwohl die Patienten das GOAL-Programm verkürzend oft so bezeichnen. Vielmehr dient Disulfiram beim GOAL-Programm dazu, die Patienten in ihrem eigenen Abstinenzbestreben zu unterstützen, wenn es im bisherigen Verlauf der Suchterkrankung trotz klar gegebener Abstinenzmotivation immer wieder zu schweren Rückfällen kam.

Indikation: Schwere Alkoholabhängigkeit mit häufigen Rückfällen. Vor Gabe von Antabus® sollten im Allgemeinen alle anderen therapeutischen Versuche wie ambulante bzw. stationäre Therapie oder Versuche mit Anti-Craving-Substanzen (z. B. Campral®) unternommen worden sein. Eine eigene Abstinenzentscheidung des Patienten ist für eine erfolgreiche Antabus®-Behandlung ebenso erforderlich wie eine regelmäßige suchttherapeutische Behandlung. Während der Behandlung sind einige Vorsichtmaßnahmen durchzuführen (Tab. 6-20). Bei Patienten, die auf Disulfiram keine ausreichende Aversivreaktion gezeigt haben, kann ein Versuch mit Calciumcarbimid (Colme®) unternommen werden, das über die Internationale Apotheke aus Österreich erhältlich ist; es erzeugt ebenfalls bei Alkoholkonsum eine Aversivreaktion, hat allerdings eine deutlich kürzere Halbwertszeit als Disulfiram.

- Vorüberlegungen, EKG, Labor
- Diskussion im therapeutischen Team unter Einbeziehung eines suchtmedizinisch erfahrenen Psychiaters, Indikationen und Kontraindikationen, bisherige Compliance des Patienten
- Behandlungsvorschlag an Patienten, Patienteninformation (einschließlich Beipackzettel), Informationen durch Patienten, die Antabus® bereits einnehmen
- Entscheidungsphase des Patienten
- schriftliche Bestätigung des Patienten über den Erhalt der Medikamenteninformation, Behandlungsvereinbarung
- Antabus®-Ausweis, kontrollierte, ambulante Medikamenteneinnahme (tgl., ca. 2 Mo.), wöchentliche Ambulanztermine, regelmäßige Laborkontrollen

Tab. 6-20: Prozedere vor und während einer Disulfiram-Behandlung

III KLINIK SPEZIELL

Naltrexon

Der μ-Opiatrezeptor-Antagonist Naltrexon (Adepend®) kann die Rückfallgefahr nach erfolgter Entzugsbehandlung verringern. Dieser Wirkstoff wird auch zur Sicherung der Abstinenz bei Opiatabhängigen eingesetzt (als Nemexin® im Handel). Er ist bis auf gastrointestinale Beschwerden gut verträglich.

Dosierung 1 Tablette à 50 mg/d

Nalmefen

Bei Nalmefen handelt es sich wie bei Naltrexon um einen μ-Opiatrezeptor-Antagonist. Nalmefen wird bei erwachsenen Alkoholabhängigen mit einem Alkoholkonsum von mehr als 60 bzw. 40 g Alkohol pro Tag während der Ausstiegsphase mit der Intention der Trinkmengenreduktion eingesetzt. Nalmefen soll nur für den Bedarfsfall ein bis zwei Stunden vor der vermuteten Alkoholaufnahme als Tablette eingenommen werden. Eine Verschreibung ist laut EMA nur zulässig, wenn weder körperliche Entzugssymptome vorliegen noch eine Entgiftung in Erwägung gezogen wird.

Dosierung 1 Tablette à 18 mg

6.2.2 Folgekrankheiten bei chronischem Konsum

Etwa 75 % der Alkoholkranken, die in einer Entwöhnungseinrichtung zur Therapie erscheinen, weisen Alkoholfolgekrankheiten auf. Folgende Häufigkeiten einzelner Erkrankungen verschiedener Organsysteme wurden bei chronischem Alkoholkonsum in einer Population von Patienten in Entzugseinrichtungen beobachtet (Tab. 6-21; Ashley et al. 1977, zit. nach Soyka und Küfner 2008): Am häufigsten treten Leberschädigungen auf, dann folgen in absteigender Häufigkeit Lungenerkrankungen, Traumata, Bluthochdruck, Ernährungsstörungen und Störungen des Gastrointestinaltrakts. Bemerkenswert ist dabei die Beeinträchtigung der pulmonalen Funktion, die v. a. in der klinischen Behandlung wichtige Komplikationen mit sich bringen kann. Zurückzuführen ist dies nicht zuletzt darauf, dass viele Alkoholabhängige auch stark rauchen. Beispielsweise ist ein hypersekretorisches bzw. obstruktives Syndrom der Atemwege eine relative Kontraindikation für die Behandlung mit Clomethiazol.

Die einzelnen Funktionsstörungen der wichtigsten Organe werden im Folgenden nach der Ordnung der systematischen klinischen Untersuchung geordnet, d. h. sie werden in etwa nach der Reihenfolge »vom Scheitel bis zur Sohle« abgehandelt. Die Beschreibungen stützen sich auf eigene klinische Erfahrungen und die Beobachtungen bzw. Studien von Soyka und Küfner (2008), Singer und Teyssen (2002), Wolff und Weihrauch (2020) sowie auf die Überarbeitungen eigener Darstellungen (Tretter 2000).

Abbildung 6-9 enthält eine Übersicht über die wichtigsten Folgesyndrome des chronischen Alkoholkonsums, die auch für Informationsgruppen mit Alkoholkranken nützliche Dienste leisten kann.

Psychiatrische Störungen

Alkoholhalluzinose
Die Alkoholhalluzinose ist eine chronisch verlaufende Psychose bei schwerem Alkoholismus. Sie beginnt akut oder allmählich, oft zwischen dem 40. und 50. Lebensjahr.

Ätiopathogenese, Pathologie Folgende biologische Faktoren können an der Entstehung einer Alkoholhalluzinose beteiligt sein (Soyka 1995):
- Störungen des dopaminergen Systems (steigende Dopamin-Ausschüttung und Erhöhung der Empfindlichkeit der Rezeptoren)
- Veränderung der Membranstruktur bei Zellen des ZNS

Folgekrankheit	Männer (%)	Frauen (%)
Fettleber	47,7	27,4
chronisch obstruktive Lungenerkrankung	12,1	5,9
Traumata	11,4	7,4
Bluthochdruck	8,7	6,7
Mangelernährung	7,7	8,8
Anämie	4,2	13,3
Gastritis	6,1	3
Knochenbrüche	5,7	3,7
Hiatushernie	5,7	5,9
periphere Neuritis	4,6	2,2
Leberzirrhose	4,4	3
Magen-Darm-Geschwür	4,1	3,7
chronischer Hirnschaden	3,7	3
Fettsucht	3,1	5,9
Kardiomyopathie	3,7	4,4
ischämische Herzkrankheiten	3,1	0
Lungenentzündung	2,6	2,2
gastrointestinale Blutungen	2,3	2,2
epileptische Anfälle	2,6	0,7
Diabetes	2,4	0,7
Harnwegsinfekte	1,6	3
akutes Hirnsyndrom	1,6	0,7
Pankreatitis	0,8	0,7

Tab. 6-21: Wichtige Folgekrankheiten des Alkoholismus (nach Soyka und Küfner 2008)

- Anstieg der Norharman-Konzentration im Blutplasma
- Schädigung der peripheren und zentralen Hörbahn
- genetische Faktoren

Klinik Überwiegend treten akustische (und z.T. optische) Halluzinationen auf. Der Inhalt der Halluzinationen besteht aus Vorwürfen und Bedrohungen, auch wahnhafte Interpretationen mit Beziehungs- und Verfolgungsideen fallen auf. Im Affekt ist der

III KLINIK SPEZIELL

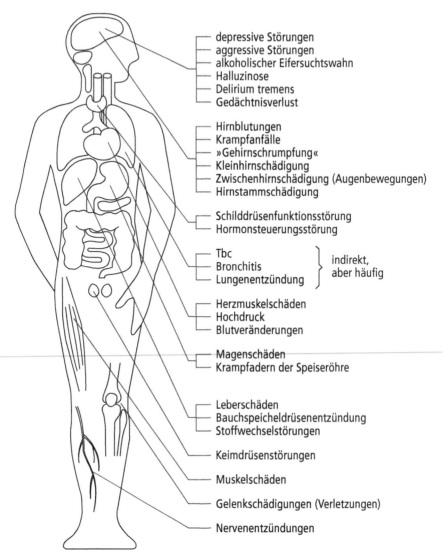

depressive Störungen
aggressive Störungen
alkoholischer Eifersuchtswahn
Halluzinose
Delirium tremens
Gedächtnisverlust

Hirnblutungen
Krampfanfälle
»Gehirnschrumpfung«
Kleinhirnschädigung
Zwischenhirnschädigung (Augenbewegungen)
Hirnstammschädigung

Schilddrüsenfunktionsstörung
Hormonsteuerungsstörung

Tbc
Bronchitis   } indirekt,
Lungenentzündung   aber häufig

Herzmuskelschäden
Hochdruck
Blutveränderungen

Magenschäden
Krampfadern der Speiseröhre

Leberschäden
Bauchspeicheldrüsenentzündung
Stoffwechselstörungen

Keimdrüsenstörungen

Muskelschäden

Gelenkschädigungen (Verletzungen)

Nervenentzündungen

Abb. 6-9: Übersicht über die wichtigsten Folgesyndrome des chronischen Alkoholkonsums (nach Tretter 2000)

Patient depressiv und durch Ratlosigkeit und Angst gekennzeichnet, die sich bis zur Panik steigern kann. Bewusstseinslage und Orientierung sind nicht gestört. Es treten jedoch selten Ich-Störungen auf, was die Abgrenzung zur Schizophrenie erleichtert (Tab. 6-22).

Therapie Haloperidol 5–10 mg, alternativ Risperidon 2–6 mg (Benkert und Hippius 2020).

Kriterium	Alkoholhalluzinose	Paranoide Schizophrenie
Beginn	akut	oft schleichend
Alter bei Erstmanifestation	ca. 40–50 J.	meist vor dem 30. Lj., selten nach dem 40. Lj.
Prognose	meist gut (80–90 %)	öfter chronische Verläufe
Alkoholanamnese	langjährig positiv	kann positiv sein
familiäre Belastung mit Schizophrenien	nicht erhöht	deutlich erhöht
familiäre Belastung mit Alkoholismus	deutlich erhöht	nicht erhöht
Psychopathologie		
Stimmenhören	obligat	häufig
optische Halluzinationen	manchmal	selten
Denkstörungen	sehr selten	Denkzerfahrenheit
Affektstörungen	ängstlich depressiv, keine Parathymie	Parathymie
Ich-Störungen	sehr selten	sehr häufig
neurologische Störungen	möglich, z. B. Tremor, Polyneuropathie	sehr selten

Tab. 6-22: Differenzialdiagnostische Kriterien zur Abgrenzung der Alkoholhalluzinose von paranoiden Schizophrenien (nach Soyka 1995)

Eifersuchtswahn

Als Form einer chronisch wahnhaften Alkoholfolgestörung wird Eifersuchtswahn dem Anschein nach eher seltener beobachtet.

Klinik, Pathogenese Die Eifersuchtsideen von Alkoholabhängigen haben weder einheitliche Entstehungsgrundlagen noch zeigen sie konsistente Krankheitseinheit. Häufig finden sich hierbei absurde Konstruktionen über die vermeintliche Untreue des Partners. Es wird angenommen, dass hierbei psychodynamische Prozesse der Verarbeitung der eigenen alkoholbedingten Impotenz wirksam werden.

Therapie Alkoholkarenz, Neuroleptika (z. B. Haloperidol: 3 × 2–5 mg/d)

Alkoholparanoia

Alkoholparanoia umfasst andere Wahnthemen, wie Verfolgungs- und Beziehungswahn.

III KLINIK SPEZIELL

Therapie Neuroleptika (z. B. Haloperidol: 3 × 3–5 mg/d)

Alkoholdemenz

Nach der ICD-10 unterscheidet sich die Alkoholdemenz in ihren Kriterien nicht spezifisch von anderen Demenzformen. Bei einem demenziellen Syndrom handelt es sich um folgende meist chronische oder fortschreitende Schädigungen:

- Beeinträchtigung der höheren kortikalen Funktionen einschließlich des Gedächtnisses, des Denkens und der Orientierung
- Beeinträchtigung der Auffassungs- und der Lernfähigkeit
- Beeinträchtigung der Rechenfähigkeit
- Beeinträchtigung der Sprache
- Beeinträchtigung der Kritik- und Urteilsfähigkeit

Qualitative Bewusstseinsstörungen liegen nicht vor. Die kognitiven Beeinträchtigungen werden häufig begleitet von Affekt- und Antriebsstörungen sowie von Störungen des Sozialverhaltens.

Laut ICD-10 »… ist die wesentliche Voraussetzung für die Diagnose der Nachweis einer Abnahme des Gedächtnisses und des Denkvermögens mit beträchtlicher Beeinträchtigung der Aktivitäten des täglichen Lebens. Die Störung des Gedächtnisses beeinträchtigt typischerweise Aufnahme, Speichern und Wiedergabe neuer Information. Früher gelerntes und vertrautes Material kann besonders in den späteren Stadien ebenfalls verloren gehen. Demenz ist mehr als eine Gedächtnisstörung: Es besteht auch eine Beeinträchtigung des Denkvermögens, der Fähigkeit zu vernünftigem Urteilen und eine Verminderung des Ideenflusses. Die Informationsverarbeitung ist beeinträchtigt …«

Diagnostik Zum Ausschluss anderer Ursachen der Demenz sollten unbedingt eine *craniale Computertomografie* (*CCT*) und evtl. ein *Elektroenzephalogramm* (*EEG*) veranlasst werden. Zur Einschätzung des Schweregrades und zur Verlaufsbeobachtung empfiehlt sich eine möglichst umfangreiche *psychologische Testung*.

Therapie Mehrmonatige Alkoholkarenz, am besten bei geschlossener Unterbringung mit psychiatrischer Betreuung, allgemeine medikamentöse Optimierung von zerebralen Funktionen (z. B. Vitamine aus der B-Gruppe) und kognitives Training sind sinnvoll.

Hepatische Enzephalopathie
Ätiopathogenese, Pathologie Durch Störung der Entgiftungsfunktion der Leber kommt es u. a. zu einem Anstieg der Ammoniak-Konzentration im Blut. Die deutlich erhöhte Konzentration dieses Zellgiftes führt zu Störungen im Gehirn durch Störung der Membranfunktionen und des Energiestoffwechsels (Wolff und Weihrauch 2020).

Klinik Bei der hepatischen Enzephalopathie steht eine ausgeprägte Bewusstseinsstörung im Vordergrund (Schläfrigkeit, Antriebslosigkeit). Psychomotorische Auffälligkeiten sind häufig zu beobachten. »Flapping-Tremor« der ausgestreckten Hände ist kennzeichnend. Neurologische Auffälligkeiten kommen vor.

Therapie Allgemeine therapeutische Maßnahmen sind z.B. die Überwachung der Herz-Kreislauf-Funktion und die Korrektur von Elektrolytverlusten. Folgende spezielle Maßnahmen kommen infrage:

- Überprüfung der Proteinzufuhr, Ernährung möglichst oral, evtl. per Magensonde
- Entleerung des Darms mithilfe von hohen Einläufen oder Laxanzien
- Verringerung der bakteriellen Darmflora, z.B. durch Gabe von Lactulose (3 × 10–50 ml/d; Dosierung sollte so gewählt sein, dass es zu zwei bis drei weichen Stühlen tgl. kommt), Paromomycin (Humantin®; initial 3 g/d, dann 1–3 g/d)
- Alkalisierung durch parenterale Gabe von Aminosäurengemischen mit hohem Anteil an verzweigtkettigen aliphatischen Aminosäuren und geringen oder fehlenden Anteilen an aromatischen Aminosäuren (Tagesdosis etwa 40 g Aminosäuren)
- Ornithin als Ammoniaksenker (z.B. i.v. 290 g/d)
- ggf. H_2-Rezeptor-Antagonisten bzw. Protonenpumpenhemmer

Neurologische Störungen

Im *EEG* findet sich bei 50 % der Alkoholkranken kein normgerechter Befund, meist sind es allerdings nur uncharakteristische Veränderungen. Beta- und Delta-Wellen sind häufig, ausgeprägte Alpha-Rhythmen treten selten auf. Die visuell evozierten Potenziale (VEP) zeigen bei etwa 20 % der untersuchten Alkoholkranken pathologische Veränderungen. Bei den akustisch evozierten Potenzialen (AEP) finden sich deutliche Erhöhungen der Mittel- und der Zentralwerte der Interpeak-Latenz.

Morphologisch wurden atrophische Veränderungen des Gehirns, nämlich des Frontal- und Parietalhirns, Erweiterungen der inneren Liquorräume sowie des periventrikulären Graus beobachtet. Die Befunde werden durch bildgebende Verfahren bestätigt. Nur relativ wenige Alkoholkranke haben überhaupt ein normales *craniales Computertomogramm* (16 %). Diese Veränderungen bilden sich teilweise nach mehrmonatiger Alkoholkarenz zurück.

Die *Hirndurchblutungsmessungen* ergaben (besonders bei Alkoholkranken jenseits des 50. Lj.) eine deutliche Verminderung der Hirndurchblutung, v.a. in den frontalen Regionen, und zwar in Abhängigkeit von der Höhe des Alkoholmissbrauchs. Sogar bei »sozialem Trinken« sind schon Veränderungen in der zerebralen Durchblutung nachgewiesen worden, und zwar mehr in der weißen als in der grauen Hirnsubstanz (Gundersen et al. 2013). Es bestehen aber keine Unterschiede zwischen beiden Hirnhemisphären. Es ist daher verständlich, dass bei chronischer und hochdosierter Alkoholzufuhr zahlreiche alkoholbedingte neurologische Störungen bestehen (Singer und Teyssen 2002).

III KLINIK SPEZIELL

Wernicke-Korsakow-Syndrom

Die von Wernicke als Polioencephalopathia haemorrhagica superior bezeichnete neurologische Störung und das amnestische Syndrom von Korsakow sind aus klinischer Erfahrung eher getrennte Krankheiten und nicht nur verschiedene Stadien derselben Krankheit, wie es von Adams und Viktor angenommen wurde. Es werden in der Klinik viele Korsakow-Patienten ohne neurologische Manifestationen beobachtet, wie auch entsprechende neurologische Störungen ohne gravierende mnestische Störungen vorkommen.

Etwa 3–5 % aller Alkoholkranken sollen von diesem Störungsbild befallen werden, meist im fünften bis sechsten Lebensjahrzehnt. Bei 20 % der Autopsiefälle fanden sich neuropathologische Zeichen des Wernicke-Korsakow-Syndroms. Allerdings bestanden bei nur 14 % von ihnen klinische Manifestationen.

Ätiopathogenese, Pathologie Es finden sich Läsionen der paraventrikulären Anteile des mediodorsalen und anteromedialen Kerns des Thalamus und des Pulvinars, der Mamillarkörper, der Gegend des Aquädukts und des Bodens des IV. Ventrikels (insbesondere der motorischen Vaguskerne und der Vestibulariskerne), des Vorderlappens des Kleinhirns, ferner im basalen Vorderhirn. Physiologisch findet man eine Vakuolisierung des Gewebes und eine Zerstörung der parenchymatösen Elemente. Außerdem finden sich reaktive Veränderungen der gliösen und vaskulären Anteile des Gewebes. Die pathologischen Veränderungen sind in den akuten Stadien der Wernicke-Krankheit von ähnlicher Form und vergleichbarem Ausmaß wie im chronischen Stadium der Korsakow-Psychose. Eine entscheidende Rolle spielt nach gegenwärtigem Wissen der Mangel an Vitaminen der B-Gruppe, insbesondere des Thiamins.

Klinik

- **Wernicke-Enzephalopathie:** Es treten häufig zunächst Augenmuskellähmungen auf mit konjugierten Blicklähmungen, Pupillenstörungen, Nystagmus sowie Gang- und Standunsicherheit. In 90 % der Fälle sind auch polyneuropathische Zeichen festzustellen. Als Vorboten sind relativ häufig Magen-Darm-Störungen und Fieber beobachtet worden. In 50 % der Fälle weist der Liquor eine Erhöhung der Gesamtproteine auf. Psychische Störungen mit leichten deliranten Symptomen und mit Teilnahmslosigkeit sind am Anfang sehr häufig.
- **Korsakow-Psychose** (nach ICD-10: Amnestisches Syndrom): Diese Psychose ist durch folgende Störungen gekennzeichnet: Die deutlichen Defizite des Altgedächtnisses werden von der Unfähigkeit überlagert, sich neue Gedächtnisinhalte einzuprägen oder zu lernen. Die verminderte Reproduktion von Gedächtnisinhalten geht mit einer Verschlechterung des Perzeptionsvermögens und der Auffassungsfähigkeit einher. Die Minderung der Spontaneität und der Initiative fällt auf. Konfabulationen sind nicht essenzieller Bestandteil der Störung, sie fehlen manchmal ganz; wenn sie auftreten, kann auch gerade ein Delirium tremens beginnen. Störungen der Konzentrationsfähigkeit und der räumlichen Organisation sind häufig.

Diagnostik Zur Diagnosestellung sollten die ICD-10-Leitlinien herangezogen werden:

- Störungen des Kurzzeitgedächtnisses, Störungen des Zeitgefühls (Zeitgitterstörungen, Zusammenziehen verschiedener Ereignisse zu einem usw.)
- fehlende Störung des Immediatgedächtnisses, des Wachbewusstseins und fehlende allgemeine Beeinträchtigung kognitiver Funktionen
- anamnestische oder objektive Beweise für einen chronischen und besonders hoch dosierten Missbrauch von Alkohol oder psychotropen Substanzen

Therapie Nach allgemeiner klinischer Einschätzung sollte Vitamin B_1 hochdosiert injiziert werden. Day et al. (2013) äußerten sich in ihrer Metastudie hierzu eher skeptisch. Computerunterstütztes kognitives Training kann hilfreich sein (Tretter et al. 1993). Etwa 20 % der Patienten restituieren, 20 % bleiben ungebessert.

Alkoholische Kleinhirnatrophie

Eine alkoholische Kleinhirnatrophie tritt am häufigsten zwischen dem 35. und 65. Lebensjahr auf.

Ätiopathogenese, Pathologie Es handelt sich um eine Degeneration und Atrophie des Vorderwurms und der paramedianen Anteile des Vorderlappens sowie der Kleinhirnrinde. Mikroskopisch finden sich Degenerationen der Purkinje-Zellen.

Klinik Ähnlich der Nonne-Marie-Form der Heredoataxie sind eine lokomotorische Ataxie mit Gangstörungen, Rumpfataxie und geringer Beteiligung der Arme zu beobachten. Reflexsteigerung und Tremor lassen sich feststellen. Der Tremor befällt vorwiegend die Hände, die Arme und auch den Kopf. Verstärkt wird der Tremor bei intendierten Bewegungen. Es besteht ein Blickrichtungsnystagmus, die Sprache ist im späteren Stadium dysarthrisch verwaschen, lallend, die Muskelkraft ist herabgesetzt.

Diagnostik Das *EEG* ist normal. Im *CCT* finden sich Vergrößerungen der Cysterna magna mit Erweiterung des III. Ventrikels sowie vertiefte Sulci und Fissuren.

Therapie Alkoholkarenz, Krankengymnastik, Vitamine der B-Gruppe (ohne sichere therapeutische Relevanz)

Alkoholische Polyneuropathie

Die alkoholische Polyneuropathie ist eine langsam, aber progredient verlaufende motorische und sensible Störung. Sie kommt bei etwa 30 % aller Alkoholkranken vor.

Ätiopathogenese, Pathologie Die sensiblen Fasern der langen Bahnen sind metabolisch anspruchsvoller als die motorischen und aus diesem Grund nutritiv-toxischen Einflüssen gegenüber empfindlicher, was das klinische Bild, in dem die motorischen Defizite den sensitiven Störungen folgen, erklärt.

Klinik Zunächst bestehen meist schmerzhafte Missempfindungen, Kribbeln, Parästhesien und Taubheitsgefühl v. a. in den unteren Extremitäten, distal betont. Es treten auch Schmerzen auf, die ziehend, brennend oder stechend sein können. Das Vibrationsempfinden ist eingeschränkt (Stimmgabeltest). Muskelkrämpfe und Muskelschwäche treten in fast der Hälfte der Fälle auf. Hinzu kommt noch Gangunsicherheit. Als häufiges, direkt typisches Symptom besteht die Druckempfindlichkeit der langen Nervenstämme, wie z. B. des Nervus peroneus oder des Nervus tibialis. Das häufigste Symptom ist die Störung der Tiefensensibilität, die in 80–90 % der Fälle beobachtet wird. In abnehmender Häufigkeit treten Störungen der Lageempfindung, der Oberflächenempfindung (Zahlenschreiben, Spitz/Stumpf-Unterscheidung) und schließlich der Schmerz- und Temperaturempfindung auf. Diese Störungen sind in den unteren Extremitäten ausgeprägter als in den oberen. Die Muskulatur ist häufig paretisch, gelegentlich etwas atrophisch. Die Paresen sind ebenfalls meist distal betont und betreffen v. a. die unteren Extremitäten. Die Zehen- und Fußextensoren können von diesem Prozess befallen sein. Nicht selten sind die kleinen Handmuskeln betroffen. Eine Abschwächung der Eigenreflexe findet sich v. a. für die unteren Extremitäten. Der Achillessehnenreflex ist in etwa 90 % der Fälle nicht auslösbar. Bei etwa 50 % fehlen die Patellarsehnenreflexe. Selten fallen jedoch die Armeigenreflexe aus. Es bestehen starke Veränderungen des Geh- und Stehvermögens in Form einer Ataxie.

Diagnostik Im *Elektromyogramm* (*EMG*) bestehen pathologische Befunde als Störungen des zweiten Neurons mit pathologischer Spontanaktivität, gelichtetem Aktivitätsmuster bei maximaler Willkürinnervation und verlängerten oder vermehrten polyphasischen Aktionspotenzialen. Die Nervenleitgeschwindigkeit ist häufig verzögert. Es tritt eine axonale Degeneration auf. Dünne Nervenfasern sind häufiger betroffen als dicke. Es liegt daher eine Demyelinisierung vor, die auf nutritiv toxischen Einflüssen beruht. Das *Labor* ist häufig unauffällig bis auf Zeichen des chronischen Alkoholkonsums (Erhöhung der γ-GT, des MCV usw.).

Therapie Bei Schmerzen Acetylsalicylsäure, etwa 1 g/d. Die Substitution mit Vitamin-B-Komplex wird empfohlen. Krankengymnastik ist essenziell. Nach zwei bis sechs Monaten kann häufig bei konsequenter Therapie ein ausreichendes motorisches Funktionsniveau mit nur geringen Zeichen eines Residuums erreicht werden. Eine kausale Therapie ist nur durch frühzeitige Alkoholkarenz möglich (Wolff und Weihrauch 2020).

Prognose Bei Alkoholkarenz kann die Symptomatik positiv beeinflusst werden.

Alkoholbedingter Tremor

Der alkoholbedingte Tremor ist Folge der chronischen Schädigung bestimmter Gehirnstrukturen. Er beginnt zunächst an Fingern und Händen (zumeist der führenden Hand) und kann später auf Zunge (besonders deutlich, wenn man sie herausstrecken muss), Augenlider (bei leichtem Schließen), Lippen, Kopf sowie Arme und Beine übergreifen.

Morgens ist der alkoholbedingte Tremor meist ausgeprägter als abends (v.a. im Rahmen morgendlicher Entzugssymptome). Dann kann er zu einem grobschlägigen Schütteln werden (bei dem der Betroffene die Kaffeetasse krampfhaft mit zwei Händen zum Mund führen muss, was sich anfangs noch nach einem ersten Glas Alkohol mildert, später kaum mehr). Der alkoholische Tremor imponiert überwiegend in Ruhe, weniger bei gezielten Bewegungen. Er ist therapeutisch schlecht beeinflussbar und geht – falls überhaupt – nur im Rahmen einer konsequenten Alkoholabstinenz zurück.

Ätiopathogenese, Pathologie Schädigungen im Putamen und im Kleinhirn lassen sich feststellen.

Klinik Ein alkoholischer Tremor beginnt feinschlägig, später wird er grobschlägig (8–9 Schläge/s). Der alkoholische Tremor ist schneller als der Parkinson-Tremor. Er setzt an den Händen ein und breitet sich auch auf Zunge, Lippen, Augenlider, Kopf und Füße aus. In Ruhe ist der Tremor weniger deutlich als bei einer Tätigkeit.

Diagnostik Klinische Untersuchung, dabei Abgrenzung zu anderen Tremorformen

Therapie β-Rezeptoren-Blocker und Calciumkanalblocker können den Tremor dämpfen.

Marchiafava-Bignami-Syndrom
Das Marchiafava-Bignami-Syndrom ist eine seltene Krankheit. Es tritt am ehesten bei Rotweintrinkern auf und kann als eine Form alkoholischer Demenz aufgefasst werden.

Ätiopathogenese, Pathologie Das organische Korrelat dieser Störung sind Degenerationsherde im Corpus callosum. Auch das Kleinhirn und die Großhirnhemisphären können von Degenerationsherden gekennzeichnet sein. Eine Myelindegeneration mit geringen mesenchymal-vaskulären und gliösen Reaktionen liegt vor.

Klinik Charakteristische pseudopsychopathische Erscheinungen mit Affektlabilität, Reizbarkeit, sexueller Enthemmung, auch Zeichen der Demenz und flüchtigen Verwirrtheit treten auf. Zerebrale Anfälle und apoplektische Attacken mit flüchtigen Halbseitenlähmungen werden beobachtet.

Diagnostik Im *EEG* finden sich asymmetrische unregelmäßige Beta- und Delta-Potenziale. Im *CCT* findet sich eine verminderte Dichte im Corpus callosum.

Therapie Alkoholkarenz. Eine effektive Therapie ist bis heute nicht sicher bekannt. Je nach neurologischem Störungsbild können eine spezifische bzw. symptomatische Therapie, Vitamine aus der B-Gruppe (anscheinend besonders Thiamin; Hillbom et al. 2014) usw. versucht werden.

III KLINIK SPEZIELL

Zentrale pontine Myelinolyse

Eine zentrale pontine Myelinolyse tritt selten auf, nimmt aber dann häufig einen malignen Verlauf, z. T. mit tödlichem Ausgang. Eine initiale Hyponatriämie wird häufig beobachtet, wobei eine zu rasche Verabreichung von Kochsalz, v. a. von hochkonzentrierten Infusionen, diese Störung auszulösen scheint.

Ätiopathogenese, Pathologie Schmetterlingsförmige symmetrische Herde am Brückenfuß, selektive Entmarkung, Fettabbau, Schädigung der Oligodendroglia und diffuse Proliferation der Astroglia im gesamten Brückengrau kennzeichnen das pathoanatomische Bild.

Klinik Schlechter Allgemeinzustand mit bulbären und ataktischen Störungen, Pyramidenzeichen und motorische Störungen der Arme und Beine sind kennzeichnend sowie Störungen der Okulomotorik, z. B. als horizontale Blicklähmung. Psychische Störungen treten in Form von Verwirrtheit, Desorientiertheit und Koma auf. Spastische Tetraparesen können auftreten, in Extremfällen sogar ein Locked-in-Syndrom mit der Möglichkeit des letalen Ausgangs.

Diagnostik Im *CCT* ist ein hypodenser Herd in der Brücke nachweisbar. Im *Liquor* lassen sich manchmal Zellvermehrung und Xanthochromie finden.

Therapie Bei Hyponatriämie je nach klinischem Status langsame Substitution (Anstieg der täglichen Natriumzufuhr in den ersten 24 h um 10 bzw. 20 mmol/l in den ersten 48 h), nach Möglichkeit in oraler Form (ca. 10 g NaCl, 3 l Flüssigkeit/d). Bei starker Entgleisung noch langsamere Substitution (→ Wolff und Weihrauch 2020).

Zerebrale Krampfanfälle

Es gibt folgende Konstellationen des Bedingungsgefüges von zerebralen Anfallsleiden:

- Bereits vor Beginn des Alkoholabusus können erste zerebrale Anfälle, z. B. in der Kindheit, aufgetreten sein.
- Eine latente Krampfbereitschaft, die sich bisher höchstens in Form von Prodromi zeigte, wird durch Alkoholabusus manifestiert.
- Eine zufällige Co-Existenz von Alkoholmissbrauch und epileptischen Anfällen existiert.
- Anfälle treten als Zeichen eines Entzugssyndroms auf.
- Epileptische Anfälle treten bei chronischen Alkoholkranken auf, die vorher keine Krampfbereitschaft hatten.

Ätiopathogenese, Pathologie Zur Entstehung der entzugsbedingten Krampfanfälle bei Alkoholabhängigkeit gibt es die (sehr wahrscheinliche) These, dass es im Entzug zu einem sehr extremen Ungleichgewicht zwischen erhöhten glutamatergen (= erregenden) und verringerten GABAergen (= dämpfenden) Impulsen kommen kann. Folge dieses Ungleichgewichts könnten dann zerebrale Krampfanfälle sein.

Klinik Typischerweise treten primär generalisierte Grand-Mal-Anfälle in den ersten 24–48 Stunden des Entzugs bzw. nach dem letzten Alkoholkonsum auf, selten später. Mitunter sind sie rezidivierend auftretend, es gibt keine tageszeitliche Bindung. Ein Grand-Mal-Status ist selten. Sie treten erstmalig meist im mittleren Erwachsenenalter (30–40 J.) auf. Jeder andere Anfallstyp (z.B. psychomotorische Anfälle) ist verdächtig auf eine andere Genese.

Diagnostik Einige diagnostische Maßnahmen nach einem zerebralen Krampfanfall sind in Tabelle 6-23 aufgelistet.

- Röntgenaufnahme Schädel (Ausschluss Fraktur)
- Ausschluss epileptischer Fokus bzw. paroxysmale Störungen
- differenzialdiagnostische Abklärung der Anfälle
- evtl. CCT (Ausschluss subdurales Hämatom, Hygrome, Tumor, Fehlbildung usw.)
- Blutzucker (Hypoglykämie)
- Elektrolyte
- γ-GT, übrige Leberenzyme, Blutbild
- evtl. Blutalkohol
- evtl. Urin (Toxikologie – Ausschluss Medikamenten- bzw. Drogenmissbrauch)

CCT = craniale Computertomografie; γ-GT = Gamma-Glutamyltransferase

Tab. 6-23: Diagnostische Maßnahmen bei Zustand nach zerebralem Krampfanfall

Therapie Es sollte darauf geachtet werden, dass sich der Patient nicht verletzt. Die Atmung muss beobachtet werden. Rezidivprophylaktisch empfiehlt sich eine Rektiole Diazepam (10 mg). Gegebenenfalls Legen eines intravenösen Zugangs, 0,9 %ige NaCl-Lösung, Pulsoxymetrie, RR-Überwachung. Gabe von Thiamin 100 mg i.v., Glucose 25 %, 2 ml/kg KG nur bei Verdacht auf (insulininduzierte) Hypoglykämie oder im Stix nachgewiesener Hypoglykämie, O_2-Insufflation bei Zyanose, symptomatische Temperatursenkung bei Hyperthermie über 39 °C rektal. Gegebenenfalls, v.a. nach einem zweiten Anfall, intravenöse Krampftherapie (nach Elger und Berkenfeld 2017): Lorazepam 0,1 mg/kg KG i.v. (2 mg/min, ggf. wiederholen, max. 10 mg) oder (falls fehlende individuelle Erfahrung des Erstbehandelnden mit Lorazepam) Diazepam 0,25 mg/kg KG i.v. (5 mg/min, ggf. wiederholen, max. 30 mg) oder Clonazepam 1–2 mg i.v. (0,5 mg/min, ggf. wiederholen, max. ca. 6 mg).

Bei initialer Gabe von Diazepam und Clonazepam, nicht obligatorisch bei Lorazepam, möglichst schon innerhalb von 10 min nach Erstgabe Phenytoin-Aufdosierung über getrennten intravenösen Zugang. Lorazepam muss bis zur Verwendung gekühlt aufbewahrt und zur Injektion verdünnt werden (→Fachinformation). Parallel, wegen Ausflockungsgefahr, über den separaten intravenösen Zugang (unter EKG-Monitoring) Phenytoin Infusionskonzentrat 15–20 mg/kg KG i.v. (50 mg/min über ca. 5 min, Rest über 20–30 min, max. 30 mg/kg KG).

Anstelle von Phenytoin in den darauffolgenden drei bis vier Tagen evtl. Gabe von

Carbamazepin, z. B. 3 × 10 ml/d, dann Ausschleichen der Gabe um 5 ml/d. Carbamazepin zur Prophylaxe weiterer epileptischer Anfälle während der Entgiftungsphase.

Nach Stürzen im Rahmen eines Anfalls ist die Durchführung einer gründlichen körperlichen Untersuchung, Röntgen z. B. des Schädels und ggf. ein CCT zum Ausschluss gravierender Verletzungen erforderlich.

Schlaganfall

Bei einem Konsum von mehr als 60 g Reinalkohol/Woche ist das Risiko, einen zerebralen Insult zu erleiden, vierfach höher als bei Abstinenten.

Klinik Klinisch unterscheiden sich diese Schlaganfälle nicht von Schlaganfällen anderer Genese (→ hierzu entsprechende Fachliteratur der Neurologie).

Therapie Typische neurologische Therapie je nach spezifischer Fallkonstellation

Weitere seltene Komplikationen

Als weitere neurologische Komplikationen, die allerdings selten auftreten, kommen folgende Erkrankungen infrage:
- Nicotinsäuremangel-Enzephalopathie
- alkoholische Myelopathie
- Retrobulbärneuritis

Störungen des Muskelsystems

Der Umfang der alkoholbedingten Störungen des muskulären Systems wird erst in letzter Zeit deutlich. Klinisch bedeutsam sind v. a. die *akute Myopathie*, die *subakute chronische Myopathie* und die *Rhabdomyolyse*.

Akute Myopathie

Das Krankheitsbild einer akuten Myopathie kann nach Alkoholexzessen innerhalb weniger Stunden auftreten und ist gekennzeichnet durch eine proximal betonte schmerzhafte Muskelschwäche mit Druckempfindlichkeit und lokalen Schwellungen, Schluckstörungen sowie Elektrolytveränderungen (v. a. Hyperkaliämie). Kongestives Herzversagen sowie Nierenversagen können Teil der Symptomatik sein.

Ätiopathogenese, Pathologie Es besteht eine Schwellung und Fragmentation der Muskelfasern, verbunden mit myeliner und granulärer Degeneration. Die Typ-II-Fasern scheinen am stärksten betroffen zu sein.

Klinik Eine akute Myopathie ist durch das Auftreten von Schmerzen in verschiedenen Muskeln und größeren Muskelbezirken mit Schwellungen der Muskulatur und des subkutanen Gewebes gekennzeichnet. Die Muskeln sind stark druckempfindlich.

Diagnostik Das *EMG* ist immer pathologisch mit niedrigen, kurz dauernden Potenzialen und einer Zunahme der niedrigen, kurzen polyphasischen Aktivitäten. Dabei bleiben Interferenzmuster erhalten. Im *Labor* findet sich eine Myoglobinurie (brauner Urin), die zu einem akuten Nierenversagen führen kann. Ein leichter Anstieg des Kreatin-Spiegels im Plasma sowie der Muskelfermente lässt sich im Plasma verzeichnen (insbesondere Kreatin-Phosphokinase [CPK], Lactatdehydrogenase [LHD], Aldolase, Aspartat-Aminotransferase [AST bzw. ASAT] bzw. Glutamat-Oxalacetat-Transaminase [GOT]).

Therapie Alkoholkarenz, die Symptome bilden sich dann zurück.

Subakute und chronische Myopathie
Klinik Eine langsame Entwicklung von Muskelschwäche und -schwund kennzeichnet die Myopathie. Es sind v. a. die proximalen Muskeln der unteren Extremitäten betroffen. Muskelkrämpfe treten häufig auf, Schmerzen sind relativ selten.

Diagnostik *EMG*-Befunde mit inselförmigen, typisch myopathischen Mustern mit und ohne geringe Lichtungen von Aktivitätsmustern und niedergespannten Potenzialen sind charakteristisch. Im EMG findet sich nicht selten ein Hinweis auf gleichzeitiges Bestehen einer Neuropathie. Im *Labor* findet sich eine Erhöhung von CPK und AST bzw. ASAT (= GOT) mit einem Persistieren der CPK.

Therapie Alkoholkarenz, Mobilisierung und krankengymnastische Übungen, keine spezifische Therapie erforderlich

Rhabdomyolyse
Bei einer Rhabdomyolyse kommt es zu einer Auflösung quer gestreifter Muskulatur (Skelett- und Herzmuskulatur, Zwerchfell).

Ätiopathogenese, Pathologie Die Pathogenese ist multifaktoriell.

Klinik Bei einer Rhabdomyolyse gibt es maligne Verläufe bis zu schwerstem Nierenversagen, zur Ateminsuffizienz und zum irreversiblen Schock. Muskelschmerzen, Muskelschwellungen und Färbung des Urins treten sehr selten auf. Die klinisch-chemischen Befunde zeigen massive Anstiege der Kreatinkinase-Aktivität sowie der Myoglobin-Konzentration im Serum und im Urin, ferner Hyperkaliämie, Hypophosphatämie und Hyperkalzämie.

Therapie Elektrolytsubstitution, je nach Nierenschädigung forcierte Diurese, Hämodialyse

III KLINIK SPEZIELL

Störungen des Endokriniums

Schilddrüse

Klinik Bei Leberzirrhose-Patienten ist die Antwort des Thyreoidea-stimulierenden Hormons (TSH) auf Stimulation des Thyreotropin-Releasing-Hormons (TRH) verringert, was eine Veränderung der Funktionsweise der Hypothalamus-Hypophysen-Schilddrüsen-Achse vermuten lässt. Es ist unklar, ob bei Alkoholkranken vermehrt Hyperthyreoidismus vorkommt.

Therapie Je nach Befund, TSH-Werten und TRH-Test adäquate endokrinologische Therapie

Adrenaler Regelkreis

Klinik Die Nebennierenrinde wird durch anhaltenden Alkoholkonsum im Bereich der Zona fasciculata vermindert und in der Zona glomerulosa verbreitert. Damit geht auch eine verminderte Cortisol-Produktion einher. Bei Leberzirrhose gibt es einen Anstieg an freiem Cortisol, was auf einen auf der Leberfunktionsstörung beruhenden Mangel an Bindungsprotein zurückgeführt wird. Bei Alkoholkranken fehlt oft der Anstieg von Cortisol unter ACTH-Einwirkung. Bei Alkoholentzug steigt Cortisol aber an. Diese Reaktion wird durch erneute Alkoholgabe verhindert. Klinisch kann sich ein Cushing-Syndrom entwickeln.

Therapie Spezifische endokrinologische Diagnostik und Therapie

Gonadaler Regelkreis

Klinik Die Wirkung des Alkohols auf den gonadalen Regelkreis führt zu einer Suppression der Testosteron-Ausschüttung und zu einem verminderten Testosteron-Spiegel (Shayakhmetova et al. 2014). In klinischer Hinsicht kommt es zu Hyperöstrogenismus, Gynäkomastie, wie weiblichem Behaarungstyp, Palmarerythem und zur Minderung des Sexualantriebes. Diese Symptome finden sich bei etwa 50 % der männlichen Alkoholkranken.

Therapie Alkoholkarenz

Störungen des oberen Verdauungstrakts

Parotitis

Bei einer Parotitis handelt es sich um eine entzündliche Schwellung der Ohrspeicheldrüse, die immer wieder bei chronischer Alkoholabhängigkeit auffällt.

Klinik Bei Alkoholkranken wird oft eine unspezifische Entzündung der Ohrspeicheldrüse mit hochgradig seröser Durchtränkung der Drüsenacini und weitgehendem Verlust der Enzymgranulierung beobachtet.

Therapie Antibiotika, Mundspülungen, Antiphlogistika, ggf. chirurgische Drainage

Cheilosis
Bei der Cheilosis bilden sich Schrunden auf der Lippenschleimhaut.

Klinik Bei diesen Veränderungen (»Lacklippen«) ist aufgrund der Schleimhautatrophie eine kräftig gerötete Zungenoberfläche mit Veränderung der Schleimhäute der Zunge, des Hypopharynx und des Larynx sichtbar.

Therapie Vitamin-B-Komplex (v. a. Vitamin B$_2$), zusätzlich Magnesium

Veränderungen des Pharynx und Ösophagus
Entzündliche Veränderungen und Ulzerationen treten auf und führen zu zirkulären Stenosen.

Ätiopathogenese, Pathologie Ursache können Schleimhautschädigungen durch Säurereflux, z. B. bei exzessiven Wein- und Schnapstrinkern, sein. Karzinome, auch das Barrett-Syndrom, treten bei Alkoholkranken vermehrt auf. Ösophagusvarizen sind gefährliche Komplikationen bei Leberzirrhose.

Therapie Alkoholkarenz; Drucksenkung durch β-Rezeptoren-Blocker

Störungen des kardiovaskulären Systems

Kardiomyopathie
Bei einer Kardiomyopathie handelt es sich um eine chronische Insuffizienz eines global dilatierten Herzens. Die Kardiomyopathie findet sich zu ca. 1 % unter den Alkoholkranken, die Häufigkeit erhöhten Alkoholkonsums unter Kardiomyopathie-Patienten beträgt 30–80 % (Strasser et al. 2000) bzw. 23–47 % (Guzzo-Merello et al. 2014).

Ätiopathogenese, Pathologie Es liegt eine Dilatation des Herzens ohne wesentliche Hypertrophie mit einem schlaffen, manchmal deutlich fibrösen Myokard vor, wobei häufig wandständige Thromben gefunden werden. Eine ausgeprägte interstitielle Fibrose, Hypertrophie der Muskelfasern, diffuse Lipoidablagerungen und Glykogenanhäufungen mit Verlust der kontraktilen Elemente sowie eine Schwellung der Mitochondrien und des sarkoplasmatischen Retikulums sind feststellbar. Im Verlauf kommt es häufig zu arteriellen Embolien und Lungenembolien. In bis zu 20 % der Fälle kann es unter völliger Alkoholabstinenz zu einer Remission kommen.

Klinik Schwindel, niedriges Minutenvolumen, Tachykardie, ausgeprägte Links- und Rechtsherzinsuffizienz mit Lungenstau, pektanginösen Beschwerden, Dyspnoe und Ödemen

III KLINIK SPEZIELL

Diagnostik Im *EKG* finden sich Zeichen der Linkshypertrophie, Q-Zacken, T-Negativierung, Rhythmusstörungen, Extrasystolen, anfallsweise auftretendes Vorhofflimmern, Verlängerung der QT-Dauer. Die *Echokardiografie* zeigt häufig eine Septumhypertrophie und systolische Anteriorbewegungen des Mitralklappenapparates (SAM-Phänomen; SAM = *systolic anterior movement*) und vorzeitigen Aortenklappenschluss. In der *Röntgenaufnahme des Thorax* ist das Herz ausgeweitet.

Therapie Schonung, Ausgleich und Prophylaxe von Elektrolytstörungen (besonders Hyponatriämien), β-Rezeptoren-Blocker oder Calciumkanalblocker (**cave:** kein Digitalis!), evtl. Herzchirurgie

Holiday-Heart-Syndrom
Unter dem Holiday-Heart-Syndrom versteht man Herzrhythmusstörungen (Tachykardien und AV-Blockierungen) nach akutem Alkoholkonsum. Diese Rhythmusstörungen werden häufig zum Wochenbeginn nach erhöhtem Alkoholkonsum am Wochenende beobachtet und bedürfen z.T. einer symptomatischen Therapie sowie der Kontrolle und Substitution der evtl. entgleisten Elektrolyte.

Bemerkenswert ist, dass die Häufigkeit von Herzinfarkten bei Alkoholkranken geringer ist als bei der Normalbevölkerung. Es ist nicht sicher, ob Alkohol in geringen Mengen kardioprotektive Effekte hat. Dies darf jedoch nicht überinterpretiert werden, da die Mortalität an anderen Erkrankungen bei diesen Mengen bereits deutlich erhöht ist und daher die Gesamtmortalität ansteigt.

Arterielle Hypertension
Klinik Bei regelmäßigem Konsum von etwa 100 g Alkohol täglich werden beständige systolische Blutdrucksteigerungen (> 160 mmHg) festgestellt. Aus diesem Grund werden in somatischen Kliniken Alkoholkranke immer wieder als Hypertoniker eingestuft und antihypertensiv behandelt, anstatt den Entzug und die Entwöhnung anzustreben.

Therapie Alkoholentzug, evtl. gestützt mit der bedarfsweisen Gabe von Clonidin (4–5 × 150 µg/d bei Werten > 160/95 mmHg), Alkoholkarenz, später ggf. β-Rezeptoren-Blocker, Diuretika, Calciumkanalblocker oder ACE-Hemmer. Bei antihypertensiver Vormedikation empfiehlt sich eine genaue Beobachtung der Blutdruckwerte im Verlauf, da nach der akuten Entgiftungsphase die Fortführung dieser Medikation oft nicht erforderlich ist.

Störungen des hämatologischen Systems

Klinik Als alkoholbedingte Veränderungen des Knochenmarks lassen sich eine megaloplastische Erythropoese und eine Vakuolisierung roter Vorstufen nachweisen. Folgende Blutbildveränderungen treten häufig auf:
- Thrombozytendepression
- Veränderung der Granulozytenfunktion

- Verminderung der Lymphozytenzahl
- Störungen der Immunregulationsfähigkeit der Lymphozyten
- Megaloblastenanämie
- Sideroblastenanämie

Therapie Alkoholkarenz, spezifische Therapie (je nach Störungsbild). Bei Thrombo-zytopenie und Störung des Gerinnungssystems (Veränderung von Quick-Wert und PTT) sollte eine gleichzeitige Gabe von Acetylsalicylsäure oder Heparin-Derivaten möglichst vermieden werden.

Störungen des respiratorischen Systems

Wiederholt sind wegen des begleitenden Tabakabusus die Luftwege geschädigt. Dadurch entstehen zahlreiche Lungenerkrankungen, u.a. eine Pneumonie.

Pneumonie

Die bei Alkoholismus am häufigsten auftretende Lungenerkrankung ist die Pneumonie. Überdurchschnittlich oft finden sich im Sputum gramnegative Erreger.

Ätiopathogenese, Pathologie Verminderung der Atemwegsreinigung infolge alkohol-bedingter Störung des ziliären Transports und Dämpfung des Hustenreflexes. Es liegen eine mangelnde Surfactant-Produktion sowie eine Störung der zellulären und humoralen Immunabwehr vor. Darüber hinaus neigen Alkoholkranke zur Ausbildung von Bronchiektasen.

Therapie Nichtraucherprogramm, Mobilisierung so früh wie möglich, Atemgymnas-tik, je nach Diagnose symptomatische oder spezifische Therapie

Störungen des Gastrointestinaltrakts

Magenschädigungen

Unter den Alkoholkranken fallen häufig Patienten mit Refluxproblemen oder Magen-resektionen auf.

Ätiopathogenese, Pathologie Alkohol ist ein starker Stimulator der Magensäuresekre-tion und der Gastrinliberation. Die Magenschädigung tritt als akute erosive Gastritis mit Übersekretion von Säure und auch mit Veränderungen der Schleimhaut auf. Fleck-förmige Hyperämien, Petechien und Erosionen werden beobachtet. Es können lebens-bedrohliche Blutungen aus multiplen Erosionen oder auch aus arteriellen Schädigun-gen auftreten.

Das *Mallory-Weiss-Syndrom* tritt als Hämatemesis als Folge bedrohlicher Einrisse der Schleimhaut auf, die durch schweres Erbrechen entstehen.

Als *Boerhaave-Syndrom* wird eine komplette Ruptur der Speiseröhre verstanden, ebenfalls ausgelöst durch starkes Erbrechen oder starke intraabdominale Druckerhöhungen.

Klinik Die klinisch relevante Symptomatik ist uncharakteristisch und besteht v.a. in Übelkeit und Druckgefühl im Oberbauch. Bei Alkoholisierten ist sie häufig nicht eruierbar.

Therapie H_2-Rezeptoren-Blocker, H^+/K^+-ATPase-Inhibitoren, bei Blutung endoskopische Unterspritzung oder Laserapplikation, ggf. chirurgische Teilresektion. Beim Mallory-Weiss-Syndrom wird die Gabe von Antacida, H_2-Rezeptoren-Blockern im Sinne einer Ulkustherapie empfohlen. Die Ruptur des Ösophagus bedarf einer möglichst sofortigen chirurgischen Intervention. Bei bestimmten Risikokonstellationen (z.B. gestörte Gerinnung) ist eine engmaschige Blutdruckkontrolle erforderlich.

Duodenalschädigungen

Klinik Eine alkoholbedingte Duodenitis führt zu Resorptionsstörungen, die zu Mangelsituationen, v.a. von Vitaminen, führen.

Therapie H_2-Rezeptoren-Blocker, H^+/K^+-ATPase-Inhibitoren, bei Blutung endoskopische Unterspritzung oder Laserapplikation, ggf. chirurgische Teilresektion

Störungen der Leberfunktion und Leberschäden

Die Leberschädigung lässt sich als gestufter Prozess begreifen. Zunächst kommt es zu einer Proliferation des endoplasmatischen Retikulums, dann zu einer mikrosomalen Enzyminduktion, wobei jeweils das mikrosomale Ethanol-oxidierende System (MEOS), die Fremdstoff abbauenden Enzyme und die Kanzerogene aktivierenden Enzyme aktiviert werden. Über die Achse des Alkohol-oxidierenden Systems wird ein gesteigerter Abbau von Alkohol zu Acetaldehyd bewirkt mit der Folge, dass Mitochondrienschädigungen auftreten können. Bei den Fremdstoff abbauenden Enzymen kann eine gesteigerte Bildung von Toxinen mit der Folge der Leberzellschädigung auftreten oder ein gesteigerter Abbau von Arzneimitteln mit der Verringerung der Halbwertszeiten für Arzneimittel. Die Kanzerogene aktivierenden Enzyme können über eine gesteigerte Entstehung kanzerogener Substanzen schließlich zu einer Kanzerogenese führen. Folgende Störungs- und Schädigungsbilder lassen sich unterscheiden:

Alkoholfettleber

Die Alkoholfettleber ist der häufigste alkoholbedingte Leberschaden. Bereits ab 30 g/d Alkohol über längere Zeit kann eine Fettleber auftreten. Die Alkoholfettleber besteht in verfetteten Leberzellen.

Ätiopathogenese, Pathologie Die Leber ist makroskopisch vergrößert. Mikroskopisch findet sich v.a. zentrilobulär ein großer Prozentsatz von Leberzellen, die durch Fetttropfen ausgefüllt sind. Die Zellkerne sind randständig. Die Proliferation des endoplasmatischen Retikulums lässt sich nachweisen. Große, sog. »Megamitochondrien« (Riesenmitochondrien) treten kurz nach dem Alkoholkonsum auf. Ein Übergang zur Leberzirrhose über die Alkoholhepatitis ist möglich.

Klinik Die subjektiven Beschwerden sind gering. Es bestehen nur unerhebliche gastrointestinale Störungen. Völlegefühl und Übelkeit dominieren.

Diagnostik *Palpatorisch, perkutorisch* und *sonografisch* stellt sich die Leber als vergrößert dar und ist von erhöhter Konsistenz. Die *Laborbefunde* können noch normal sein, sie liegen aber häufig im Grenzbereich. Am häufigsten ist die γ-GT auffällig, auch die AST- bzw. ASAT-Aktivität (= GOT-Aktivität) ist erhöht, meist stärker als die ALT- bzw. ALAT-Aktivität (= GPT-Aktivität). Nach den Laborbefunden und nach der *körperlichen Untersuchung* lässt sich eine Verdachtsdiagnose und mit der Sonografie eine begründete Diagnose stellen. Diagnosesicherheit gibt es nur bei *Leberbiopsie*.

Therapie Am effektivsten ist eine mehrmonatige absolute Alkoholkarenz. Die Wirksamkeit von »Leberpräparaten« ist nicht nachgewiesen.

Alkoholhepatitis

Ein weiteres Stadium der Leberschädigung ist die Alkoholhepatitis. Diese Störung ist eine entzündlich-nekrotisierende Leberschädigung. Bei dieser Leberveränderung werden von manchen Autoren eine *chronisch persistierende* und eine *chronisch aggressive Hepatitis* unterschieden.

Chronisch persistierende Hepatitis

Ätiopathogenese, Pathologie Es treten neben nekrotisierten Hepatozyten häufig zusätzlich Mitochondrienschwellungen (»Riesenmitochondrien«) und Mallory-Körperchen als Zeichen der Leberzelldegeneration auf. Diese Befunde sind zunächst läppchenzentral. Es gibt auch proliferierte Sternzellen, Eisenablagerungen und polymorphkernige Infiltrate. Eine periportale Infiltration bei erhaltener Läppchenstruktur und eine Fibrose sind möglich.

Klinik Die subjektiven Beschwerden sind unspezifisch: Völlegefühl, Gewichtsabnahme, Ikterus, Verdauungsbeschwerden und dergleichen. Fieber und Leukozytose sind möglich.

Diagnostik Bei der Untersuchung ist die Leber deutlich vergrößert, *laborchemisch* fallen die AST- bzw. ASAT-Aktivität (= GOT-Aktivität) und die ALT- bzw. ALAT-Aktivität (= GPT-Aktivität) auf. Wenn in dieser Konstellation die AST- bzw. ASAT-Aktivität größer als die ALT- bzw. ALAT-Aktivität ist, dann ist die Diagnose fast sicher. Ebenso sind die Aktivitäten der Alkalischen Phosphatase und die γ-GT pathologisch erhöht. Eine Hypalbuminurie und eine γ-Globulinämie mit Erhöhung der IgA-Konzentration sind

III KLINIK SPEZIELL

häufig. Neben der *Sonografie* ist die *endoskopische retrograde Cholangiopankreatografie (ERCP)* diagnostisch weiterführend (Tab. 6-24).

Therapie Im Vordergrund der Therapie stehen nutritive Maßnahmen und Corticoidtherapie (→ Tab. 6-24).

Klinik	Laborwerte
schädlicher Gebrauch von Alkohol (> 100 g/d)	γ-GT, IgA und MCV$_{Ery}$ erhöht
(sub-)febrile Temperatur	Leukozytose
Hepatomegalie (dolent)	AST bzw. ASAT (= GOT) erhöht
Naevi aranei (»Spider-Naevi«)	GLDH und LDH erhöht
Ikterus, Aszites	Quick-Wert < 50 %, Albumin < 3,2 g/dl
Enzephalopathie	Bilirubin
Übelkeit, Erbrechen	
Histologie: zentrolobulär Leberzellnekrosen, Granulozyteninfiltrate, Mallory-Hyalin	

Therapie
■ Prednisolon 40 mg/d initial für 4 Wo. bei schwerem Verlauf mit Ikterus, Abfall des Quick-Wertes oder Enzephalopathie, schrittweise Reduktion ■ Substitution von Mangelzuständen, insbesondere Vitaminen; z. B. Thiamin initial 500–1 000 mg, dann 100 mg/d; Folsäure 1 mg/d

AST bzw. ASAT = Aspartat-Aminotransferase, früher auch GOT = Glutamat-Oxalacetat-Transaminase; GLDH = Glutamatdehydrogenase; IgA = Immunglobuline der Klasse A; LDH = Lactatdehydrogenase; MCV$_{Ery}$ = mean corpuscular volume, mittleres Erythrozytenvolumen; γ-GT = Gamma-Glutamyltransferase

Tab. 6-24: Laborwerte und Therapie bei akuter Alkoholhepatitis (mod. nach Wolff und Weihrauch 2020)

Chronisch aggressive Hepatitis
Ätiopathogenese, Pathologie Es besteht eine chronische entzündliche Infiltration der periportalen Felder mit Übergreifen auf die angrenzenden Bezirke. Es findet sich eine »Mottenfraßnekrose« mit der Bildung von intralobulären Zellen und Zerstörung der Läppchenarchitektur. Bei der chronisch aggressiven Hepatitis, die in bis zu 20 % der Fälle von Alkoholhepatitis auftritt, ist oft ein Alkoholexzess der Auslöser.

Klinik Die gastrointestinalen Beschwerden sind stärker als bei der chronisch persistierenden Hepatitis. Appetitlosigkeit, Erbrechen und Durchfälle treten auf. Die Leber ist druckempfindlich und vergrößert.

Diagnostik Das *Labor* zeigt deutliche Erhöhungen der AST- bzw. ASAT-Aktivität (= GOT-Aktivität), der ALT- bzw. ALAT-Aktivität (= GPT-Aktivität), der Alkalischen Phosphatase und der γ-GT-Aktivität sowie der Bilirubin-Konzentration. Eine *Pankreopathie* kann sich anschließen.

Therapie Im Vordergrund stehen die folgenden therapeutischen Maßnahmen (mod. nach Wolff und Weihrauch 2020):

- Alkoholkarenz
- Ernährung; möglichst orale Ernährung, 25–35 kcal/kg KG, bei unterernährten Patienten 35–40 kcal/kg KG (Vitaminmangelzustände beachten!)
- Glucocorticoide; bei schwerer Hepatitis mit Ikterus, Abfall des Quick-Wertes oder hepatischer Enzephalopathie können Glucocorticoide über einen Zeitraum von vier Wochen gegeben werden (initial 40 mg Prednisolon mit anschließender schrittweiser Dosisreduktion)
- hochdosierte Gabe von Vitamin B_1, zunächst 300 mg/d (bis 1000 mg/d) mit einer Erhaltungstherapie von ca. 100 mg/d

Prognose Die chronisch aggressive Hepatitis hat eine ungünstige Prognose.

Leberzirrhose

Die Leberzirrhose ist ein diffuser Vernarbungsprozess.

30–50 % aller beobachtbaren Leberzirrhosen sind auf den Alkoholmissbrauch zurückzuführen. Andererseits leiden aber nur etwa 20 % der Alkoholkranken unter Leberzirrhose. Allerdings werden, wie Autopsien zeigen, bis zu 40 % der Leberzirrhosen klinisch übersehen. Man kann klinisch zwei Formen der Leberzirrhose unterscheiden: die *kompensierte* und die *dekompensierte Leberzirrhose*.

Kompensierte (inaktive) Leberzirrhose

Ätiopathogenese, Pathologie Bei portaler Zirrhose gibt es Bindegewebssepten und -straßen mit Regenerationsknoten. Die primäre Zirrhose verursacht bei der postnekrotischen Zirrhose verschieden dichte Bindegewebswucherungen und Regenerationsknoten, aufgelockert durch gesunde Bezirke. Mallory-Körperchen lassen sich nachweisen.

Klinik Bei der kompensierten (inaktiven) Leberzirrhose liegt eine mittelgradige Leberzellinsuffizienz vor. Es bestehen Appetitlosigkeit, Antriebsarmut, Meteorismus, Müdigkeit, Depressivität. Die Leber ist groß und hart, scharfkantig, ohne Milzvergrößerung. Es kommt gelegentlich zu Hautveränderungen. Die Haut ist dünn, es finden sich Gefäßerweiterungen mit Gefäßsternchen (Naevi aranei) und weiße Flecken an der Haut. Auch die Finger- und Fußnägel weisen zahlreiche helle Flecken auf. Palmar- und Plantarerythem sowie Rötung der Zunge sind typisch, die Körper- und Schambehaarung reduzieren sich. Gynäkomastie tritt bei Männern auf. Potenz und Libido sind eingeschränkt. Es besteht eine Hodenatrophie.

Diagnostik Die *Laborbefunde* sind ähnlich wie bei der progressiven Alkoholhepatitis: Vermehrung der Gamma-Globuline, Verminderung der Albumine im Serum, die Serum-IgA- und Serumeisen-Konzentrationen sind erhöht. Der Aktivitätsanstieg der Transaminasen von AST bzw. ASAT (= GOT) und ALT bzw. ALAT (= GPT) ist relativ gering. Die Blutgerinnungsstörungen entsprechen dem Schweregrad der Erkrankung.

Therapie Alkoholkarenz; diätetische Maßnahmen, insbesondere ein an das Ausmaß der Leberzirrhose und die körperliche Aktivität adaptiertes Verhältnis von Kohlenhydraten, Fett und Proteinen (Wolff und Weihrauch 2020); Lebertransplantation bei nachgewiesener Alkoholkarenz diskutabel

Dekompensierte Leberzirrhose
Klinik Bei einer dekompensierten Leberzirrhose tritt Pfortaderhochdruck auf, der zu Aszites (→unten) und Ösophagusvarizen, manchmal auch zu Hämorrhoiden, Caput medusae und Splenomegalie führt. Gelegentlich werden akute dystrophische Schübe mit Anstieg der Transaminasen-Aktivität, Bilirubinämie und Ikterus beobachtet. In der Folge kann es zu toxischen Schäden, Infektionen und zu einem Gefäßverschluss kommen. Leberinsuffizienz mit Präkoma oder Koma kommt in schweren Fällen vor. Bei Ikterus mit schweren Gerinnungsstörungen, Proteinsynthesestörungen (v. a. Albumin), starkem Anstieg der Transaminasen-Aktivität sowie starker Aktivitätsabfall der Cholinesterasen begleiten schwere gastrointestinale Beschwerden, Meteorismus, Appetitlosigkeit, Erbrechen, Durchfall, Veränderungen des Hautkolorit und Hämorrhagie die Erkrankung. Die Leber ist hart und derb, die Milz vergrößert, Komplikationen können durch Blutungen, Ösophagusvarizen, schwerste Leberinsuffizienz, Mineralstoffwechselstörungen, Nierenversagen, hepatische Enzephalopathie und Endotoxämie auftreten. Im terminalen Stadium der Leberzirrhose gibt es einen Anstieg des Harnstoffspiegels und Nierenversagen. Das mit dem Leberfunktionsversagen einhergehende enzephalopathische Syndrom äußert sich in Form von Bewusstseinsstörung, Tremor, Hyperreflexie, leichter Euphorie, Depression oder Apathie. Die Patienten sind i. d. R. verwirrt, dösig und zeigen den Flattertremor der Finger. Eine Abgrenzung zum Delirium tremens gelingt durch das Fehlen von Hyperhidrosis, Unruhe, Tachykardie, Hypertonie und Halluzinationen. Tiefe Bewusstseinstrübung bis zum Koma kann vorkommen. Der Verlauf mancher Formen der Leberzirrhose ist progredient. Allerdings sind lange Rekompensationsphasen möglich.

Diagnostik Im *EEG* finden sich Veränderungen mit hochgespannten Delta-Wellen.

Therapie Im Vordergrund der Behandlung stehen die folgenden Maßnahmen (Wolff und Weihrauch 2020):
- Ausschaltung der lebertoxischen Substanzen, v. a. Alkoholkarenz
- Vermeidung einer körperlichen Überanstrengung
- Diät; bei Enzephalopathie Einschränkung der Proteinzufuhr, sonst Gewährleistung einer ausreichenden Kalorienaufnahme, vielseitige Kost, möglichst leicht verdaulich

- bei Aszites Flüssigkeitsreduktion und kochsalzarme Kost; Diuretika
- Medikamente: Substanzen wie Colchicin, Silymarin, Malotilat, Vitamin E; essenzielle Phospholipide und andere sind in ihrer Wirksamkeit bisher nicht ausreichend belegt
- Substitutionstherapie: Gabe der fettlöslichen Vitamine A, D, E und K, bei Störung der Resorption ggf. auch parenteral, je nach Ausprägung des Krankheitsbildes; bei Erniedrigung des Prothrombinspiegels unter 50 % ggf. parenterale Gabe von Vitamin K
- Muskelkrämpfe bei Patienten mit Leberzirrhose können evtl. durch Chinidin (2 × 200 mg/d) gebessert werden

Aszites

Aszites ist die Ansammlung von Flüssigkeit im Bauchraum. Häufigste Ursache ist die dekompensierte Leberzirrhose.

Ätiopathogenese, Pathologie Ursächlich sind dabei v. a. ein erhöhter hydrostatischer Druck in den Kapillaren des Peritoneums infolge des Pfortaderhochdrucks und ein verminderter onkotischer Druck aufgrund der verminderten Syntheseleistung der Leber (hier insbesondere für Albumin).

Klinik Bei der Inspektion fällt ein vorgewölbtes Abdomen auf, der Nabel ist verstrichen, manchmal sind begleitende Inguinal-, Femoral- oder Nabelhernien festzustellen. Umgehungskreisläufe wie das *Caput medusae* können sichtbar sein, ebenso Striae. Massiver Aszites führt durch Zwerchfellhochstand oder Pleuraerguss zu Dyspnoe. Bei Perkussion und Palpation fällt ein Klopfschallwechsel bei Lagewechsel, Flankendämpfung sowie Fluktuation auf.

Diagnostik Klinische Untersuchung, Ultraschall, Punktion

Therapie Restriktion der Kochsalz- und Flüssigkeitsaufnahme; Diuretika-Therapie (Spironolacton, Schleifendiuretika) kann notwendig werden. Parazentese (Punktion), ggf. mit Korrektur der Hypalbuminämie durch Infusion. Bei schweren Verläufen muss eine Parazentese in Betracht gezogen werden; dabei werden große Flüssigkeitsmengen durch Punktion abgelassen. Bei Hypalbuminämie sollte Albumin durch Infusion ersetzt werden. Bei massivem und behandlungsrefraktärem Aszites muss ein peritoneovenöser Shunt oder ein transjugulärer intrahepatischer Stentshunt (TIPS) angelegt werden.

Zieve-Syndrom

Das Zieve-Syndrom besteht bei einer Alkoholhepatitis in einer Trias aus hämolytischer Anämie, Hyperlipidämie und Ikterus. Diese Störung ist bei Männern seltener als bei Frauen.

III KLINIK SPEZIELL

Ätiopathogenese, Pathologie Die Leberhistologie ergibt Zeichen der Fettleber und der Fibrose mit Zeichen der intrahepatischen Cholestase. Die Überlebenszeit der Erythrozyten ist erheblich vermindert. Im Sternalmark finden sich eine gesteigerte Erythropoese mit megaloblastärem Einschlag, vermehrte Fettspeicherzellen mit eisenpositiven Pigmenten und Zeichen einer Erythrophagozytose.

Klinik Es treten kolikartige Schmerzen im rechten Oberbauch mit Übelkeit und Erbrechen auf. Durchfälle, sonstige gastrointestinale Beschwerden, auch Anorexie prägen die klinische Symptomatik. Die Leber und die Milz sind hart. Es bestehen eine normochrome Anämie und ein Ikterus. Zusätzlich zu den erwähnten pathologisch entgleisten Werten sind die Retikulozyten erhöht.

Diagnostik Im Serum findet sich eine Erhöhung der unkonjugierten Bilirubin-Konzentration sowie der Transaminasen-Aktivität, der Gesamtprotein- und der Albumin- mit einem Anstieg der Gesamtlipid-, der Cholesterin(Cholesterol)-, der Neutralfett- und der Phospholipid-Konzentration (besonders der Lysolecithine und Lysokephaline). Die Lipidämie kann bereits an der Trübung des Serums erkannt werden.

Therapie Strikte Alkoholabstinenz, kohlenhydratreiche und fettarme Kost

Störungen des Pankreas

Alkoholkranke sind besonders häufig in der Gruppe der Pankreatitis-Patienten vertreten. Frauen reagieren empfindlicher bzw. sind häufiger betroffen. Es gibt regionale Unterschiede der Häufigkeit, so dominiert die alkoholbedingte Pankreasschädigung z. B. in den USA, in Südafrika, in Mittel- und Südfrankreich. Sie kommt seltener in Mitteleuropa und England vor. Bei etwa 25 % der Alkoholkranken finden sich pathologisch zu wertende Pankreasveränderungen. Ernährungsfaktoren und auch genetische Dispositionen spielen eine wichtige Rolle für die Manifestation der Pankreatitis. Es werden im Allgemeinen die *akute* und die *chronische Pankreatitis* unterschieden.

Eine Pankreatitis lässt sich auch in folgende Stadien der Funktionsstörungen einteilen:

- reversible Insuffizienz
- sekretorische Insuffizienz
- digestive Insuffizienz

Ätiopathogenese, Pathologie Man findet typische Befunde einer Pankreatitis mit intralobulären sklerotischen Veränderungen der Läppchenstruktur, ferner Proteinniederschläge im Gangsystem, die häufig verkalken, sowie peri- und intralobuläre Bindegewebsvermehrung. Es entstehen auch intrazelluläre Ödeme mit entzündlichen Infiltrationen oder Zellnekrosen. Eine Komplikation stellt das Pankreaskarzinom dar.

Pathophysiologie Alkohol hemmt die Synthese des Bicarbonats und der Proteine. Im Verlauf des chronischen Alkoholismus wird die Hemmung durch vermehrte Sekretion von Protein abgelöst, die zu Proteinniederschlägen in den kleinen und mittleren Pankreasgängen führt. Diese Obstruktion gibt den Anstoß zu Veränderungen mit begleitender Entzündung und Sklerose.

Klinik Typisch ist die ringförmige Schmerzsymptomatik mit plötzlich einsetzenden, intermittierenden Oberbauchbeschwerden, vorwiegend nach links, aber auch nach rechts ausstrahlend und mit Fortsetzung in den Rücken nach unten. Übelkeit, Erbrechen treten auf. Bei ⅓ der Patienten ist Steatorrhoe zu beobachten. Häufig sind auch internistische Leiden vergesellschaftet wie Diabetes mellitus, Adipositas und Pseudozysten der Leber.

Diagnostik Das *Labor* zeigt eine Leukozytose, eine Aktivitätserhöhung der Pankreasenzyme (Amylase und/oder Lipase z. B. > 500 IE/l), eine Erhöhung der Kreatinin-, der Harnstoff- und auch der Blutzucker-Konzentration. Die Hämoglobin- und Hämatokrit-Konzentrationen sind erniedrigt. *Sonografisch* ist das Pankreas in etwa 60 % der Fälle vergrößert. Für die Diagnose ist die *endoskopische retrograde Cholangiopankreatografie (ERCP)* manchmal entscheidend.

Therapie Nahrungskarenz und ggf. die Gabe von Antibiotika stehen im Vordergrund (Tab. 6-25, Tab. 6-26). Im klinischen Alltag finden sich bei Alkoholkranken häufig z. T. deutlich erhöhte Lipase- und Amylase-Werte ohne weitere klinische Symptome. In diesem Fall können unter normaler Kost und evtl. Sonografie des Abdomens zunächst lediglich engmaschige Kontrollen der Laborwerte durchgeführt und nur bei auftretender Schmerzsymptomatik oder bei weiterem Anstieg der Werte zusätzliche Maßnahmen ergriffen werden.

Störungen verschiedener Stoffwechsel

Fettstoffwechsel
Ätiopathogenese, Pathologie Bei Alkoholkranken werden in der Pathologie häufig zarte sklerosefreie Arterien vorgefunden. Daher kann Alkohol in niedriger Dosierung eine vasoprotektiv gefäßprotektive Wirkung haben.

Diagnostik Der Cholesterin-Serumspiegel ist meist vermindert, die Hauptstörung des Fettstoffwechsels ist die Hypertriglyceridämie. Bei moderatem Alkoholkonsum steigt der Spiegel des HDL-Cholesterins an, während die Effekte auf den Spiegel des LDL-Cholesterins uneinheitlich sind. Bei Leberzirrhose, ebenso wie auch bei Nicotinkonsum, sind hingegen erniedrigte Spiegel für HDL-Cholesterin messbar, was sich im Hinblick auf kardiovaskuläre Erkrankungen als deutlich nachteilig zu bewerten ist (Suter 2005).

Therapie Alkoholkarenz, ggf. Lipidsenker

- Intensivüberwachung, Nulldiät und zentraler Venenkatheter
- Schmerzbekämpfung: bei schweren Schmerzen Procain als Basis und evtl. zusätzlich bei Bedarf Buprenorphin
- Volumensubstitution: bei leichter Erkrankung ohne prognostisch ungünstige Symptome (z. B. schlechter Allgemeinzustand, Hyperglykämie, Leukozytose, Erhöhung der AST- bzw. ASAT-Aktivität [= GOT-Aktivität], niedriger Hämatokrit-Wert) mind. 3 l Flüssigkeit/d (1,5 l 0,9 %ige NaCl-Lösung und 1,5 l 5 %ige Glucoselösung, je nach Kaliumwert Substitution des Kaliums), Ernährung parenteral mit Glucose, Elektrolyten und Aminosäuren, keine Fettinfusionen, ca. 1500–2000 Kalorien/d; bei schwerer Erkrankung initial 500–1000 ml Plasmaersatzmittel plus 1 000 ml Zucker-Elektrolyt-Lösung plus 50 g Humanalbumin
- Korrektur von Kalium-, Calcium-, Natrium- oder Chloridverlusten durch entsprechende Zusätze
- falls keine Gerinnungsstörung vorliegt: Low-Dose-Heparinisierung
- Ausschaltung der Pankreasstimulation durch absolute Nahrungskarenz (bis zur Besserung des klinischen Bildes), nasogastrale Absaugung (nur bei Erbrechen und schwerer Pankreatitis), Hemmung der Magensäureproduktion
- bei auftretenden Temperaturen > 38,5 °C Gabe eines Antibiotikums empfohlen, z. B. Ciprofloxacin 3 × 200–400 mg oder Ceftazidim 3 × 1–2 g/d; keine Gabe von Tetracyclinen, Aminoglykosiden oder Ampicillin!
- bei anhaltenden Blutzuckerwerten über 250 mg/d Gabe von Normalinsulin je nach Blutzucker
- regelmäßige Laborkontrollen (Amylase, Blutzucker, Kreatinin, Elektrolyte, Blutbild, Sauerstoffpartialdruck), körperliche Untersuchung, Sonografie des Abdomens und ggf. craniale Computertomografie

AST bzw. ASAT = Aspartat-Aminotransferase, früher GOT = Glutamat-Oxalacetat-Transaminase

Tab. 6-25: Therapie bei akuter Pankreatitis (mod. nach Wolff und Weihrauch 2020)

- absolute und lebenslange Alkoholkarenz
- Vermeidung potenziell pankreastoxischer Medikamente
- Diät: grundsätzlich reichlicher Kohlenhydrat- und hoher Proteingehalt, Fett, so viel ohne Steatorrhoe vertragen wird; keine schwer verdaulichen Speisen; bei Maldigestion zusätzlich Gabe mittelkettiger Triglyceride, die ohne Pankreaslipase resorbiert werden
- Fermentsubstitution: indiziert bei Steatorrhoe > 15 g/d, Gewichtsverlust; Therapieversuch bei Schmerzen, Diarrhoe und dyspeptischen Beschwerden; hochdosierte Gabe von Pankreasfermentpräparaten kurz vor oder während der Mahlzeiten, Richtlinie: als Tagesdosis etwa 200 000 FIP-Einheiten Lipase/d
- Vitamin- und Calciumsubstitution bei Maldigestion
- Schmerzbekämpfung mit Spasmoanalgetika, Paracetamol (evtl. in Kombination mit einem Neuroleptikum), eher zurückhaltend Opioid-Analgetika (Suchtpotenzial beachten!)
- Computertomografie-gesteuerte Blockade des Ganglion coeliacum (Sympathektomie ist unwirksam)
- endoskopische Sphinkterotomie mit Entfernung von Pankreasgangsteinen und vorübergehender Drain-Anlage
- thorakoskopische Splanchnikektomie
- Einstellung des Diabetes mellitus, fast immer insulinbedürftig

FIP = Fédération Internationale Pharmaceutique

Tab. 6-26: Therapie bei chronischer Pankreatitis (Wolff und Weihrauch 2020)

Mineralstoffwechsel

Ätiopathogenese, Pathologie Bei Leberzirrhose nimmt der Eisengehalt in vielen Organen zu. In Leber, Pankreas, Nebennieren, Schilddrüse, Hypophyse und im Myokard lässt sich eine erhöhte Konzentration des Speichereisens finden.

Therapie Entsprechend den spezifischen Laborergebnissen

Porphyrinstoffwechsel

Klinik Alkohol stört die hepatische Porphyrin- und Hämsynthese und kann somit zu Porphyrin-Stoffwechselstörungen bei Gesunden sowie zur biochemischen und klinischen Manifestation einer akuten und chronischen hepatischen Porphyrie führen.

Therapie Entsprechend den spezifischen Laborergebnissen

Vitaminstoffwechsel

Klinik Aufgrund des Alkoholkonsums besteht häufig eine Malnutrition mit Mangel an verschiedenen Vitaminen, insbesondere Vitamin B_1 und Vitamin B_{12}. Bei Vitamin-B_{12}-Mangel ist auch an verschiedene andere Erkrankungen zu denken (Tab. 6-27, Tab. 6-28).

Therapie Entsprechend den spezifischen Laborergebnissen

Verminderte Zufuhr
• fleischfreie, streng vegetarische Diät
Verminderte Resorption
• unzureichende Produktion an Intrinsic-Faktor (IF) bei atrophischer Gastritis (Perniziosa = Biermer-Krankheit)
• bei angeborenem IF-Mangel, Gastrektomie, Zerstörung der Magenschleimhaut; Anti-IF-Antikörper im Magensaft
• bei Darmerkrankungen: Malabsorptionssyndrom, Ileitis, Sprue (Zöliakie), Dünndarmresektion
• infolge kompetitiven Verbrauchs durch Parasiten: Fischbandwurm, pathologische Besiedlung des Dünndarms mit Bakterien, z. B. bei Divertikeln oder in Blindsäcken (Blind-Loop-Syndrom)
Vermehrter Verbrauch
• in der Schwangerschaft

Tab. 6-27: Differenzialdiagnose Vitamin-B_{12}-bedingter Mangelzustände nach Hauptursachen (nach Wolff und Weihrauch 2020)

- Blutbild: Makro- oder megalozytäre Anämie?
- Vitamin-B_{12}-Spiegel im Serum: Verminderung unter 150 pg/ml?
- Abklärung auf Antikörper gegen Parietalzellen und Intrinsic-Faktor
- Folsäurespiegel im Serum
- Schilling-Test: Mangel an Intrinsic-Faktor? Malabsorption?
  Hinweis: Der positive Nachweis von Antikörpern gegen Parietalzellen und Intrinsic-Faktor macht den Schilling-Test heute i. d. R. überflüssig.
- Magendiagnostik: Histaminrefraktäre Anacidität? Chronisch atrophische Corpusgastritis?

Tab. 6-28: Untersuchungen zur differenzialdiagnostischen Abklärung (nach Wolff und Weihrauch 2020)

Störungen der Haut

Klinik Die Hautveränderungen sind Folgen der Lebererkrankungen und des Vitaminmangels: Gesichtsödem, Weiterstellung der Gefäße mit Hyperämie, Teleangiektasien, Acne rosacea, Rhinophym, Palmar- und Plantarerythem, Gefäßsterne (Naevi aranei), Veränderungen an den Nägeln, Weißflecken der Haut. *Porphyria cutanea tarda* wird durch Alkohol mit ausgelöst.

Therapie Entsprechend dermatologischem Konsil

Fetales Alkoholsyndrom

In den letzten Jahren wurde zunehmend erkannt, dass mütterlicher Alkoholkonsum teratogene Schädigungen des Embryo bzw. des Fetus während der Schwangerschaft erzeugt. Das fetale Alkoholsyndrom betrifft etwa 3000 bis 4000 Neugeborene (Spohr und Steinhausen 2008). Folgende Störungen bestehen:
- pränatales Wachstumsdefizit
- postnataler Minderwuchs und Untergewicht
- Mikrozephalie
- statomotorische und geistige Retardierung
- Hyperaktivität
- Muskelhypotonie
- typische Fazies mit gerundeter Stirn, gekürztem Nasenrücken, Ptosis, verstärkten Nasolabialfalten, schmalem Lippenrot

Bei stärker ausgeprägtem fetalem Alkoholsyndrom bestehen mehrere Fehlbildungen gleichzeitig.

Andere Störungen

Bei den im Folgenden genannten Störungen sind ggf. chirurgische Interventionen durchzuführen.

Dupuytren-Kontraktur Die fibroplastischen Veränderungen der Palmaraponeurose der Hand beruhen vermutlich auf Leberfunktionsstörungen und kommen häufig gemeinsam mit Leberzirrhosen vor.

Neurogene Osteoarthropathie Bei der neurogenen Osteoarthropathie treten Infarzierungen des Femurkopfes auf.

Osteopenie Bei einer Osteopenie handelt es sich um eine Minderung der Kalzifikation der Knochen, möglicherweise durch alkoholbedingten Vitamin-D-Mangel.

Mammakarzinom Aus noch ungeklärter Ursache ist das Mammakarzinom bei Alkoholkranken häufiger.

MICHAEL RATH

6.3 Medikamente

Medikamentenmissbrauch und **-abhängigkeit** sind eher verborgene Probleme. In einer Betrachtung des Ausmaßes der Missbrauchsproblematik von Suchtstoffen wird die Einschätzung je nach Gewichtung denkbarer Kriterien (betroffene Menschen, Folgeschäden, volkswirtschaftlicher Schaden usw.) jeweils unterschiedliche Bewertungen zur Folge haben. Glaeske (2015) ebenso wie Keup (1993) sehen die missbräuchliche Verwendung von Benzodiazepinen seit Langem nach dem Alkoholabusus als die zweitgrößte Missbrauchsproblematik in Deutschland an (Tab. 6-29).

Eine **Medikamentenabhängigkeit** entsteht durch längerfristigen, meist missbräuchlichen Konsum bestimmter Medikamente, wobei die kritische Zeit, nach der aus einem Missbrauch auch eine Abhängigkeit wird, großen, teils substanzbedingten, teils konsumentenbedingten Varianzen unterliegt. Medikamentenabhängigkeit zeigt sich oft erst dann, wenn schwerwiegende Symptome, wie nachlassende generelle Leistungsfähigkeit, erhebliche Nebenwirkungen, Chronifizierung von Krankheitsbildern, deutlich werden.

Erschwert ist die Erkennung der Medikamentenabhängigkeit, wenn der Betroffene die Mittel anfangs zur Bekämpfung von Beschwerden eingesetzt hat, die dann wiederum als *Entzugserscheinungen* auftreten können. Dies betrifft v. a. Schmerzen, Unruhe, »Nervosität«, Spannungsgefühle und Angst. Da solche Erscheinungen noch sehr lange nach dem Absetzen des Mittels weiterbestehen, verwechselt der Abhängige leicht Ursache und Wirkung. Er nimmt dann die lang dauernden Entzugserscheinungen fälschlich als Beweis dafür, dass seine Probleme eben nur durch die Medikamente behandelbar sind. Weiterhin wird die Entwicklung einer Abhängigkeit dadurch erleichtert, dass der Medikamentenabhängige sein Suchtmittel meist höchst gesellschaftskonform auf Rezept und von Arzt und Apotheker erhält.

III KLINIK SPEZIELL

Faktum	(Prozent-)Zahl	Quelle
Medikamentenabhängige	bis zu 1,9 Mio.	Glaeske 2021
Anteil der Verordnungen zur Aufrechterhaltung einer Sucht	ca. ⅓	DHS 2015
Abhängigkeit von Schlaf- und Beruhigungsmitteln	ca. 80 % der Medikamentenabhängigen	Glaeske 2021
Volkswirtschaftliche Folgekosten der Medikamentenabhängigkeit im Jahr 2007	ca. 14 Mrd. Euro*	Deutscher Bundestag 2008

* seitdem keine neueren Schätzungen verfügbar

Tab. 6-29: Fakten und Zahlen zu Medikamentenmissbrauch und -abhängigkeit in Deutschland

Bei der Benzodiazepin-Abhängigkeit sind etwa ⅔ der Betroffenen Frauen (Albayrak et al. 2007; Bundesärztekammer 2007; Olfson et al. 2015). Die am häufigsten verordneten Psychopharmaka sind weiterhin die Benzodiazepine, auch wenn hier seit einiger Zeit ein Rückgang zu verzeichnen ist (Glaeske 2021). Des Weiteren wird beobachtet, dass die Verordnungshäufigkeit von Medikamenten mit Abhängigkeitspotenzial bei GKV-Versicherten über Privatrezepte zunimmt (Glaeske 2015; Hoffmann et al. 2006, 2009) – ein Umstand, der bisher noch eher wenig Beachtung gefunden hat.

Benzodiazepin-Verordnungen steigen mit zunehmendem Alter, daher muss davon ausgegangen werden, dass die Medikamentenabhängigkeit bei alternden Menschen in Zukunft noch deutlich zunehmen könnte. Zwischen 8 und 13 % der über 60-Jährigen weisen einen problematischen Gebrauch psychoaktiver Medikamente bzw. von Schmerzmitteln auf, was in absoluten Zahlen 1,7 bis 2,8 Mio. Frauen und Männern in Deutschland entspricht (Rösner et al. 2008). In einer niederländischen Studie (Manthey et al. 2011) waren das Alter in Jahren und chronische Erkrankungen hochsignifikant mit der missbräuchlichen Verwendung von Benzodiazepinen korreliert, in etwas geringerem Maß auch das Ausscheiden aus dem Arbeitsprozess, was die zuvor beschriebenen Beobachtungen deutlich unterstreicht. Mit etwa 30 % veranschlagten von Ascheraden et al. (2006) den Anteil der Menschen über 70 Jahre, die psychotrope Substanzen einnehmen, und zwar sowohl in Pflegeeinrichtungen als auch im Rahmen der ambulanten Versorgung, wobei sie den Benzodiazepinen hier eine gefährliche und immer noch unterschätzte Rolle zusprachen. Ähnliches konnte Weyerer (2003) ermitteln. Glaeske (2015) zitiert eine Untersuchung des Universitätsklinikums Hamburg-Eppendorf von Kuhn et al., nach der bereits in der Altersklasse 50–59 Jahre eine Medikamentenabhängigkeit bei 4,9 % der Befragten zu finden war, ein problematischer Konsum bei weiteren 5,9 %.

6.3.1 Hypnotika und Sedativa

Zu den Hypnotika und Sedativa (Schlaf- und Beruhigungsmittel) zählen v. a. die *Benzo-diazepine*, die inzwischen weitgehend obsoleten *Barbiturate* und die sog. *Benzodia-zepin-Analoga*. Ihnen gemeinsam ist die Einwirkung auf das inhibitorische GABAerge System, was auch auf den Alkohol zutrifft. Daraus resultieren Wirkungsübereinstim-mungen und eine Kreuztoleranz.

Benzodiazepine (und Barbiturate)

Generell ist das Risiko der Gewöhnung und Toleranzbildung sowie schließlich der psy-chischen wie physischen Abhängigkeit bei Benzodiazepinen und Barbituraten schon nach wenigen Wochen sehr hoch. Die anfänglich gezielte und indizierte Einnahme geht dann in einen Dauerkonsum über, der der individuellen Befindlichkeitsmanipulation dient und nichts mehr mit dem ursprünglichen therapeutischen Zweck zu tun hat.

Die Schlaf- und Beruhigungsmittel aus dieser Gruppe sind potente Aktivatoren des GABA-Systems. Daraus ergeben sich u. a. anxiolytische, sedierende, muskelrelaxieren-de, antikonvulsive Effekte. Eine besonders hohe Konzentration von Benzodiazepin-Rezeptoren findet sich im limbischen System.

Klinisch lassen sich die klassischen Schlaf- und Beruhigungsmittel u. a. nach ihrer Wirkdauer in kurz wirksame ($t_{1/2}$ < 5 h), mittellang wirksame ($t_{1/2}$ 5–24 h) und lang wirk-same Substanzen ($t_{1/2}$ > 24 h) unterscheiden (Tab. 6-30).

$t_{1/2}$ < 5 h
▪ Midazolam (Dormicum®)
$t_{1/2}$ < 5–24 h
▪ Alprazolam (Tafil®) ▪ Bromazepam (Lexotanil®) ▪ Flunitrazepam (Rohypnol®) ▪ Lorazepam (Tavor®) ▪ Lormetazepam (Noctamid®) ▪ Nitrazepam (Mogadan®) ▪ Oxazepam (Adumbran®) ▪ Temazepam (Planum®)
$t_{1/2}$ > 24 h
▪ Chlordiazepoxid (Librium®) ▪ Clobazam (Frisium®) ▪ Diazepam (Valium®) ▪ Dikaliumclorazepat (Tranxilium®)

$t_{1/2}$ = Halbwertszeit

Tab. 6-30: Benzodiazepine nach Halbwertszeit (HWZ) – Beispiele (nach Laux und Dietmaier 2012; Tretter 2000)

Eine Benzodiazepin-Abhängigkeit zeigt sich zunächst typischerweise in einer leichten kognitiven Beeinträchtigung, einer fehlenden körperlichen Spannkraft und einem Mangel an spürbarer gefühlsmäßiger Beteiligung an der Umwelt. Die Zeichen einer chronischen Benzodiazepin-Einnahme können wie in Tabelle 6-31 dargestellt zusammengefasst werden.

- affektive Indifferenz
- dysphorische Verstimmungszustände
- Überforderung bzw. Vermeidung von neuen oder belastenden Situationen
- Kritikschwäche
- Appetitlosigkeit
- Vergesslichkeit und psychische Leistungsminderung
- muskuläre Schwäche, ggf. mit Reflexverlust

Tab. 6-31: Zeichen einer chronischen Benzodiazepin-Einnahme (Faust und Baumhauer 2002)

Benzodiazepin-Analoga

Betrachtet man die Verordnungsmengen der Schlafmittel (Tab. 6-32) sowie Tranquilizer (Tab. 6-33), so fallen die hohen Verordnungszahlen für die als Benzodiazepin-Analoga bezeichneten Zopiclon- und Zolpidem-Präparate auf.

Zopiclon- und Zolpidem-Präparate sollten zwar bezüglich der Sedierung eine Benzodiazepin-ähnliche Wirkung aufweisen, nicht jedoch das Risiko der Suchtentwicklung. Diese Substanzen wirken zwar auch am Benzodiazepin-Rezeptor, aber an anderer Stelle. Daraus leitete man die teils ähnliche, teils deutlich andere Wirkung gegenüber den Benzodiazepinen ab. Zwischenzeitlich haben sich jedoch ebenfalls für diese Substanzen Fälle typischen Suchtverhaltens, auch im Sinne einer körperlichen Abhängigkeit, ergeben. Risiko einer Suchtentstehung und Grad der Abhängigkeit sind zwar erheblich geringer als bei den Benzodiazepinen selbst, aber dennoch vorhanden. Es muss ggf. genauso verfahren werden wie bei einer Benzodiazepin-Abhängigkeit (qualifizierter stationärer Entzug, anschließende Entwöhnungstherapie usw.).

Während die durchschnittliche Tagesdosis bei 10–15 mg Diazepam (bzw. der entsprechenden Äquivalenzdosis) liegt, sind uns Patienten aus dem Drogenmilieu bekannt, die Tagesdosen bis zu 400 mg konsumieren. In Bezug auf die Kumulationsgefahr ist auch noch auf die z. T. ebenfalls mit langer Halbwertszeit aktiven Metaboliten der meisten Benzodiazepine hinzuweisen.

Aufgrund seines Wirkortes, des Benzodiazepin-Rezeptors, und seiner Wirkart ist auch Clomethiazol (Distraneurin®) zu den Hypnotika und Sedativa zu rechnen. Es ist eine Barbiturat-ähnliche, dem Thiamin (Vitamin B₁) verwandte Substanz, die in der stationären Behandlung des Alkoholentzugs – und hier in besonderer Weise des Alkoholentzugsdelirs – ihren Platz hat. Im ambulanten Setting ist eine Verordnung aufgrund des hohen Suchtpotenzials und der schlechten Compliance der Patienten, v. a. in Bezug auf das strikte Alkoholverbot während der Einnahme, nur unter strengen Kautelen zu verantworten (nicht in die Hand des Patienten, gute Überwachung durch zuver-

Rang	Präparat Industrieumsatz in Mio. Euro (Δ ggü. 2018)	Wirkstoff	Absatz (in Tsd. Packungen) (Δ ggü. 2018)	Missbrauchs-/ Abhängigkeits- potenzial
1	Hoggar (Stada) 17 176,1 (+13 %)	Doxyla- min	3286,2 (+5 %)	eher nicht*
2	Zolpidem AL 3768,7 (+13 %)	Zolpidem	15 370 (+12 %)	+++
3	Zopiclon ABZ 4820,8 (+61 %)	Zopiclon	1529,1 (+44 %)	+++
4	Zopiclon-ratiopharm 3329,2 (−29 %)	Zopiclon	1174 (−22 %)	+++
5	Zolpidem-1 A Pharma 2597,1 (+10 %)	Zolpidem	1031,6 (+13 %)	+++
6	Schlafsterne RET 2217 (+16 %)	Doxyla- min	862,7 (+15 %)	eher nicht*
7	Zopiclon AL 2263,9 (+1 %)	Zopiclon	716,1 (+7 %)	+++
8	Vivinix Sleep (Mann) 3045,6 (−6 %)	Diphenhy- dramin	714,3 (−13 %)	eher nicht*
9	Zopiclodura (Mylan Dura) 1287 (0 %)	Zopiclon	405,5 (−2 %)	+++
10	Zolpidem ratiopharm 1167,2 (−10 %)	Zolpidem	375,2 (−10 %)	+++
11	Zopiclon-1 A Pharma 1052,6 (+12 %)	Zopiclon	353,2 (+8 %)	+++
12	Circadin MDE 6038,2 (+22 %)	Melatonin	314 (+2 %)	eher nicht*
13	Lendormin (Boehringer) 1095,8 (−2 %)	Brotizo- lam	278,3 (−4 %)	+++
14	Dorm Tbl (Berco Am) 473,4 (+21 %)	Diphenhy- dramin	265,4 (+19 %)	eher nicht*
15	Zolpidem ABZ 729,1 (−13 %)	Zolpidem	232,3 (−23 %)	+++
16	Schlaf-Tabs Ratiopharm 582,6 (−20 %)	Doxyla- min	218,8 (−16 %)	eher nicht*
17	Zopiclon CT 626,8 (−12 %)	Zopiclon	211,5 (−11 %)	+++

III KLINIK SPEZIELL

Rang	Präparat Industrieumsatz in Mio. Euro (Δ ggü. 2018)	Wirkstoff	Absatz (in Tsd. Packungen) (Δ ggü. 2018)	Missbrauchs-/ Abhängigkeits- potenzial
18	Zopiclon Stada 399,2 (−3 %)	Zopiclon	158 (−1 %)	+++
19	Temazep CT (ABZ) 338,1 (−1 %)	Temaze- pam	142,8 (−11 %)	+++
20	Betadorm D (JJH Recordati) 644,2 (−11 %)	Diphen- hyramin	135,9 (−16 %)	eher nicht*
Gesamtumsatz synthetische Schlafmittel 146 190,4 (+3 %)			26 647 (± 0 %)	

++ = gegeben; +++ = hoch
* Diese »Eher-nicht-Einschätzung« bezieht sich auf den bestimmungsgemäßen Gebrauch. Bei missbräuchlich hochdosiertem Dauerkonsum von Diphenhydramin und Doxylamin (z. B. > 200 mg) kann
es aber zu Toleranzentwicklung und Entzugssyndromen kommen.

Tab. 6-32: Die 20 meistverkauften synthetischen Schlafmittel (Monopräparate) nach
Packungsmengen

lässige Angehörige usw.). Entzüge von Clomethiazol oder Alkohol plus Clomethiazol
sind meist deutlich schwerer als solche von Alkohol oder Benzodiazepinen oder Alkohol plus Benzodiazepinen. Zudem landet ein nicht unerheblicher Teil des ambulant
rezeptierten Clomethiazols auf dem Schwarzmarkt.

Entzugssyndrom

Entsprechend der vielfältigen Wirkung der Benzodiazepine (sedierend, z. T. euphorisierend, antikonvulsiv, antidelirant, anxiolytisch, muskelrelaxierend) findet sich ein
breites Spektrum von Entzugserscheinungen (Tab. 6-34). Diese können bei physischer
Abhängigkeit im Allgemeinen ein bis vier Halbwertszeiten nach der letzten Einnahme
auftreten. Besonders hervorzuheben sind der zerebrale Krampfanfall und das Entzugs-
delir wegen möglicher Komplikationen.

Therapie Pragmatisch kann bei Hochdosiskonsumenten *Diazepam* etwa 3–4 × 5–10 mg/d
für etwa fünf Tage gegeben werden. Dann wird die Dosis jeden zweiten oder dritten Tag
um 5 mg und ab 5 mg in kleineren Schritten herabgesetzt. Generell sollte eine Dosisreduktion erst ab dem sechsten oder siebten Tag forcierter erfolgen (Tab. 6-35). Zusätzlich können ggf. auch 3 × 300 mg *Oxcarbazepin* bzw. 2 × 500 mg Levetiracetam zum
Krampfschutz verabreicht werden. Unter Anfallsschutz kann ein Entzug auch ambulant unter besonders langsamer Reduktion der Benzodiazepin-Dosierung erfolgen.

Rang	Präparat	Wirkstoff	Absatz Packungen 2019, in Tsd. (Δ ggü. 2018)	Missbrauchs-/Abhängigkeitspotenzial
1	Tavor	Lorazepam	1837 (−4 %)	+++
2	Lorazepam dura	Lorazepam	920,9 (+16 %)	+++
3	Diazepam-ratiopharm	Diazepam	745,3 (+8 %)	+++
4	Oxazepam-ratiopharm	Diazepam	450,9 (−1 %)	+++
5	Bromazanil	Bromazepam	329,2 (−11 %)	+++
6	Bromazepam-ratiopharm	Bromazepam	317,8 (−12 %)	+++
7	Diazepam-ABZ	Diazepam	310,4 (−5 %)	+++
8	Alprazolam-ratiopharm	Alprazolam	244,2 (−5 %)	+++
9	Oxazepam-AL	Oxazepam	180,0 (−13 %)	+++
10	Bromazepam-1 A Pharma	Bromazepam	147,4 (+25 %)	+++
11	Diazepam Stada-Ali	Diazepam	127,0 (+29 %)	+++
12	Adumbran	Oxazepam	119,3 (−14 %)	+++
13	Diazepam DST	Diazepam	112,3 (+6 %)	+++
14	Valocordin Diazepam	Diazepam	98,1 (−6 %)	+++
15	Frisium	Clobazam	85,3 (+2 %)	+++
16	Tranxilium	Dikaliumclorazepat	82,9 (−12 %)	+++
17	Normoc	Bromazepam	64,1 (−10 %)	+++
18	Alprazolam-1 A Pharma	Alprazolam	60,0 (+37 %)	+++
19	Rudotel TEV	Medazepam	49,8 (−14 %)	+++
20	Tafil	Alprazolam	48,8 (−12 %)	+++
Gesamtindustrieumsatz Tranquilizer			21 507 (−2 %)	

+++ = hoch

Tab. 6-33: Die 20 meistverkauften Tranquilizer nach Packungsmengen im Jahr 2019

III KLINIK SPEZIELL

Bei einem deliranten Medikament-Entzugssyndrom (optische Halluzinationen, Unruhe, Schreckhaftigkeit usw.) ist häufig *Clomethiazol* das beste Mittel, das meist nach zwei bis drei Tagen wieder zur Normalisierung des Zustandes führt. Die detaillierten Therapieempfehlungen sind bereits beim Delirium tremens des Alkoholismus (→ Kap. 6.2) ausgeführt. Benzodiazepine müssen in dieser Situation häufig in extrem hohen Dosierungen verabreicht werden und scheinen aus klinischer Erfahrung weniger wirksam zu sein.

Symptome	Häufigkeit (%)
Unspezifische Symptome	
Schlafstörungen	71
Angst	56
Verstimmung/Stimmungsschwankungen	49
Muskelschmerzen/-zuckungen	49
Zittern	38
Kopfschmerzen	38
Übelkeit/Brechreiz/Appetitverlust	36
Schwitzen	22
verschwommenes Sehen	20
Wahrnehmungsstörungen	
Überempfindlichkeit	
▪ gegen Geräusche	38
▪ gegen Licht	24
▪ gegen Geruch	15
▪ gegen Berührung	7
Unterempfindlichkeit	
▪ gegen Geruchsreize	15
▪ gegen Geschmacksreize	4
qualitative Veränderung	
▪ Bewegungen	> 24
▪ Sehen	> 13
▪ Geschmack	13
▪ Hören	2
▪ Geruch	2
Sonstige	
Unwirklichkeitsgefühl	24
Komplikationen	
Psychosen	7
epileptische Anfälle	4

Tab. 6-34: Benzodiazepin-Entzugssymptome (nach Holzbach 2010)

Dosisreduktion bei Niedrigdosis-Abhängigkeit
▪ über 6–12 Wo. mit Präparaten, die eine lange Halbwertszeit haben (inkl. Aktiven Metaboliten) Abdosierschritte: ▪ z. B. 25 % Dosisreduktion jeden 3. oder 4. Tag oder ▪ in der 1. Wo. jeden 2. Tag um 50, dann um 20 % reduzieren
Pragmatische Therapie bei Hochdosis-Abhängigkeit
▪ Oxcarbazepin 900 mg + Diazepam 3–4 × 10 mg/d ▪ Dosisreduktion jeden 2. Tag ▪ nach Beendigung der Diazepam-Gabe 2 Tage später mit Oxcarbazepin-Reduktion beginnen

Tab. 6-35: Reduktionsschemata beim Entzugssyndrom

Langfristige Strategien bei Abhängigkeit

In der Behandlung von Patienten mit Hypnotika- und Sedativa-Abhängigkeit kommt es häufig zu Rückfällen und Behandlungsabbrüchen – wie bei den meisten anderen Suchterkrankungen auch.

Es gibt die folgenden sehr unterschiedlichen Gruppen von Patienten, bei denen gehäuft mit einer Abhängigkeit von Benzodiazepinen sowie wirkungsähnlichen Substanzen (Clomethiazol, Benzodiazepin-Analoga) gerechnet werden muss:

- Patienten, die diese Präparate im Rahmen einer ärztlichen, meist nicht psychiatrisch geführten Behandlung erhalten und die auch die verordnete Dosis nicht steigern
- Patienten mit einer Angsterkrankung und/oder Panikstörung, die meist ihre Präparate durch Verordnung eines Psychiaters erhalten und ihre Dosis nur selten steigern
- Patienten mit lang anhaltenden depressiven Verstimmungen, oft vor dem Hintergrund einer als unbefriedigend empfundenen Lebenssituation, die nicht selten verschiedene Ärzte um Rezeptierung angehen, die Dosis steigern und die Medikation auch mit Alkohol kombinieren, um so die Wirkung zu verstärken
- Patienten mit chronischen Schlafstörungen, die von der sedierenden Wirkung der Substanzen dieser Gruppe nur anfangs profitieren, diesen Effekt aber durch die zunehmende Gewöhnung verlieren, jedoch bei Absetzversuchen ein verstärktes Auftreten der ursprünglichen Schlafstörungen bemerken und deshalb keinesfalls von der Einnahme Abstand nehmen wollen

Die langfristige Stabilisierung sollte sich an der primären Ursache der Hypnotika- bzw. Sedativa-Einnahme orientieren. Wichtig sind nichtmedikamentöse Strategien, die die primäre Störung günstig beeinflussen sollten. Beispielhaft seien Empfehlungen zu einer besseren Schlafhygiene, für Entspannungsverfahren oder Psychotherapie genannt. Die häufig im Entzug auftretenden Schlafstörungen können zumindest vorü-

III KLINIK SPEZIELL

bergehend auch mit bestimmten Trizyklika sowie pflanzlichen Sedativa (z. B. Johannis-kraut, Baldrian) beeinflusst werden.

6.3.2 Analgetika

Bei den Analgetika ist im Wesentlichen zwischen zwei sehr unterschiedlichen Subs-tanzgruppen zu unterscheiden, nämlich zwischen zentral und peripher wirksamen Substanzen. Zu den Ersteren sind die *Opiate* und *Opioide* zu zählen, zu Letzteren die große, in sich inhomogene Gruppe der *nichtsteroidalen Antirheumatika* und *Antiphlo-gistika*.

Opiat- und Opioid-Analgetika

Zur generellen Wirkungsweise der Opiate und Opioide wird auf das ausführliche Kapi-tel 7.1 verwiesen (insbesondere im Zusammenhang mit dem illegalen Konsum). Es seien im Folgenden einige Besonderheiten bei drei häufig eingesetzten Opioid-halti-gen Analgetika *Tilidin*, *Tramadol* und *Buprenorphin* dargestellt.

Tilidin   Obwohl Tilidin ein klassisches Opioid ist, kann es mit den beiden anderen Subs-tanzen durchaus verglichen werden, da es nicht mehr wie früher als Valoron®, sondern nur noch als Valoron® N auf dem Markt ist. Der Zusatz *N* steht für das dem Tilidin hin-zugefügte Naloxon, das ein potenter Opioid-Antagonist ist und den intravenösen Miss-brauch von Tilidin verhindert. Ein missbräuchlicher Konsum ist in erster Linie bei solchen Personen beobachtet worden, die bereits andere Substanzen in suchtartiger Weise eingenommen haben. Abhängigkeitsverläufe im engeren Sinn sind seit der Kombination mit Naloxon nur noch selten gesehen worden.

Tramadol   Der Wirkstoff Tramadol (Tramal®) hat im Wesentlichen eine analgetische Wirkung, weist aber im Unterschied zu Tilidin (bei Zusatz von Naloxon) und im Unter-schied zu Buprenorphin keine antagonistische Wirkung auf. Es ist in Deutschland das meistverordnete Analgetikum aus der Opioid-Reihe. Ein missbräuchlicher Konsum ist auch hier in erster Linie bei solchen Personen beobachtet worden, die bereits mit ande-ren Substanzen Suchterfahrungen gesammelt hatten. Eine gravierende körperliche Abhängigkeit vom Opioid-Typ ist auch bei Tramadol eher selten.

Buprenorphin   Das synthetische Opioid Buprenorphin, das als Analgetikum unter dem Namen Temgesic® und als Substitutionsmittel unter Subutex® im Handel ist, unter-scheidet sich von den beiden zuvor genannten Substanzen dadurch, dass es nicht nur in der Schmerzbehandlung, sondern auch in der Substitution eingesetzt wird. Jedoch werden dann deutlich höhere Dosierungen als in der analgetischen Therapie benötigt. Buprenorphin zeichnet sich durch einen deutlichen Antagonismus am κ-Opioidrezeptor aus. Dies führt dazu, dass Opiat-abhängige Personen bei Einnahme von Buprenorphin zunächst beträchtliche Entzugssymptome verspüren. Dies setzt dem missbräuchlichen Konsum der Substanz gewisse Grenzen. Zudem ist durch diesen teilweisen Antagonismus die Gefahr einer lebensbedrohlichen Überdosierung erheblich geringer als bei reinen Opiat-Agonisten (wie Morphinzubereitungen, Levomethadon usw.). Die analgetische Wirkung entspricht der von Morphin. Da die gastrointestinale Verabreichung durch einen hohen First-Pass-Effekt in der Leber wenig suffizient ist, kommen neben parenteralen Zubereitungen wirkstoffhaltige Pflaster und Sublingualtabletten infrage. Nach dem Absetzen kommt es nur zu einem eher milden Entzugssyndrom, obwohl die Gier nach dem »Stoff« bei einzelnen Abhängigen beträchtlich sein kann.

Seit einigen Jahren steht zur Substitution neben Buprenorphin (Subutex®) auch ein Kombinationspräparat von Buprenorphin mit Naloxon (Suboxone®) zur Verfügung, das den intravenösen oder intranasalen Konsum eindämmen soll. Die bisherigen Ergebnisse zur missbräuchlichen Verwendung sind jedoch nicht so eindeutig, wie dies zunächst angenommen worden war (→ hierzu z. B. Comer et al. 2010; Mammen und Bell 2009; Soyka 2012).

Nichtsteroidale Antiphlogistika

Nichtsteroidale Antiphlogistika gehören nicht zu den Substanzen mit einem *Suchtpotenzial* im engeren Sinne, da sie keine direkten psychotropen Wirkungen haben. Sie werden aber immer wieder in missbräuchlicher Weise verwendet. Hierzu trägt sicherlich auch bei, dass ein nicht unerheblicher Teil der Substanzen dieser Gruppe frei verkäufliche OTC-Präparate (OTC = *over the counter*, über den Ladentisch) sind. Weiterhin wirkt es sich bei vielen dieser Substanzen ungünstig aus, dass sie als Mischanalgetika auf dem Markt sind. Zu dem eigentlichen Analgetikum kommen dann Coffein, Opioide (v. a. Codein) oder ein Mutterkornalkaloid als Kombinationspartner hinzu. Tabelle 6-36 listet einige umsatzstarke Mischanalgetika auf.

Insgesamt betrachtet spielen Monopräparate eine eher unbedeutende Rolle bei den Fällen mit *Analgetika-Abhängigkeit* und *-Missbrauch*. Mischanalgetika-Abusus hingegen ist wohl die häufigste Form von missbräuchlicher Medikamenteneinnahme in Deutschland. Hier ist von einer hohen Dunkelziffer auszugehen, da ein Großteil der entsprechenden Präparate nicht rezeptpflichtig ist und somit auch nur schwer erfasst werden kann.

Wirkprinzip der nichtsteroidalen Analgetika ist zunächst die schmerzlindernde, entzündungshemmende Wirkung von Acetylsalicylsäure, Paracetamol, Propyphenazon und ähnlichen Substanzen. Soweit dies im konkreten Fall bei dem Patienten nur eine symptomatische Behandlungsweise ist, wird bei erneutem Auftreten der Symptomatik dann der erneute Konsum des Präparats durch den Patienten erfolgen.

Die *Pathophysiologie* einer Suchtentstehung bei Mischanalgetika ergibt sich aus der mit dem Analgetikum kombinierten Substanz.

Bei den *nichtsteroidalen Analgetika* ist das gehäufte Auftreten von gastrointestinalen Blutungen von Bedeutung, ebenso die Analgetika-Nephropathie. Man nimmt an, dass 15–30 % der Dialysepflichtigkeiten in Deutschland auf die chronische Einnahme von Analgetika zurückzuführen sind.

Handelsname	Wirkstoffe	Apotheke oder Rezept
dolomo® TN (weiß)	Acetylsalicylsäure + Paracetamol + Coffein	Rezept
dolomo® TN (blau)	Acetylsalicylsäure + Paracetamol + Codein-phosphat	Rezept
Gelonida® Schmerztabletten	Paracetamol + Codeinphosphat	Rezept
Neuralgin® Schmerztabletten	Acetylsalicylsäure + Paracetamol + Coffein	Apotheke
Neuralgin® extra Ibu-Lysinat	Ibuprofen	Apotheke
Optalidon® Schmerztabletten	Paracetamol + Coffein	Apotheke

Tab. 6-36: Zusammensetzung einiger umsatzstarker Mischanalgetika (mod. nach Poser und Poser 1996; Rote Liste® 2022)

Der *Analgetika-Kopfschmerz* (etwa 5–10 % in spezialisierten Praxen und Kliniken) resultiert aus der zu häufigen Einnahme von Schmerz- und/oder Migränemitteln. Frauen sind gegenüber Männern im Verhältnis 5 : 1 deutlich überrepräsentiert. Einzig sinnvolle Therapie ist die Durchführung einer ambulanten oder stationären Entgiftung (ca. 10–14 d) in einer spezialisierten Praxis oder Klinik. Organische Spätfolgen eines chronischen Analgetika-Missbrauchs umfassen je nach Substanz den Ergotismus (kalte Akren, Claudicatio intermittens, Bauchkrämpfe, Angina pectoris), Nierenschäden, rezidivierende Magen- und Duodenalulzera und eine erhöhte Mortalität durch Tumoren der ableitenden Harnwege.

Entzugsbehandlung

Die gestufte Abdosierung der süchtig missbrauchten Substanz über mehrere Tage, oder in seltenen Fällen über mehrere Wochen, ist auch hier die Entzugsmethode der Wahl. In vielen Fällen ist dies für den Patienten v. a. von psychologischer Bedeutung. Psychotherapeutische Verfahren und Entspannungstechniken sowie ggf. physikalisch-therapeutische Maßnahmen sowie eine multimodale Schmerztherapie sollten einen Entzug von Opioid-haltigen Analgetika begleiten. Vorübergehend können außerdem Analgetika ohne Suchtpotenzial zum Einsatz kommen.

Auch hier können pflanzliche Beruhigungsmittel und Antidepressiva wie z. B. Johanniskraut-Präparate oder Baldrian die Entzugsbehandlung begleiten und den Patienten im Anschluss daran stabilisieren.

Generell ist zu sagen, dass, wie bei den Benzodiazepinen, auch bei den opioiden Analgetika bei bestimmungsgemäßem Gebrauch, also bei Vorliegen der korrekten Indikation und Dosierung, mit einer Suchtentwicklung zu rechnen ist, die zunächst als eine unerwünschte Arzneimittelwirkung angesehen werden kann. Es kommt dann wie bei jeder anderen unerwünschten Arzneimittelwirkung darauf an, diese im Gesamtzusammenhang zu sehen. Es müssen also die negativen Effekte dieser unerwünschten Arzneimittelwirkung gegen die positive Wirkung des Mittels abgewogen werden. Sodann können Arzt und Patient auf einer rationalen Basis entscheiden, ob man die unerwünschte Arzneimittelwirkung therapiert (in diesem Fall z. B. durch eine Entzugs- und anschließende Entwöhnungsbehandlung) oder ob man die unerwünschte Wirkung vor dem Hintergrund der positiven Effekte hinnehmen will.

Erfolgte die Behandlung mit dem Suchtmittel aber ohne Vorliegen der korrekten Indikation, ist eine Suchtentwicklung medizinrechtlich deutlich kritischer zu bewerten.

6.3.3 Stimulanzien

Als Stimulanzien (lat. *stimulare*, anregen) bezeichnet man Substanzen, die anregend auf den Organismus wirken. Die Weltgesundheitsbehörde WHO definiert Stimulanzien als Substanzen, die die Aktivität der Nerven erhöhen, beschleunigen oder verbessern.

Typische Stimulanzien sind u. a. *Amphetamin* und *amphetaminartige Substanzen*, *Xanthine* (z. B. Coffein, Theophyllin), *Cocain*, *Nicotin* und *Ephedrin*. Typisch für viele Stimulanzien ist eine – unterschiedlich stark ausgeprägte – psychische Abhängigkeit.

Viele Stimulanzien können bei regelmäßigem Konsum zu einer meist psychischen Abhängigkeit führen.

Aus klinischer Sicht ist **Methylphenidat** (Ritalin®, Concerta®, Medikinet®) am wichtigsten, ein amphetaminverwandtes Medikament zur Behandlung der Aufmerksamkeitsdefizit-Hyperaktivitätsstörung (ADHS) und der Narkolepsie sowie in der Augmentation von Antidepressiva bei therapieresistenten Depressionen. Methylphenidat muss mit BtM-Rezept verordnet werden.

Die *Wirkungsweise* besteht darin, dass Methylphenidat die Wiederaufnahme von Dopamin und Noradrenalin in die Präsynapse hemmt und so deren Konzentration im synaptischen Spalt erhöht.

Für die Wirkung von Methylphenidat gibt es unterschiedliche Erklärungsansätze. Eine Hypothese besagt, dass bei ADHS bestimmte Bereiche des Frontalhirns, die u. a. Impulse kontrollieren, weniger aktiv seien und durch Stimulanzien über eine erhöhte extrazelluläre Dopamin-Konzentration angeregt würden, wodurch das Gehirn seine Kontrollfunktionen besser wahrnehmen könne (u. a. Takamatsu et al. 2015).

Laut einer weiteren Hypothese weisen Menschen mit ADHS eine erhöhte Anzahl und Aktivität von sog. Dopamin-Transportern auf. Dieses Rücktransportsystem der Nervenzellen sauge das von diesen Nervenzellen in den synaptischen Spalt freigesetzte Dopamin wie eine Art »Staubsauger« wieder auf. Methylphenidat blockiere dieses Rücktransportsystem vorübergehend, d. h. in aller Regel für drei bis fünf Stunden. Dadurch werde ein Zustand erzielt, der annähernd dem Funktionszustand von Menschen ohne ADHS entspreche, weil die Verfügbarkeit des Dopamins verbessert werde (Cheng und Morley 2014). Ein anderer Erklärungsansatz (Plastizitätshypothese) vermutet, dass in den besagten Hirnarealen zu wenige Rezeptoren für Dopamin existierten. Dieser Mangel an Rezeptoren führe dazu, dass hemmende Neuronen nicht ausreichend aktiviert würden. Durch die Gabe von Methylphenidat würden die Rezeptoren vermehrt mit Dopamin versorgt, sodass die Erregungsweiterleitung besser funktioniere. Auf Dauer könne sich jedoch das Rezeptorsystem verändern und immer unempfindlicher gegen den Botenstoff werden.

Während Methylphenidat in wesentlich höherer Dosis als Straßendroge geschnupft oder intravenös injiziert zur Sucht führen kann, wurden bei fachgerechter Therapie von ADHS Fälle von Sucht bisher nicht beschrieben. Auch die Gewöhnungseffekte betreffen im Normalfall nur Appetitstörungen und Nervosität.

Lang andauernder Missbrauch von Methylphenidat in hohen Dosen kann zu Psychosen, Depressionen und weiteren neurofunktionalen Veränderungen führen (Urban und Gao 2014). Dann kann es auch v. a. bei nasaler oder intravenöser Applikation stark antriebssteigernd, halluzinogen und übermäßig euphorisierend wirken. Wegen der im Vergleich zu anderen Stimulanzien kurzen Wirkungsdauer und der verzögerten Anflutung ist Methylphenidat ungeeignet, einen »Kick« zu erzeugen. Es kann nur unter Verwendung extrem hoher Dosen und über die oben genannten Aufnahmewege eine Suchtentwicklung entstehen. Selten wird ein Beikonsum berichtet oder aber eine Selbstmedikation der ADHS. Eine Entwicklung hin zu einer vermehrten missbräuchlichen Verwendung kann bei der zunehmenden Verfügbarkeit der Substanz nicht ausgeschlossen werden. Es finden sich Untersuchungen aus den USA (z. B. Bogle und Smith 2009), der Schweiz (z. B. Bruggisser et al. 2010) und aus Israel (Cohen et al. 2015), nach denen Methylphenidat zu nichtmedizinischen Zwecken, dabei in erster Linie zur Leistungssteigerung im schulischen und universitären Bereich, missbraucht wird. Für Atomoxetin fanden sich keine derartigen Beobachtungen.

Mit Lisdexamfetamin ist eine weitere, dem Betäubungsmittelgesetz unterstehende Therapieoption für die medikamentöse ADHS-Behandlung hinzugekommen.

6.3.4 Diuretika

Auch Diuretika werden gelegentlich missbräuchlich konsumiert, obwohl sie keine bekannte psychische Wirkung haben. Sie haben ein Missbrauchspotenzial als »Schlankmacher« sowie im Bereich des Leistungssports. Typischerweise handelt es sich hier aber nur um eine Untergruppe der Diuretika, die schnell und intensiv wirkenden Schleifendiuretika, v. a. Furosemid (Lasix®).

Durch die Diuretika kommt es zu einem erhöhten Wasserverlust des Körpers, den der missbräuchlich Konsumierende aus unterschiedlichen Gründen anstrebt. Die vermehrte Diurese ist Folge einer gesteigerten Elektrolytausscheidung, die wiederum zu Verschiebungen im Elektrolythaushalt führt.

Bei häufiger Einnahme entwickelt sich ein sekundärer Hyperaldosteronismus, der zu Gewichtszunahme und Ödemen führt und damit die erneute Einnahme des Diuretikums zu erzwingen scheint (Tab. 6-37).

- Schwindel, Schwäche (diuresebedingt)
- Sehstörungen (diuresebedingt)
- Hörstörungen (selten)
- Elektrolytverluste, v. a. bei Langzeittherapie (Na^+, K^+, Mg^+, Ca^{2+})
- Hypovolämie, Dehydratation (v. a. anfangs und bei älteren Patienten)
- Hyperurikämie, Gichtanfälle (bei Disposition)
- Verschlechterung einer (prä-)diabetischen Stoffwechsellage (selten)
- Verschlechterung einer metabolischen Alkalose
- unerwünschte Blutdrucksenkung
- Kreislaufkollaps (v. a. anfangs und bei älteren Patienten)
- Thromboseneigung (v. a. anfangs und bei älteren Patienten)
- Anämie, Leukopenie, Thrombopenie, Agranulozytose
- Verschlechterung oder Manifestation einer Harnabflussbehinderung
- Anstieg der Harnstoff- und Kreatinin-Konzentrationen (passager)
- akute interstitielle Nephritis (als Überempfindlichkeitsreaktion)
- Überempfindlichkeitsreaktionen

Tab. 6-37: Die wichtigsten unerwünschten Wirkungen von Schleifendiuretika (mod. nach Rote Liste® 2022)

Die intensive Wirkung der Schleifendiuretika führt dazu, dass bei entsprechender Flüssigkeitssubstitution eine Steigerung der Harnflussmenge auf 35–45 Liter am Tag möglich ist. Die Diurese setzt schnell ein, hält aber nur für vier bis fünf Stunden an.

Da Diuretika rezeptpflichtig sind, ist bei Diuretika-Missbrauch entweder die Indikation nicht gegeben oder der Patient verschafft sich das Präparat über Dritte. Vorwiegend betroffen sind folgende Personenkreise:

- medizinisches Personal, das die drastische Wirkung der Schleifendiuretika von der Berufstätigkeit her kennt und auch Zugang zu den Substanzen hat (Motiv: Gewichtsreduktion)
- Patienten mit Bulimie und Anorexia nervosa (Motiv: Gewichtsreduktion)
- Sportler zur vorübergehenden Gewichtsreduktion in gewichtsbezogenen Sportarten (Motiv: Wettkampfvorteil)
- Sportler zur Beeinflussung von Dopingkontrollen, da unter Diuretika ein stark verdünnter Urin ausgeschieden wird, der u. U. die Konzentration verbotener Dopingstoffe wie Anabolika unter die Nachweisgrenze drückt (Motiv: Dopingverschleierung als Wettkampfvorteil)
- Bodybuilder zur besseren Darstellung des Muskelreliefs durch die Diuretika-bedingte Exsikkose

MERKE

Die Anwendung von Diuretika durch Leistungssportler ist Doping.

III KLINIK SPEZIELL

6.3.5 Laxanzien

Laxanzien (Abführmittel) werden i.d.R. nicht als Suchtstoffe eingeordnet, weil sie keine direkten psychischen Wirkungen haben. Selbst ein extremer Missbrauch dieser Stoffe kann daher wegen der fehlenden psychoaktiven Wirkung nicht als Abusus im Sinne der international anerkannten Klassifikationssysteme (DSM-5™, ICD-10) gewertet werden. Jedoch verwenden überraschend viele Menschen Laxanzien missbräuchlich, d.h. höher dosiert und/oder länger als medizinisch sinnvoll (May 1988; Roerig et al. 2010). Eine psychische Abhängigkeit in einem weiter gefassten Sinn kann auftreten. Aufgrund dieser psychischen Abhängigkeit und der nicht unerheblichen volkswirtschaftlichen Folgekosten werden die Laxanzien hier ebenfalls abgehandelt.

Nicht alle Laxanzien setzen allerdings einen Missbrauch in Gang, sondern nur die sog. *stimulierenden Laxanzien*. Diese Präparate sind rezeptfrei, ärztliche Verschreibungen sind nur mit gesonderter Begründung möglich.

In Deutschland spielen v.a. *Bisacodyl* (z.B. Dulcolax®) und *Senna-Glykoside* eine ungute Rolle im Sinne einer Missbrauchsinduktion. Durch die natürliche Herkunft der Substanzen suggeriert die Laienwerbung Unschädlichkeit und dauerhafte Wirksamkeit, obwohl diese Stoffe für die Behandlung einer chronischen Obstipation ungeeignet sind.

Bei fortgeschrittenem Missbrauch geht die eingebildete Obstipation durch Kalium- und Wassermangel in eine tatsächliche Obstipation über, der Darm funktioniert ohne Laxanzien im Sinne eines Circulus vitiosus in der Tat nicht mehr ohne diese Stimulation (Abb. 6-10).

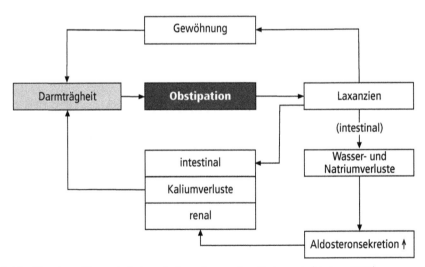

Abb. 6-10: Circulus vitiosus bei chronischem Laxanzien-Gebrauch (Holzer 2013)

Der ständige Laxanzien-Gebrauch hat zahlreiche unerwünschte Nebenwirkungen zur Folge, die die Konsumenten nicht immer dem Laxans zuordnen (Tab. 6-38).

- Verschlimmerung einer Obstipation
- Durchfälle, Bauchschmerzen und Bauchkrämpfe
- spastische Colitis
- überflüssige darmchirurgische Eingriffe durch Fehldiagnosen
- toxisches Megakolon, evtl. mit Ileus
- Nephritis
- Melanosis coli
- massiver Verlust von Wasser und Elektrolyten über den Darm
- sekundärer Hyperaldosteronismus
- Steatorrhoe und Proteinverlust-Enteropathie
- intestinale Calciumverluste mit konsekutiver Osteoporose

Tab. 6-38: Folgeerscheinungen durch ständigen Gebrauch stimulierender Laxanzien (nach Poser und Poser 1996)

Besonders disponiert für einen Abführmittelmissbrauch sind Patienten mit Anorexia nervosa und Bulimie. Sie erreichen manchmal unvorstellbar hohe Dosen von stimulierenden Laxanzien. Es gibt Berichte von Patienten, die täglich mehrere Dutzend Dragees an Abführmittel einnehmen.

Ausgangspunkt und Motor eines Laxanzien-Missbrauchs ist oft eine falsche Vorstellung über die Schwankungsbreite der natürlichen Stuhlfrequenz (3 × tgl. bis 2 × wö.), manchmal auch eine andere populäre pathophysiologische Irrlehre (»Entschlackung«, »Blutreinigung«, Vermeidung von »Selbstvergiftung«).

Auch die Vorstellung, durch Laxanzien schlanker werden zu können, kann einen Missbrauch in Gang setzen: Nach der Einnahme eines Laxans verliert der Betroffene zunächst 1–2 kg an Körpergewicht. Dieser »Initialerfolg« bestätigt dann scheinbar die falsche Anfangsannahme und ermutigt zum Weitermachen. Der initiale Gewichtsverlust war aber durch den Verlust von Stuhl aus dem Darm verursacht, nicht durch einen Verlust von Körperfett.

6.3.6 Entwöhnungstherapie bei Abhängigkeit

Nach einer professionell durchgeführten Entzugsbehandlung ist eine sich daran anschließende Entwöhnungstherapie wesentlich, um die Voraussetzungen für eine dauerhafte Abstinenz zu schaffen. Grundlegend muss dafür in der Entwöhnungsbehandlung die primäre Ursache der Medikamentenabhängigkeit therapiert werden. Nur so kann ein rascher Rückfall vermieden werden. Hier eignet sich am ehesten ein multiprofessioneller Ansatz mit psychiatrisch-psychotherapeutischem Vorgehen. In der Entwöhnung können in der Kombination psychoedukativer und psychotherapeutischer Therapieelemente die die Sucht begründenden und unterhaltenden Konflikte und Mechanismen aufgedeckt und bearbeitet werden. Allerdings sind auch bei absolvierter Entwöhnungstherapie Rückfälle nicht selten.

III KLINIK SPEZIELL

Literatur

Albayrak O, Krug S, Scherbaum N (2007). Geschlechtsspezifische Aspekte der Sucht. MMW Fortschr Med 149: 29–32.

Arbeitsgemeinschaft der Wissenschaftlichen Medizinischen Fachgesellschaften (AWMF) (2020). S3-Leitlinie »Screening, Diagnose und Behandlung alkoholbezogener Störungen«. Version: Dezember 2020. www.awmf.org/leitlinien/detail/ll/076-001.html (letzter Zugriff: 22. 11. 2022).

Ascheraden C v, Gellert R, Hagenbuch F (2006). Sucht im Alter – Die stille Katastrophe. Dtsch Ärztebl 103: A3380–1.

Batra A (2011). Treatment of tobacco dependence. Dtsch Arztebl Int 108: 555–564.

Bendimerad P, Blecha L (2014). [Benefits in reducing alcohol consumption: how nalmefene can help]. Encephale 40: 495–500.

Benkert O, Hippius H (2020). Kompendium der Psychiatrischen Pharmakotherapie. 13. Aufl. Berlin, Heidelberg: Springer.

Bogle KE, Smith BH (2009). Illicit methylphenidate use: a review of prevalence, availability, pharmacology, and consequences. Curr Drug Abuse Rev 2: 157–176.

Bruggisser M, Ceschi A, Bodmer M, Wilks MF, Kupferschmidt H, Liechti ME (2010). Retrospective analysis of stimulant abuse cases reported to the Swiss Toxicological Information Centre during 1997–2009. Swiss Med Wkly 140: w13115. doi: 10.4414/smw.2010.13115.

Bundesärztekammer (Hrsg) (2007). Medikamente – schädlicher Gebrauch und Abhängigkeit. Leitfaden für die ärztliche Praxis. Köln: Deutscher Ärzteverlag 2007. www.bundesaerzte-kammer.de/fileadmin/user_upload/_old-files/downloads/LeitfadenMedAbhaengigkeit.pdf (letzter Zugriff: 14. 07. 2016).

Callahan-Lyon P (2014). Electronic cigarettes: human health effects. Tob Control 23 Suppl 2: ii36–40.

Cheng G, Morley JF (2014). Complete and readily reversible blocking of striatal DaTscan binding by methylphenidate. Clin Nucl Med 39: 211–213.

Cloninger CR, Boman M, Sigvardsson S (1981). Inheritance of alcoholabuse: cross-fostering analysis of adoptemen. Arch Gen Psychiatry 38: 861–868.

Cobb NK, Abrams DB (2011). E-Cigarette or drug-delivery device? Regulating novel nicotine products. N Engl J Med 365: 193–195.

Cohen YG, Segev RW, Shlafman N, Novack V, Ifergane G (2015). Methylphenidate use among medical students at Ben-Gurion University of the Negev. J Neurosci Rural Pract 6: 320–325.

Comer SD, Sullivan MA, Vosburg SK, Manubay J, Amass L, Cooper ZD, Saccone P, Kleber HD (2010). Abuse liability of intravenous buprenorphine/naloxone and buprenorphine alone in buprenorphine-maintained intravenous heroin abusers. Addiction 105: 709–718.

Day E, Bentham PW, Callaghan R, Kuruvilla T, George S (2013). Thiamine for prevention and treatment of Wernicke-Korsakoff Syndrome in people who abuse alcohol. Cochrane Database Syst Rev 2013(7): CD004033.

Deutsche Hauptstelle für Suchtfragen e. V. (DHS) (2015). Jahrbuch Sucht 2015. www.dhs.de/fileadmin/user_upload/pdf/Presse/2015/2015-5-13_PM3_Daten_und_Fakten.pdf (letzter Zugriff: 14. 07. 2016).

Deutscher Bundestag (2008). http://dip21.bundestag.de/dip21/btd/16/079/1607973.pdf (letzter Zugriff: 14. 07. 2016).

Ebbert JO, Rowland LC, Montori V, Vickers KS, Erwin PC, Dale LC, Stead LF (2004). Interventions for smokeless tobacco use cessation. Cochrane Database Syst Rev 3: CD004306.

Elger CE, Berkenfeld R (2017). S1-Leitlinie »Erster epileptischer Anfall und Epilepsien im Erwachsenenalter«. In: Deutsche Gesellschaft für Neurologie (Hrsg). Leitlinien für Diagnostik und Therapie in der Neurologie. Online: www.dgn.org/leitlinien (letzter Zugriff: 22. 11. 2022).

Etter JF, Bullen C, Flouris AD, Laugesen M, Eissenberg T (2011). Electronic nicotine delivery systems: a research agenda. Tob Control 20: 243–248.

Fagerström KO, Schneider NG (1989). Measuring nicotine dependence: a review of the Fagerström Tolerance Questionnaire. J Behav Med 12: 159–181.

Faust V, Baumhauer H (2002). Medikamentenabhängigkeit. In: Faust V (Hrsg). Psychiatrie. Ein Lehrbuch für Klinik, Praxis und Beratung. 2. Aufl. München: Urban & Fischer bei Elsevier.

Food and Drug Administration (FDA) (2009). FDA and public health experts warn about electronic cigarettes. 22. 07. 2009. www.fda.gov/ (letzter Zugriff: 14. 07. 2016).

Gilg T, Deinl I, Grundner H, Soyka M (1995). Stellenwert der Begleitstoffanalytik (Methanol, Isopropanol) und D-Transferrin (CDT) in der Alkoholismusdiagnostik. In: Soyka M (Hrsg). Biologische Alkoholismusmarker. London: Chapman & Hall; 45–92.

Glaeske G (2015). Medikamente 2013. Psychotrope und andere Arzneimittel mit Missbrauchs- und Abhängigkeitspotenzial. In: Deutsche Hauptstelle gegen die Suchtgefahren (Hrsg). Jahrbuch Sucht 2015. Lengerich: Pabst.

Glaeske G (2021). Medikamente 2019. Psychotrope und andere Arzneimittel mit Missbrauchs- und Abhängigkeitspotenzial. In: Deutsche Hauptstelle gegen die Suchtgefahren (Hrsg). Jahrbuch Sucht 2021. Lengerich: Pabst.

Gual A, He Y, Torup L, van den Brink W, Mann K; ESENSE 2 Study Group (2013). A randomised, double-blind, placebo-controlled, efficacy study of nalmefene, as-needed use, in patients with alcohol dependence. Eur Neuropsychopharmacol 23: 1432–1442.

Gundersen H, van Wageningen H, Grüner R (2013). Alcohol-induced changes in cerebral blood flow and cerebral blood volume in social drinkers. Alcohol Alcohol 48: 160–165.

Guzzo-Merello G, Cobo-Marcos M, Gallego-Delgado M, Garcia-Pavia P (2014). Alcoholic cardiomyopathy. World J Cardiol 6: 771–781.

Hajek P, Phillips-Waller A, Przulj D, Pesola F, Myers Smih K, Bisal N, Li J, Parrott S, Sasieni P, Dawkins L, Ross L, Goniewicz M, Wu Q, McRobbie HJ (2019. A Randomized Trial of E-Cigarettes versus Nicotine-Replacement Therapy. N Engl J Med 380(7): 629–637.

Hartmann-Boyce J, McRobbie H, Lindson N, Bullen C, Begh R, Theodoulou A, Notley C, Rigotti NA, Turner T, Butler AR, Fanshawe TR, Hajek P (2021). Electronic cigarettes for smoking cessation. Cochrane Database Syst Rev 4(4): CD010216.

Hillbom M, Saloheimo P, Fujioka S, Wszolek ZK, Juvela S, Leone MA (2014). Diagnosis and management of Marchiafava-Bignami disease: a review of CT/MRI confirmed cases. J Neurol Neurosurg Psychiatry 85: 168–173.

Hoffmann F, Glaeske G, Scharfetter W (2006). Zunehmender Hypnotikagebrauch auf Privatrezepten in Deutschland. Sucht 52: 360–366.

Hoffmann F, Scharfetter W, Glaeske G (2009). Verbrauch von Zolpidem und Zopiclon auf Privatrezepten zwischen 1993 und 2007. Nervenarzt 80: 578–583.

Holzbach R (2010). Benzodiazepin-Langzeitgebrauch und -abhängigkeit. Fortschr Neurol Psychiatr 78: 425–434.

Holzer P (2013). Pharmakotherapie gastrointestinaler Erkrankungen. In: Aktories K, Förstermann U, Hofmann F, Starke K (Hrsg). Allgemeine und spezielle Pharmakologie und Toxikologie. 11. Aufl. München: Urban & Fischer bei Elsevier.

Institut für Rauchertherapie München (IRT) (2017). https://rauchfrei-programm.de (letzter Zugriff: 17. 04. 2023).

Jellinek EM (1960). The Disease Concept of Alcoholism. New Haven: Yale University Press.

Keup W (1993). Missbrauchsmuster bei Abhängigkeit von Alkohol, Medikamenten und Drogen. Frühwarnsystem – Daten für die Bundesrepublik Deutschland 1976–1990. Freiburg: Lambertus.

Kuschner WG, Reddy S, Mehrotra N, Paintal HS (2011). Electronic cigarettes and thirdhand tobacco smoke: two emerging health care challenges for the primary care provider. Int J Gen Med 4: 115–120.

Laux G, Dietmaier O (2012). Praktische Pharmakopsychiatrie. 6. Aufl. München: Urban & Fischer bei Elsevier.

Lesch OM, Walter H (2009). Alkohol und Tabak. Medizinische und soziologische Aspekte von Gebrauch, Missbrauch und Abhängigkeit. Wien: Springer.

Mammen K, Bell J (2009). The clinical efficacy and abuse potential of combination buprenorphine-naloxone in the treatment of opioid dependence. Expert Opin Pharmacother 10: 2537−2544.

Mann K, Hoch E, Batra A (Hrsg) (2015). S3-Leitlinie Screening, Diagnose und Behandlung alkoholbezogener Störungen. Berlin, Heidelberg: Springer.

Manthey L, van Veen T, Giltay EJ, Stoop JE, Knuistingh Neven A, Penninx B, Zitman F (2011). Correlates of (inappropriate) benzodiazepine use: the Netherlands Study of Depression and Anxiety (NESDA). Br J Clin Pharmacol 71: 263−272.

May B (1988). Laxanzienabusus. In: Arnold W (Hrsg). Suchtkrankheiten. Diagnose, Therapie und analytischer Nachweis. Berlin, Heidelberg, New York: Springer.

McRobbie H, Bullen C, Hartmann-Boyce J, Hajek P (2014). Electronic cigarettes for smoking cessation and reduction. Cochrane Database Syst Rev 12: CD010216.

Olfson M, King M, Schoenbaum M (2015). Benzodiazepine use in the United States. JAMA Psychiatry 72: 136−142.

o. V. (2014) Cytisin: Evidenzbasierter Rauchstopp ohne Aussicht auf Zulassung. Dtsch Ärztebl 18. 12. 2014. www.aerzteblatt.de/nachrichten/61266/Cytisin-Evidenzbasierter-Rauch-stopp-ohne-Aussicht-auf-Zulassung (letzter Zugriff: 14. 07. 2016).

Poser W, Poser S (1996). Medikamente − Mißbrauch und Abhängigkeit. Stuttgart, New York: Thieme.

Rehm J, Zatonksi W, Taylor B, Anderson P (2011). Epidemiology and alcohol policy in Europe. Addiction 106 Suppl 1: 11−19.

Roerecke M, Gual A, Rehm J (2013). Reduction of alcohol consumption and subsequent mortality in alcohol use disorders: systematic review and meta-analyses. J Clin Psychiatry 74: e1181−9.

Roerig JL, Steffen KJ, Mitchell JE, Zunker C (2010). Laxative abuse: epidemiology, diagnosis and management. Drugs 70: 1487−1503.

Rösner S, Steiner S, Kraus L (2008). Gebrauch und Missbrauch von Medikamenten. Ergebnisse des Epidemiologischen Suchtsurveys 2006. Sucht 54 (Sonderheft 1): S47−56.

Rogawski MA (2005). Update on the neurobiology of alcohol withdrawal seizures. Epilepsy Curr 5: 225−230.

Rote Liste® (2022). Frankfurt/Main: Rote Liste® Service GmbH.

Shayakhmetova GM, Bondarenko LB, Matvienko AV, Kovalenko VM (2014). Chronic alcoholism-mediated metabolic disorders in albino rat testes. Interdiscip Toxicol 7: 165−172.

Singer MV, Teyssen S (Hrsg) (2002). Kompendium Alkohol. Folgekrankheiten. Klinik, Diagnostik, Therapie. Berlin, Heidelberg: Springer.

Soyka M (1995). Die Alkoholkrankheit − Diagnose und Therapie. London: Chapman & Hall.

Soyka M (1998). Drogen- und Medikamentenabhängigkeit. Stuttgart: Wissenschaftliche Verlagsgesellschaft.

Soyka M (2012). Buprenorphine and buprenorphine/naloxone soluble-film for treatment of opioid dependence. Expert Opin Drug Deliv 9: 1409−1417.

Soyka M, Küfner H (2008). Alkoholismus − Missbrauch und Abhängigkeit. 6. Aufl. Stuttgart, New York: Thieme.

Spohr HL, Steinhausen HC (2008). Fetale Alkohol-Spektrum-Störungen: Persistierende Folgen im Erwachsenenalter. Dtsch Arztebl Int 105: 693−698.

Strasser RH, Rauch B, Kübler W (2000). Alkohol und kardiovaskuläres System. In: Seitz HK, Lieber CS, Simanowski UA (Hrsg). Handbuch Alkohol, Alkoholismus, alkoholbedingte Organschäden. 2. Aufl. Leipzig: Barth.

Suter PM (2005). Alkohol und Stoffwechsel. In: Singer M, Teyssen S (Hrsg). Alkohol und Alkohol-folgekrankheiten. Grundlagen – Diagnostik – Therapie. 2. Aufl. Berlin, Heidelberg: Springer.

Takamatsu Y, Hagino Y, Sato A, Takahashi T, Nagasawa SY, Kubo Y, Mizuguchi M, Uhl GR, Sora I, Ikeda K (2015). Improvement of learning and increase in dopamine level in the frontal cortex by methylphenidate in mice lacking dopamine transporter. Curr Mol Med 15: 245–252.

Thurgood SL, McNeill A, Clark-Carter D, Brose LS (2016). A systematic review of smoking cessation interventions for adults in substance abuse treatment or recovery. Nicotine Tob Res 18: 993–1001.

Tretter F (2000). Suchtmedizin. Der suchtkranke Patient in Klinik und Praxis. Stuttgart: Schattauer.

Tretter F, Goldhorn F, Passenheim S (1993). Computereinsatz bei Suchtpatienten. In: Tretter F, Goldhorn F (Hrsg). Computer in der Psychiatrie. Heidelberg: Asanger; 81–90.

Urban KR, Gao WJ (2014). Performance enhancement at the cost of brain plasticity: neural ramifications of nootropic drugs in the healthy developing brain. Front Syst Neurosci 8: 38.

van den Brink W, Aubin HJ, Bladström A, Torup L, Gual A, Mann K (2013). Efficacy of as-needed nalmefene in alcohol-dependent patients with at least a high drinking risk level: results from a subgroup analysis of two randomized controlled 6-month studies. Alcohol Alcohol 48: 570–578.

Walker N, Howe C, Glover M, McRobbie H, Barnes J, Nosa V, Parag V, Bassett B, Bullen C (2014). Cytisine versus nicotine for smoking cessation. N Engl J Med 371: 2353–2362.

Walsham NE, Sherwood RA (2014). Ethyl glucuronide and ethyl sulfate. Adv Clin Chem 67: 47–71.

Wetterling T, Veltrup C (1997). Diagnostik und Therapie von Alkoholproblemen. Berlin, Heidelberg, New York: Springer.

Weyerer S (2003). Psychopharmakagebrauch und -missbrauch im Alter. In: Förstl H (Hrsg). Lehrbuch der Gerontopsychiatrie und -psychotherapie. 2. Aufl. Stuttgart, New York: Thieme; 507–515.

Wolff TR, Weihrauch HP (2020). Internistische Therapie 2020/2021. 23. Aufl. München: Urban & Fischer.

Yamin CK, Bitton A, Bates DW (2010). E-cigarettes: a rapidly growing Internet phenomenon. Ann Intern Med 153: 607–609.

III KLINIK SPEZIELL

MAX BRAUN, CHRISTOPH SCHWEJDA, FELIX TRETTER
UND OLIVER POGARELL[6]

7 Illegale Drogen

Im Vordergrund medizinischer Probleme illegaler Drogen stehen die Opiate, weswegen sie hier vorrangig besprochen werden sollen. Darüber hinaus werden ebenfalls einige Aspekte zu Cannabis, Ecstasy, Amphetaminen, Cocain sowie einigen neuen psychoaktiven Substanzen ausgeführt. Die in diesem Kapitel angeführten Therapieempfehlungen unterliegen z. T. deutlichen Veränderungen. Daher können die dargestellten medikamentösen Strategien nur einen Anhaltspunkt der Behandlung darstellen und sollten jeweils anhand der aktuellen Leitlinien überprüft werden.

7.1 Opiate und Opioide

7.1.1 Akute und chronische Effekte

Die Akuteffekte von Opiaten und Opioiden lassen die Entzugssymptome bei Opioid-Abhängigkeit verstehen, da sie spiegelbildlich zu sehen sind (→ Kap. 2.3.6). Die Entzugssymptomatik ist sehr umfangreich und betrifft Funktionen, die gewissermaßen vom »Scheitel bis zur Sohle« reichen (Tab. 7-1). Bei den Entzugssymptomen steht v. a. das süchtige Verlangen (Craving) im Vordergrund. Es ist auch bei Rückfällen der stärkste Wirkfaktor.

7.1.2 Labordiagnostik

Vor allem im klinischen Alltag der Substitutions- oder Entzugsbehandlung spielen die regelmäßige Kontrolle des Beikonsums bzw. das Absinken und der abschließende Nachweis der Substanzfreiheit, insbesondere im Urin, eine entscheidende Rolle

---

6   Teile dieses Kapitels wurden aus den vorherigen Auflagen übernommen. Wir bedanken uns bei der damaligen Autorin Petra Werner.

Akute Opioid-Wirkungen (Acetylcholin dominiert)	Entzugssyndrom (Noradrenalin dominiert)
• Atemdepression • Analgesie • Euphorie • Entspannung, Schlafinduktion • Sedierung • Anxiolyse • Antiemesis • Hypothermie • Hypomotorik • Miosis • Harnretention • Darmatonie • Unterdrückung exokriner Drüsen (trockene Haut, Nase, Augen) • Zufriedenheit	• Craving • Hyperventilation, Gähnen • Hyperalgesie • Dysphorie • innere Unruhe, Schlaflosigkeit • Hypervigilanz • Angst • Emesis • Frösteln, Fieber, Kältezittern • Hypermotorik • Mydriasis • Harndrang • Bauchkrämpfe, Diarrhoe • Hyperhidrosis, Rhinorrhoe, Niesen, Tränen

Tab. 7-1: Schema der akuten Opioid-Wirkungen und des Entzugssyndroms mit gegenseitigen Symptomen (nach Bonnet und Gastpar 1999)

(Tab. 7-2). Im Rahmen der Substitution sollte nach Möglichkeit eine beigebrauchsfreie Vergabe des Betäubungsmittels angestrebt werden. Mehrfach positive Drogen-Screenings für andere Substanzen wie Benzodiazepine, Opiate, Cocain oder auch Pregabalin in hohen Dosierungen sollten Anlass sein, den Patienten zu einer Teilentzugsbehandlung zu motivieren.

Im Rahmen der Entzugsbehandlung sind steigende Opiat-Werte bei Urinkontrollen in der Mehrzahl der Fälle als eigenmächtiger Konsum von Opiaten zu sehen (»Rückfall im beschützten Setting«). Wegen der mangelnden Compliance und der Gefahr der kollektiven Rückfälle (Intoxikation) auf der Station sollte dies eine disziplinarische Entlassung nach sich ziehen.

In den meisten Fällen wird von den Therapieeinrichtungen bei Aufnahme der Patienten ein drogenfreier Urin (»negatives Drogen-Screening«) erwartet bzw. ein »Clean-Schein« (Vokabular der Patienten), d. h. die Bestätigung der Drogenfreiheit, verlangt.

Wegen der multiplen körperlichen Erkrankungen (→ Tab. 7-6) ist eine »Basisdiagnostik« bei jedem Drogenpatienten zu Beginn einer Behandlung unerlässlich.

Nach jahrelangem intravenösem Drogenkonsum kann sich die normale Blutabnahme jedoch schwierig gestalten und am Hals oder in der Leiste erforderlich werden.

Wegen der hohen Rate an Hepatitis-C-Patienten sind Stichverletzungen beim medizinischen Personal besonders gefährlich.

III KLINIK SPEZIELL

Empfohlene Laboruntersuchungen	Untersuchung auf	Bei Beginn der Substitution	Verlaufsuntersuchungen
Urinstix	Protein, Glucose, Hämoglobin, Leukozyten (bei Auffälligkeiten im Urinstix: Urinsediment)	+	bei Beschwerden
Drogen im Urin (Abnahme möglichst unter Sicht)	Methadon, Opiate, Cocain, Benzodiazepine, Barbiturate, Amphetamine	+	3–4/Mo., individuell
Hämatologie	Blutbild	+	halbjährlich
	ggf. Differenzialblutbild	(+)	individuell
Serumwerte	ALT bzw. ALAT (= GPT), AST bzw. ASAT (= GOT), γ-GT, Bilirubin gesamt, Alkalische Phosphatase	+	halbjährlich
	TSH, Kreatinin, Harnstoff, Elektrolyte	+	halbjährlich
	evtl. CDT	(+)	individuell
Schwangerschaftstest	falls positiv: Schwangerschafts-Routinelabor; falls kein HIV- bzw. Hepatitis-Test bekannt: auf Testung drängen	+	bei Verdacht
Tuberkulin-Test	nach 72 h ablesen; falls positiv (Induration > 5 mm): Röntgenaufnahme des Thorax erforderlich	+	jährlich, bei negativem Befund
Lues-Serologie	TPHA; falls positiv: VDRL; falls VDRL negativ: FTA; falls FTA positiv (Seronarbe)	+	halbjährlich
Hepatitis- und HIV-Serologie	Hepatitis-Suchtests; ggf. Hepatitis-C-PCR; Suchtest auf HIV-1 und HIV-2	+	Einzelheiten → Abschn. 7.1.4

+ = obligat; (+) = fakultativ

ALT bzw. ALAT = Alanin-Aminotransferase, früher GPT = Glutamat-Pyruvat-Transaminase; AST bzw. ASAT = Aspartat-Aminotransferase, früher GOT = Glutamat-Oxalacetat-Transaminase; CDT = Desialotransferrin (carbohydrate deficient transferrin); FTA = Fluoreszenz-*Treponema*-Antikörper; γ-GT = Gamma-Glutamyltransferase; HIV = human immunodeficiency virus; PCR = polymerase chain reaction, Polymerase-Kettenreaktion; TPHA = *Treponema pallidum*-Hämagglutinationstest; TSH = Thyreoidea-stimulierendes Hormon; VDRL = venereal disease research laboratory

Tab. 7-2: Empfehlungen für die Labordiagnostik mit besonderer Berücksichtigung der Substitutionsbehandlung (aus BAS 1998, 2010; mod. nach Seidenberg und Honegger 1998, S. 265)

Urindiagnostik

Typischerweise werden die Schnelltests mit Immunassays, die mit einem Schwellenwert (ng/ml) positiv werden können, als Screening-Instrument verwendet. Anschließend erfolgt eine quantitative Bestätigungsanalyse (z. B. HPLC; →unten).

Screening-Verfahren

- *Enzymmultiplizierte-Immunassay-Technik (EMIT):* nur substanzgruppenspezifisch, besonders billig, hat jedoch eine hohe Rate an falsch positiven Ergebnissen
- *Radioimmunassay (RIA):* wird wenig verwendet, da es wegen der radioaktiven Substanzen technisch aufwendig ist; hiermit kann allerdings LSD gut nachgewiesen werden
- *Fluoreszenzpolarisationsimmunassay (FPIA):* technisch aufwendig, erlaubt aber gut, Metaboliten nachzuweisen

Bestätigungsverfahren

- *Dünnschichtchromatografie (DC):* wird in der Drogenanalytik wenig verwendet
- *Hochdruck-Flüssigkeitschromatografie (HPLC):* verwendet einen flüssigen Träger; diese Methode ist sehr sensitiv, spezifisch, einfach und schnell; gut im Anschluss zu Screening-Tests
- *Gaschromatografie (GC):* Urinprobe wird in Komponenten geteilt, die in Gassäulen temperaturspezifisch und nach Affinität zum Trägermedium separiert werden können; dieses Verfahren ist gerichtsrelevant, aber teuer
- *Massenspektroskopie (MS):* kann mit GC gut kombiniert werden, da die MS die Komponenten der GC chemisch identifiziert; ist etwa 1000-mal sensitiver als die Dünnschichtchromatografie, aber deutlich teurer

Bei den Tests kann die Konzentration der Droge zum Kreatinin ins Verhältnis gesetzt werden, um Verdünnungseffekte durch exzessives Wassertrinken zu korrigieren. Dies geht über folgende Gleichung, die einen Indikator bilden lässt, der v. a. für den Verlauf aufschlussreich ist:

- Drogenwert in ng/ml : Kreatininwert in ng/ml

oder auch

- Drogenwert in ng/ml : Kreatininwert in mg/dl

Schwankende Urinkonzentration und dadurch gleichzeitig schwankende Drogenkonzentrationen werden auf diese Weise »geglättet«. Bei Verlaufskontrollen (im positiven Bereich tgl.) fällt ein Rückfall sofort auf. Bei einer Erhöhung des Quotienten im Verlauf um das 1,5- bis 2-Fache gilt ein erneuter Abusus als gesichert.

Wichtig ist, die Authentizität des Urins sicherzustellen. Nach Möglichkeit sollte der Urin unter Sicht abgenommen werden. Folgende Punkte sind wesentliche Kontrollparameter (Tab. 7-3):

III KLINIK SPEZIELL

- Farbe: hell? → mit Wasser verdünnt? – verwässerter Urin kann mit Vitamin B wieder dunkler gemacht werden
- Temperatur: körperwarm? → falls nicht, wurde meist mitgebrachter Fremdurin abgegeben
- Kreatinin-Konzentration: zu niedrig (< 50 mg/dl)? → z. B. durch viel Trinken (mehr als 2 Liter) zur Verdünnung, Fleischkonsum hebt den Wert dann in etwa wieder auf Normalniveau
- pH-Wert: alkalisch? → Seifenzusatz, dadurch bestimmte Drogen nicht nachweisbar
- NaCl-Konzentration: erhöht? → Cocain, Opiate, Amphetamine u. U. nicht nachweisbar
- spezifisches Gewicht: zu niedrig? → Hinweis auf Verdünnung

Trick	Tipp
Patient gibt vor, nicht Urin abgeben zu können	1 Liter Flüssigkeit trinken lassen, warten, bis Urin abgegeben wird (z. B. keine Abgabe von Substitutionsmitteln vor Urinkontrolle)
fremder Urin wird abgegeben	Kontrolle: Urin körperwarm?
Seife oder Salz wird eingemischt	Kontrolle: pH-Wert, spezifisches Gewicht
es wird vorher literweise Wasser getrunken, um den Urin zu verdünnen	Kontrolle: Kreatinin und spezifisches Gewicht

Tab. 7-3: Tricks und Tipps beim Drogen-Screening

Seit 2005 können *Polyethylenglykole* als Markersubstanzen für Drogen-Screenings eingesetzt werden. Zur Markierung des Urins nehmen die Patienten dabei den Marker in süßem Tee oder Kaffee gelöst ein. Nach ca. 30–45 Minuten kann die Urinprobe ohne Sichtkontrolle abgegeben werden. Falls mehrere Patienten an einem Tag Urin abgeben, können verschiedene Marker gegeben werden. Im Labor werden die Drogen nach einem bestimmten Verfahren zusammen mit dem Kreatinin und dem Glucosegehalt nach Invertase-Abbau zum Nachweis von Saccharose bestimmt. Glucosepositive Urine werden erneut auf Glucose ohne Invertase-Zugabe untersucht. Ein identisches Ergebnis soll Vertauschungen des Urins und »Fälschen« (z. B. durch Verwässern) ausschließen. Eine Urin-Abgabe unter Sicht kann damit entfallen.

Die Dauer der Nachweisbarkeit von Drogen hängt von der Dosis, der Applikationsart (i. v. oder oral), der Applikationsfrequenz, den diuretischen Verhältnissen (Flüssigkeitsaufnahme, Nierenfunktion, Urin-pH-Wert) und von den Testverfahren (Cut-off-Werte, Spezifität) ab (Tab. 7-4).

Wirksubstanz	Nachweis-dauer im Urin (U)	Nachweisdauer im Blut/Serum (S)	Cut-off-Wert (ng/ml)	Bemerkungen
Amphetamine inkl. Designer-Drogen wie Ecstasy (XTC)	1−3 d (bis zu 1 Wo.)	6 h	300	U: stark abhängig vom pH-Wert des Harns
Crystal Meth (Methamphetamin)	1−3 d (bis zu 1 Wo.)	bis 24 h, bei Mehrfachkonsum länger	300	
Benzodiazepine (Diazepam)	3 d	einige Stunden bis Tage	200	U: bei therapeutischer Dosierung, stark abhängig von der HWZ der Substanz
	4−6 Wo.			U: nach Langzeiteinnahme
Buprenorphin (Subutex®)	2−6 d		10	
Cannabinoide	24−36 h	Tetrahydrocannabinole (THC) bis 6 h, THC-Carbonsäure einige Tage	50	U: einmaliger Joint
	5−10−20 d			U: mäßiger Konsum
	Wo. bis Mo.			U: chronischer Konsum
Cocain/Benzoylecgonin	2−4 d	6 h	300	
EDDP (2-Ethylidin-1,5-di-methyl-3,3-diphenyl-pyrrolidin, Methadon-Metabolit)	3 d			
Fentanyl	15 h			
γ-Hydroxybutyrat	12 h	bis 6 h		aufwendige Testverfahren
LSD	24 h			
Methadon/ Levomethadon	3−4 d	unterschiedliche Kinetik	300	

III KLINIK SPEZIELL

Wirksubstanz	Nachweis-dauer im Urin (U)	Nachweisdauer im Blut/Serum (S)	Cut-off-Wert (ng/ml)	Bemerkungen
Opiate				
Morphin	bis zu 4 d	mehrere Stunden	300	S: bei Über-dosierung wesentlich länger, stark dosisabhängig
6-Acetyl-Morphin	2–3 d	mehrere Stunden		
Codein/Dihydroco-dein (DHC)	bis zu 4 d	mehrere Stunden		
Phencyclidin	3–7 d			

Tab. 7-4: Urindiagnostik bei Opioid-Abhängigen – Nachweiszeiten[1] verschiedener Drogen im Urin, Literatur- und Erfahrungswerte (mod. nach Tretter 2000; www.drugcom.de/, Stand: 07/2023; https://drugscouts.de, Stand 07/2023). Generell sind die Nachweiszeiten von den Nachweisgrenzen und beim Urin von der Konzentration des Urins abhängig.

Haaranalysen

Bislang wird die Haaranalyse für forensische Fragestellungen, aber auch bei der Fahreignungsbegutachtung genutzt. Suchtstoffe werden während des Haarwachstums eingelagert. Vor allem Heroin, Methadon, Codein, Cannabis, Phencyclidin (PCP), Cocain, Amphetamine und Nicotin lassen sich in Haaren gut nachweisen.

Die Haare müssen möglichst mit dem Schaft entfernt werden. 1 cm Haar entspricht dem Zeitraum von etwa einem Monat. Dadurch können lange Zeiträume (z. B. 1 J.) überblickt werden, was z. B. bei Patienten, die unter strafrechtlicher Bewährung stehen, wichtig ist. Exakte quantitative Analysen sind allerdings nach dem heutigen Stand der Technik nicht möglich.

Speicheltests

Substanzen wie z. B. Opiate, Cocain, Methadon, Cannabis (dieser Nachweis gilt weniger zuverlässig als z. B. von Amphetaminen), Ecstasy, Phencyclidine, Amphetamine und Benzodiazepine können aber auch über Speicheltests nachgewiesen werden. Diese Nachweisform kann insbesondere bei Patienten, die Probleme mit der Urin-Abgabe unter Sicht haben, sowie z. T. bei intoxikierten Patienten zur schnellen Diagnostik eine große Hilfe sein. Eine exakte quantitative Bestimmung der Substanzen ist jedoch nicht möglich. Laut Hersteller soll das Ergebnis der Speicheltests bis zu 99 % mit dem GC/MS-Ergebnis (Referenzmethode Labor) übereinstimmen. Besonders im ambulanten Setting kann mit den Speicheltests die Intimsphäre der zu testenden Personen gewahrt und ähnlich schnell wie beim Urinschnelltest ein Ergebnis erzielt werden.

7.1.3 Syndromale Differenzialdiagnosen

Für die Praxis ist es besonders bedeutsam, das psychopathologische Erscheinungsbild zu betrachten, um zwischen den verschiedenen Zuständen und den infrage kommenden Drogen differenzieren zu können. Grundlegend ist es wichtig, zwischen

- Zustandsbildern mit hoher Aktivierung (Exzitation),
- Zustandsbildern mit reduzierter Aktivierung (Sedierung) und
- Zustandsbildern mit psychotischen Störungen (z. B. Halluzinationen, Wahn)

zu unterscheiden. Dazu sind folgende drogenspezifische Überlegungen anzustellen, die durch einen Drogenschnelltest im Urin und durch die Messung der Atemalkohol-Konzentration präzisiert werden können:

1. Ein *Exzitationszustand* (im weiteren Sinne) kann bedingt sein durch
   - Entzug von sedierenden Drogen (z. B. Benzodiazepine, Alkohol),
   - Intoxikation mit einer stimulierenden Substanz (z. B. Amphetamine, Ecstasy),
   - paradoxe Reaktion auf Sedativa (z. B. Flunitrazepam-Rausch) oder
   - manisches Syndrom.
2. Ein *Sedierungszustand* (im weiteren Sinne) kann bedingt sein durch
   - Intoxikation mit Benzodiazepinen, Barbituraten, Alkohol (Atemluftalkoholkontrolle), Opiaten,
   - Entzug von stimulierenden Substanzen (z. B. Cocain),
   - Zustand nach Stimulanzienrausch oder
   - depressives Syndrom.

Stoffbedingte Zustände

■ Intoxikation
  – Exzitationszustand bei Stimulanzien
  – sedierter Zustand bei Sedativa
  – psychoseähnlicher Zustand
■ Entzugssyndrom
  – Exzitationszustand bei Sedativa
  – antriebsschwacher Zustand bei Stimulanzien
  – delirante Symptomatik
■ Methadon-Nebenwirkungen
  – Schwitzen, Schlafstörungen, Unruhe, Übelkeit, Verstopfung, Müdigkeit, Depressivität usw.

Begleitumstände
■ somatische oder psychische Begleitkrankheit ■ suchtunabhängige Erkrankung (z. B. Diabetes mellitus) ■ Simulation (= Folge der süchtigen Störung mit dem Ziel, Medikamente zu bekommen) ■ psychosoziale Umfeldfaktoren (Stress, Konflikte, Arzt-Patient-Beziehung usw.)

Tab. 7-5: Differenzialdiagnose auffälliger Zustände bei Drogenabhängigen

III KLINIK SPEZIELL

3. Ein *psychotisches Syndrom*, bei dem nicht die abnorme Aktivierungslage (zu hoch oder zu niedrig), sondern Symptome wie Halluzinationen, ungewöhnliche Denkinhalte, ungeordnete Assoziationen oder Wahnbildung im Vordergrund stehen, kann bedingt sein durch
   - Intoxikation mit Halluzinogenen oder Stimulanzien,
   - paradoxe Effekte bei sedierenden Substanzen oder
   - Entzug von sedierenden Substanzen mit deliranter produktiver Symptomatik.

Darüber hinaus können Exzitations- sowie Dämpfungszustände neben toxischen und psychogenen Faktoren auch durch somatische Faktoren (Fieber, Enzephalitis, zerebrale Blutungen usw.) ausgelöst werden, was grundlegend in die differenzialdiagnostischen Überlegungen einbezogen werden muss (Tab. 7-5).

7.1.4 Komorbidität bei Abhängigkeit

Opiat-Abhängigkeit geht häufig mit einer Vielzahl an somatischen und psychiatrischen Erkrankungen einher (Tab. 7-6). Die Leser sollten in regelmäßigen Abständen überprüfen, ob neue AWMF-Empfehlungen veröffentlicht wurden, sodass die folgenden Therapieempfehlungen entsprechend modifiziert werden müssen.

- reduzierter Allgemeinzustand
- dermatologische Auffälligkeiten, insbesondere Abszesse
- pathologischer Zahnstatus
- infektiöse und parasitäre Erkrankungen (Leber, Lunge, Herz, Knochen)
- Geschlechtskrankheiten
- HIV-Infektion
- Hepatitis-C-Infektion
- Verletzungen durch Traumata
- gastrointestinale Störungen
- zerebrale Schädigungen
- psychiatrische Auffälligkeiten

Tab. 7-6: Häufige komorbide Störungen von Opiat-Abhängigen

Chirurgische Erkrankungen

Abszesse, Phlegmonen, Lymphangitiden
Klinik Lokale Infektionen wie Abszesse, Phlegmonen oder Lymphangitis treten bei fast jedem Konsumenten (»Fixer«), der Drogen intravenös appliziert, auf. Sie sind an den Armen, aber auch an den Beinen und sogar an anderen Körperstellen (z. B. Hals, Leiste) zu beobachten. Eine septische Ausbreitung ist nicht selten.

Therapie Bei ganz umschriebenen Läsionen helfen meistens Salbenverbände (z.B. Nitrofural) und Kühlung, bei größeren Ausbreitungen oder multiplen Abszessen sind Alkoholumschläge zweckmäßig. Es ist ggf. sogar ein chirurgisches Vorgehen oder möglichst nach Erregernachweis (Abstrich, Blutkultur) eine systemische Antibiose nötig. Wegen der häufig reduzierten Abwehrlage sollte mit diesen Schritten nicht zu lange gezögert werden.

Traumata

Klinik Luxationen, Frakturen an den Extremitäten oder des Schädels als Folge eines Sturzes im Rausch oder im Rahmen eines zerebralen Krampfanfalles sind häufig zu beobachten. Sie werden wegen der Intoxikation von den Patienten oft nicht bemerkt, weswegen man gelegentlich kleinere Frakturen erst nach Aufklaren der Patienten feststellt. Besonders wichtig ist die Prüfung der Schädelkalotte auf Druck- und Klopffestigkeit und Liquorrhoe aus Nase, Ohr oder Frakturspalten.

Diagnostik Einschlägige Röntgendiagnostik-Maßnahmen sind erforderlich.

Therapie Hinzuziehung und Befolgung chirurgischer Expertise.

Gefäßdefekte

Durch die intravenöse Drogen-Applikation (z.T. unterschiedlicher Drogen) werden die peripheren Venen derart geschädigt, dass bereits bei Blutabnahmen zentrale Venen punktiert werden müssen.

Embolien

Bei intravenösem Konsum werden infolge der Applikationsweise gelegentlich auch Embolien beobachtet. Arterielle Embolien können aufgrund intraarterieller Injektionen auftreten, venöse Embolien werden meist im Rahmen einer Phlebitis oder Thrombose beobachtet. Selten können auch Lungenembolien entstehen.

Pneumothorax

Klinik Eine gelegentliche Komplikation ist der (Spontan-)Pneumothorax bei Drogenabhängigen. Er wird vereinzelt auch bei einem »Zustand nach Intensivmedizin« beobachtet: Wegen einer vital bedrohlichen Intoxikation wurde ein zentraler Venenkatheter angelegt mit der Folge eines iatrogenen Pneumothorax. Anschließend verließen diese reanimierten Patienten, atemphysiologisch und klinisch unauffällig, auf eigenen Wunsch, ohne eine Kontrolle durch Röntgenaufnahme des Thorax zuzulassen, die Klinik und intoxikierten sich wieder. So wurden sie erneut in einer Klinik aufgenommen, wo dann der Pneumothorax festgestellt wurde.

Therapie Ein Klinikaufenthalt mit engmaschigen klinischen und radiologischen Kontrollen ist erforderlich. Je nach Ausmaß des Pneumothorax ist eine Bülau-Drainage zu legen.

III KLINIK SPEZIELL

Tetanus

Klinik Aufgrund mangelhafter hygienischer Verhältnisse bei unzureichendem Impfschutz kann das Tetanusrisiko erhöht sein.

Therapie Tetanusimpfung bzw. Auffrischung des Impfschutzes bei Drogenkonsumenten (intravenöse Applikation) sind dringlich angeraten.

Zahn- und Kiefererkrankungen

Klinik Es bleiben oft nur einige gesunde Zähne, der Rest ist kariös befallen. Ein pathologischer Zahnstatus ist, besonders bei reduzierter Abwehrlage, als Ausgangszustand für eine Sepsis nicht selten.

Therapie Häufig ist bei Heroinabhängigen eine intensive zahnärztliche und sogar kieferchirurgische Intervention nötig. Ein sanierter Zahnstatus ist unabdingbar für den Antritt einer Langzeitentwöhnungstherapie. Problematisch gestaltet sich die Situation einer raschen Zahnsanierung im Rahmen einer Entzugsbehandlung: einerseits wegen phobischer Tendenzen beim Zahnarztbesuch bei vielen dieser Patienten, andererseits wegen der Entzugsprobleme und der Vermeidung zusätzlicher Zahnschmerzen.

Nasenerkrankungen

Pathologie Durch die nasale Aufnahme von Heroin, v. a. aber von Cocain, kommt es zu Schädigungen der Nasenschleimhaut und der Nasenscheidewand bis hin zu Nekrosen.

Therapie Oft sind nur Plastiken möglich.

Internistische Erkrankungen

Endokarditis

Pathologie Bei Drogenabhängigen tritt häufig im Laufe ihrer Suchtkarriere durch Keimeinbringung in die Blutbahn eine Endokarditis auf.

Diagnostik Neben der *Auskultation* ist die *Echokardiografie* wichtig.

Therapie Nach einschlägigen internistischen Untersuchungen und Therapiestandards erfolgt nach Erregernachweis eine Antibiose. Bei der Endokarditis nativer Klappen durch Staphylokokken wird Daptomycin in einer Dosierung von 6 mg/kg/d i. v. als Alternative zu Vancomycin bei **Methicillin-Resistenz** empfohlen. Die frühere Gabe von Gentamicin wird wegen Nephrotoxizität nur noch optional gesehen. Bei der Therapie von **Methicillin-sensiblen** Staphylokokken werden z. B. β-Lactame wie Flucloxacillin, Cefazolin oder Cefuroxim eingesetzt (Al-Nawas et al. 2010).

Hypotonie

Klinik Drogenabhängige zeigen häufig eine hypotone Blutdrucklage (z. B. 90/60 mmHg). Es ist schwer zu entscheiden, ob dieses (abgesehen von zu geringer täglicher Flüssigkeitsaufnahme) eine Folgekrankheit oder evtl. sogar prämorbid bereits gegeben ist. Selten werden hypotone Kollapszustände, z. B. in der Entzugssituation, beobachtet, die auch bei der Anwendung von Clonidin zur Entzugstherapie auftreten könnten.

Therapie Eine medikamentöse Therapie erscheint nicht unbedingt angebracht, da ein drogenfreies Leben mit aktivierenden Maßnahmen wieder zu einer Normalisierung der Blutdruckverhältnisse führen kann.

HIV-Infektion und AIDS

Die HIV-Infektionsrate bei Drogenabhängigen ist regional unterschiedlich. Verschiedene methodisch problematische Studien zeigen Raten von 20 % und mehr der Drogenabhängigen, andere Studien legen eine Prävalenz von unter 5 % nahe.

Pathologie Ursachen der HIV-Infektion sind sowohl der Spritzentausch wie auch ungeschützter Geschlechtsverkehr bzw. Praktiken der Prostitution.

Klinik Symptomatologisch entwickeln sich in der ersten Phase etwa drei bis sechs Wochen nach der Infektion unspezifische Symptome mit Fieber, Kopfschmerzen, Arthralgien, Myalgien, Durchfällen, Meningitis und Neuropathien. Auch Hautsymptome können vorkommen. In einer zweiten Phase zeigen sich keine Symptome. Erst in der dritten Phase nach einer meist mehrjährigen Latenz beginnen die typischen Symptome des AIDS-Vollbildes (Tab. 7-7, Tab. 7-8). Bezüglich der HIV-Infektion und ihrer Stadien der Manifestation und der entsprechenden Behandlung wird wegen der raschen Änderung der Standards und auch zur Vertiefung dringlich auf die einschlägige Literatur verwiesen (z. B. AWMF-Leitlinien). An dieser Stelle können nur kurze informatorische Orientierungen gegeben werden.

Diagnostik, Therapie Virale Infektionen einschließlich HIV werden primär serologisch unter Verwendung von Antikörper/Antigen-Tests diagnostiziert. Im Rahmen einer Stufendiagnostik können primär Schnelltests (als Suchtest) eingesetzt werden. Für die Therapie steht mittlerweile eine Vielzahl an Substanzen zur Verfügung, deren differenzieller Einsatz individualisiert zu prüfen ist. Für die Details zu Diagnostik und Therapie wird auf die AWMF-Leitlinie »Sexuell übertragbare Infektionen (STI) – Beratung, Diagnostik und Therapie« verwiesen (AWMF 2018).

Vorsichtsmaßnahme Der vorsichtige Umgang mit Blut und Körperflüssigkeiten der polytoxikomanen Patienten zum Selbstschutz ist selbstverständlich und auch dem therapeutischen Hilfspersonal zu vermitteln.

III KLINIK SPEZIELL

Klinische Kategorie A
akute und symptomatische HIV-Infektion; asymptomatische HIV-Infektion; persistierendes Lymphadenopathie-Syndrom (LAS)
Klinische Kategorie B
bazilläre Angiomatose; Entzündungen des kleinen Beckens, besonders bei Komplikationen eines Tuben- oder Ovarialabszesses; Herpes zoster bei Befall mehrerer Dermatome oder nach Rezidiven in einem Dermatom; idiopathische thrombozytopenische Purpura; konstitutionelle Symptome wie Fieber > 38,5 °C oder eine länger als einen Monat bestehende Diarrhoe, Listeriose; orale Haarleukoplakie; oropharyngeale Candidose; vulvovaginale Candidose, die entweder chronisch (> 1 Mo.) oder nur schlecht therapierbar ist; cervicale Dysplasien oder Carcinoma in situ; periphere Neuropathie
Klinische Kategorie C
Candidose von Bronchien, Trachea oder Lungen; ösophageale Candidose; Cytomegalie-Virus(CMV)-Infektionen (außer Leber, Milz, Lymphknoten); CMV-Retinitis (mit Visusverlust); HIV-bedingte Enzephalopathie; Herpes-simplex-Infektionen; chronische Ulcera (> 1 Mo. bestehend); Bronchitis; Pneumonie; Ösophagitis; disseminierte oder extrapulmonale Histoplasmose; Isosporiasis (chronisch, intestinal, > 1 Mo.); Kaposi-Sarkom; Kokzidioidomykose (disseminiert oder extrapulmonal); extrapulmonale Kryptokokkose; Kryptosporidiose (chronisch, intestinal, > 1 Mo.); Burkitt-Lymphom; immunoblastisches Lymphom (primär zerebral); *Mycobacterium avium*-Komplex oder *Mycobacterium kansasii* (disseminiert oder extrapulmonal); andere Mykobakterien oder nicht identifizierte Spezies (disseminiert oder extrapulmonal); *Pneumocystis*-Pneumonie; bakterielle Pneumonien (rezidivierend, > 2 innerhalb eines J.); progressive multifokale Leukenzephalopathie; rezidivierende Salmonellen-Septikämie; Tuberkulose; zerebrale Toxoplasmose; Wasting-Syndrom; invasives Zervixkarzinom

Tab. 7-7: AIDS-Klassifikation des Centers of Disease Control (CDC) aus dem Jahr 1993 (https://hivinfo.de; Schmied 2007)

Laborkategorie Anzahl CD4-Zellen/µl	Klinische Kategorie A	Klinische Kategorie B	Klinische Kategorie C*
> 500	Stadium I	Stadium I	Stadium III
200−499	Stadium I	Stadium II	Stadium III
< 200	Stadium II	Stadium II	Stadium III

* In Europa gelten die klinischen Kategorien C1, C2, C3 als AIDS. Demgegenüber werden in den USA auch alle Patienten mit weniger als 200 CD4-Zellen/µl zu AIDS gezählt.

Tab. 7-8: Einteilung der HIV-Infektion nach den von den Centers for Disease Control 1993 vorgeschlagenen Kriterien (z. B. https://hivinfo.de/cms/index.asp?inst=hivinfo&snr=6911&aboo=2198&t=CDC+Klassifikation; letzter Zugriff: 24. 05. 2023)

Lungenödem

Klinik Bei einer akuten Heroin-Intoxikation kann es zu Lungenödemen kommen.

Therapie Die typische internistische (Notfall-)Therapie (z.B. Furosemid, O_2, evtl. Beatmung) ist erforderlich.

Pneumonien

Klinik Nicht nur bei HIV-Trägern, sondern grundsätzlich ist bei Drogenabhängigen aufgrund der allgemeinen gesundheitsbelastenden Lebensweise zumindest in der Wintersaison mit Pneumonien zu rechnen.

Diagnostik Eine gezielte klinische und ggf. röntgenologische Untersuchung ist angebracht.

Therapie Nach Erregernachweis und entsprechendem klinischem sowie röntgenologischem Bild ist häufig eine Therapie mit Cephalosporinen zu empfehlen.

Lungenveränderungen

Klinik Fast alle Patienten mit multiplem Gebrauch rauchen auch intensiv. Entsprechend häufig sind chronische Bronchitiden und obstruktive Lungenerkrankungen. Es gibt Hinweise, dass auch bei chronischem Haschischkonsum (Rauchen) eine Häufung von obstruktiven Lungenerkrankungen und von -karzinomen auftritt.

Hepatitiden

Ein hoher Prozentsatz (ca. 50–90%) multipel konsumierender Patienten ist seropositiv bezüglich Hepatitis A, B und/oder besonders C (Tab. 7-9).

Hepatitis	Inkubationszeit (in Tagen)	Übertragungsweg
A	15–45	fäkal, oral, selten parenteral und sexuell
B	30–180	parenteral, perinatal und sexuell
C	15–160	parenteral, perinatal und sexuell
D	30–180	parenteral, perinatal und sexuell
E	14–60	fäkal-oral

Tab. 7-9: Inkubationszeiten und Übertragungswege der Virushepatitiden (nach Gölz 1998)

Diagnostik Eine klinische Unterscheidung der verschiedenen Hepatitiden ist wenig reliabel. Es ist daher dringlich erforderlich, bei den Opiat-abhängigen Patienten ein serologisches Hepatitis-Screening durchzuführen. Bei negativem Screening kann den

III KLINIK SPEZIELL

Patienten eine Hepatitis-A/B-Schutzimpfung empfohlen werden. Gerade die Hepatitis C ist wegen der progredienten Leberschädigung als neuer Komplikationsfaktor der Opioid-Abhängigkeit identifiziert worden. Bei positiver Anti-HCV-Serologie, HCV-RNA-Nachweis, erhöhter Transaminasen-Aktivität, ggf. Ikterus, dunklem Urin und hellem Stuhl sowie unspezifischen quasigrippalen Symptomen kann die klinische Diagnose der akuten Hepatitis C gestellt werden.

EXKURS: Hepatitis C

(→ S3-Leitlinie Prophylaxe, Diagnostik und Therapie der Hepatitis-C-Virus [HCV]-Infektion; AWMF 2017)

Die Hepatitis C wird hauptsächlich über Blut übertragen. Chronisch kann sie zu einer Erhöhung der Aminotransferasen und zu einer akuten oder chronischen Leberschädigung bis zum Leberzellkarzinom führen (Eliminationsziel der WHO und der Bundesregierung bis 2030).

Empfehlung:
- Zumindest Menschen mit erhöhten Aminotransferase-Aktivitäten oder klinischen Anzeichen einer Hepatitis sowie JVA-Insassen (Prävalenz ca. 8 %) oder Suchtkranken nach intravenösem (Prävalenz > 23 %) oder nasalem Drogengebrauch soll ein HCV-Screening angeboten werden (generelles Screening in Vorbereitung).
- Das HCV-Screening besteht aus einem Antikörpersuchtest gegen HCV (Immunoassay). Bei Immunkompromittierten und bei positiven Befunden soll mit einem HCV-RNA-Nachweis und Bestimmung der RNA-Konzentration die Infektion verifiziert werden.

Medizinisches Personal:
- Bei Nadelstichverletzungen wird aktuell keine Postexpositionsprophylaxe empfohlen, sondern wiederholte HCV-RNA-Bestimmungen bzw. nach zwölf und 24 Wochen eine Anti-HCV- und ALT-Bestimmung. Keine Tätigkeitseinschränkungen gelten für Anti-HCV-positve, aber HCV-RNA-negative Menschen. HCV-RNA-positive Menschen sollten keine verletzungsträchtigen Tätigkeiten durchführen.

Menschen mit einer replikativen HCV-Infektion (HCV-RNA nachweisbar, kein Abfall der HCV-RNA-Konzentration über vier Wochen) sollen grundsätzlich antiviral behandelt werden.
Die Therapie mit direkten antiviralen Agenzien (DAA) wird empfohlen. HBV- oder HIV-Co-Infizierte können wie Hepatitis-C-Monoinfizierte behandelt werden. Die Regeltherapie bei unkomplizierten Infektionen (keine Vorbehandlung, keine Zirrhose, keine Niereninsuffizienz) kann pangenotypisch erfolgen, sonst ist eine HCV-Genotypisierung empfohlen.

Therapiebeispiele:
- Glecaprevir plus Pibrentasvir für acht, zwölf oder 16 Wochen (NS3-Protease bzw. NS5A-Inhibitoren)
- Velpatasvir plus Sofosbuvir für zwölf Wochen

Aufgrund der schnellen Entwicklung neuer antiviraler Medikamente sind eine enge Zusammenarbeit mit Internisten und die Beachtung der aktuellen Therapieempfehlungen unbedingt erforderlich.

Vorsichtsmaßnahme Bei häufigem Umgang mit einem virushepatitisgefährdeten Patientenkreis empfiehlt sich auch für das Personal neben den allgemeinen Hygienemaßnahmen eine Hepatitis-Schutzimpfung.

Obstipation
Klinik Häufig wird von Heroinabhängigen eine Obstipation angegeben.

Therapie Natürliche Abführmittel (z. B. Weizenkleie oder Lactulose unter reichlicher Flüssigkeitszufuhr) sind zu empfehlen.

Endokrine Störungen
Klinik Bei heroinabhängigen Frauen treten Störungen der Periode (häufig: Amenorrhoe) oder Libidostörungen auf. Eine Minderung des luteinisierenden Hormons (LH) und eine Steigerung des Prolactins werden beobachtet (z. B. Veränderungen der Schilddrüsenhormone).

Diagnostik Sie ist wegen der psychoneuroendokrinen Rückkopplungen schwer interpretierbar und sollte Spezialisten überlassen sein.

Therapie Sie ist schwierig und sollte Spezialisten überlassen werden.

Dermatologische Erkrankungen

Parasitosen
Klinik Die typischen Parasitosen bei obdachlosen Patienten sind auch bei Heroinabhängigen, je nach Milieu, anzutreffen.

Therapie Einschlägige Bäder, Salben und auch Medikamente sind offensiv zu geben.

Geschlechtskrankheiten
Klinik Häufig sind Candidiasis, Trichomonaden, auch Gonorrhoe, gelegentlich sieht man auch Syphilis. Diese Erkrankungen hängen aber auch von der lokalen Szene ab. Wir sehen in unserer Klientel bei Alkoholkranken häufiger Geschlechtskrankheiten.

III KLINIK SPEZIELL

Therapie Typische Medikationen sind zu geben.

Neurologische Erkrankungen

Polyneuropathien
Klinik Vor allem bei Gebrauch von Lösungsmitteln werden Polyneuropathien beobachtet.

Therapie Vitamine und einschlägige physiotherapeutische Programme können angeboten werden.

Entzugsanfälle
Klinik Entzugsanfälle treten v. a. im Zusammenhang mit Versorgungsdefiziten bei Benzodiazepin- und/oder (selten gewordener) Barbiturat-Abhängigkeit auf.

Diagnostik Da Anfälle auch Ausdruck eines andersartigen hirnorganischen Prozesses sein können (HIV-Enzephalopathie, Hirnblutung, Intoxikation mit Stimulanzien), ist die diagnostische Abklärung nach Beherrschung der Notfallsituation (genaue neurologische Untersuchung, EEG, CCT und LP) unabdingbar.

Therapie Im Notfall sind 10 mg Diazepam (langsam i. v. oder rektal) indiziert. Es gibt übrigens Patienten, die zerebrale Krampfanfälle simulieren (können), um Diazepam zu bekommen. Sie sind unter Notärzten stadtbekannt. Dennoch gilt auch hier: Notfalltherapie zur Vermeidung des Schlimmsten und sofortige Konsultation des Neurologen.

Hirnblutungen
Klinik Es können posttraumatische (z. B. nach Entzugskrampfanfällen) oder auch selten spontane Blutungen (subdurale Blutung, epidurale Blutung, Subarachnoidalblutung und intrazerebrale Blutung) auftreten.

Diagnostik Die entsprechende neurologische Symptomatik (z. B. Gangstörung oder Bewusstlosigkeit) ist häufig von der Intoxikation nicht gut zu unterscheiden, die *neurologisch-klinische Untersuchung* hilft hier aber weiter (Pupillen, Meningismus, Muskeleigenreflexe mit Seitendifferenz, positiver Babinski-Reflex). Es ist ggf. ein *CCT* anzuraten.

Therapie Die Behandlung in einer neurologischen oder neurochirurgischen Klinik ist indiziert.

Parkinson-Syndrom
Gelegentlich wird durch Beistoffe von neuen Syntheseformen des Heroins (1-Methyl-4-phenyl-1,2,3,6-tetrahydropyridin [MPTP] bzw. N-Phenethyl-4-phenyl-1,2,5,6-tetrahydropyridin [PEPTP]) ein schweres, oft therapieresistentes Parkinson-Syndrom ausgelöst, das spezieller neurologischer Betreuung bedarf.

Zerebrale Atrophie

Es wird vermutet, dass bei chronischem Haschischkonsum eine Hirnatrophie entsteht. Gesicherte Studien liegen aber derzeit nicht vor.

Psychiatrische Erkrankungen

Grundsätzlich ist das Abhängigkeitssyndrom die zentrale Begleiterkrankung des Drogenkonsums. Das mag zwar banal sein, muss aber hier noch einmal betont werden. Auch kann häufig eine psychische Störung, die als krankheitswertig einzustufen ist, wie eine Angststörung oder eine depressive Störung, diagnostiziert werden. Diese Störung kann Ursache, aber auch Folge des Drogenkonsums sein. Dies wirft nicht nur diagnostische, sondern auch therapeutische Probleme auf.

Pathologischer Rausch

Klinik Gelegentlich gibt es protrahierte und qualitativ untypische Rauschzustände mit eingeschränkter affektiver Kontrolle. Dies kann v. a. bei LSD, Amphetaminen und Cocain, aber auch bei Flunitrazepam vorkommen, seltener bei Haschisch. Besonders häufig tritt dieser Zustand bei Mischintoxikationen auf (z. B. Codein und Barbiturate oder Flunitrazepam). Amnesien sind häufig.

Therapie 5 mg Haloperidol i. m. oder 10 mg Diazepam i. v. oder i. m. sind indiziert. Bei Neuroleptika-Gabe treten bei Drogenabhängigen sehr häufig extrapyramidalmotorische Symptome (Zungen- oder Schlundkrämpfe; Dystonien usw.) auf. Biperiden beseitigt diese Nebenwirkungen sofort, ist allerdings, sogar bei einmaliger (!) intravenöser Applikation, potenziell delirogen! Daher sollte Biperiden bei Delirgefährdeten (z. B. Benzodiazepin-Entzug) möglichst oral gegeben werden. Es ist auch das Trinken einer Ampulle sinnvoll, da rasche Effekte auftreten, kein *needle craving* (»Schussgeilheit«) durch Spritzen provoziert oder Handel mit Tabletten ermöglicht wird. Zu beachten ist allerdings, dass Biperiden als anticholinerge Substanz ein deutliches Missbrauchspotenzial hat.

Flashback

Beim Flashback handelt es sich um ein Wiederauftreten des Berauschungszustandes ohne aktuellen Drogenkonsum. Dieses Phänomen wird v. a. bei LSD beschrieben.

Drogeninduzierte Psychose

Eine drogeninduzierte Psychose ist eine der schwerwiegendsten Folgestörungen des Drogenkonsums.

Pathologie Ob die Droge nun ein Auslöser oder die Ursache war, bleibt derzeit eine akademische Frage.

Klinik Es treten halluzinatorische und/oder paranoide Zustandsbilder auf, die einer schizophrenen Psychose ähneln. Es können auch Ich-Störungen (Beeinflussungserlebnisse, Erfahrung des Verlustes der Kontrolle über die Gedanken usw.) auftreten. Letzteres spricht allerdings mehr für eine schizophrene Psychose als Grunderkrankung. Diese Zustandsbilder können einige Tage, aber auch einige Wochen (trotz Therapie) anhalten. Ursachen sind v. a. LSD, Haschisch, Amphetamine und auch Cocain.

Therapie Insbesondere Haloperidol ist (z. B. 3 × 2 mg bis 3 × 3 mg/d) zu empfehlen. Bei extrapyramidalen Nebenwirkungen ist u. U. ein Umsetzen auf andere Neuroleptika wie Perazin (z. B. 100–300 mg/d) oder auch Olanzapin, Risperidon, Quetiapin usw. wegen geringerer extrapyramidalmotorischer Symptome (EPMS) sinnvoll.

Delirantes Entzugssyndrom
Klinik Vor allem bei Benzodiazepin- und Barbiturat-Abhängigkeit treten etwa am fünften Tag nach der entscheidenden Dosisreduktion (z. B. Absetzen) delirante Syndrome mit Verkennung der Situation, Desorientiertheit, Euphorie, psychomotorischer Unruhe, aggressivem Verhalten, Halluzinationen usw. auf. Die vegetativen Funktionen (Herzfrequenz, Blutdruck, Schweißproduktion, Körpertemperatur) sind i. d. R. zumindest am Anfang noch relativ normal (»trockenes Delir«).

Therapie Clomethiazol (Mixtur oder Kapseln) ist wie beim Alkoholentzugsdelir oder auch Lorazepam bzw. Diazepam im Wechsel mit Haloperidol am besten wirksam.

Amotivationales Syndrom
Ein amotivationales Syndrom, das durch eine Antriebsverarmung gekennzeichnet ist, soll bei chronischem Haschischkonsum vorkommen.

Therapie Cannabiskonsum muss beendet werden.

Persönlichkeitsstörungen
Pathologie Nosologisch ist schwer zu entscheiden, ob diese Störungen ursächlich für den Drogenkonsum bedeutsam sind, ob es sich um Folgestörungen oder nur um begleitende Auffälligkeiten des Drogenkonsums handelt.

Klinik Polytoxikomane Patienten fallen oft wegen psychischer Besonderheiten auf, die diagnostisch meist Persönlichkeitsstörungen zuzuordnen sind. Schizoide, antisoziale, Borderline-, histrionische, narzisstische, selbstunsichere und passiv-aggressive Persönlichkeitsstörungen sind häufig zu beobachten.

Therapie Psychotherapie, evtl. medikamentöse Stützung

Affektive und schizophrene Störungen

Klinik Gelegentlich zeigen polytoxikomane Patienten eine Schizophrenie. Auch können depressive bzw. manische Psychosen in Form der Major Depression oder der bipolaren Störungen nach ICD-10 vorhanden sein. In diesem Fall kann es sich um eine sekundäre Drogenabhängigkeit handeln.

Therapie Eine Behandlung mit Neuroleptika (z. B. Depot-Spritzen) oder Antidepressiva bzw. eine Phasenprophylaxe ist i. d. R. ohne Probleme möglich.

Teratogene Suchtfolgen

Zu berücksichtigen ist ein teratogenes Potenzial vieler psychotroper Substanzen. Gut untersucht sind die alkoholbedingten Embryo- und Fetopathien vor. Neben vermuteten Chromosomenanomalien (z. B. LSD) sind v. a. bei Heroin, Cocain, Cannabis und Benzodiazepinen folgende Effekte gesichert: Untergewichtigkeit, Frühgeburten, Unterentwicklung, mentale Retardierung, motorische Unruhe, Hyperexzitabilität und Abhängigkeits- bzw. Entzugssyndrome bei Neugeborenen (Majewski und Majewski 1992).

7.1.5 Substitutionstherapie

Im Regelfall ist die Substitutionstherapie der erste Ansatzpunkt für eine Betreuung im medizinischen Hilfesystem. Die Patienten sind noch nicht in der Lage bzw. noch nicht bereit, von den Opiaten loszukommen. Folgende Punkte sind bei der Substitutionstherapie mit Opioiden relevant:

- Betäubungsmittelgesetz (BtMG) und Betäubungsmittelverschreibungsverordnung (BtMVV), Richtlinie der Bundesärztekammer und GBA-Richtlinie Methoden Vertragsärztlicher Versorgung (MVV) in der jeweils aktuellen Fassung beachten
- Diagnostik mit Ziel, Entzugssymptome und Urinbefund zu sichern und zu dokumentieren
- Behandlungsvertrag mit Ausschluss- bzw. Abbruchkriterien
- Meldung an Bundesinstitut für Arzneimittel und Medizinprodukte (BfArM)
- Meldung an die Kassenärztliche Vereinigung (KV)
- psychosoziale Beratung (PSB) einbinden
- erste Woche möglichst keine Dosissteigerung
- im ersten halben Jahr möglichst keine Take-Home-(»Mitgabe«-)Verordnung
- Therapiekontrolle v. a. über Urinuntersuchung
- optimale Dosierung
- Ziel: möglichst beigebrauchsfreie Substitution

Aktualisierungen dieser notwendigen Schritte, Indikationsstellungen, Verfahrensanweisungen, Therapieverfahren usw. können über Homepages von Fachverbänden und von der Bayerischen Akademie für Sucht- und Gesundheitsfragen (www.bas-muenchen.de) eingesehen werden.

Betäubungsmittelgesetz (BtMG)

Die Substitution Opiat-Abhängiger mit zugelassenen Substitutionsmitteln (z. B. Methadon, Levomethadon, Buprenorphin, retardiertem Morphin) ist mit der 10. BtMG-Änderung (10. BtMÄndV) seit 1998 *gesetzlich* ausdrücklich anerkannt. Opiat-Abhängige dürfen jedoch nur mit dem Ziel der schrittweisen Wiederherstellung der Betäubungsmittelabstinenz bei gleichzeitiger Besserung und Stabilisierung des Gesundheitszustandes, im Rahmen der Behandlung einer zusätzlichen schweren Erkrankung und zur Risikominderung während der Schwangerschaft und nach der Geburt substituiert werden.

Indikation

Aus suchtmedizinischer Sicht ist die Substitutionsbehandlung in vielen Phasen der Abhängigkeitsentwicklung indiziert, z. B. bei:

- ersten Impulsen zur Veränderung nach der Einstiegsphase
- Wunsch nach Opiat-Abstinenz über ambulanten Entzug
- Abbaustadien
- Überbrückungssituationen (z. B. beim Warten auf die Entzugsbehandlung)
- Rückfällen (neuerdings) nach erfolglosen Entwöhnungsbehandlungen
- schweren anderen Erkrankungen

In Sonderfällen – bei Vorliegen einer schweren Erkrankung, deren Therapie durch den intravenösen Opiatkonsum verhindert wird – kann zusätzlich eine Kassenfinanzierung der Substitution erfolgen.

Grundsätzlich gelten zunächst die Kriterien der Anamnese, Diagnostik, Therapieplanung und -gestaltung sowie der Dokumentation (→ Kap. 3). Die Diagnose stützt sich im Wesentlichen auf die Objektivierung der Entzugssymptome und auf die Urinuntersuchung. Sie sind Merkmale der *qualifizierten Substitution*.

Die Multimorbidität kann direkte und indirekte Folge eines multiplen Substanzgebrauchs sein. Grundsätzlich sollte eine abstinenzorientierte Behandlung angestrebt werden; die aktuelle Situation, der Zustand des Patienten und seine unzulängliche Veränderungsmotivation werden dies häufig verhindern. Daher erscheint eine vorübergehende oder auch eine länger währende Substitutionsmedikation angebracht. Angesichts der hohen Letalität dieser Form der Suchtkrankheiten ist allerdings wegen des gefährlichen süchtigen Kernsyndroms des polyvalenten Drogenkonsums immer wieder die Frage nach den Therapiezielen (Reduktion, Abstinenz?) zu stellen. Auch langjährige Substitutionsbehandlungen sind erforderlich.

Es empfiehlt sich, die indikationsrelevanten Angaben der Patienten mittels Fremdanamnese (nach Schweigepflichtentbindung!) zu überprüfen. Besonderes Augenmerk ist darauf zu richten, dass keine Doppelsubstitution stattfindet (→ Betäubungsmittel-Verschreibungsverordnung).

Zur Feststellung von Beikonsum ist der Urin auf andere Stoffe zu untersuchen. Im Einzelfall kann v. a. während der Substitution auch eine Messung des aktuellen Alkoholisierungsgrades mittels Alkometer notwendig sein, um die bei Substitutionsbeginn erforderliche Nüchternheit zu dokumentieren.

Die Überweisung zu Fachärzten bei Auftreten von oder bei Verdacht auf Begleiterkrankungen sollte großzügig und rechtzeitig erfolgen. Daneben ist auf Wirkungsverstärkung oder Wirkungsverlust des Methadons durch die Begleitmedikation und/oder die Begleiterkrankungen selbst zu achten.

Therapieziele und -programm

Die Planung des Therapieablaufs ist wichtig, da die körperliche und psychische Stabilisierung, die Reduktion des Beigebrauchs, eine Vergrößerung beigebrauchsfreier Perioden, Beigebrauchsfreiheit, Dosisreduktion des Substitutionsmittels und schließlich das Absetzen desselben Teilziele darstellen können. Zusätzlich sind psychische Entwicklungen und Besserungen der sozialen Situation zu planen (Tab. 7-10, Tab. 7-11). Dazu sind psychosoziale Einrichtungen, insbesondere Drogenberatungsstellen, einzubeziehen.

Mit dem Patienten sollten Stufen der Behandlung wie gesundheitliche Stabilisierung, Reduktion des Beigebrauchs, Bearbeitung der sozialen Probleme besprochen und als verbindliches Behandlungsziel nach einem Zeitplan erklärt werden. Das sollte auch Gegenstand des Behandlungsvertrags sein.

Die sozialpädagogische Arbeit sollte für die niedrigschwellige Arbeit auch einen Akzent in Richtung »Geh-Struktur« haben, d. h. sie sollte niedrigschwellig und aufsuchend orientiert sein. Sie sollte rasch eine differenzierte multiaxiale Sozialdiagnostik leisten, die auch dem Arzt verständlich sein muss. Es sollten daraus prioritäre Handlungsfelder erkennbar sein.

Behandlungsvertrag

Im Behandlungsvertrag sollten die folgenden Punkte ausdrücklich geklärt werden (→ Muster der Kassenärztlichen Vereinigung bzw. BAS 2019; Abb. 7-1):

- zeitliche Begrenzung mit Verlängerungsaussicht
- Abgabebedingungen
- Urinkontrollen
- Schweigepflichtentbindung gegenüber Drogenberater und Arzt (wechselseitig) sowie Ärztekammer und Kassenärztlicher Vereinigung
- Gesprächstermine
- Therapieziele
- Teilnahme an psychosozialen Begleitprogrammen

- Wiederherstellung der elementaren materiellen und sozialen Lebensgrundlagen
- Herstellung und Stabilisierung des Kontaktes zum Hilfesystem
- Entwicklung und Förderung einer Motivation zum »Ausstieg« aus der Drogenszene
- Hilfe zum Lebensunterhalt
- Klärung der Krankenversicherung bzw. Zuständigkeiten für Krankenhilfe nach § 37 Bundessozialhilfegesetz (BSHG)
- bei schweren Erkrankungen, z. B. fortgeschrittener AIDS-Erkrankung, Beratung und Unterstützung bei der Beantragung von Mehrbedarfszulagen für Verpflegung und Hygiene, Anerkennung des Schwerbeschädigtenstatus und ggf. Vermittlung von Hauspflege
- Beratung bei der Entwicklung realistischer Orientierungen bezüglich einer beruflichen und sozialen Reintegration; im Besonderen handelt es sich hierbei um die Vermittlung von Ausbildungs- oder Umschulungsmaßnahmen, Maßnahmen zur Arbeitserprobung oder von Arbeitsprojekten
- Beratung und Unterstützung bei der Schuldenregulierung
- Zusammenarbeit mit Institutionen der Bewährungshilfe und Führungsaufsicht
- Hilfen und Übungen bei Ämtergängen
- Training in sozialer Kompetenz
- Hilfe bei der Suche einer Wohnung oder einer anderen geeigneten Unterkunft
- Unterstützung bei strafjustiziellen Angelegenheiten
- Unterstützung bei allgemeinen rechtlichen Problemen
- Tagesstrukturierung
- Aufbau sinnvoller Freizeitaktivitäten

Tab. 7-10: Soziale und lebenspraktische Hilfen bei der Substitutionstherapie (nach BAS 2019; Aktualisierung des Leitfadens in Arbeit [Stand: 07/2023]; → www.bas-muenchen.de)

- Förderung der Veränderungsbereitschaft zur Fortführung und planmäßigen Beendigung der Behandlung und zur Loslösung von der Drogenszene (Herausarbeitung der positiven Faktoren für die Aufgabe des Drogenkonsums und der negativen Faktoren für die Fortführung des Konsums und Durchführung von Maßnahmen zur Bekräftigung der positiven Faktoren)
- Rückfallprävention (Herausarbeitung der individuellen rückfallbegünstigenden Situationen und Durchführung geeigneter Maßnahmen zur Vermeidung dieser Situationen bzw. zu ihrer Bewältigung, falls sie nicht vermieden werden können)
- Prävention einer HIV-Infektion (Sexualverhalten und Spritzengebrauch) bzw. Coping-Strategien zur Bewältigung des Lebens mit einer HIV-Infektion
- Behandlung von psychischen Funktionsstörungen und Entwicklungsstörungen mit Folgen für die Lebensführung
- Mitbehandlung psychiatrischer Störungen
- Aufbau der Einsicht in das Bedingungsgefüge des Drogenkonsums

Tab. 7-11: Psychologisch-psychotherapeutische Hilfen bei der Substitutionstherapie (nach BAS 1998, 2014)

- Abbruchkriterien: regelmäßiger Beigebrauch, Kriminalität, Gewalt, Verletzung der Hausordnung; dabei i. d. R. schrittweises Reduzieren; bei schweren Verstößen sofortiger Abbruch möglich
- Aufklärung über Risiken des Beigebrauchs
- Zusatzvereinbarungen

Der Behandlungsvertrag sollte sich über einen überschaubaren Zeitraum von z. B. drei Monaten erstrecken. Behandlungsindikation, -motivation und -zielsetzung sollten im Verlauf der Behandlung immer wieder thematisiert und überprüft werden. Auch der Behandlungsverlauf sollte anhand der initialen Zielsetzung überprüft und dokumentiert werden. Unter Berücksichtigung der dadurch gewonnenen Erkenntnisse sollte nach Ablauf der jeweils vereinbarten Behandlungsdauer ein neuer Behandlungsvertrag abgeschlossen werden.

Folgende Vereinbarungen werden getroffen zwischen:

_____

(Patient/Patientin)

und

_____

(Arzt/Ärztin)

und

_____

(Berater/Beraterin)

Ab dem _____ wird _____ mit dem Ersatzstoff Methadon substituiert.

Die Substitution ist zunächst auf den Zeitraum von _____ Monaten begrenzt. Nach _____ Monaten werden am _____ in einem Teamgespräch Fortsetzung und Art und Weise der Substitution besprochen. Das Substitutionsmittel wird täglich in den Praxisräumen unmittelbar nach Ausgabe unter Aufsicht eingenommen. Die Mitgabe von Substitutionsmitteln ist nicht erlaubt.

Ausgabezeiten:

Montag bis Freitag von _____ bis _____ Uhr in den Praxisräumen

Samstag/Sonntag von _____ bis _____

Eine gleichzeitige Substitutionsbehandlung bei anderen Ärzten oder in einer Substitutionsambulanz ist gesetzlich verboten und kann gesundheitsgefährdend bzw. tödlich sein. Bestandteile der Substitution sind Vergabe des Substitutionsmittels und psychosoziale Betreuung in Form lebenspraktischer und therapeutischer Unterstützung. Die aktive Mitarbeit des Patienten ist für eine Substitution unbedingt erforderlich. Die psychosoziale Betreuung erfolgt durch:

_____

Abb. 7-1: Muster eines Behandlungsvertrags (nach BAS 2010; Abdruck mit freundlicher Genehmigung der Bayerischen Akademie für Sucht- und Gesundheitsfragen BAS e. V.)

III KLINIK SPEZIELL

Substitutionsmittel

Methadon und Levomethadon

Wenn nachfolgend von Methadon die Rede ist, dann ist das Methadon-Racemat gemeint. Die lange Halbwertszeit (ca. 24 h) macht diese Substanz sehr attraktiv, da nur eine einmalige Anwendung täglich erforderlich ist. In den meisten Substitutionsbehandlungen kommt das kostengünstigere Methadon zur Anwendung. Bei Klinikaufenthalten wird allerdings aus Praktikabilitätsgründen häufig Levomethadon (L-Polamidon®) gegeben. Da Patienten ihre Dosierung häufige in Millilitern berichten (»Meter«, z.B. »5 Meter = ml Pola«), ist es günstig, mit 1 %iger Methadon-Lösung zu arbeiten, damit die verwendeten Mengen pro Milliliter der Levomethadon-Konzentration entsprechen. Als weiteres Substitutionsmittel kommt aber auch Eptadone® infrage. Hierbei handelt es sich wie bei L-Polamidon® um ein Fertigarzneimittel, das jedoch Methadon 0,5 % enthält. 1 ml Eptadone® entspricht daher 5 mg Methadon-Racemat. Dies ist bei der Umstellung von Eptadone® auf z.B. L-Polamidon® unbedingt zu beachten (z.B. 6 ml Eptadone® entsprechen 3 ml Methadon 1 % oder 3 ml L-Polamidon®)! Die Angabe der Konzentration des Substitutionsmittels ist daher wichtig (Tab. 7-12). Am besten ist es, die Dosis wegen der Verwechslungsgefahr und der individuellen Rezepturen in Milliliter (ml) und Milligramm (mg) sowie in Prozent der Lösung (%) anzugeben. Eventuell ist eine Rücksprache mit dem Apotheker zweckmäßig.

1 ml Methadon-Racemat 1 % entspricht in der Wirkung in etwa 10 mg D,L-Methadon (= 5 mg Levomethadon)	1 ml L-Polamidon® 0,5 % (= 5 mg Levomethadon) Bei der Verabreichung von Methadon 0,5 % (erhältlich als Fertigarzneimittel) sind in 1 ml Lösung nur 5 mg D,L-Methadon mit nur 2,5 mg wirksamer Substanz enthalten.

Damit ergeben sich folgende Äquivalenzdosen:

Methadon 0,5 %	Methadon 1 %	L-Polamidon® (Levomethadon 0,5 %)
1 ml/5 mg	0,5 ml/5 mg	0,5 ml/2,5 mg
2 ml/10 mg	1 ml/10 mg	1 ml/5 mg
3 ml/15 mg	1,5 ml/15 mg	1,5 ml/7,5 mg
10 ml/50 mg	5 ml/50 mg	5 ml/25 mg
…	…	…

Tab. 7-12: Äquivalenztabelle Methadon und Levomethadon

Folgende Regeln zur Menge sind bei der Verordnung zu beachten:
- Pro Rezept dürfen für maximal 30 Tage insgesamt maximal 3000 mg Methadon bzw. 1 500 mg Levomethadon verordnet werden.

- Bei begründeten Dosis-Überschreitungen muss das Rezept mit »A« gekennzeichnet werden.
- Ab einer Tageshöchstdosis von 100 mg Methadon ist deshalb »A« auf dem Rezept zu empfehlen.

Wirkungen Analgesie, Sedierung, Anxiolyse, antitussive Effekte

Nebenwirkungen Überempfindlichkeitsreaktionen bis zum Schock, Schwitzen, Pruritus, Muskelrigidität, Sedierung, Schwindel, Kopfschmerzen, Atemdepression, zerebrale Krampfanfälle, Stimmungsveränderungen, Veränderung der Aktiviertheit, Miosis, Mundtrockenheit, Übelkeit und Erbrechen, Obstipation, orthostatische Regulationsstörungen, Bradykardie, Bronchospasmen, Gallenwegsspasmen, Blasenentleerungsstörungen, auch Schlafstörungen und Parästhesien (Gölz 1999). Bei *Substituierten* werden v. a. folgende Nebenwirkungen beobachtet (nach Gölz 1999): Konzentrationsschwäche, Singultus, Blutdruckabfall mit Kollaps, asthmaartige Atemnot, motorische Unruhe, Potenzstörungen, Miktionsstörungen, unregelmäßige Regelblutungen, Gewichtszunahme oder Gewichtsabnahme, Schwellung an den Füßen (Raschke 1994, S. 472).

Anwendungsbeschränkungen Die Angaben zu den Anwendungsbeschränkungen sind uneinheitlich. Als Referenzkriterien können die Anwendungsbeschränkungen für L-Methadon gemäß der Roten Liste® (2022, gekürzt) dienen:
- Kinder unter einem Jahr
- Bewusstseinsstörungen
- Störungen des Atemzentrums und der Atemfunktion
- Zustände mit erhöhtem Hirndruck
- Hypotension bei Hypovolämie
- Prostatahypertrophie mit Restharnbildung
- Gallenwegserkrankungen
- obstruktive und entzündliche Darmerkrankungen
- Phäochromozytom
- Pankreatitis

Anzumerken ist, dass diese Einschränkungen für den allgemeinen Gebrauch von Levomethadon gelten, aber nicht ausdrücklich bei der Substitution.

Wechselwirkungen Es bestehen folgende Wechselwirkungen (nach Rote Liste® 2022, gekürzt):
- zentral dämpfende Pharmaka und Alkohol – Wirkungs- und Nebenwirkungsverstärkung, insbesondere Atemdepression
- Opioid-Agonisten (z. B. Morphin, Oxycodon, Hydromorphon, Pethidin) – Wirkung durch Opioide mit agonistischen oder antagonistischen Eigenschaften abgeschwächt (z. B. Buprenorphin)

III KLINIK SPEZIELL

- MAO-Hemmstoffe – mögliche schwere zentralnervöse Nebenwirkungen sowie Nebenwirkungen auf die Atmungs- und Kreislauffunktion
- Wirkungsverstärkung durch Antihypertensiva (z. B. Clonidin)
- Hemmung des Abbaus und Verlängerung der Wirkdauer (z. B. durch Cimetidin, Antimykotika, Antiarrhythmika, Kontrazeptiva)
- Wirkungsabschwächung durch Enzyminduktion (z. B. durch Carbamazepin, Johanniskraut)

Zubereitung Mit Orangen-, Trauben- oder Apfelsaft gemischt, entsprechend individueller Akzeptanz. Durch Methylcellulose-Zusatz ist Methadonhydrochlorid nicht gut durch eine Spritzennadel aufziehbar (fragen Sie Ihren Apotheker bezüglich Haltbarkeit, Verträglichkeit usw.). Die Substanz sollte bei Mitgabe (*take home*) im Rahmen der Substitution in Einzeldosen abgepackt sein. Auf jeden Fall müssen die Fläschchen typische Arzneimittelfläschchen mit kindersicherem Verschluss sein. Die Mitgabe in Orangensaft-Flaschen ist gefährlich, da unbeteiligte Dritte glauben könnten, dass es sich um Saft handelt und aus Durst die gesamte Dosis trinken. Ärzten ist die Mitgabe von Betäubungsmitteln untersagt, sie dürfen sie nur für den unmittelbaren Verbrauch abgeben.

Unverträglichkeit Eine allergische Überempfindlichkeitsreaktion lässt sich meistens auf Beistoffe (Konservierungs- und Farbstoffe) zurückführen. Bei einer echten allergischen Überempfindlichkeitsreaktion auf ein bestimmtes Opioid (z. B. Methadon) sollte eine andere Substanz (z. B. Levomethadon, Buprenorphin, Dihydrocodein) gewählt werden. Nur in schwerwiegenden Fällen muss auf die Substitution ganz verzichtet werden.

Buprenorphin

Seit Anfang 2000 ist in Deutschland Buprenorphin zur Behandlung Drogenabhängiger zur Substitutionsbehandlung zugelassen. Die Zulassung von Buprenorphin (Subutex® und Suboxone®) als Substitutionsmittel stellte eine wichtige Ergänzung in der Behandlung der Opiat-Abhängigen im Rahmen der Substitution dar. Das Opioid Buprenorphin ist ein partieller Agonist am µ-Rezeptor und Antagonist am κ-Rezeptor. Die Wirkung als Substitut wird seiner langsamen reversiblen Bindung an dem µ-Rezeptor zugeschrieben, was das Verlangen nach weiterer Heroin-Einnahme vermindert.

Das Kombinationspräparat aus Buprenorphin und Naloxon (Suboxone®) unterbindet die missbräuchliche Verwendung von Subutex® durch intravenöse oder nasale Einnahme. Nur bei ordnungsgemäßer Einnahme von Suboxone® kommt es zu einer Wirkung des Buprenorphins, während es bei missbräuchlicher Applikation zu einer Wirkung des Naloxons kommt – mit der Ausprägung entsprechender Entzugssymptomatik. Die Einstellung von Subutex® auf Suboxone® ist 1 : 1 möglich.

Suboxone® hat zusätzlich Naloxon als Opiat-Antagonist beigefügt, damit bei intravenösem Konsum keine Wirkung bzw. Entzugssymptome auftreten. Dabei handelt es sich um hexagonale weiße Sublingualtabletten. Die Umstellung von Subutex® auf Suboxone® erfolgt im Verhältnis 1 : 1.

Darreichungsformen Sublingualtabletten in der Dosierung 0,4, 2 und 8 mg; seit 2019 steht mit Buvidal® auch eine Depot-Formulierung von Buprenorphin (Wochen- oder Monatsdepot) zur Verfügung, was nach Studien (z. B. Lofwall et al. 2018) für bestimmte Patientengruppen Vorteile bieten kann.

Nebenwirkungen (nach Rote Liste® 2022, gekürzt)
- *Sehr häufig:* Schlaflosigkeit, Verstopfung, Übelkeit, Schwitzen, Entzugssyndrom, Kopfschmerzen
- *Häufig:* Nervosität und Angstgefühl, Depression, grippeähnliche Symptome, Diarrhoe, Bauch- und Rückenschmerzen, Frösteln, Schwitzen, Sedierung, Übelkeit, Erbrechen
- *Gelegentlich:* Anämie, Herzinfarkt, Frequenzveränderungen, allergische Reaktionen, Stoffwechselstörungen
- *Sehr selten:* Atemdepression, Lebernekrose, Bronchospasmus, anaphylaktischer Schock, angioneurotisches Ödem (Quincke-Ödem)

Unter Umständen positive »Doping-Tests«. Initiale Anwendung kann zu Entzugserscheinungen führen, die den unter Naloxon beschriebenen Entzugserscheinungen entsprechen.

Retardiertes Morphin (Substitol®)
Im März 2015 wurde retardiertes Morphin in Deutschland als weiteres Substitutionsmittel zugelassen. Es greift ebenso wie Heroin am μ-Opioidrezeptor an, wirkt dort primär analgesierend und angstlösend. Retardiertes Morphin zeige ein signifikant niedrigeres Suchtverlangen. Die Substanz werde von den Patienten besser vertragen, insbesondere sei die oft beobachtete Hyperhidrosis deutlich geringer.

Unter diesem Substitutionsmittel trete keine QT-Zeit-Verlängerung auf. Die Vergabe der Retard-Pellets, die in den Wirkstärken 100 oder 200 mg erhältlich sind, erziele bei einmal täglicher Gabe ausreichend gleichbleibende Wirkspiegel. Bei Problemen mit dem Schlucken der Kapsel kann diese auch geöffnet und die darin enthaltenen Retard-Pellets dann unzerkaut oder unzerkleinert geschluckt werden. Bei Neueinstellung wird die Gabe von initial 100–200 mg mit schrittweiser Dosiserhöhung auf eine typische Dosis von 500–800 mg/d empfohlen. Die Umstellung von Methadon auf Morphin kann erfolgen im Verhältnis 1 : 6 bis 1 : 8, je nach individuell vereinbartem Behandlungsziel sowie physischem und psychischem Zustand. Damit erhielte z. B. ein Substitutionspatient mit 8 ml Methadon 1 % (entspricht 80 mg Methadon-Racemat) 500–600 mg Substitol® (→ Fachinformation mundipharma, https://de.mundipharma.com).

In Österreich sind retardierte Morphine schon länger in der Substitutionsbehandlung in Gebrauch. Sie stehen als Kapseln zu 120 bzw. 240 mg oder als Tabletten zu 200 mg zur Verfügung und haben eine Halbwertszeit von etwa 24 Stunden.

III KLINIK SPEZIELL

Codein und Dihydrocodein

Die Verwendung von Codein bzw. Hydrocodein als Substitutionsmittel ist derzeit eher obsolet und nur im Falle einer Methadon-Unverträglichkeit indiziert. Es mangelt aber an neutraler Betrachtung der Vor- und Nachteile dieser Substanz. Sie ist jedenfalls weniger sedierend und hat eine kurze Halbwertszeit (ca. 3 h). Der Nachteil ist, dass die Substanz normalerweise nicht drei- bis viermal täglich in der ärztlichen Praxis eingenommen werden kann und daher eine tägliche eigenständige Einnahme des Substituts erfolgen muss. Bei nicht ordnungsgemäßer eigenständiger Einnahme kann die Substanz dann auf dem Schwarzmarkt verkauft werden. Das kann auch bei Mehrfachsubstitution bei zusätzlichen Ärzten stattfinden.

Die durchschnittliche Tagesdosierung liegt bei etwa 1 g Dihydrocodein.

Dosierung von Substitutionsmitteln

Methadon

Die Dosisfindung ist eine besonders heikle Phase zu Beginn der Substitution, da der Patient natürlich nicht weiß, wie viel Wirkstoff das konsumierte Straßenheroin beinhaltet. Im Einzelnen sind folgende Aspekte relevant (Tab. 7-13):

- Bei Behandlungsbeginn mit Methadon muss die *Einstellung* wegen der ungewissen Toleranz wegen der Gefahr der Atemdepression und der erheblichen Kumulation des Methadons schrittweise erfolgen. Grundsätzlich muss die Dosiseinstellung wegen individueller Streuung unter enger ärztlicher Kontrolle stattfinden. Da bei fehlender Opiat-Toleranz die mittlere letale Methadon-Dosis zwischen 1 und 1,5 mg/ kg Körpergewicht (KG) liegt (es gibt Berichte über Todesfälle schon bei 0,7 mg/ kg KG, entspricht z.B. 5 ml Methadon 1% bei nicht Opiat-Toleranten mit 70 kg KG), sollte eine Erstdosis von 40 mg Methadon (entspricht 4 ml Methadon 1%) nicht überschritten werden. Sollte eine höhere Dosierung nötig sein (z.B. wegen zu erwartendem höherem Opiat-Bedarf), könnte dies durch eine Dosisaufteilung erreicht werden. So kann im Einzelfall nach Erstgabe von 30 mg Methadon und einer Wartezeit von mindestens zwei Stunden (wegen möglicher verzögerter enteraler Resorption), aber besser nach etwa sechs Stunden, die zusätzliche Gabe von 20 mg Methadon erfolgen (Abb. 7-2). Die zweite Abgabe sollte dabei wegen der Gefahr der Atemdepression spätestens drei bis vier Stunden vor dem Schlafengehen erfolgen.
- An den folgenden drei bis fünf Tagen sollte die Methadon-Dosis wegen der erheblichen Kumulationsgefahr möglichst nicht – und wenn, dann nicht um mehr als 10 mg/d (entspricht 1 ml Methadon 1%) – gesteigert werden (Abb. 7-3). Durch die lange Halbwertszeit kann die Dosis bei Dosissteigerung um mehr als 10 mg/d v. a. am zweiten und dritten Tag kumulieren und zu Überdosierungen führen. Der Patient muss darüber aufgeklärt werden, dass in der Einstellungsphase während der ersten Tage ein latenter Opiat-Hunger (Craving) und Entzugserscheinungen auftreten können und dass der Beigebrauch anderer Substanzen eine erhebliche Gefahr darstellt.

- Eine eventuelle *Überdosierung* zeigt sich an Symptomen wie Schwindelgefühl, Konzentrationsstörungen, »leerer Kopf«. In diesem Fall wird die schrittweise Reduktion des Methadons entsprechend dem klinischen Bild empfohlen. Häufiger kommt es jedoch vor, dass die berechnete Anfangsdosis den Opiat-Hunger (Craving) nicht ausreichend stillt, sodass in den folgenden Tagen eine Dosisanpassung (Steigerung um 5–10 mg/d = 0,5–1 ml/d Methadon 1 %) nötig ist. Dole (1988) hatte angegeben, dass bei einer Methadon-Erhaltungsdosis von 80–120 mg/d (8–12 ml/d Methadon 1 %) ausreichende Blutspiegel erreicht werden.
- *Herabdosieren* aus aktuellen Gründen oder mit dem Ziel der Abstinenz erfolgt am besten in 5- bis 10-mg-Schritten, z. B. wochenweise bei ambulanter Behandlung. Das Vorgehen sollte mit dem Patienten besprochen werden. Bei Dosierungen von 5–10 mg Methadon gibt es nach klinischer Erfahrung ausgeprägte Instabilitäten.

Einstellen (wegen des unklaren Reinheitsgehalts des Heroins riskante Kalkulation)
<ul><li>nur mit max. 20 mg Levomethadon bzw. 40 mg Methadon beginnen</li><li>zur orientierenden Kalkulation (Heroinmenge in g/d): (z. B. 1 g Heroin = ca. 15–30 mg Levomethadon)</li><li>1 g Heroin = 30 mg (bis max. 60 mg) Methadon = ca. 3 ml (–6 ml) Methadon 1 %</li><li>diese Dosis kann nur innerhalb von mehreren Tagen angepeilt werden</li></ul>
Hinaufdosieren (möglichst erst nach 5 d)
<ul><li>Levomethadon: 2,5- bis 5-mg-Schritte (0,5–1 ml)</li><li>Methadon 1 %: 5- bis 10-mg-Schritte (0,5–1 ml)</li><li>Methadon 0,5 %: 5- bis 10-mg-Schritte (1–2 ml, z. B. Eptadone®)</li></ul>
Ambulantes Herabdosieren
<ul><li>bei Methadon z. B. wochenweise oder 14-tägig um 5 mg (individuelle Absprachen), ab 10 mg bzw. 5 mg in kleineren Schritten von 1–2,5 mg</li><li>falls ein Rückfall auftritt: wieder höher dosieren; zu frühes Reduzieren kann in gravierende Rückfallserie führen</li><li>die Dosisreduktion ist nur nach mehrwöchiger stabiler Phase indiziert</li></ul>

Es gibt keine allgemein akzeptierten Standards. Die hier vorgeschlagenen Vorgehensweisen entbinden nicht von eigenen kritischen Einschätzungen!

Tab. 7-13: Dosierungsstrategien für Methadon

Die Dosierung muss angepasst werden, wenn andere Medikamente verwendet werden, die mit der Metabolisierung des Methadons interferieren (Tab. 7-14).

Nach Angaben des Herstellers Indivior PLC kann von jeder Heroin-Dosis eine Umstellung auf Buprenorphin nach Einhaltung der Wartezeit erfolgen. Meist gestaltet sich die Umsetzung bei längerem intravenösem Konsum von mehr als 2 g Heroin i. v. klinisch auf Buprenorphin als eher schwierig. Die Umstellung von Methadon über 30 mg/d oder Levomethadon über 15 mg kann nicht empfohlen werden (Tab. 7-15).

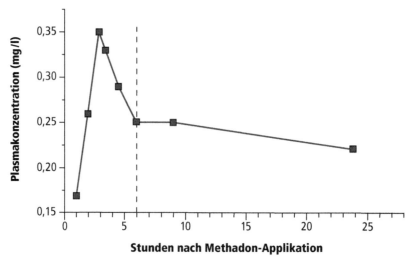

Abb. 7-2: Verlauf des Methadon-Plasmaspiegels bei einer Dosierung von 100 mg/d über 24 Stunden mit dem Maximum zwei bis drei Stunden nach Applikation und dem Gebot, im Bedarfsfall möglichst erst nach vier Stunden die nächste (geringere) Dosis zu verabreichen (nach Kreek 1986)

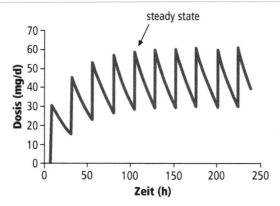

Abb. 7-3: Schema des Verlaufs der »intrakorporalen« Dosis einer oralen Methadon-Dauer-medikation mit 30 mg/d mit *steady state* nach etwa fünf Tagen (= ca. 100 h; Anstieg idealisiert ohne Resorptionszeit; Modellierung nach Tretter und Albus 2004)

Gelegentlich bitten mit Buprenorphin substituierte Patienten um die Umstellung auf Methadon oder Levomethadon. Dies ist bei täglicher Buprenorphin-Substitution frühestens 24 Stunden nach letzter Gabe möglich, auch wenn es keine klaren Empfehlungen dazu gibt. Die Dosierung von Methadon/Levomethadon sollte schrittweise und in langsamer (!) Aufdosierung erfolgen, da die Umstellung auf einen Vollantagonisten mit einer höheren Intoxikationsgefahr einhergeht.

Methadon-Spiegelerhöhung bzw. Wirkungsverstärkung (Cytochrom-P450-Enzym-Inhibitoren)
▪ Amitriptylin (trizyklisches Antidepressivum) ▪ Cimetidin (H$_2$-Rezeptoren-Blocker) ▪ Diazepam (Sedativum) ▪ Fluvoxamin (SSRI-Antidepressivum) ▪ Alkohol
Methadon-Spiegelsenkung bzw. Wirkungsminderung (Cytochrom-P450-Enzym-Induktoren)
▪ Barbiturate (Sedativa/Hypnotika) ▪ Antiepileptika (Carbamazepin, Phenytoin) ▪ Rifampicin (Tuberkulostatikum) ▪ außerdem: Substanzen, die den Harn ansäuern, wie Ascorbinsäure

SSRI = Selektive Serotonin-Wiederaufnahmehemmer

Tab. 7-14: Pharmakologische Interaktionen mit Methadon

▪ Beginn bei deutlichem Opiat-Entzug unter Einhaltung folgender Zeiten:
  – nach letzter Heroin-Einnahme mind. 6 – 12 h
  – nach letzter Methadon-Einnahme: Dosis ≤ 30 mg/ ≤ 15 mg Levomethadon mind. 24 h
▪ Anfangsdosis zwischen 2 und 4 mg
▪ Aufdosieren bis zum Abklingen der Entzugssymptome, jedoch max. 24 mg/d

Es gibt keine allgemein akzeptierten Standards (→ Angaben des Herstellers)

Tab. 7-15: Dosierungsstrategien für Buprenorphin

Bei Patienten, die eine alternierende Gabe von Buprenorphin erhalten haben, sollte wegen der bisher erhaltenen höheren Einmaldosis erst nach einer Wartezeit von 48 bzw. 72 Stunden auf Methadon oder Levomethadon umgestellt werden.

Die Höhe der Dosis von Methadon/Levomethadon richtet sich nach der jeweiligen Entzugssymptomatik des Patienten.

Dosisanpassung und Verweigerung der Opiat-Abgabe

Fehltage Wenn ein Patient, der mehrere Tage nicht zur Substitutionsmitteleinnahme erschienen ist, erneut zur Substitution kommt, empfiehlt sich wegen einer evtl. veränderten Toleranzsituation eine Dosisreduktion. Eine Möglichkeit ist z. B. die Reduktion der Opioid-Dosis um 20 % pro gefehltem Tag. Nach mehr als fünf Tagen ohne kontrollierte Opioid-Einnahme dürfte dann keine Toleranz mehr angenommen werden und es sollte ab Erstdosisniveau aufdosiert werden.

III KLINIK SPEZIELL

Intoxikation Wenn der Patient in erheblich intoxikiertem Zustand zur Abgabe des Substitutionsmittels erscheint, muss diese reduziert oder u. U. sogar ganz verweigert werden.

Akute Belastungssituation Bei körperlichen Erkrankungen, körperlichen Anstrengungen und psychischen Stresssituationen oder auch bei nachvollziehbaren Schmerzzuständen kann sich der Opioid-Bedarf erhöhen. Die Dosis sollte dann dem klinischen Bild entsprechend erhöht werden, damit der Patient nicht unter latentem Opiat-Hunger leidet und (dadurch vermutlich) im Hinblick auf die übrigen therapeutischen Maßnahmen überfordert ist. Es gibt andererseits auch die Möglichkeit eines niedrigeren Opiat-Bedarfs bei schwerer körperlicher Arbeit (Ablenkung, Endorphin-Freisetzung).

Begleitmedikation Wechselwirkungen mit anderen Medikamenten sind zu beachten.

Rezeptierung

Das BtM-Rezept darf maschinell ausgefüllt werden. Die Unterschrift muss per Hand erfolgen. Das Substitutionsmittel muss grundsätzlich auf einem BtM-Rezept verordnet werden (Tab. 7-16; Abb. 7-4).

Take-Home-Rezept (§ 5 [9] BtMVV)

Nach Erreichen einer stabilen Situation in der Substitutionsbehandlung, kann der Arzt die Substanz bei konstanter Dosis ohne gefährdenden Beikonsum für bis zu 30 Tage verordnen und durch die Apotheke mitgeben lassen. Ein stufenweises Regime mit Beikonsumkontrollen erscheint hier zweckmäßig. In der BtMVV ist hierzu in § 5 [9] gesetzlich festgelegt: »Sobald und solange der substituierende Arzt zu dem Ergebnis kommt, dass eine Überlassung des Substitutionsmittels zum unmittelbaren Verbrauch [...] nicht mehr erforderlich ist, darf er dem Patienten Substitutionsmittel zur eigenverantwortlichen Einnahme gemäß den Feststellungen der Bundesärztekammer [...] in folgenden Mengen verschreiben: 1. grundsätzlich in der für bis zu sieben Tage benötigten Menge, oder 2. in begründeten Einzelfällen in der für bis zu 30 Tage benötigten Menge.« Begründete Einzelfälle können neben medizinischen Sachverhalten auch andere wichtige Gründe sein, die die gesellschaftliche Teilhabe oder die Erwerbstätigkeit der Substituierten betreffen.

Vergabe in der Praxis

Das Substitutionsmittel darf grundsätzlich nur zum unmittelbaren oralen Verbrauch unter Sicht ausgehändigt werden. Aus Sicherheitsgründen ist grundsätzlich dazu zu raten, dass die notwendige Dosis mit sehr viel Apfel- oder Orangensaft verabreicht wird, damit nicht Methadon aus der Praxis geschmuggelt und intravenös appliziert wird.

Der Arzt kann auch folgende Personen beauftragen, den Opiat-Abhängigen das Substitutionsmittel gemäß seinen Anweisungen zum unmittelbaren Verbrauch zu überlassen:

①	Name, Vorname und Anschrift des Patienten (Privatverordnungen werden mit Vermerk »Privat« rechts in der Zeile neben »Gebührenfrei« entsprechend ausgefüllt)
②	Ausstellungsdatum
③	a. Eindeutige Arzneimittelbezeichnung b. Menge des verschriebenen Arzneimittels in Gramm, Milliliter oder Stückzahl der abgeteilten Form; **Hinweis:** Die Angabe »1OP« bzw. »N2« hinter der Arzneimittelbezeichnung reicht nicht aus! c. Angabe der Beladungsmenge; **Hinweis:** Auf die Angabe der Beladungsmenge kann verzichtet werden, wenn sie aus der eindeutigen Arzneimittelbezeichnung hervorgeht! ▪ **Beispiel mit notwendiger Angabe der Beladungsmenge:** *Fentanyl Pflaster* 50 Mikrogramm/h, 5 St., *enthält 8,25 mg Fentanyl pro Pflaster* ▪ **Beispiel mit eindeutiger Arzneimittelbezeichnung:** *Fentanyl-musterpharm* 50 Mikrogramm/h Matrixpflaster, 5 St.
④	Gebrauchsanweisung mit Einzel- und Tagesgabe oder im Falle, dass dem Patienten eine schriftliche Gebrauchsanweisung übergeben wurde, ein Hinweis auf diese schriftliche Gebrauchsanweisung; bei Take-Home-Verschreibungen im Rahmen von Substitutionsbehandlungen zusätzlich die Reichdauer des Substitutionsmittels in Tagen (i. d. R. max. 7 Tage)
⑤	Bei Überschreiten der Höchstverschreibungsmenge innerhalb von 30 Tagen (→ § 2 BtMVV) der Buchstabe »A«, bei Nachreichen einer notfallbedingten Verschreibung der Buchstabe »N«, im Falle der Verschreibung zur Substitution der Buchstabe »S« bzw. »SZ«
⑥	Name, Anschrift einschließlich Telefonnummer und Berufsbezeichnung oder Facharztbezeichnung* des verschreibenden Arztes, eigenhändige Unterschrift des Arztes, im Vertretungsfall zusätzlich der Vermerk »i. V.«
⑦	Bei Rezepten für den Praxisbedarf entfallen die Punkte ① und ④, es reicht der Vermerk »Praxisbedarf« im Patientenfeld

* Eine aufgrund der Weiterbildungsordnung erworbene Bezeichnung in einem Fachgebiet, die den Inhaber zur Angabe der von ihm erworbenen Qualifikation berechtigt (→ Musterweiterbildungsordnung). Der Begriff ist nicht identisch mit der Berufsbezeichnung Arzt. Die Facharztbezeichnung ist vielmehr eine Erweiterung der Berufsbezeichnung.

Tab. 7-16: Angaben auf dem Betäubungsmittel(BtM)-Rezept

- medizinisches Personal
- pharmazeutisches Personal
- in staatlich anerkannten Einrichtungen der Suchtkrankenhilfe tätiges und dafür ausgebildetes Personal

In diesem Falle ist der Arzt verpflichtet, die genannten Personen zu beauftragen, einzuweisen, anzuweisen und zu kontrollieren. Die Verantwortung für die ordnungsgemäße Durchführung der Substitution bleibt grundsätzlich beim Arzt.

Es empfiehlt sich daher für den Arzt, zur Absicherung einen Vertrag mit den von ihm beauftragten Personen zu schließen.

III KLINIK SPEZIELL

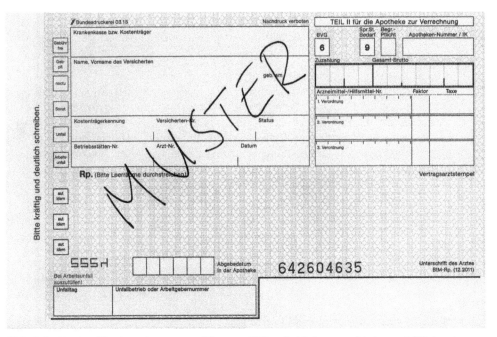

Abb. 7-4: Muster für ein ordnungsgemäß ausgefülltes Betäubungsmittelrezept (Abdruck mit freundlicher Genehmigung des Bundesinstituts für Arzneimittel und Medizinprodukte). Die Erläuterungen zu den Ziffern stehen in Tabelle 7-16. BtM-Rezept für die tägliche Verabreichung unter Sicht.

Hinweis: Bei Substitution unter Sichtkontrolle zulasten der GKV muss das Rezept auf den Patienten ausgestellt sein. Dieses Rezept kann für den Sichtbezug in der Praxis oder in der Apotheke so ausgestellt werden. Rezeptur nach NRF 29.1 muss nicht sein, da das BtM nicht dem Patienten mitgegeben, sondern das Substitutionsmittel unter Sicht konsumiert wird.

Bei offenen Fragen kann man sich an die Ärzte- bzw. Apothekerkammer wenden.

Das Substitutionsmittel darf außer in der Arztpraxis oder im Krankenhaus auch in Apotheken verabreicht werden. Darüber hinaus ist die Vergabe auch in anderen geeigneten Einrichtungen der Suchtkrankenhilfe möglich, die hierfür von der zuständigen Landesbehörde anerkannt wurden. Im Falle einer ärztlich bescheinigten Pflegebedürftigkeit darf das Substitutionsmittel auch im Rahmen eines Hausbesuches verabreicht werden.

Beikonsum

Benzodiazepine

Die Ursachen für Benzodiazepin-Beikonsum sind vielfältig. Bekämpfung von Angst, Schlafstörungen, Unterdosierung des Substitutionsmittels, Wunsch nach Tagessedierung und Verlangen nach Rausch können z. B. zu Benzodiazepin-Beikonsum führen. Eine adäquate Dosisanpassung des Methadons kann den Beikonsum reduzieren.

Ziel soll sein, die Benzodiazepine vollständig zu entziehen. Dies ist am besten über eine stationäre Beigebrauchsentgiftung durchzuführen. Falls dies nicht möglich ist, kann, je nach Ausgangsdosis, mit einer Verordnung von ca. zwei- bis viermal 5–10 mg Diazepam-Äquivalenten als kontrollierte Medikation (tägliche Abgabe!) begonnen und ggf. nach neurologischem Konsil und unter Carbamazepin-Krampfschutz (z.B. 0,6–1,2 g/d) schrittweise reduziert werden (ca. 10 % Reduktion/Wo.). Die tägliche Benzodiazepin-Dosis soll dem Patienten dabei im Rahmen der täglichen Methadon-Vergabe ausgehändigt werden. Die Indikation zur zusätzlichen Verordnung von Benzodiazepinen im Rahmen der Substitutionsbehandlung muss sorgfältig gestellt und dokumentiert werden. Zum ärztlichen Umgang mit Benzodiazepin-Beikonsum bei Substituierten bestehen noch Unklarheiten, die dringlich durch eine Konsenskonferenz beseitigt werden müssten.

Alkohol

Wegen der Wirkung von Methadon und Alkohol, insbesondere der durch Alkohol verstärkten atemdepressiven Wirkung des Methadons, ist hier besondere Vorsicht geboten. In der Praxis hat sich das nachfolgende Vorgehen bewährt.

- Bei Verdacht auf Alkoholkonsum: Kontrolle mittels Alkometer
- Festlegung eines Prozedere der Substitution bei Alkoholisierung, z.B. zwischen x und y ‰: Abgabe der halben Methadon-Dosis
- Handhabung in vielen Ambulanzen:
  - 0–0,3 ‰ = Abgabe der ganzen Dosis
  - 0,3–0,5 ‰ = Abgabe der halben Dosis
  - mehr als 0,5 ‰ = keine Dosisabgabe

Es ist u.U. ratsam, dem Patienten anzubieten, sich nach einigen Stunden erneut in der Praxis einzufinden, um dann das Methadon bei gesunkenem Alkoholspiegel einzunehmen.

Pregabalin

Dieses zur Schmerzbehandlung bei peripheren und zentralen neuropathischen Schmerzen und als Antiepileptikum zur Zusatzbehandlung bei fokalen Anfällen und bei generalisierter Angststörung seit 2004 in Europa zugelassene Medikament durfte in den USA erst nach Listung als Substanz mit Missbrauchspotenzial auf den Markt gebracht werden. In den letzten Jahren fällt Pregabalin-Beikonsum bei Substituierten auf, und zwar in Dosierungen, die deutlich über der empfohlenen Tagesdosis von 600 mg (oftmals zwischen 2 und 3 g) liegen. Diese Patienten beschreiben eine deutliche Euphorie nach Einnahme, Linderung von Entzugssymptomen, Befreiung von Druck- und Angstzuständen, Steigerung der Wirkung der Heroin-, Methadon- oder Levomethadon-Dosis und die Möglichkeit, damit »aktiv, aber prall« zu sein. Bei rascher Dosisreduktion treten ausgeprägte Schmerzen, depressive Symptome, Albträume, Schlaflosigkeit, Angst vor Erstickung in geschlossenen Räumen und hohes Craving auf. Diese Symptomatik kann sechs Stunden nach der letzten Dosis beginnen und je nach

III KLINIK SPEZIELL

Menge und Länge der Einnahme bis zu zwei Wochen anhalten. Laut Gebrauchsinformation der Herstellerfirma wird das ausschleichende Absetzen der Substanz (oder ersatzweise von Benzodiazepinen) empfohlen. Daten zu Häufigkeit und Schweregrad der genannten Entzugssymptome deuten auf eine Dosisabhängigkeit hin. Bei Patienten mit Drogenmissbrauch in der Vorgeschichte sei daher Vorsicht geboten und der Patient solle bezüglich eines nicht bestimmungsgemäßen Gebrauchs der Substanz überwacht werden (→ Fachinformation von Pregabalin; Rote Liste® 2022).

Therapieverlaufskontrollen

Entscheidend für die Qualität der Substitutionsbehandlung ist das Sistieren des Beikonsums von anderen psychoaktiven Substanzen, insbesondere von Benzodiazepinen und Alkohol. Im Regelfall soll aber drei- bis viermal pro Monat eine Urinkontrolle durchgeführt werden. Vorzugsweise berichtet der Patient freiwillig vom Beikonsum.

7.1.6 Entzug

Es werden die im Folgenden kurz beschriebenen Techniken unterschieden. Für Forschungs- und Dokumentationszwecke ist die Anwendung einer Selbstbeurteilungsskala zweckmäßig (Abb. 7-5).

Kalter Entzug

Der sogenannte kalte Entzug, also der Entzug ohne psychoaktiv wirksame Medikamente zur Milderung der Entzugssymptome (und insbesondere ohne Opiate; Abb. 7-6), wie er noch zur Zeit von Kolb und Himmelsbach (1938), den Begründern der Opiatentzugsforschung, z. T. in Gefängnissen durchgeführt und dokumentiert wurde, wird heute nur noch auf ausdrücklichen Wunsch der Patienten oder allenfalls bei leichten Verläufen umgesetzt. Die Symptomminderung wird durch psychologische Führung bewirkt, die einfach als »Talk-down«-Methode bezeichnet wird. Diese Technik ist i. d. R. nur bei einem Entzug, der wenige Tage dauert, praktikabel.

Folgende Medikamente werden verabreicht bei

- *Durchfall:* Antidiarrhoe-Mittel wie Kohle (z. B. Kohle-Compretten® Tabletten, 3–5 × tgl. 2 Tbl.) oder Loperamid (z. B. Imodium® Kapseln, initial 2 Kps., dann 1 Kps. nach jedem ungeformten Stuhl, 4–6 Kps./d).
- *Bauchkoliken:* Diese können mit einer Wärmeflasche und evtl. mit Butylscopolamin (z. B. Buscopan®) kurzzeitig behandelt werden.
- *Muskel- und Gelenkschmerzen:* antirheumatische Salben, Magnesium-Präparate u. Ä.
- *Unruhe:* Perazin oder Melperon bzw. Pipamperon, bei Schlafstörungen auch sedierende Antidepressiva wie Mirtazapin u. a.

1. Ich fühle mich ängstlich.	0 ☐	1 ☐	2 ☐	3 ☐	4 ☐
2. Ich habe anhaltendes Gähnen.	0 ☐	1 ☐	2 ☐	3 ☐	4 ☐
3. Ich schwitze.	0 ☐	1 ☐	2 ☐	3 ☐	4 ☐
4. Meine Augen tränen.	0 ☐	1 ☐	2 ☐	3 ☐	4 ☐
5. Meine Nase läuft.	0 ☐	1 ☐	2 ☐	3 ☐	4 ☐
6. Ich habe Gänsehaut.	0 ☐	1 ☐	2 ☐	3 ☐	4 ☐
7. Ich habe Schüttelfrost.	0 ☐	1 ☐	2 ☐	3 ☐	4 ☐
8. Ich habe Hitzegefühle.	0 ☐	1 ☐	2 ☐	3 ☐	4 ☐
9. Ich habe Glieder- und Muskelschmerzen.	0 ☐	1 ☐	2 ☐	3 ☐	4 ☐
10. Ich fühle mich unruhig.	0 ☐	1 ☐	2 ☐	3 ☐	4 ☐
11. Ich fühle mich schwindlig.	0 ☐	1 ☐	2 ☐	3 ☐	4 ☐
12. Ich habe Brechreiz.	0 ☐	1 ☐	2 ☐	3 ☐	4 ☐
13. Ich habe Muskelziehen.	0 ☐	1 ☐	2 ☐	3 ☐	4 ☐
14. Ich habe Bauchkrämpfe.	0 ☐	1 ☐	2 ☐	3 ☐	4 ☐
15. Ich fühle mich, als würde ich gleich hochgehen.	0 ☐	1 ☐	2 ☐	3 ☐	4 ☐

Abb. 7-5: Selbstbeurteilungsskalen für Opiatentzugssymptome (Subjective Opiate Withdrawal Scale [SOWS]) (nach Handelsman et al. 1987)
0 = trifft nicht zu; 1 = ein wenig; 2 = mäßig; 3 = ziemlich; 4 = sehr stark (Summenscore max. = 60)

Diese Mittel werden auch zur Unterstützung des »warmen« Entzugs verwandt.

Medikamentös gestützter Entzug ohne Opiate

Der medikamentös gestützte Entzug ohne Opiate mit »nichthomologen« psychoaktiven Medikamenten ohne primäres Suchtpotenzial erfolgt mit Medikamenten wie Clonidin (z. B. 600 µg/d; **cave:** Herz-Kreislauf-Verhältnisse!), Mirtazapin bei Schlafstörungen (z. B. 15–30 mg/d), Perazin oder Quetiapin bei Unruhe und psychischer Labilität (z. B. 75 mg/d) bzw. Carbamazepin oder Valproinsäure zur Beruhigung und zur Entzugskrampf-Prophylaxe (z. B. 600 mg/d bzw. 900 mg/d). Sie dienen als Ergänzung beim »homologen« Entzug (Behrend und Trüg 1994; Tretter et al. 1994).

Diese Entzugsstrategie wird ebenfalls oft als »kalter Entzug« bezeichnet.

Opiat-gestützter (»homologer«) Entzug

Der Opiat-gestützte (»homologe«) Entzug ist v. a. bei Opiat-Abhängigen, die längere Zeit mit Methadon substituiert waren, unersetzlich. Es handelt sich dabei um das gestufte Herabdosieren von Methadon (z. B. »linear« von ca. 60 mg in 5-mg-Schritten innerhalb 1–2 Wo.). Dabei wird im Einvernehmen mit dem Patienten von der Ausgangsdosis

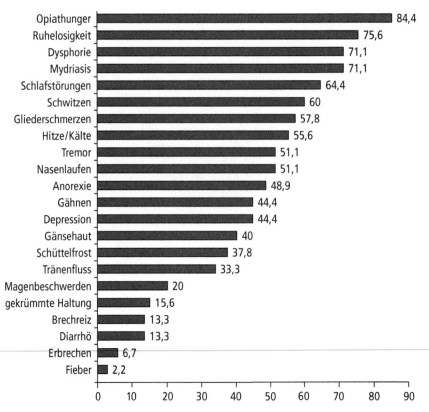

Abb. 7-6: Häufigkeitsprofil der Symptome beim »kalten Entzug« von Opiaten mit kurzer Halbwertszeit (in %; nach Keup 1982). Dieses Profil zeigt die typischen Opiatentzugssymptome, bei Polytoxikomanie zeigt sich ein anderes Profil (z. B. Opiate plus Alkohol: Fingertremor, Herzrasen, Bluthochdruck).

Methadon (z. B. 40 mg) im »Blindflug«, also »verdeckt« (ohne Angabe der Dosis) für den Patienten, in 10- bis 5-mg-Schritten die Dosis reduziert (Tab. 7-17). Bei deutlicher Entzugssymptomatik können ggf. Tage ohne Dosisreduktion erfolgen oder evtl. mehr als 24 Stunden nach Absetzen **der letzten 5-mg-Methadon-Dosis Buprenorphin über drei Tage** in einer Dosierung von 2 mg am ersten Tag, 0,8 mg am zweiten Tag und 0,4 mg am dritten Tag gegeben werden. Methadon wird in Fruchtsaft aufgelöst verabreicht, der auch – um psychische Entzugssymptome zu reduzieren – noch einige Tage ohne Methadon weitergegeben wird (»Saftbecher«). Es ergibt sich eine Zeitdauer von etwa drei bis vier Wochen, bis der Entzug beendet ist. Dieses Verfahren hat sich inzwischen als guter klinischer Standard etabliert (Behrend und Trüg 1994; Behrend et al. 1995; Gossop et al. 1989).

1. Tag	20-0-0 mg (10 mg = 1 ml Methadon Lsg. 1 %)
2. Tag	15-0-0 mg
3. Tag	10-0-0 mg
4. Tag	5-0-0 mg
5. Tag	5-0-0 mg
6. Tag	0-0-0 mg
ggf. am 6. Tag Gabe von Buprenorphin oder Fortsetzung der Gabe von 5 mg um einen weiteren Tag	

Tab. 7-17: Beispiel für eine stationäre Herabdosierung mit Methadon

Opiat-Entzug unter Akupunktur

Die Ohrakupunktur nach dem NADA-Protokoll wird in Suchteinrichtungen gelegentlich eingesetzt (Abb. 7-7). Feldstudien von Shwartz et al. (1999), Washburn et al. (1993), Wen und Cheung (1973) sowie Bullock et al. (1989) zeigten deutlich die Wirksamkeit des Verfahrens in der Behandlung von Substanzabhängigen. Daneben gibt es auch ca. 20 Studien, die belegen, dass wiederholte Akupunktur bei Depressionen genauso wirksam ist wie die Einnahme von Antidepressiva (Zhang et al. 2010). In einer Studie hat dieses Verfahren auch die Impulsivität signifikant reduziert (Carter und Olshan-Perlmutter 2015). Weitere Hinweise finden sich auf der Homepage der NADA (https://nada-akupunktur.de/).

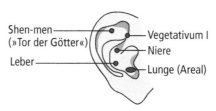

Abb. 7-7: Punkte für die Ohrakupunktur im Entzug (NADA-Protokoll)

Antagonisten-induzierter Opiat-Entzug unter Narkose

Der Antagonisten-induzierte Opiat-Entzug unter Narkose (kurz: »Narkoseentzug«, »Turboentzug«) wurde von der Wiener Forschergruppe um Loimer, Presslich und Lenz entwickelt (Loimer et al. 1988). Er fand unter Praxisbedingungen Anwendung (Scherbaum et al. 1999; Tretter et al. 1996). Hierbei wurden täglich etwa 50–100 mg Naltrexon unter einer etwa fünfstündigen Narkose zu Beginn des Entzugs verabreicht. Unter diesen Bedingungen trat ein Entzugssyndrom auf, dessen Summenscore sich nach etwa vier bis sieben Tagen, in anderen Studien nach etwa zehn Tagen, auf das Normalniveau zurückgebildet hatte.

Dieses Entzugsverfahren ist unserer Auffassung nach im Hinblick auf die Risiko-Nutzen-Konstellation allenfalls für Patienten indiziert, die sich in stabiler Methadon-Substitution befinden, keinen Beigebrauch von Alkohol oder Benzodiazepinen haben, körperlich stabil sind und ein klares Konzept der Nachbehandlung aufweisen (Küfner et al. 2000; Tretter et al. 1996). Die Indikation sollte streng gestellt werden, um die medizinischen Komplikationen möglichst gering zu halten. Als Anschlussbehandlung kann Naltrexon als Opiat-Rezeptoren-Blocker in Betracht gezogen werden.

Buprenorphin

Beim Entzug zeigen sich durch gestuftes Herabdosieren von einer Ausgangsdosis von ca. 8 mg verhältnismäßig milde Verläufe (Tab. 7-18) (Diamant et al. 1998). Hinreichend lange durchgeführte Entzugsbeschreibungen, die diesen Eindruck absichern, fehlen jedoch immer noch.

1. Tag	8 mg
2. Tag	4 mg
3. Tag	2 mg
4. Tag	1,6 mg
5. Tag	1,2 mg
6. Tag	0,8 mg
7. Tag	0,4 mg
8. Tag	0 mg

Bei guter Motivation des Patienten sind ggf. ab 2 mg deutlich schnellere Reduktionsschritte möglich.

Tab. 7-18: Entzugsschema für Buprenorphin

Medikamentös gestützter Entzug bei Schwangeren

Im Rahmen der Entzugsbehandlung sollte routinemäßig vor der ersten Gabe eines Medikaments ein Schwangerschaftstest durchgeführt werden. Gelegentlich wird hierbei überraschend eine Schwangerschaft festgestellt. Eine umfassende Beratung der Schwangeren und gynäkologische Diagnostik sind dann erforderlich. In der Regel sollte in diesem Fall die Entzugsbehandlung auf das Ende des ersten Trimenons verschoben werden. Die Abdosierung des Substitutionsmittels sollte dann vom zweiten Trimenon bis spätestens zur 32. SSW erfolgen. Nach Heberlein et al. (2012), Lund et al.

(2012) sowie Bell und Harvey-Dodds (2008) wird danach wegen möglicher Schwangerschaftskomplikationen wie z. B. Auslösen vorzeitiger Wehen eine weitere Dosisreduktion nicht mehr angeraten. Einheitliche Strategien der Abdosierung finden sich nicht. Die Reduktionsgeschwindigkeit richtet sich nach dem Substitutionsmittel, der Ausgangsdosis, dem Befinden der Schwangeren und den Kontrollmöglichkeiten durch Gynäkologen. Vermehrte Kindsbewegungen oder Verdacht auf Wehentätigkeit zwingen zum Stillstand der Reduktion und engmaschigen fachärztlichen Kontrollen. Angabe von Suchtdruck, Schlafstörungen oder Unruhe durch die Schwangere sollten ebenso Hinweise für eine langsamere Dosisreduktion sein. Unterstützend können nur wenige Medikamente als zusätzliche Bedarfsmedikation zur Linderung von Entzugssymptomen gegeben werden:

- Magnesiumpräparate bei Muskelschmerzen
- Dimenhydrinat (z. B. Vomex A® Suppositorien) bei Erbrechen und Übelkeit (im ersten Trimenon der Schwangerschaft)
- Gabe von Melisse (Gastrovegetalin® Kapseln) nach Bedarf bei Magen-Darm-Beschwerden oder Übelkeit bis 3 × tgl. eine Kapsel

Alkohol-Entzugsbehandlung Beim Entzugssyndrom (Blutdruckanstieg, Fingerspreiztremor, Hyperhidrosis, Ängstlichkeit) gilt Diazepam als Mittel der ersten Wahl. Die Dosis orientiert sich am klinischen Zustandsbild und ggf. an Entzugssymptomen. Die bedarfsweise festgelegte Dosierung beinhaltet die Möglichkeit der Abgabe von Diazepam in der Dosierung 4 × 5–10 mg (ggf. in Tropfen). Auf antiepileptische Medikation wird möglichst verzichtet.

Opiat-Entzugsbehandlung Vorzugsweise wird eine homologe Opiat-Entzugsbehandlung mit Methadon bzw. Levomethadon oder Buprenorphin durchgeführt. Bei der Einstellung wird so verfahren wie beim normalen Opiat-Entzug; das Abdosieren wird jedoch langsamer durchgeführt.

- Abdosieren von Buprenorphin: alle zwei bis drei Tage Reduktion um 0,2 mg
- Abdosieren von Methadon: maximal pro Woche 5 mg (entspricht 0,5 ml) möglichst in Schritten von 1–2 mg

Zusätzlich bekommt die Patientin Folsäure, nach Verordnung des Frauenarztes Iodid.

Im Bedarfsfall sollte jede Medikation auf mögliche toxische Wirkung für das Kind geprüft werden. Als Informationsquelle kann neben der »Roten Liste®« auch die Internetseite »www.embryotox.de« empfohlen werden.

Eine sozialpädagogische Beratung und Klärung der weiteren therapeutischen Maßnahmen nach Abschluss der Entzugsbehandlung vor der Geburt sind hier besonders wichtig, um einen Rückfall mit Substanzen nach Wegfall der Substitutionsbehandlung zu vermeiden. Die Zusammenarbeit mit den zuvor behandelnden Ärzten und Beratungsstellen mit Einverständnis der Schwangeren ist sinnvoll.

III KLINIK SPEZIELL

7.1.5 Abstinenzsicherung nach Entzug

Naltrexon wird angewendet zur medikamentösen Unterstützung bei der psychotherapeutisch bzw. psychologisch geführten Entwöhnungsbehandlung vormals Opiat-Abhängiger nach erfolgter Opiat-Entgiftung.

Dosierung 50 mg/d (= 1 Tbl./d) oder alternativ Montag und Mittwoch jeweils 100 mg, Freitag 150 mg

Kontraindikationen Das Präparat darf in folgenden Fällen nicht angewendet werden:
- bekannte Überempfindlichkeit gegen Naltrexon oder einen der anderen Bestandteile
- schwere Leberschäden oder akute Hepatitis
- Patienten, die Opioid-Analgetika erhalten
- Patienten mit akuten Opiat-Entzugssymptomen
- Patienten mit positivem Opioid-Nachweis im Urin
- Kinder und Jugendliche bis zu 18 Jahre

Nebenwirkungen
- *Sehr häufig:* Schlafstörungen, Angstzustände, Nervosität, Bauchschmerzen und -krämpfe, Erbrechen, Übelkeit, Antriebsschwäche, Gelenk- und Muskelschmerzen oder Kopfschmerzen
- *Häufig:* Appetitlosigkeit, Durchfall, Verstopfung, Durstgefühl, gesteigerte Energie, Niedergeschlagenheit, Reizbarkeit, Benommenheit, Hautrötung, verzögerte Ejakulation, Potenzstörungen, Schüttelfrost, Thoraxschmerzen, Schweißausbrüche und gesteigerter Tränenfluss

Seit Mai 2010 ist Naltrexon 50 mg auch zugelassen als Anticraving-Medikament bei Alkoholabhängigkeit im Rahmen eines umfassenden Therapieprogramms und kann so auch Patienten mit dem Konsum beider Substanzen (Alkohol und Opiaten) wirksam vor Rückfällen schützen.

7.1.6 Substitution mit Diacetylmorphin (Heroin)

Bei besonders schwer gelagerten Fällen von Opiat-Abhängigkeit gibt es seit 1996 in der Schweiz, seit 1998 in Holland und schließlich seit 2010 auf Grundlage eines von 2002 bis 2006 an sieben Studienorten in Deutschland durchgeführten Modellprojekts auch hier die Möglichkeit einer Heroin-gestützten Behandlung. Die Substitution mit Dia(cetyl)morphin (Heroin) darf unter speziellen strukturellen und organisatorischen Voraussetzungen bei Patienten eingesetzt werden, bei denen seit mindestens fünf Jahren eine Opioid-Abhängigkeit besteht (Mindestalter 23 Jahre), die überwiegend intravenös konsumieren und an schwerwiegenden begleitenden somatischen und psychischen Störungen leiden. Zudem müssen bereits zwei erfolglose Therapieversuche einschließlich einer mindestens sechsmonatigen Substitutionsbehandlung erfolgt sein (§ 5a BtMVV).

Dieses Therapieangebot stellt hohe organisatorische und administrative Anforderungen an die Ambulanzen, die z. B. besondere Sicherheitsvorgaben, eigens geschultes Personal und die Sicherstellung einer psychosoziale Betreuung (möglichst vor Ort) nachweisen müssen. Andererseits sind auch die Patienten mit zwei bis drei Vergabezeiten täglich und fehlender Möglichkeit einer Take-Home-Vergabe besonders gefordert.

Grundsätzlich gelten die Regelwerke wie für die Substitutionsbehandlung. Bei Aufnahme geben Patienten häufig den intravenösen Konsum von 1 g »Straßenheroin« an (entspricht ca. 10 % = 100 mg Diacetylmorphin). Wenngleich die folgenden Dosisumrechnungen nur Erfahrungswerte sind, können sie unter Aufsicht erfahrener und speziell ausgebildeter Ärzte problemlos angewendet werden. Demnach wird Diacetylmorphin bzw. Diamorphin (Diaphin®) in den ersten Tagen mit Einzeldosen von ca. 50 mg (evtl. jeweils fraktioniert appliziert) zwei- bis dreimal täglich intravenös injiziert (Passie und Dierssen 2011, S. 146). Bei Übernahme von Non-Respondern aus der Methadon-Substitutionsbehandlung gilt die Faustregel, dass ca. 50 mg Methadon etwa 150 mg Diacetylmorphin entsprechen (Abb. 7-8) (Passie und Dierssen 2011, S. 218). Tagesdosen

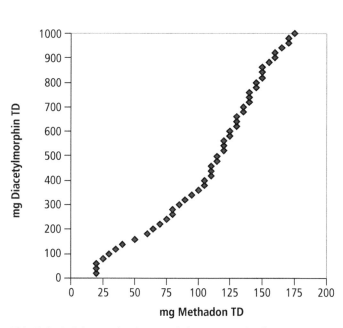

Abb. 7-8: Erfahrungsbasierte nichtlineare Methadon-Diacetylmorphin-Tagesdosis-Relation (nach BAG 2000). Im höheren Dosierungsbereich ab 150 mg Methadon bzw. 800 mg Diacetylmorphin kann die Dosierung nur noch mit einer Toleranzbreite von ca. ± 5–10 mg Methadon bzw. 10–20 mg Diacetylmorphin angegeben werden. Die Dosierung sollte deshalb nur schrittweise und unter guter Überwachung langsam erhöht werden.

von 300–500 mg sind in der ersten Woche erforderlich, wobei die Dosierung im Dialog mit dem Patienten eruiert wird. Die gesetzlichen Verordnungshöchstmengen in 30 Tagen betragen 30 000 mg Diamorphin (§ 2 BtMVV).

7.2 Ecstasy

Die Wirkung von Ecstasy erfolgt über eine Hemmung der Bindung von Serotonin an ein Transportprotein, das für die präsynaptische Inaktivierung durch Wiederaufnahme in das präsynaptische Neuron sorgt. Dadurch kommt es v. a. im mesolimbischen System zu einer verlängerten und verstärkten Serotonin-Wirkung. Ecstasy bewirkt auch eine Aktivierung des Dopamin- und Noradrenalin-Systems.

Wirkungen Ecstasy wirkt euphorisierend, motorisch stimulierend, appetithemmend, schlafunterdrückend und z. T. psychotogen. Gerade die euphorisierende und schlafunterdrückende Wirkung macht diese Substanz unter jugendlichen Partygängern beliebt. Im Anschluss an stundenlanges Tanzen kann es zu Erschöpfungssyndromen nach dem Rausch bis hin zu Depressionen kommen. Charakteristisch tritt nach längerem Gebrauch die Entzugssymptomatik in Form von depressiven Symptomen, Appetitsteigerung und Schlafneigung auf, auch kognitive Defizite sind beschrieben (Tab. 7-19, Tab. 7-20, Tab. 7-21, Tab. 7-22).

Therapie Es werden nur symptomorientierte Medikamente verabreicht. Die Notfalltherapie muss bei somatischen Komplikationen zunächst symptomatisch sein, die psychiatrische Therapie orientiert sich an der Symptomatik (Neuroleptika bei psychotischen Symptomen, ggf. antidepressive Behandlung). Die wichtigste Intervention besteht in der Motivierung des Konsumenten zur Verhaltensänderung.

Eine stationäre Therapie dient vorrangig der Abschirmung und ist daher nur in Ausnahmefällen indiziert. Vereinzelt können zwischen dem dritten und fünften Tag Bluthochdruckkrisen auftreten. Die Entwöhnungstherapie kann ambulant erfolgen.

- gehobene Fröhlichkeit
- Antriebssteigerung
- Größenvorstellungen
- depressive Verstimmungen
- Zerfahrenheit
- Vergesslichkeit
- körperliche Erschöpfbarkeit
- exzessives Feiern über das Wochenende
- Montagstiefs

Tab. 7-19: Unspezifische Merkmale, die auf Ecstasykonsum hinweisen können

Positive Effekte	Negative Effekte
▪ Empathie	▪ Konzentrationsstörung
▪ gehobene Stimmungslage	▪ eingeschränktes Urteilsvermögen
▪ erhöhte Kontaktbereitschaft	▪ Appetitverlust
▪ verbesserte Introspektion	▪ visuelle Wahrnehmungsstörung
▪ Stimulation	▪ auditorische Wahrnehmungsstörung
▪ Aufmerksamkeitsfokussierung	▪ Halluzinationen
▪ erhöhte Emotionalität	▪ Angst
▪ verminderte Ich-Abgrenzung	▪ motorische Unruhe
▪ herabgesetzte Aggressivität	▪ depressive Verstimmung
▪ Intensivierung visueller Wahrnehmungen	▪ Antriebslosigkeit
▪ veränderte Zeitwahrnehmung	▪ herabgesetzte Libido
	▪ Orgasmusverzögerung

Tab. 7-20: Subjektive Akuteffekte bei Ecstasykonsum (nach Thomasius und Jarchow 1997)

Akute Störungen	Anhaltende Folgestörungen
Panikstörung	atypische Psychose
Angst	Affektverflachung
Desorientierung	Kontaktstörung
Übererregung	Denkstörung
paranoide Psychose	
Beziehungswahn	Verfolgungswahn
Verfolgungswahn	Beziehungswahn
auditorische Halluzinationen	depressives Syndrom
visuelle Halluzinationen	Panikstörung
zerebrale Krampfanfälle	Depersonalisationssyndrom
zerebrovaskulärer Infarkt	Verhaltensauffälligkeiten
intrakranielle Blutung	Flashbacks
Subarachnoidalblutung	
zerebrale Sinusvenenthrombose	
Lagophthalmus	

Tab. 7-21: Störungsbilder bei Ecstasykonsum (nach Thomasius und Jarchow 1997)

III KLINIK SPEZIELL

Vegetativer Effekt	Akutes Auftreten	Subakutes Auftreten
Tachykardie		✓
Hypertension		✓
Hypotension		✓
Hitze- und Kältewallungen	✓	
Nausea	✓	✓
Vomitus	✓	✓
Mydriasis	✓	
Nystagmus	✓	
Mundtrockenheit	✓	
Gangunsicherheit	✓	
Hyperreflexie	✓	
Myalgien	✓	✓
Trismus	✓	✓
Bruxismus	✓	✓
Tremor	✓	
Parästhesien	✓	
Harndrang	✓	

Tab. 7-22: Vegetative Effekte während des Stimulanzien-Rausches (akut) und nach Abklingen des Rauschzustandes (subakut) (nach Thomasius und Jarchow 1997)

7.3 Cannabis

Der Cannabiskonsum wird von Menschen mit Suchtproblemen gelegentlich bagatellisiert. Oft muss in der Anamnese explizit danach gefragt werden, da die Betroffenen die Angabe eines täglichen Konsums von Tetrahydrocannabinol (THC) zu einem großen Teil nicht selbst thematisieren (ähnlich wie Nicotinkonsum).

Synthetische Cannabinoide erzielten vermehrte Aufmerksamkeit zu Beginn der 2000er-Jahre mit der Verbreitung von »Spice Gold« als Kräutermischung, das zunächst v. a. in »Headshops« in der Schweiz, später dann auch in Deutschland angeboten und vertrieben wurde. Bei synthetischen Cannabinoiden handelt es sich um eine chemisch heterogene Gruppe von Substanzen mit hohem Abhängigkeits- und Gefährdungspotenzial. Oftmals zeigen sich amphetaminartige Wirkungen. Synthetische Cannabinoide werden als Unterkategorie der Gruppe der neuen psychoaktiven Stoffe gelistet und sind in Deutschland seit 2016 mit dem Neue-psychoaktive-Stoffe-Gesetz (NpSG) erfasst, in dem nicht nur einzelne Stoffe, sondern ganze chemische Stoffgruppen strafrechtlich sanktioniert werden (→ Kap. 7.7). Spice-Mischungen wurden 2009 in Deutschland verboten, nachdem in Proben wiederholt synthetische Cannabinoide gefunden wurden. Spice und andere synthetische Cannabinoide werden dennoch weiterhin in klinisch relevantem Maß vertrieben und konsumiert. Es ist wichtig zu wissen, dass aufgrund der Heterogenität der Nachweis des Konsums mit Drogentests schwierig ist, herkömmliche Urintests ergeben normalerweise negative Ergebnisse (→ Kap. 10).

Die neurobiologischen Mechanismen der Cannabis-Wirkung sind komplex, da sie nahezu alle Transmissionssysteme in allen Gehirnregionen modulieren (→ Kap. 2). Von besonderer Bedeutung ist das mesolimbische Dopamin-System, das von dem ventralen tegmentalen Areal (VTA) zum *Nucleus accumbens* (NA) und zurück verläuft. Die gegenwärtige Vorstellung einer selbst verstärkenden, tendenziell eskalatorisch wirkenden zirkulären Verschaltung von Mittelhirn und limbischem System entspricht funktionell betrachtet gut dem Charakter des Rausches als selbst verstärkendem gehobenem Gemütszustand. Zusätzlich wird unter Cannabis die glutamaterge kortikofugale Aktivierung der GABA-Neurone des *Nucleus accumbens* über präsynaptisch wirkende CB1-Rezeptoren gemindert. Diese Minderaktivierung des GABA-Systems führt vermutlich zu einer zusätzlichen Enthemmung des Dopamin-Systems. Eine mesolimbische relative Unterfunktion von GABA im Verhältnis zu Dopamin kann hypothetisch als Korrelat des Rausches und der potenziellen Cannabis-Psychose angesehen werden. Auch ist die Rolle der Amygdala (limbisches System für Angst) zu beachten, die in ihrer Transmissionsaktivität gehemmt wird. Auf diese Weise könnte THC helfen, Angsterfahrungen zu mindern. Dies könnte bei psychotischen Ängsten ein Konsummotiv ausmachen.

Wirkungen Es treten die folgenden *Akuteffekte* bei Cannabiskonsum auf:
- niedrige Toxizität von THC, keine Todesfälle
- Tachykardie, Hyper- oder Hypotonie
- gesteigerter Appetit, Augen- und Mundtrockenheit, Husten, Gleichgewichtsstörungen (Kleiber und Soellner 1998)
- psychomotorische Beeinträchtigung
- kognitive Einschränkungen (Aufmerksamkeit, Problemlösen, planerisches Denken, Kurzzeitgedächtnis)
- Euphorie, Wohlgefühl, Veränderung der Wahrnehmung
- Rausch, paranoid-halluzinatorische Störungen bzw. Psychose, Dysphorie, Angst, Panik

Es kann zu folgenden *Effekten bei chronischem Cannabiskonsum* kommen:
- kognitive Defizite
- Hypoaktivierung des präfrontalen Cortex
- Toleranzentwicklung

III KLINIK SPEZIELL

- Abhängigkeit, Entzugssyndrom
- Depression, Ängste, Psychosen (Henquet et al. 2005)
- Lungenerkrankungen, Lungenkrebs (Rauchen, 1 Joint = 5 Zigaretten)
- Einstiegsrisiko in andere illegale Drogen
- amotivationales Syndrom (Lethargie, Passivität, verflachter Affekt, mangelndes Interesse)

Entzugssymptomatik Nach anhaltend regelmäßigem Konsum von Cannabis können etwa zehn Stunden nach dem letzten Konsum (Zeitraum von etwa 7–21 d) die folgenden Symptome auftreten (Bonnet et al. 2004):
- Craving
- Appetitminderung
- Schlafstörungen, Schwitzen
- Irritabilität (bisweilen Aggressivität)
- innere Unruhe, Angst
- Hyperalgesie (v. a. Kopf-, Bauch- und Muskelschmerzen)
- Dysphorie, Symptome meist nicht sehr schwer ausgeprägt

Folgeschäden Es besteht ein deutlicher Zusammenhang zwischen Cannabiskonsum und
- sozialen Anpassungsproblemen,
- Arbeits- und Schulschwierigkeiten (Fergusson und Horwood 1997),
- Schulleistungen (Inserm 2001 u. a.),
- Leistung am Arbeitsplatz (Kandel und Davies 1996),
- allgemeinen sozialen Problemen (Thomas 1996).

Therapie Eine *Notfalltherapie* ist i.d.R. nicht erforderlich. Eine stationäre *Entzugstherapie* ist wegen geringer körperlicher Abhängigkeit meist nicht nötig. Auftretende vegetative Symptome halten ggf. einige Tage an. Eine *Entwöhnungstherapie* ist i.d.R. ambulant indiziert und ausreichend. Bei Komorbidität ist bei leichteren Störungen ein ambulanter Therapieversuch sinnvoll. Hier sind Programme wie »CANDIS« etabliert. Die CANDIS-Therapie dauert acht bis zwölf Wochen und beinhaltet zehn einzeltherapeutische Behandlungen. Dabei wird in mehreren Modulen die Motivation zur Abstinenz gefördert und stabilisiert. Mit einer kognitiv-behavioralen Therapie und einem psychosozialen Problemlösetraining sollen Fertigkeiten vermittelt werden, den Konsum zu beenden (→ https://candis-projekt.de). Vielen Cannabiskonsumenten gelingt die Abstinenz selbstständig nicht, sodass insbesondere bei Komorbidität mit schwerer Persönlichkeitsstörung, psychotischer Störung oder depressiver Symptomatik eine stationäre Entzugsbehandlung und nachfolgend auch eine stationäre Entwöhnungstherapie indiziert sind.

EXKURS: Cannabis als Medizin

Mit dem 2017 verabschiedeten sog. Cannabis-Gesetz können Cannabisprodukte, insbesondere auch Cannabisblüten, zulasten der GKV ärztlich verordnet werden.

Cannabinoide werden seit Jahrhunderten in der Heilkunde eingesetzt und konnten in Deutschland schon vor Inkrafttreten des Cannabis-Gesetzes mittels BtM-Rezept verordnet werden.

Allerdings war die Erstattung durch die Krankenkassen nicht geregelt und es bestand nur in seltenen Ausnahmefällen die Möglichkeit, pflanzliche Hanfprodukte mit THC-Gehalt im Rahmen einer Therapie einzusetzen.

Seit 2017 haben nun Versicherte mit schwerwiegenden Erkrankungen einen Anspruch auf eine Versorgung mit Cannabis, auch in Form von getrockneten Blüten, wenn eine andere (Standard-)Leistung nicht zur Verfügung steht und eine nicht ganz entfernt liegende Aussicht auf eine spürbare positive Einwirkung auf den Krankheitsverlauf oder auf die Symptome besteht.

Klare Indikationen sind allerdings nicht festgelegt und gerade zum Einsatz von Cannabisblüten fehlen Studien, die den heutigen Anforderungen pharmakologischer Prüfung entsprechen.

Mit am besten belegt ist der Einsatz von Cannabinoiden bei chronischen Schmerzen, insbesondere bei neuropathischer Genese. Weitere moderat belegte Indikationen sind:

- Übelkeit und Erbrechen, auch im Rahmen von Tumorerkrankungen oder Chemotherapie
- Appetitlosigkeit bzw. Gewichtsverlust bei schweren körperlichen Erkrankungen
- Spastik bei Multipler Sklerose (hier gibt es mit Sativex® ein zugelassenes Fertigarzneimittel)

Weitere Indikationen, auch neuropsychiatrische Störungen, werden diskutiert, wissenschaftlich solide Wirksamkeitsbelege fehlen jedoch weitgehend. Der gesellschaftliche Umgang mit Cannabis und Cannabisprodukten ist Gegenstand kontroverser Debatten. Die Frage der Legalisierung bzw. Abgabe von Cannabis in lizensierten Geschäften wird, ausgehend von den Liberalisierungen in vielen Bundesstaaten der USA sowie in Kanada, auch in Deutschland geführt. Einerseits ist Cannabis mit einer Zwölf-Monats-Prävalenz in Deutschland von ca. 7–8 % der 18- bis 64-jährigen Bevölkerung die am häufigsten konsumierte illegale Droge. Andererseits ist aus suchtmedizinischer Sicht festzustellen, dass etwa jeder neunte bis zehnte Cannabiskonsument eine Substanzkonsumstörung bzw. eine Abhängigkeit entwickeln kann und Abhängigkeitssyndrome mit komorbiden weiteren psychischen Störungen einhergehen können. Die langfristigen Folgen eines permissiven Umgangs mit Cannabinoiden sind derzeit noch unzureichend wissenschaftlich untersucht. Im Falle einer Liberalisierung dürften jedoch Jugendschutz

III KLINIK SPEZIELL

und Suchtprävention von grundsätzlicher Bedeutung sein, da wissenschaftliche Daten auf die besondere Gefährdung junger Menschen, d. h. von Individuen in der Phase der neurobiologischen Hirnreifung, in Bezug auf alle Risiken eines Cannabiskonsums hinweisen.

7.4 Amphetamine

Amphetamine (→ auch Kap. 10) gehören zur Gruppe der Aufputschmittel (Stimulanzien). Sie werden meist in Form von Tabletten, Pillen oder Ampullen verkauft. Es gibt etwa 100 000–200 000 Konsumenten in Deutschland. Amphetamine können einfach synthetisch hergestellt werden. Eine zwar altbekannte, aber nun verstärkt in Umlauf kommende neue Gruppe von »Research Chemicals« vom Amphetamin-Typ macht zunehmend klinische Probleme (→ Kap. 10). Vor allem Cathinon-Derivate (z. B. Mephedron = MMC, Methylendioxypyrovaleron = MDPV; → Kap. 7.7.2) können zu gravierenden akuten Drogenpsychosen mit Erregungszuständen und Amnesien führen.

Wirkungen Aufputschen, Steigerung kognitiver Abläufe, Stimmungshebung, Schlafunterdrückung, Appetithemmung und Abmagern

Nebenwirkungen Tachykardie, Blutdruckanstieg, Appetithemmung, Austrocknung, Logorrhoe, Psychosen, depressive Reaktion beim Absetzen

Therapie Entsprechend der Symptomatik; symptomorientierte Akutintervention z. B. mit Antipsychotika (z. B. Haloperidol, Olanzapin) und Sedativa (z. B. Lorazepam)

7.5 Crystal Meth (Methamphetamin)

Crystal Meth ist ein synthetisches Stimulans auf Amphetaminbasis, das bei Konsumenten sehr schnell zur psychischen Abhängigkeit führt. Sie altern rasch und zeigen schwere körperliche und psychische Schäden. Die Wirkdauer des Crystal Meth ist deutlich länger und aufputschender als Amphetamin (Speed). Es wird aus (Pseudo-)Ephedrin mit hohem Reinheitsgrad hergestellt, aber meistens mit Zusatzstoffen gestreckt. Crystal Meth wird vorwiegend kristallin oder pulverförmig (weiß, gelegentlich eingefärbt), seltener als Tabletten (»Thai-Pille«) oder Kapseln/Dragees angeboten. Es wird unterschiedlich konsumiert: nasal (gesnieft, durch die Nase gezogen), in Zigarettenpapier eingewickelt und geschluckt (»Bömbchen«), geraucht, verdampft und inhaliert oder relativ selten in Wasser aufgelöst intravenös.

Wirkungen Methamphetamin wirkt durch die erhöhte Ausschüttung von Dopamin und Noradrenalin im ZNS dort auch stimulierend. Außerdem wird in den Nerven und im Rückenmark die Adrenalin-Konzentration mit lang anhaltender Wirkung erhöht, die u.a. abhängig von der Dosis, dem Wirkstoffgehalt, der Häufigkeit der Einnahme, der Gewöhnung sowie von der psychischen und physische Verfassung und dem Umfeld des Konsumenten ist. Es kommt u.a. zu Amphetamin-ähnlichen Wirkungen, es steigert die Leistungsfähigkeit und das sexuelle Verlangen.

Nebenwirkungen Es kommt u.a. zu Amphetamin-ähnlichen Nebenwirkungen und es reduziert das Schlafbedürfnis und die sexuelle Leistungsfähigkeit. Tödlich können initial zu hoch gewählte Dosierungen sein (ohne Dosissteigerung), z.B. durch Exsikkose oder plötzlichen Blutdruckabfall. Der Konsum dieser Substanz birgt das Risiko der Dosissteigerung und damit auch konsekutiv ein wachsendes Risiko der Überdosierung.

7.6 Cocain

Cocain (→ auch Kap. 10) ist ein weißes Pulver. Es wird aus den Blättern des in lateinamerikanischen Ländern beheimateten Cocastrauches gewonnen. Es steigert, ähnlich wie Amphetamine, die Aktivität des dopaminergen und des noradrenergen Systems. Es hemmt v.a. im noradrenergen System die Wiederaufnahme des Noradrenalins aus dem synaptischen Spalt. Dadurch wird mehr Transmitter angeboten, was zur extremen Stimulation führen soll. Viele in kreativen Berufen Tätige nehmen diese Droge, die sowohl eine Stimulation des Denkens wie auch eine Erhöhung des Selbstwertgefühls bis zur Manie erzeugt. Cocain wird meist geschnupft, geraucht oder bei fortschreitender Abhängigkeit auch intravenös injiziert. Cocain ist das potenteste natürlich vorkommende ZNS-Stimulans.

Wirkungen Gesteigertes Selbstwertgefühl, euphorische Stimmung, Steigerung der Produktivität und Kreativität, geringes Schlafbedürfnis, wenig Appetit, weite Pupillen

Nebenwirkungen Cocain-Psychose, Gereiztheit, optische Halluzinationen, Wahnvorstellungen, Depressionen, Apathie, Verwirrtheit, Antriebssteigerung, Schlafstörungen, Appetitlosigkeit, Krämpfe

Therapie Die *Notfalltherapie* zielt auf die Normalisierung der kardiovaskulären Hyperaktivität ab.
- Bei ventrikulärer bzw. supraventrikulärer Arrhythmie: β-Rezeptoren-Blocker oder Verapamil
- Bei Tachykardie: Lidocain
- Bei Hypertonie: Clonidin, Nitroprussidnatrium oder Glyceroltrinitrat

III KLINIK SPEZIELL

Die *Entzugstherapie* und die *Entwöhnungstherapie* sind i. d. R. ambulant durchführbar. Besonders bei reinen Cocainisten ist die Therapie sehr individuell zu gestalten. Sie fällt i. d. R. aus den Programmen der typischen Drogentherapie heraus. Cocain-Abhängige fühlen sich auch besser als die »kaputten Junkies« aus der Heroinszene und akzeptieren stationäre Drogenprogramme schlecht.

7.7 Neue psychoaktive Substanzen

In den letzten Jahren tauchen auf dem Konsummarkt zunehmend neue Substanzen auf. Sie werden als »Legal Highs«, »Research Chemicals« oder »NPS« (neue psychoaktive Substanzen; → Übersicht in Kap. 10.3) bezeichnet. Der Sammelbegriff »neue psychoaktive Substanzen« soll ausdrücken, dass diese Substanzen z. T. noch nicht von der Gesetzgebung erfasst sind und damit zunächst legal über das Internet erworben bzw. konsumiert werden können. Immer wieder werden einzelne dieser Substanzen verboten und andere chemisch veränderte Drogen auf den Markt gebracht. Sie werden oft als zweckentfremdete Produkte vertrieben wie »Düngerpillen«, Raumlufterfrischer, Kräutermischungen oder »Badesalze« (→ https://mindzone.info). Dabei handelt es sich jedoch z. B. nicht um einen Zusatz für ein Entspannungsbad, sondern um molekulare Abwandlungen von bereits vorhandenen, teilweise illegalen Substanzen wie synthetische Amphetamine, z. T. aber auch um völlig neue chemische Substanzen mit andersartigen Akut- und v. a. unklaren Langzeitfolgen. Im Alltag der Entzugsstationen häufen sich Aufnahmen von Patienten, die z. B. lange Zeit Opiate und Benzodiazepine konsumiert haben, die nun nach »Probierkonsum« von neuen Substanzen einen deutlich reduzierten körperlichen Allgemeinzustand aufweisen und hochpsychotisch behandelt werden müssen.

Bislang lassen sich die täglich neu im Reagenzglas kreierten Substanzen in sieben Substanzklassen unterscheiden:

- synthetische Cannabinoide (z. B. Kräutermischungen, Spice)
- synthetische Cathinone (z. B. Mephedron, Methylon, MDPV)
- Phenethylamine (z. B. PMA/PMMA, 4-MA, NBOMe-Derivate [Amphetamin-Derivate])
- Piperazine (z. B. M-CPP, TFMPP, BZP [Bindung an Serotonin-Rezeptoren wie MDMA])
- Tryptamine (z. B. DMT, 5-MeO-DMT [Tryptaminalkaloide mit halluzinogener Wirkung])
- synthetische Cocain-Derivate
- synthetische Opioide

Aufgrund der sich stetig ändernden Substanzen wird empfohlen, sich z. B. auf folgenden Internetseiten über den aktuellen Stand zu informieren:

- www.dbdd.de (Europäische Beobachtungsstelle für Drogen und Drogensucht)
- www.emcdda.europa.eu (European Monitoring Centre for Drugs and Drug Addiction [EMCDDA])
- https://drugscouts.de (Drug Scouts)
- www.drugcom.de (Drugcom)
- https://mindzone.info (Mindzone)

Bei den folgenden Zusammenstellungen handelt es sich um eine Übersicht aus den genannten Seiten in gekürzter Fassung.

7.7.1 Synthetische Cannabinoide

Als Erfinder dieser Substanzen gilt John W. Huffman. Es handelt sich um eine Gruppe von Substanzen, die die Effekte von Cannabinoiden nachahmen und wie Tetrahydrocannabinol (THC) an die Cannabinoid-Rezeptoren im Gehirn binden. Es lassen sich sieben Strukturgruppen unterscheiden:
- Naphthoylindole (z.B. JWH-018, JWH-073, JWH-398)
- Naphthylmethylindole
- Naphthoylpyrrole
- Naphthylmethylindene
- Phenylacetylindole (d.h. Benzoylindole, z.B. JWH-250)
- Cyclohexylphenole (z.B. CP 47,497 und Homologe von CP 47,497)
- klassische Cannabinoide (z.B. HU-210)

Seit dem Verbot von Spice 2009 findet ein »Katz-und-Maus«-Rennen in der Entwicklung dieser »Legal Highs« statt mit der ständigen Synthetisierung neuer Drogen, die sich chemisch nur gering unterscheiden und damit dann zunächst wieder »legal« sind. Sie bestehen aus synthetischen Cannabinoiden sowie verschiedenen getrockneten Pflanzenteilen und Aromastoffen. Vertrieben werden diese zu rauchenden Stoffe z.B. unter den Namen Spice, Earthquake, Pulse, Lava Red, Bonzai, Forest Green oder Arctic Synergy.

Der Nachweis synthetischer Cannabinoid-mimetischer Wirkstoffe (z.B. CP-47,497, JWH-18, HU-210) ist nur z.T. durch spezielle Tests möglich.

Wirkungen Von den klassischen Cannabinoiden unterscheiden sie sich durch hohe Wirksamkeit, besonders lange Halbwertszeiten und die verlängerte psychoaktive Wirkung. Dabei kann die Wirksamkeit bis zu viermal so stark sein wie der Wirkstoff THC.

Nebenwirkungen Nach Konsum dieser Räuchermischungen können Unruhe und akute Verwirrtheit auftreten, Gesicht und Augen sind gerötet. Als weitere Nebenwirkungen können Schlaflosigkeit, Einschränkung der Fahrtauglichkeit, Kreislaufbeschwerden, Mundtrockenheit, Herzrhythmusstörungen bis zur Bewusstlosigkeit auftreten. Kurzzeitige psychotische Zustände sind ebenso möglich wie auch die häufigere Manifestation von Psychosen aus dem schizophrenen Formenkreis bei entsprechender Disposition. Durch die beträchtlichen inter- und intraindividuellen Schwankungen der Wirkstoffe in den Rauchmischungen besteht eine größere Gefahr der Überdosis, die von den Konsumenten selbst beim Kauf einer angeblich gleichen Mischung nicht kalkulierbar ist.

Entzugssymptomatik Nach Langzeitkonsum von synthetischen Cannabinoiden wurden teils erhebliche somatische und psychische Entzugssymptome berichtet, wie z. B. vegetative Entzugszeichen mit Übelkeit, Schwitzen und kardiovaskulären Symptomen sowie Schlafstörungen, Angstzustände, Unruhe und starkes Craving. Häufig sind stationäre Entzugsbehandlungen erforderlich.

7.7.2 Synthetische Cathinone und andere Amphetamin-artige Substanzen (sog. Badesalze)

(→ EMCDDA, mindzone; Livak et al. 2013)

Zu dieser Gruppe zählen: Methcathinon (Ephedron), *N,N*-Dimethylcathinon (Metamfepramon), *N*-Ethylcathinon (EC), Buphedron, 4-Methyl-*N*-ethylcathinon, Mephedron (4-MMC, M-CAT), Amfepramon, Methylon (bk-MDMA), Ethylon (bk-MDEA), Butylon (bk-MBDB), Methedron (bk-PMMA), Flephedron (4-FMC), 3-Fluoromethcathinon (3-FMC), α-Pyrrolidinopropiophenon (S.), 4-Methyl-α-pyrrolidinopropiophenon (MS.), 4-Methoxy-α-pyrrolidinopropiophenon (MOS.), 4-Methyl-α-pyrrolidinohexanophenon (MPHP), Pyrovaleron, 4-Methyl-α-pyrrolidinobutyrophenon (MPBP), 4-Methyl-α-pyrrolidino-α-methylpropiophenon, 3,4-Methylendioxy-α-pyrrolidinopropiophenon (MDS.), 3,4-Methylendioxypyrovaleron (MDPV).

Diese Substanzen wurden in den USA zuerst als »bath salts« (Badesalze) legal verkauft, weil sie mit dem Hinweis »nicht zum Verzehr geeignet« versehen z. B. in Supermärkten und an Tankstellen verkauft wurden. Seit 2008 werden sie in Mitteleuropa über Internetseiten aus dem englischsprachigen Raum als »Pflanzendünger« oder »Badesalz« vertrieben. Die synthetischen Cathinone ähneln diesem in ihrer Form als weißes fein- bis grobkristallines Pulver und sind mit einem Wirkstoff von Khat, einer Droge, die aus dem Alkaloid des Kathstrauches *Catha edulis* oder *Maytenus krukovii* v. a. in Ostafrika gewonnen wird, verwandt. Konsumiert werden diese Substanzen über die Nase (Pulver) oder den Mund (in ein Zigarettenpapier eingewickelt, Tablette, Kapsel). Bei intravenösem Konsum treten oft ausgeprägte Abszesse auf, die häufig chirurgischer Intervention bedürfen. Als Szenenamen finden sich für Mephedron z. B. Meph und Mioaw.

Wirkungen Substanzen dieser Gruppe wirken stimulierend und stark entaktogen (»das Innere berührend«). Es treten Euphorie, gesteigerte Aufmerksamkeit, Wachheit, Appetithemmung, erhöhtes Redebedürfnis und Offenheit, Mobilisierung von Kraftreserven, Verringerung des Schlafbedürfnisses u.a. auf.

Nebenwirkungen Nach Konsum von Badesalzen lassen sich choreatiforme Bewegungsstörungen beobachten, die nach ein bis zwei Tagen wieder abklingen. Als weitere Nebenwirkungen werden beobachtet:
- Halsschmerzen, Reizungen und Verätzungen der Haut (bei Hautkontakt)
- Brennen in der Nase (bei nasalem Konsum)
- Verlangen, mehr einzunehmen (»Craving«)
- gestörtes Kurzzeitgedächtnis, Konzentrationsschwierigkeiten, Paranoia, erhöhte Herzfrequenz, Angst, depressive Symptome, starkes Schwitzen, erweiterte Pupillen, Müdigkeit, veränderte Wahrnehmung, Schlaflosigkeit bei Mischkonsum z.B. mit MDMA Serotonin-Syndrom möglich
- psychische Abhängigkeit

Entzugssymptome Angesichts dieser Symptome mit unbekannten Langzeitnebenwirkungen finden sich vergleichsweise geringe Entzugssymptome wie Antriebsschwäche und depressive Zustandsbilder.

Phenethylamine

Eine weitere Gruppe von Amphetamin-Derivaten stellen die Phenylethylamine dar.

p-Methoxyamphetamin und *p*-Methoxymethamphetamin

p-Methoxyamphetamin (PMA) und *p*-Methoxymethamphetamin (PMMA) werden als Tabletten oder in Pulverform verkauft. Die Wirkung wird als MDMA-ähnlich, jedoch toxischer beschrieben. Als Komplikationen können Tachykardie, Herzrhythmusstörungen und epileptische Anfälle, Übelkeit, Erbrechen, innere Blutungen und Hyperthermie über 40 °C bis zum Koma auftreten. Als Folge der Zellschädigung kann es innerhalb eines Tages zum Tod durch allgemeines Organversagen kommen. Das verzögerte Einsetzen der Wirkung von PMA/PMMA birgt das Risiko der Einnahme einer höheren Dosis bei den Konsumenten, die einen rascheren Rauschzustand von anderen Substanzen gewöhnt sind, wegen vermuteter Wirkungslosigkeit einer bestimmten Dosis mehr konsumieren und sich damit noch rascher überdosieren können. Beide Stoffe unterliegen dem Betäubungsmittelgesetz (BtMG).

4-Methylamphetamin

In diese Gruppe gehört auch das 4-Methylamphetamin, das ebenso eine Ausschüttung von Dopamin, Noradrenalin und Serotonin bewirkt. Eine Verwechslung mit Ecstasy ist möglich und es kann zu stark neurotoxischen Wirkungen mit u.U. tödlichem Ausgang kommen.

III KLINIK SPEZIELL

NBOMe-Derivate

NBOMe-Derivate (z. B. 25I-NBOMe, 25B-NBOMe, 25C-NBOMe) sind Abkömmlinge der Phenethylamine und werden ähnlich wie LSD auf Löschpapier in Mikrogrammdosen aufgebracht. Es handelt sich um hochpotente, halluzinogene Substanzen mit raschem Kontrollverlust und schwieriger Dosierbarkeit. Todesfälle durch Intoxikationen sind bereits aufgetreten. Nach Konsum dieser Substanzen kommt es zur Veränderung des Raum-Zeit-Empfindens, Intensivierung und Verfremdung der Sinneswahrnehmungen, Gefühl der Loslösung des Körpers, Ich-Auflösung. Auch können Verlust der Realität und Wahnvorstellungen auftreten. Bei Überdosierungen können epileptische Anfälle, massive Tachykardie, Hyperthermie und deutlicher Blutdruckanstieg gefährlich werden. 25I-NBOMe wurde bereits Ende 2014 verboten.

7.7.3 Piperazine

m-Chlorphenylpiperazin

(→ *mindzone, EMCDDA*)

m-Chlorphenylpiperazin (M-CPP) wird häufig als Ecstasy verkauft. Als Serotonin-Rezeptor-Agonist wirkt diese Substanz auf das serotonerge System und damit in die Regulation emotionaler, kognitiver und vegetativer Prozesse ein. Es kommt zu – allerdings nur leicht ausgeprägten – Glücksgefühlen und Veränderung der Wahrnehmung, bei Konsumenten mit Panikstörung kann sich diese verstärken. An Begleiterscheinungen sind häufig Übelkeit und Erbrechen, Nervosität, Kopfschmerzen, Schweratmigkeit und Nierenschmerzen zu beobachten. Starke Ab- und Niedergeschlagenheit können noch über Tage andauern, Depressionen oder auch Angstzustände nach Konsum wurden beobachtet. Der gleichzeitige Konsum von MDMA kann epileptische Anfälle auslösen. Der Urin zeigt für mehrere Tage eine rostbraune Farbe. M-CPP fällt unter das Betäubungsmittelgesetz.

Trifluormethylphenylpiperazin

(→ *mindzone*)

Trifluormethylphenylpiperazin (TFMPP) wird überwiegend in Pulverform angeboten. Es zeigt eine stark dosisabhängige und MDMA-ähnliche Wirkung: Niedrig dosiert wirkt es v. a. entaktogen; hochdosiert kommt es zu LSD-ähnlichen Halluzinationen, auch eine tödliche Atemdepression ist möglich. Häufig treten unangenehme Nebeneffekte wie Blutdruckerhöhung, Tachykardie, Hyperthermie und motorische Unruhe auf. Es besteht Intoxikationsgefahr, weil die Konsumenten diese Substanz wegen seines verzögerten Wirkungseintritts hochdosiert einnehmen. Durch Hemmung des Alkoholabbaus im Sinne einer Wechselwirkung können lebensbedrohliche Alkoholintoxikationen die Folge sein. TFMPP unterliegt seit 2012 dem Betäubungsmittelgesetz (BtMG).

Benzylpiperazin

(→ *mindzone*)

Benzylpiperazin (BZP) gehört auch zur Stoffgruppe der Piperazine. Es wird in Pulver- oder Tablettenform verkauft. So kann es geschnupft oder geschluckt werden. Die mit MDMA vergleichbare Substanz wird in ihrer Wirkung als schwächer beschrieben und bewirkt eine verstärkte Ausschüttung von Dopamin und Noradrenalin.

Nach Konsum kann es zu Ruhelosigkeit, Hypernervosität, vermindertem Schlafbedürfnis, Angst, Tachykardie, Kopfschmerzen, Erbrechen, Verwirrtheit und gesteigerter Aggression kommen. Mit nachlassender Wirkung treten häufig Nierenschmerzen auf. BZP fällt bereits seit 2008 unter das BtMG und ist bezüglich der Langzeitschäden noch nicht erforscht. Bei Überdosierungen drohen epileptische Anfälle und lebensbedrohlich Tachykardien und Blutdruckkrisen.

7.7.4 Tryptamine

(→ *mindzone*)

N,N-Dimethyltryptamin (DMT) und 5-Methoxy-*N,N*-Dimethyltryptamin (5-Meo-DMT) sind sog. Tryptamin-Alkaloide. Sie zeichnen sich durch eine stark halluzinogene Wirkung aus. Beide Substanzen kommen natürlich vor, sie können aber auch künstlich hergestellt werden.

DMT kann geraucht oder als weißgelbliche kristalline Substanz geschnupft werden. Der »schamanische Kräutertrank« aus dem Sud der Dimethyltryptamin-haltigen Pflanze *Psychotria viridis* und der Liane *Banisteriopsis caapi* erzielt nur in Kombination mit MAO-Hemmern eine längere Wirksamkeit.

5-MeO-DMT wirkt deutlich stärker als DMT. Da es wie dieses auch in kristalliner Form verkauft wird, besteht eine Verwechslungs- und damit auch Überdosierungsgefahr.

Nach DMT-Konsum treten u. a. häufig Erbrechen und Übelkeit, Tachypnoe, Tachykardie, arterielle Hypertonie und Mydriasis auf. Außerdem sind Bewegungsstörungen, Unruhe und Zittern deutlich zu beobachten. Gefährlich sind die starken Wahrnehmungsveränderungen, Panik und Ängste, die von den Konsumenten als sehr negativ eingeschätzt werden. Besonders bei häufigem Konsum können Gefühle der Auflösung der eigenen Identität und »Nahtoderfahrungen«, depressive Symptome, Derealisationserleben und Wahnvorstellungen auftreten.

Nach Konsum von 5-MeO-DMT können u. a. Blutdruckanstieg, Herzrhythmusstö-

rungen, Panik, Angst, Orientierungsstörungen, kurze Bewusstlosigkeit, Muskelzuckungen und Artikulationsstörungen auftreten.

Nach dem Konsum dieser Substanzen kommt es rasch zu starkem Kontrollverlust.
DMT und 5-MeO-DMT wurden bereits als nicht verkehrsfähige Betäubungsmittel eingestuft.

7.7.5 Synthetische Cocain-Derivate

(→EMCDDA)

Dimethocain und **3β-[p-Fluorbenzoyloxy]tropan** (**pFBT**) zählen zu den bislang legal er-
hältlichen *Research Chemicals* und kommen als weißes Puder vor. Sie wirken stimulierend und aufgrund ihrer chemischen Ähnlichkeit mit Lokalanästhetika (wie Procain)
schmerzbetäubend. Unter diesem Substanzeinfluss können kurzzeitige Psychosen,
arterielle Hypertonie, Tachykardie und Ängste auftreten. Konsumiert werden diese
synthetischen Drogen wie Cocain.

7.7.6 Synthetische Opioide

Desomorphin

(→Drugcom)

Desomorphin wird in der Drogenszene »Krokodil« oder »Krok« genannt, weil nach seiner Injektion grünlich schuppige Hautveränderungen entstehen. Dieses stark potente
Opioid lässt sich aus Codein, Iod und rotem Phosphor leicht illegal herstellen. Die
Mischung aus Benzin, Farbverdünner, rotem Phosphor, Salzsäure und Hustensaft dient
vorwiegend in Russland als »Droge der Armen« und Heroinersatz. Der Konsum dieser
in Deutschland nur sporadisch konsumierten Droge mit toxischen Nebenprodukten
führt durch die Injektion zu schwersten Gewebereaktionen wie Thrombophlebitiden,
Nekrosen, Gangrän und Organversagen. Wegen der Toxizität können bereits bei einmaliger Verwendung irreversible Schädigungen (neurologische Veränderungen, Nierenschäden, Gefäßschäden) entstehen. Die durchschnittliche Überlebensdauer von
Konsumenten nach Beginn des regelmäßigen intravenösen Konsums beträgt etwa ein
Jahr.

O-Desmethyltramadol

(→ *http://neuepsychoaktivesubstanzen.de/o-desmethyltramadol/*)

O-Desmethyltramadol (O-DT) wirkt sedierend und gehört als wichtigster Metabolit von Tramadol zu den Opioiden. Die pulverförmige Substanz kann in verschiedensten Formen konsumiert werden (geschluckt, geschnupft, i. v., i. m.). Unter der Bezeichnung »Krypton« wurde O-DT auf Kratomblättern aufgetragen und als Kräutermischung verkauft. Unter Konsum dieses Opioids kommt es zur Toleranzentwicklung, Unruhe, Zittern, Übelkeit, Erbrechen, Harnverhalt. Die schmerzstillende Substanz löst körperliche und geistige Aktivierung, Euphorie, jedoch auch Benommenheit und Sedierung, Schwächegefühl und Ängste aus.

Literatur

Al-Nawas B, Block M, Ertl G, Franzen D, Gohlke-Bärwolf C, Herrmann M, Horstkotte D, Kern WV, Kramer H-H, Moritz A, Naber CK, Peters G, Plicht B, Wahl G, Werdan K (2010). Kommentierte Zusammenfassung der Leitlinien der European Society of Cardiology zur Infektiösen Endokarditis. Kardiologe 4: 285–294.

Arbeitsgemeinschaft der Wissenschaftlichen Medizinischen Fachgesellschaften (AWMF) (2017). S3-Leitlinie »Prophylaxe, Diagnostik und Therapie der Hepatitis-C-Virus(HCV)-Infektion « (Stand: 31. 12. 2017). AWMF-Register-Nr.: 021-012. https://register.awmf.org/de/leitlinien/detail/021-012 (letzter Zugriff: 24. 05. 2023).

Arbeitsgemeinschaft der Wissenschaftlichen Medizinischen Fachgesellschaften (AWMF) (2018). S2k-Leitlinie »Sexuell übertragbare Infektionen (STI) – Beratung, Diagnostik, Therapie« (Stand: 03. 08. 2018). AWMF-Register-Nr.: 059-006. https://register.awmf.org/de/leitlinien/detail/059-006 (letzter Zugriff: 24. 05. 2023).

Bayerische Akademie für Suchtfragen in Forschung und Praxis e. V. (BAS) (1998). Empfehlungen zur Qualitätssicherung bei der Substitutionsbehandlung Opiatabhängiger. München: Eigenverlag.

Bayerische Akademie für Suchtfragen in Forschung und Praxis e. V. (BAS) (2010). Leitfaden für Ärzte zur substitutionsgestützten Behandlung Opiatabhängiger. 2. Aufl. München: Eigenverlag. www.bas-muenchen.de/fileadmin/documents/pdf/Publikationen/BAS_Substitutionsleitfaden_2011_final_110107.pdf (letzter Zugriff: 14. 07. 2016).

Bayerische Akademie für Sucht- und Gesundheitsfragen (BAS) (Hrsg) (2019). Leitfaden für Ärztinnen und Ärzte zur substitutionsgestützten Behandlung Opiatabhängiger. 5. überarb. Aufl. München: BAS.

Behrend K, Trüg E (1994). Niedrigschwellige Drogenentgiftungsstation. In: Tretter F, Bussello-Spieth S, Bender W (Hrsg). Therapie von Entzugssyndromen. Berlin, Heidelberg: Springer; 229–239.

Behrend K, Degkwitz P, Trüg E (Hrsg) (1995). Schnittstelle Drogenentzug – Strategien, Praxis und Perspektiven vor dem Hintergrund des Paradigmenwechsels in der Drogenhilfe. Freiburg: Lambertus.

Bell J, Harvey-Dodds L (2008). Pregnancy and injecting drug use. BMJ 336: 1303–1305.

Bonnet U, Gastpar M (1999). Opioide. In: Gastpar M, Mann K, Rommelspacher H (Hrsg). Lehrbuch der Suchterkrankungen. Stuttgart, New York: Thieme; 237–262.

Bonnet U, Harries-Heder K, Leweke FM, Schneider U, Tossmann P (2004). AWMF-Leitlinie: Cannabis-bezogene Störungen. Fortschr Neurol Psychiatr 72: 318–329. im Text so nicht mehr verwiesen; bitte nachholen oder hier streichen

Bullock ML, Culliton PD, Olander RT (1989). Controlled trial of acupuncture for severe recidivist alcoholism. Lancet 1: 1435–1439.

Bundesamt für Gesundheit (BAG) (2000). Handbuch Heroingestützte Behandlung. Bern: Bundesamt für Gesundheit.

CANDIS-Projekt (2004–2009). https://candis-projekt.de (letzter Zugriff: 14. 07. 2016).

Carter K, Olshan-Perlmutter M (2015). Impulsivity and Stillness: NADA, pharmaceuticals, and psychotherapy in substance use and other DSM 5 disorders. Behav Sci (Basel) 5: 537–546.

Diamant K, Fischer G, Schneider C, Lenzinger E, Pezawas L, Schindler S, Eder H (1998). Outpatient opiate detoxification treatment with buprenorphine. Preliminary investigation. Eur Addict Res 4: 198–202.

Dole VP (1988). Implications of methadone maintenance for theories of narcotic addiction. JAMA 260: 3025–3029.

European Association for the Study of the Liver (2015). EASL recommendations on treatment of hepatitis C 2015. J Hepatol 63: 199–236. https://easl.eu/wp-content/uploads/2018/05/EASL_AnnualReport_2015.pdf (letzter Zugriff: 17. 04. 2023).

European Monitoring Centre for Drugs and Addiction (EMCDDA). www.emcdda.europa.eu/publications/drug-profiles_de (letzter Zugriff: 14. 07. 2016).

Fergusson DM, Horwood LJ (1997). Early onset cannabis use and psychosocial adjustment in young adults. Addiction 92: 279–296.

Gölz J (Hrsg) (1998). Hepatiden. In: Moderne Suchtmedizin. Diagnostik und Therapie der somatischen, psychischen und sozialen Syndrome. Stuttgart, New York: Thieme; C4.2.1: 1–15.

Gölz J (Hrsg) (1999). Der drogenabhängige Patient. Handbuch der schadensmindernden Strategien. 2. Aufl. München: Urban & Fischer bei Elsevier.

Gossop M, Griffiths P, Bradley B, Strang J (1989). Opiate withdrawal symptoms in response to 10-day and 21-day methadone withdrawal programmes. Br J Psychiatry 154: 360–363.

Handelsman L, Cochrane KJ, Aronson MJ, Ness R, Rubinstein KJ, Kanof PD (1987). Two new ratings scales for opiate withdrawal. Am J Drug Alcohol Abuse 13: 293–308.

Heberlein A, Leggio L, Stichtenoth D, Hillemacher T (2012). The treatment of alcohol and opioid dependence in pregnant women. Curr Opin Psychiatry 25: 559–564.

Henquet C, Krabbendam L, Spauwen J, Kaplan C, Lieb R, Witchen HU, van Os J (2005). Prospective cohort study of cannabis use, predisposition for psychosis, and psychotic symptoms in young people. BMJ 330: 11.

Inserm (2001). Cannabis – quels effects sur le comportement et la santé? Paris: Les éditions Inserm.

Kandel DB, Davies M (1996). High school students who use crack and other drugs. Arch Gen Psychiatry 53: 71–80.

Keup W (1982). Durchführung der Entgiftungsbehandlung bei Opiatabhängigen. Drogen & Alkohol 2: 23–24.

Kleiber D, Soellner R (1998). Cannabiskonsum. Entwicklungstendenzen, Konsummuster und Risiken. Weinheim: Juventa.

Kolb L, Himmelsbach CK (1938). Clinical studies of drug addiction. III. Am J Psychiatry 94: 759.

Kreek MJ (1986). Drug interactions with methadone. NIDA Res Monogr 68: 193–225.

Küfner H, Kümmler P, Beloch E, Drobik U, Tretter F (2000). Ergebnisse zum Modellprojekt Antagonistengestützter Opioidentzug. Hohengehren: Schneider.

Livak V, Ehemann M, Pilz-Gerhardinger M, Werner P, Epoupa L, Tretter F (2013). »Badesalz«-Psychosen – Klinische Aspekte. Sucht 59: 55–60.

Lofwall MR, Nunes EV, Bailey GL, Sigmon SC, Kampman KM, Frost M, Tiberg F, Linden M, Behsbad S, Oosman S, Peterson S, Chen M, Kim S (2018). Weekly and Monthly Subcutaneous Buprenorphine Depot Formulations vs Daily Sublingual Buprenorphine With Naloxone for Treatment of Opioid Use Disorder: A randomized Clinical Trial. J Am Intern Med 178(6): 764–773. doi: 10.1001/jamainternmed.2018.1052.

Loimer N, Lenz K, Presslich O, Schmid R (1988). Rapid transition from methadone maintenance to naltrexone. Lancet 335: 111.

Lund IO, Fitzsimons H, Tuten M, Chisolm MS, O'Grady KE, Jones HE (2012). Comparing methadone and buprenorphine maintenance with methadone-assisted withdrawal for the treatment of opioid dependence during pregnancy: maternal and neonatal outcomes. Subst Abuse Rehabil 3(Suppl 1): 17–25.

Majewski F, Majewski B (1992). Über die Folgen süchtigen Verhaltens für die Nachkommen. In: Hackenberg K, Hackenberg B, Hinterhuber H (Hrsg). Sucht und Suchttherapie. Eine klinische Standortbestimmung. München-Deisenhofen: Dustri-Verlag Feistle; 154–176.

Mindzone – sauber drauf! Neue psychoaktive Substanzen. https://mindzone.info (letzter Zugriff: 14.07.2016).

National Acupuncture Detoxification Association (NADA). https://nada-akupunktur.de (Stand: 07/2015).

Passie T, Dierssen O (2011). Die Heroingestützte Behandlung Opiatabhängiger. Ein Praxishandbuch. Bonn: Psychiatrie Verlag.

Raschke P (1994). Substitutionstherapie. Ergebnisse langfristiger Behandlung von Opiatabhängigen. Freiburg: Lambertus.

Rote Liste® (2022). Rote Liste. Frankfurt a. M.: Rote Liste® Service GmbH.

Scherbaum N, Gastpar M, Kienbaum P, Peters J (1999). Opioidabhängigkeit: Der Ultra-Kurz-Entzug. Dtsch Ärztebl 96: A2021–25.

Schmied B (2007). Das A-B-C der postexpositionellen Prophylaxe. In: Beubler E, Haltmayer H, Springer A (Hrsg). Opiatabhängigkeit. Interdisziplinäre Aspekte für die Praxis. 2. Aufl. Wien: Springer; 117–138.

Seidenberg A, Honegger U (1998). Methadon, Heroin und andere Opioide. Medizinisches Manual für die ambulante opioidgestützte Behandlung. Bern: Huber.

Shwartz M, Saitz R, Mulvey K, Brannigan P (1999). The value of acupuncture detoxification programs in a substance abuse treatment system. J Subst Abuse Treat 17: 305–312.

Thomas H (1996). A community survey of adverse effects of cannabis use. Drug Alcohol Depend 42: 201–207.

Thomasius R, Jarchow C (1997). »Ecstasy«: Psychotrope Effekte, Komplikationen, Folgewirkungen. Dtsch Ärztebl 94: A372–6.

Tretter F (2000). Suchtmedizin. Der suchtkranke Patient in Klinik und Praxis. Stuttgart: Schattauer.

Tretter F, Albus M (2004). Einführung in die Psychopharmakotherapie. Grundlagen, Praxis, Anwendung. Stuttgart, New York: Thieme.

Tretter F, Bussello-Spieth S, Bender W (Hrsg) (1994). Therapie von Entzugssyndromen. Berlin, Heidelberg: Springer.

Tretter F, Burkhardt D, Bussello-Spieth S, Reiss J, Walcher S, Büchele W (1996). Anwendungserfahrungen mit dem forcierten Opiatentzug unter Narkose. Munch Med Wochenschr 138: 787–791.

Washburn AM, Fullilove RE, Fullilove MT, Keenan PA, McGee B, Morris KA, Sorensen JL, Clark WW (1993). Acupuncture heroin detoxification: a single blind clinical trial. J Subst Abuse Treat 10: 345–351.

Wen HL, Cheung SY (1973). Treatment of drug addiction by acupuncture and electrical stimulation. Asian J Med 9: 138–141.

III KLINIK SPEZIELL

Wolff TR, Weihrauch HP (2014). Internistische Therapie 2014/2015. 20. Aufl. München: Urban & Fischer bei Elsevier.

Zhang ZJ, Chen HY, Yip KC, Ng R, Taam Wong V (2010). The effectiveness and safety of acupuncture therapy in depressive disorders: systematic review and meta-analysis. J Affect Disord 124: 9–21.

Teil IV

Anhang

MAX BRAUN UND FELIX TRETTER[7]

8 Drogennotfall

Fast allen Konsumenten von legalen, aber insbesondere von illegalen Drogen unterläuft im Laufe ihrer Suchtkarriere ein oft lebensbedrohlicher »Unfall« im Umgang mit den Suchtstoffen, meist infolge einer *Überdosierung*. Diese Überdosierungen sind entweder *akzidentiell* oder in *selbstschädigender* Absicht verursacht. Zu den akzidentiellen Ursachen gehören:

- stark schwankender Substanzgehalt illegaler Drogen
- Eigentoxizität von Streckungsmitteln
- Verwendung unbekannter Substanzen
- gleichzeitige Verabreichung verschiedener Suchtstoffe
- Platzen von verschluckten Drogenpäckchen beim *body packing*
- Exzess-Trinken (*binge drinking*) bei Jugendlichen

Daneben führt die Abhängigkeit zu verzweifelten Situationen, denen der Süchtige durch bewusste Überdosierung zu entkommen sucht.

Die Beachtung der *suchtmittelspezifischen Zeichen der Intoxikation* hilft bei einer raschen Beurteilung der Situation und bei der Ergreifung suffizienter Hilfe- und Therapiemaßnahmen. Meist ist eine Klinikeinweisung unumgänglich.

8.1 Allgemeine Maßnahmen

Bei der **Sofortuntersuchung** des Patienten wird ein Befund zu folgenden körperlichen Erscheinungen erhoben:

- Bewusstseinslage (Reaktion auf Ansprache, Weite und Reaktion der Pupillen, Erweckbarkeit oder Reaktion auf Schmerzreize)
- Atmung
- Puls und Blutdruck
- Temperatur und Hautfeuchte
- Motorik, Tonus und Koordination

---

7 Teile dieses Kapitels wurden aus den vorherigen Auflagen übernommen. Wir bedanken uns bei dem damaligen Autor Arpad Grec.

Jeder Patient sollte auf frische Einstichstellen untersucht werden (beide Unterarme, Hände, Hals, Leisten, Füße). Weiterhin ist auf Druckstellen, Nekrosen, Hinweise für eine Aspiration, Spritzenabszesse, Thrombophlebitiden sowie Verletzungen durch Sturz oder Fremdbeibringung zu achten. Der Nasen-Rachen-Raum ist auf Giftreste zu inspizieren und ggf. zu spülen.

Befundgemäß werden die **Verdachtsdiagnose ge**stellt und die entsprechenden Maßnahmen eingeleitet. Dabei lautet die »Fünf-Finger-Regel« bei allen Vergiftungen:

- Elementarhilfe
- Antidot-Gabe
- Giftentfernung
- Transport
- Asservierung

Die gefährlichsten Komplikationen der Drogenintoxikation sind:

- Atemdepression durch Überdosierung mit sedierenden Substanzen
- Kreislaufversagen bei zentraler Übererregung
- anaphylaktischer Schock (selten) aufgrund von Substanzunverträglichkeiten
- psychotisches Erleben mit Selbst- oder Fremdgefährdung

Zusätzlich können bei Drogenpatienten Begleiterkrankungen wie z. B. Diabetes mellitus mit Hypo- oder Hyperglycämie oder Hirndruck auftreten.

Bei Vorliegen einer starken Sedierung ist die »Glasgow Coma Scale« (GCS) nach Teasdale und Jennett (1974) eine einfache Skala zur Abschätzung der Bewusstseinsstörung. Sie vergibt Punkte (mind. 3-mal einen – max. insgesamt 15) für die beste Reaktion in den drei Rubriken:

- Augenöffnen
  - keine Reaktion: 1 Punkt
  - auf Schmerzreiz: 2 Punkte
  - auf Aufforderung: 3 Punkte
  - spontan: 4 Punkte
- verbale Kommunikation
  - keine verbale Reaktion auf Ansprache: 1 Punkt
  - unverständliche Laute: 2 Punkte
  - einzelne Worte: 3 Punkte
  - desorientiert: 4 Punkte
  - voll orientiert: 5 Punkte
- motorische Reaktion
  - keine motorische Reaktion auf Schmerzreiz: 1 Punkt
  - Strecksynergismen: 2 Punkte
  - Beugesynergismen: 3 Punkte
  - ungezielte Abwehr: 4 Punkte
  - gezielte Abwehr: 5 Punkte
  - befolgt Aufforderungen: 6 Punkte

Bei vitaler Bedrohung wird nach dem *ABCD-Schema* vorgegangen:
A = Atemwege freimachen
B = Beatmung
C = »cardiale« Reanimation
D = Drogen-Gabe (= Medikamenten-Gabe)

Je nach individueller Übung in der Notfallmedizin gilt es unter Beachtung des Selbstschutzes zumindest die einfachsten Erstmaßnahmen zu treffen und parallel dazu den Notarzt zu verständigen.

> **CAVE**
> - Selbstschutz: generell Beachtung potenzieller Infektionsgefahren (Hepatitis C, HIV)
> - Beachtung der Suchterkrankung (Notfallkoffer/Medikamente verschließen)

Die Entwicklung der notfallmedizinischen Standards hat in den letzten Jahren eine große Dynamik erfahren, sodass es auch im Hinblick auf die Antidot-Gabe günstig ist, notärztliche Hilfe herbeizuholen.

Im Folgenden werden einige Hinweise gegeben, die sich an mehreren Darstellungen orientieren (Braun und Preuss 2013; Hiebler und Zilker 1994; Wolff und Weihrauch 2020).

8.1.1 Ateminsuffizienz

Bei Vorliegen einer Ateminsuffizienz mit oft zyanotischen oder auch nur blassen Patienten sind zunächst die Inspektion und die Räumung der Atemwege (Atemwege freimachen; Esmarch-Handgriff) sowie, falls erforderlich, die manuelle Atemspende (Beatmen mit Maske und Guedel-Tubus oder Intubation) angezeigt. Sinnvoll sind meist auch eine Oberkörperhochlage sowie eine Sauerstoff-Gabe mit Reservoir.

Bei Verdacht auf eine Benzodiazepin-Intoxikation kann Flumazenil und bei Verdacht auf eine Opiat-Intoxikation Naloxon als Antidot gegeben werden (**cave:** kurze Halbwertszeit!).

8.1.2 Kardiale Insuffizienz

Bei insuffizientem kardialem Output sind **medikamentöse Maßnahmen** unter Puls- und EKG-Kontrolle bis zur *kardiopulmonalen Reanimation* bzw. der *Defibrillation* erforderlich. Für die medikamentöse Behandlung ist ein stabiler venöser Zugang (NaCl 0,9 % oder Ringer-Lösung) hilfreich.

IV ANHANG

- *Tachykarde Störungen:* β_1-Rezeptoren-Blocker (z.B. Esmolol, 30–80 mg langsam i.v.) oder Amiodaron (50–300 mg langsam i.v.)
- *Kammerflimmern:* sofortige Defibrillation (150–300 Joule, ansteigend)
- *Bradykarde Störungen:* Atropin (1 mg sofort, dann langsam wiederholt i.v.)
- *Herzstillstand:* Herzdruckmassage (bei Beatmung mit Maske im Verhältnis 30 : 2 auf harter Unterlage); Adrenalin (1 mg, mit NaCl 0,9 % verdünnt und fraktioniert i.v. oder über Endotrachealtubus); eine Acidose-Behandlung erfolgt i.d.R. nur nach Blutgasanalyse (negative Basenabweichung × 0,3 × KG/2 = mmol $NaHCO_3$)
- *Volumenmangel oder mangelnder Gefäßtonus* (Beine hochlagern): Flüssigkeitszufuhr durch kristalline Lösungen indiziert
- *Anaphylaxie* (allergischer Schock): Applikation von Sauerstoff (4 Liter O_2/min) und Volumen (1–2 Liter), Adrenalin (0,3–0,5 mg repetitiv i.m., bei Larynxödem oder Bronchospasmus auch inhalativ über Vernebler), bei Bronchialobstruktion Gabe eines β_2-Rezeptor-Agonisten (Salbutamol-Spray), Gabe eines H_1-Rezeptoren-Blockers (Dimetinden, 0,1 mg/kg KG) und Prednisolon (250–1000 mg i.v.)

8.1.3 Detoxifikation (Magenspülung)

Liegt die orale Drogeneinnahme erst kurz zurück, kann eine Detoxifikation mittels Erbrechen versucht werden (Rachenwandreizung; Ipecacuanha-Sirup; **cave:** Salzwasser-Gabe ist obsolet!). Bei Misserfolg kann sich eine sofortige Magenspülung unter Sicherung der Atemwege anschließen (Risikoabwägung! Aufgrund der Aspirationsgefahr zunehmend seltener angewandt). Bei Alkohol ist die Magenspülung häufig bereits nach einer Stunde nicht mehr sonderlich effektiv, nur bei einigen Medikamenten (z.B. Carbamazepin) hat die Spülung auch nach Stunden möglicherweise noch Erfolg (Tab. 8-1).

Zur Giftbindung sollte im Regelfall Aktivkohle (1 g/kg KG) gegeben werden, am besten in Kombination mit einem Laxans zur rascheren Darmpassage.

8.2 Spezielle Intoxikationen

Obwohl ein genauer Giftnachweis für die Notfallbehandlung wünschenswert wäre, erfordert dies Zeit und es handelt sich oft um Mischintoxikationen. Die Hauptstrategien lassen sich syndromorientiert mit relativ geringfügigen Modifikationen für die einzelnen Substanzen darstellen. Wesentlich ist, ob der Patient noch *mobil* und *erregt* oder eher *immobil* und *sediert* oder ob er im Schwerpunkt der Störung nur *psychisch auffällig* ist (Drogenpsychose als Psychodysleptika-Effekt).

- Prämedikation mit Atropin (0,5 mg i. m.)
- Entscheidung über die Notwendigkeit einer endotrachealen Intubation; Indikationen zur Intubation:
  - abgeschwächte oder aufgehobene Schutzreflexe (Husten-, Würge-, Schluckreflex)
  - Bestehen einer Atemstörung oder Ateminsuffizienz
  - Magenspülung nach Ingestion von organischen Lösungsmitteln oder Mineralölprodukten
- Herstellen einer leichten Kopftieflagerung von 15–20° in Seit- oder Bauchlage
- Auswahl eines großlumigen Magenschlauches (Erwachsene: fingerdicker Schlauch, Kinder: Schlauchdurchmesser 7–11 mm)
- Gleitfähigmachen des Schlauches mit Wasser, Gel oder Spray und perorales Einführen des Schlauches
- Lagekontrolle des Magenschlauches durch Luftinsufflation (etwa 50 ml) und Auskultation im Epigastrium
- Magenentleerung durch Drainage und Aspiration, Asservieren von Mageninhalt für Drogenanalytik
- Magenspülung unter Kontrolle der instillierten und abgeleiteten Flüssigkeitsmenge, beim Erwachsenen Einzelportionen von 200–300 ml körperwarmen Wassers bis zu einer Gesamtmenge von mindestens 15–20 Litern, bei Kindern Einzelportionen von 4 ml/kg KG und entsprechender Reduktion der Gesamtmenge (bei Säuglingen und Kleinkindern muss die Spülung mit physiologischer Kochsalzlösung erfolgen)
- nach Beendigung der Spülung Abklemmen und Entfernen des Magenschlauches
- Einführen einer nasogastralen Verweilsonde und Instillation einer adäquaten Dosis von Aktivkohle zur Adsorption; beim Erwachsenen beträgt die Mindestdosis 30 g, bei Kindern 5–15 g
- Instillation von Sorbit als Abführmittel: provozierte Diarrhoe

Tab. 8-1: Magenspülung (nach Weilemann und Mutschler 2007)

8.2.1 Erregende Substanzen

Amphetaminartige

Zu der Substanzklasse Amphetaminartige gehören außer der Stammverbindung Amphetamin u. a. seine Derivate Methamphetamin, Ecstasy, Cathinone (»Badesalze«) und Methylphenidat, die bei Intoxikationen eine große Rolle spielen und deshalb in diesem Abschnitt besprochen werden.

Anwendungsformen und Pharmakokinetik

- *Amphetamin:* Pulver oder Tabletten; kann geschluckt, geschnupft, aber auch injiziert werden; gute Resorption aus dem Gastrointestinaltrakt; die Plasmaspitzenspiegel werden nach ein bis zwei Stunden erreicht und die Resorption ist meist nach vier bis sechs Stunden abgeschlossen; Metabolisierung in der Leber; Ausscheidung über die Nieren; bei intravenöser oder nasaler Applikation ist rasches Handeln wegen kardialer und hypertensiver Komplikationen nötig

- *Methamphetamin:* kristallines Pulver; meist nasaler oder intravenöser Konsum; lange, mehrstündige Halbwertszeit; Resorption ist abhängig von Applikationsform (i. v. und nasal »explosionsartig« innerhalb von Minuten, oral meist vier bis sechs Stunden); Metabolisierung erfolgt ähnlich wie bei allen Amphetaminartigen in der Leber über CYP 2D6, anschließend Ausscheidung über die Nieren
- *Ecstasy:* Tablette oder bitteres Pulver; kann geschluckt, geraucht, geschnupft oder auch injiziert werden; bei oraler Aufnahme Wirkbeginn nach etwa 15 Minuten, Plateauphase nach etwa 45 Minuten, Wirkdauer entsprechend der Halbwertszeit etwa vier bis sechs Stunden; Verstoffwechslung in der Leber, Ausscheidung über die Niere
- *Cathinone (»Badesalze«):* Gruppe verschiedenster synthetisch hergestellter Pulver, meist oraler oder nasaler Konsum; Resorption unterschiedlich; Metabolisierung in der Leber; Ausscheidung über die Niere
- *Methylphenidat:* → Amphetamin

Vergiftungssymptomatik Durch den Konsum der *Amphetaminartigen* entsteht eine breite Palette von Störungen, die am besten symptomatisch behandelt werden. Die allgemeine Vergiftungssymptomatik dieser Stimulanzien ist gekennzeichnet durch eine ansteigende Erregung, die schließlich in einem allgemeinen Zusammenbruch des Herz-Kreislauf- und des Respirationssystems sowie der ZNS-Funktion enden kann. Gefürchtete Komplikationen von Überdosierungen sind Hirnblutungen und Herzinfarkte, die meist im Gefolge von hypertonen Krisen auftreten, sowie schwere Psychosen, die besonders durch »neue« Mischungen ausgelöst werden und gelegentlich schizophreniform persistieren.

Therapie Da sich die Amphetaminartigen in der Drogenwirkung, aber weniger in der Notfallbehandlung unterscheiden, sind in Tabelle 8-2 exemplarisch die Maßnahmen beim Ecstasy-Notfall aufgeführt.

- Unruhe → verbale Beruhigung, Diazepam, Flüssigkeitszufuhr
- Ateminsuffizienz → Sauerstoff-Gabe, Beatmung
- Hyperthermie → Wadenwickel, Eiswasser, Flüssigkeitszufuhr
- zerebraler Krampfanfall → Diazepam
- Psychose → Olanzapin (Haloperidol), Diazepam, Einweisung in Akutpsychiatrie
- Hypertonie → β-Rezeptoren-Blocker, Urapidil, Clonidin
- Hypotonie → Flüssigkeitszufuhr, Sympathomimetika wie Dopamin oder Noradrenalin

Tab. 8-2: Ecstasy-Notfall: Symptome und Therapie (nach Freye 2014)

Cocain

Anwendungsformen und Pharmakokinetik Farbloses lokalanästhesierendes Pulver; Auftreten der Effekte (v. a. ZNS-Stimulation) nach intravenöser oder nasaler Anwendung bereits nach wenigen Minuten, entfalten ihr Maximum bereits nach etwa 30 Minuten; Aufspaltung in der Leber und Ausscheidung über die Nieren

Vergiftungssymptomatik Bei sehr schweren *Cocain-Überdosierungen* kann die Stimulationsphase sehr kurz sein und der Tod tritt bereits innerhalb von 30 Minuten ein, begleitet von Krämpfen, ventrikulären Rhythmusstörungen und Atemstillstand. Gefürchtete Komplikation von Überdosierungen sind Hirnblutungen und Herzinfarkte, die häufig zu bleibenden Schäden führen. Sie treten meist im Gefolge von hypertonen Krisen auf. Im psychiatrischen Bereich stehen ausgeprägte Erregungszustände mit psychotischem Beeinträchtigungserleben oder autoaggressive Handlungen im Vordergrund, seltener sind Cocain-induzierte Panikattacken.

Die wichtigsten somatischen Komplikationen in der Akutbehandlung sind folgende:
- pektanginöse Herzbeschwerden und Rhythmusstörungen
- Herzinfarkt
- Schlaganfall und neurologische Fokaldefizite
- zerebraler Krampfanfall
- migräneartige Kopfschmerzen
- Hypertonie
- Hyperthermie und Exsikkose
- respiratorische Insuffizienz

Therapie Die Therapie des leichten Exzitationsstadiums kann sich auf eine abwartende Behandlung sowie ein offenes *talk down* beschränken, zumal besonders bei der Cocain-Intoxikation die Symptome bald wieder abklingen. Beim starken Exzitationsstadium kann die Gabe von Lorazepam (2 mg) oder Diazepam (1–2 × 5–10 mg i. v.), Olanzapin (5–15 mg Schmelztabl.) oder Haloperidol (5 mg i. m.) notwendig sein. **Cave:** Verschleierung der weiteren Symptomentwicklung.

Bei vitaler Bedrohung zielt die **Notfalltherapie** auf die Normalisierung der kardiovaskulären und zerebralen Hyperaktivität ab.
- *Ventrikuläre bzw. supraventrikuläre Arrhythmie:* Benzodiazepine (Lorazepam 2 mg), Calciumkanalblocker (Verapamil 5 mg/3 min i. v.), β-Rezeptoren-Blocker (Esmolol, 30–80 mg, langsam i. v., **cave:** α-adrenerge Überstimulation!).
- *Ventrikuläre Tachykardie* (QRS breiter 1,4 s): Amiodaron als Kurzinfusion.
- *Hypertonie:* Clonidin (0,15 mg i. v.), Urapidil (10–50 mg, langsam i. v.), Glyceroltrinitrat (0,8–1,2 mg, Kapsel, oral). Eine Cocain-induzierte Hypertonie ist meist passager und bessert sich oft durch Dämpfung der zentralen Erregung (Diazepam).
- *Krampfanfälle:* Sie sprechen meist auf eine Benzodiazepin-Gabe an; bleiben sie therapieresistent, ist eine Intensivbehandlung indiziert (Propofol).
- *Hyperthermie* (> 38,5 °C): Kühlung mit physikalischen Maßnahmen (Ventilator, feuchte Tücher, evtl. sogar mittels eines Eiswasserbades). Auf ausreichende Flüssigkeitszufuhr ist zu achten. Eine maligne Hyperthermie kann die Gabe von Dantrolen (2,5 mg/kg KG i. v. initial) erfordern.
- *Hypotonie:* Flüssigkeitszufuhr, Akrinor® i. m. oder i. v., Dopamin oder Noradrenalin.
- *Dyspnoe:* Dyspnoische oder zyanotische Patienten bedürfen der Sauerstoffzufuhr, notfalls Intubation und Beatmung.

- *Pektangina:* Bei drohendem Koronarspasmus kann Sauerstoff, Acetylsalicylsäure, Glyceroltrinitrat oder ein Benzodiazepin gegeben werden. **Cave:** Propanolol kann unter Cocain-Überdosierung die α-adrenerge Stimulation verschlimmern (McCord et al. 2008)!

Im Prinzip sind bei oraler Aufnahme Magenspülungen denkbar, werden jedoch aus Zeitgründen und aufgrund der Aspirationsgefahr selten angewandt. Im Übrigen ist zur Überwachung der Vitalfunktionen meist eine stationäre Aufnahme notwendig.

8.2.2 Sedierende Substanzen

Alkohol

Da Alkohol nach 15–30 Minuten bereits zu etwa 50 % aus dem Gastrointestinaltrakt absorbiert sein kann, ist in der Praxis die Magenspülung nicht praktikabel. Die Messung der Atemalkohol-Konzentration (AAK; in mg/l) oder der Blutalkohol-Konzentration (BAK; in mg/g) ist erforderlich, im Zweifel sollte diese wiederholt werden, um ein weiteres Ansteigen zu erkennen. Nach Versorgung des Patienten mit einem stabilen venö-

---

- Magenspülung: aus zeitlichen Gründen i. d. R. nicht indiziert
- sorgfältige körperliche und neurologische Untersuchung
- Blutabnahme und Bestimmung zumindest der Transaminasen-Aktivität, der Blutalkohol-Konzentration (BAK), der Bilirubin-Konzentration, der Nieren- und Pankreaswerte, der Protein-Konzentration, der Blutzucker-Konzentration und der Blutfettwerte, der Gerinnung, der Elektrolyt-Konzentrationen, des Blutbildes, ggf. Konzentrationsbestimmung von Ammoniak und Thyreoidea-stimulierendem Hormon (TSH) sowie Bestimmung von Medikamentenspiegeln
- sicherer intravenöser Zugang, Flüssigkeitssubstitution
- Überwachung der Herzfrequenz, des Blutdrucks und der Sauerstoffsättigung
- Blasenkatheter zur Bilanzierung
- regelmäßige Kontrollen des Alkoholspiegels zur Beurteilung der Abbaugeschwindigkeit
- ggf. Notwendigkeit der mechanischen Beschränkung, Klärung der Rechtsgrundlage
- Gabe von Thiamin (100 mg i. v., i. m.) und Magnesium oral
- Gabe von Clomethiazol (max. 24 Kps. à 192 mg) oder Benzodiazepinen (möglichst kurz wirksame, z. B. 4 × 2 mg Lorazepam); je nach Klinik bei Entzugssymptomen und erst ab einer Atemalkohol-Konzentration (AAK) von < 2 ‰
- bei Krampfanfallrisiko: Carbamazepin (3 × 200 mg), Valproinsäure oder Levetiracetam
- bei psychotischem Erleben oder Delir: Haloperidol (5 – 10 mg i. m.)
- bei Hypertonie: Clonidin (3 × 150 µg)
- ggf. Magenschutz, Antiemetika

Cave: Atemdepression, Erbrechen bei Ausfall der Schutzreflexe bei Gabe von Benzodiazepinen bzw. Clomethiazol über 1,5 ‰ AAK (sedierender Synergie-Effekt)

Tab. 8-3: Therapie der akuten Alkoholvergiftung

sen Zugang müssen die Bewusstseinslage, die kardiovaskuläre Situation und der Atemantrieb überwacht werden und notfalls eine Peritoneal- bzw. Hämodialyse durchgeführt werden. Hauptgefahren sind Atemantriebsstörung, Aspiration von Erbrochenem, Elektrolyt- und Blutzuckerentgleisung, Lungenödem und Unterkühlungen. Die Therapie der akuten Alkoholvergiftung richtet sich analog zu Schlafmittelvergiftungen nach dem Allgemeinzustand des Patienten (Tab. 8-3).

Benzodiazepine und Barbiturate

Komplikationen Die *schwerwiegendste* Komplikation bei Intoxikation mit Benzodiazepinen und Barbituraten ist die Atemdepression (Atemantriebsstörung). Sie kommt bei Drogenabhängigen meist erst bei extrem hohen Dosen oder im Rahmen einer Mischintoxikation vor. Während Barbiturate relativ schnell zu Reflexverlust und zentraler Atemlähmung führen, erreichen Benzodiazepin-Intoxikationen nur selten tiefere Komastadien. *Häufige* Komplikationen sind bei Benzodiazepinen Aspiration, bei Barbituraten metabolische Acidose und Gewebsnekrosen.

Therapie Werden die Noxen oral aufgenommen, ist nach Stabilisierung der Vitalparameter eine Magenspülung zu erwägen und die Gabe von Aktivkohle indiziert. Eine sorgfältige Überwachung ist sicherzustellen (**cave:** Verschlechterung!). Bei Abschwächung der Schutzreflexe sind eine Schutzintubation und zusätzlich eine maschinelle Beatmung zu erwägen. Hypotone Patienten benötigen zusätzlich adrenerge Substanzen.

Bei Benzodiazepin-Intoxikationen kann Flumazenil (mehrmals 0,1 mg; **cave:** kurze Halbwertszeit!) als Antidot angewendet werden.

Bei Barbiturat-Intoxikationen kann durch eine Alkalisierung des Harns eine Beschleunigung der Elimination erreicht werden. Es sollte an die Möglichkeit einer Hämoperfusion gedacht werden (pH-Wert).

Opiate

Komplikationen Die akute intravenöse Opiat-Überdosierung sowie die nasale Applikation von Heroin oder das Platzen von verschluckten Drogenpäckchen beim *body packing* führen innerhalb weniger Minuten, bei peroraler Aufnahme innerhalb einer halben bis einer Stunde, zum Auftreten lebensbedrohlicher Symptome.

Klinik *Leitsymptome* sind stecknadelkopfgroße Pupillen, Atemdepression und Koma. Die durch die Atemdepression verursachte Hypoxie erzeugt zunächst Hypotonie und Bradykardie und verstärkt die opiateigene ZNS-Depression mit der Folge von Koma und Krämpfen. Wenn die Opiat-Wirkung nicht abklingt und/oder keine therapeutischen Maßnahmen ergriffen werden, folgen Asystolie bzw. Kammerflimmern sowie irreparable zerebrale Schäden, die auch die Miosis in eine Mydriasis verwandeln. Die respiratorische Insuffizienz kann noch durch Aspirationen, Atelektasen und das hero-

IV ANHANG

intypische Lungenödem verstärkt werden. Eine Hypothermie oder Krampfanfälle sind nicht selten. Fieber weist auf vorhandene Infektionen wie Pneumonien, Spritzenabszesse oder die pyrogene Wirkung von Streckungsmitteln, bakterielle Verunreinigungen bzw. die gleichzeitige Applikation von Cocain oder Amphetaminen hin.

Therapie Sie richtet sich nach dem klinischen Bild. Im Vordergrund steht die Beseitigung der respiratorischen Insuffizienz. Intubation und Beatmung sind die Therapiemaßnahmen der ersten Wahl, bei Vorliegen eines Lungenödems ist die eine PEEP-Beatmung (PEEP = positiver endexspiratorischer Druck) nötig.

Mit dem Opiat-Antagonisten Naloxon steht ein schnell wirksames Antidot zur Verfügung. Es vermag alle Opiat-Wirkungen aufzuheben und hat, sieht man von der Gefahr plötzlich auftretender massiver Entzugssymptome ab, keine wesentlichen Nebenwirkungen. Dosiert wird langsam nach Wirkung, es können bis zu fünf Ampullen (à 0,4 mg) notwendig werden, bis die gewünschte Wirkung eintritt. Zu beachten ist die kurze Wirkdauer des Antidots, die repetitive Gaben oder die kontinuierliche intravenöse Infusion – im Allgemeinen sind 0,4–0,8 mg/h ausreichend – erforderlich machen kann. Die Verabreichung muss bis zum Sistieren bedrohlicher Opiat-Symptome durchgeführt werden. Ist auch durch hochdosierte Naloxon-Gabe keine klinische Besserung zu erreichen, so liegen entweder bereits schwere hypoxische Schäden oder zusätzliche Wirkstoffe vor oder die Diagnose muss neu überdacht werden. Bei Patienten, die aufgrund pulmonaler Komplikationen wie Lungenödem, Aspirationspneumonie, Atelektasen oder akutem Lungenversagen (ARDS) der mechanischen Beatmung bedürfen, sollte auf die Antidot-Gabe außer zu diagnostischen Zwecken verzichtet werden, da die Beseitigung der ZNS-Depression eine erneute Sedierung des Patienten erforderlich macht. Bei Vorliegen einer ausgeprägten Hypotonie ist die Gabe von adrenergen Substanzen erforderlich, bei Atem- und Kreislaufstillstand sind die üblichen kardiopulmonalen Reanimationsmaßnahmen einzuleiten. Auch in diesen Extremsituationen kann die Gabe von Naloxon die Erfolgsaussichten verbessern. Seit 2017 ist mit Nyxoid® ein Nasenspray verfügbar, das nach Schulungsmaßnahmen im Notfall auch von Laien eingesetzt werden kann. Verschiedene Naloxon-Take-Home-Programme wurden entwickelt und es konnte gezeigt werden, dass hierdurch, in Kombination mit Erste-Hilfe-Maßnahmen, zur Reduktion von potenziell tödlich verlaufenden Opioid-Überdosierungen beigetragen werden kann (Wodarz et al. 2019, 2021).

Pregabalin

Pregabalin ist ein Medikament mit antikonvulsiver, schmerzmodulierender und angstlindernder Wirkung auf GABA-analoger Basis.

Komplikationen Schwindel, Gangunsicherheit, Schwäche bis Kreislaufversagen bei Überdosierung; schwerste Entzugserscheinungen, Krampfanfälle und Albträume bei raschem Absetzen

Therapie Ausschleichen über Wochen oder Umsetzen auf anderes Medikament (z. B. Gabapentin bei Schmerzen, Valproinsäure bei Epilepsie)

8.2.3 Psychoaktive Substanzen

Cannabis

Komplikationen Bei ingestiver Einnahme wurden Zustände mit Halluzinationen, gelegentlich auch Herz-Kreislauf-Krisen beschrieben. Aufgrund des erheblich gesteigerten Wirkstoffgehalts in den gezüchteten Pflanzen sind auch schwerste Psychosen mit anschließendem fremd- oder selbstschädigendem Verhalten aufgetreten.

Therapie Sie erfolgt symptomatisch. Bei paranoid-halluzinatorischem Erleben werden Benzodiazepine (z. B. Lorazepam 2 mg oder Diazepam 5–10 mg) und ggf. Olanzapin 5–10 mg p. o. verabreicht.

GHB/GBL (»Liquid Ecstasy«)

Im Gegensatz zu Ecstasy wirkt Liquid Ecstasy (γ-Hydroxybuttersäure [GHB]) in niedriger Dosis aktivierend, dann enthemmend, in hoher Dosis schließlich narkotisch (bis zur u. U. tödlichen Atemdepression). Es wird oral konsumiert.

Komplikationen Bewusstlosigkeit bis zum Atemstillstand sowie eine retrograde Amnesie (Vergewaltigungsdroge)

Therapie Partielles Antidot Physostigmin (1–4 mg, langsam i. v.) (Bastigkeit 2003), ggf. Beatmung unter Intensivbedingungen

Hyoscyamin

Hyoscyamin ist ein Belladonna-Alkaloid. Es ist u. a. im Stechapfel und in der Engelstrompete enthalten.

Komplikationen Anticholinerges Syndrom (Mundtrockenheit, Mydriasis, Harnverhalt, Tachykardie, Krampfanfälle, Halluzinationen)

Therapie Antidot Physostigmin (1–4 mg, langsam i. v.) (Siebein 2010)

Lysergsäurediethylamid (LSD)

Komplikationen Die gravierendste Komplikation bei der LSD-Intoxikation ist eine paranoid-halluzinatorische Psychose, ggf. mit psychotischer Suizidalität.

Therapie Die Anxiolyse ist v. a. dringlich, womöglich durch ein vertrauensbildendes Gespräch (*talk down*). 5–10 mg Diazepam i. v. müssen ggf. (manchmal mehrmals) verabreicht werden. Bei ausgeprägter psychotischer Symptomatik sind Olanzapin 5–15 mg p. o. oder 1–2 × 5 mg Haloperidol i. m. (auch zusätzlich) indiziert.

8.2.4 Weitere psychotrope Substanzen

Carbamazepin

Carbamazepin wird zum Schutz gegen zerebrale Krampfanfälle verabreicht. Diese Substanz kann auch missbräuchlich konsumiert werden.

Komplikationen Intoxikationssymptome sind v. a. Bewusstseinsstörungen, Bewegungsstörungen (Augen), Verwirrtheit, Hyper- und Hyporeflexie, zerebrale Krampfanfälle und Herzrhythmusstörungen.

Therapie Eine Magenspülung unter Aspirationsschutz kann versucht werden. Aufgrund des enterohepatischen Kreislaufs der Substanz erscheint die repetitive Aktivkohle-Gabe über mehrere Stunden sinnvoll, eine Hämoperfusion ist zu überlegen. Darüber hinaus kann nur symptomatisch therapiert werden.

Nicotin

Komplikationen An Intoxikationssymptomen kommen Übelkeit, Schwindel, Kopfschmerzen, Speichelfluss, Tremor, Muskelzuckungen, Durchfälle, Rhythmusstörungen, Krampfanfälle und Atemlähmung vor. Die Dosis letalis wurde früher mit etwa 40 mg angegeben (= 4 Zigaretten oral), liegt aber vermutlich deutlich höher.

Therapie Magenspülung ist zu erwägen; Aktivkohle ist angezeigt. Darüber hinaus kann nur symptomatisch (Diazepam) therapiert werden.

Trizyklische Antidepressiva

Oft wird Doxepin missbraucht.

Komplikationen Es treten bei Intoxikationen zunächst Erregungszustände auf, die dann in Somnolenz übergehen.

Therapie Es ist insbesondere auf die kardiovaskuläre Situation zu achten. Eine Magenspülung unter sicherem Aspirationsschutz ist zu erwägen; die Gabe von Aktivkohle ist bis zu zwölf Stunden nach Ingestion noch zu empfehlen. Häufig treten Rhythmusstörungen und Krampfanfälle auf. Psychiatrisch imponieren delirante Syndrome, die auf den anticholinergen Effekten (Mundtrockenheit, Mydriasis, Harnverhalt, Tachykardie) beruhen. Intensivüberwachung ist nötig, als Antidote fungieren Natriumhydrogencarbonat und Physostigmin.

8.3 Spezielle Schwierigkeiten und Komplikationen

Viele Drogenabhängige sind polytoxikoman. So sind auch bei akuten Überdosierungen meist mehrere Sucht- oder Suchtersatzstoffe beteiligt. Dies führt dazu, dass sich auch das klinische Bild verwischen kann. Heroin z. B. wird nicht selten mit Cocain vermischt (»Speedball«). Viele Abhängige nehmen regelmäßig Benzodiazepine und zusätzlich, sobald verfügbar, Heroin. Patienten, die Methadon subsitutieren, aber auch Methamphetamin-Abhängige konsumieren zusätzlich Heroin, Cannabis und Alkohol.

So kann eine Opiat-induzierte Atemdepression wegen der gleichzeitig vorhandenen ZNS-Stimulanzien mit mittelweiten oder gar mydriatischen Pupillen einhergehen.

Bewusstlose Patienten sind besonders durch pulmonale Komplikationen gefährdet, wie dem akuten Lungenversagen (ARDS), ausgelöst durch Kreislaufschock, Hypoxie und/oder Aspiration. Dies kann möglicherweise durch eine frühzeitige PEEP-Beatmung verhindert werden, weshalb die Indikation zur Intubation und Beatmung großzügig gestellt werden sollte.

Ein **akutes Nierenversagen** droht dem Patienten einerseits durch Hypovolämie und Kreislaufschock, anderseits durch Verstopfung der Nierentubuli durch Myoglobin. Eine frühzeitige Harnalkalisierung sowie eine gute Diurese (> 200 ml/h) können dies verhindern. Ein durch Rhabdomyolyse entstehendes Kompartmentsyndrom bedarf frühzeitig der chirurgischen Intervention.

Zu den notwendigen **Laboruntersuchungen** gehören die Bestimmung der Elektrolyte, der Leber- und Nierenparameter, der Kreatinkinase, der Blutgase und ein Blutbild.

CAVE
Zum Schutz des medizinischen Personals ist an die hohe Infektionsrate von Drogenabhängigen mit Hepatitis C und HIV zu denken und auch dementsprechend zu handeln.

Umgang bei Nadelstichverletzung:
- Ausbluten lassen
- Reinigen mit Seife oder Alkohol, Wundversorgung
- Asservation der Nadel
- Dokumentation des Nadel-Vorbesitzers (Viruslast?)
- Durchgangs-Arzt aufsuchen
- HIV-, Hepatitis-B- und Hepatitis-C-Testung an den Tagen 0, 45, 90, 180
- Prophylaxe erwägen

Die **toxikologische Analytik** kann für die Diagnose des Drogennotfalles, insbesondere des unklaren Komas, hilfreich sein. Serum- und Urinkonzentration der relevanten Substanz korrelieren in Abhängigkeit von der individuellen Gewöhnung mit dem Ausmaß der Intoxikation.

Ein unklarer akuter Erregungszustand mit massiven kognitiven Beeinträchtigungen und psychotischen Denkstörungen ist oft ein Hinweis auf eine Intoxikation mit neuen psychoaktiven Substanzen (NPS; → Kap. 7.7). Schnelltests liefern aber aufgrund der Heterogenität der Substanzen oft falsch negative Ergebnisse, die gaschromatografische Testung von Speichel- oder Urinproben ist nicht immer möglich, sodass oft nur die symptomatische Behandlung – wie unter den Amphetaminartigen beschrieben – infrage kommt.

Das Ausmaß der **therapeutischen Maßnahmen** ist immer vom klinischen Bild bestimmt.

Literatur

Bastigkeit M (2003). Rauschdrogen – Drogenrausch: Eigenschaften, Wirkung und Notfallbehandlung. Wien: Stumpf & Kossendey.

Braun J, Preuss R (Hrsg) (2013). Klinikleitfaden Intensivmedizin. 8. Aufl. München: Urban & Fischer.

Freye E (2014). Kokain, Ecstasy, Amphetamine & verwandte Designerdrogen. Pharmakologie, Wirkmechanismus und Vorgehen bei Intoxikationen. Lengerich: Pabst Science.

Hiebler A, Zilker T (1994). Der Drogennotfall. In: Tretter F, Bussello-Spieth S, Bender W (Hrsg). Therapie von Entzugssyndromen. Berlin, Heidelberg: Springer; 257–265.

McCord J, Jneid H, Hollander JE, de Lemos JA, Cercek B, Hsue P, Gibler WB, Ohman EM, Drew B, Philippides G, Newby LK; American Heart Association Acute Cardiac Care Committee of the Council on Clinical Cardiology (2008). Management of cocaine-associated chest pain and myocardial infarction: a scientific statement from the American Heart Association Acute Cardiac Care Committee of the Council on Clinical Cardiology. Circulation 117: 1897–1907.

Siebein R (Hrsg) (2010). Vergiftung! Was tun? Laichingen: ALIUD® PHARMA.

Teasdale G, Jennett B (1974). Assessment of coma and impaired consciousness. A practical scale. Lancet 2(7872): 81–84.

Weilemann LS, Mutschler E (2007). Vergiftungen. In: Gerok W, Huber C, Meinertz T, Zeidler H (Hrsg). Innere Medizin. Referenzwerk für den Facharzt. 11. Aufl. Stuttgart: Schattauer.

Wodarz N, Wolstein J, Wodarz von Essen H, Pogarell O (2019). Naloxon – medizinische Grundlagen und internationale Erfahrungen. Sucht 65: 335–342.

Wodarz von Essen H, Wolstein J, Pogarell O, Wodarz N (2021). Take-Home-Naloxon für Opioidabhängige – ein Modellprojekt in Bayern. Neuro aktuell 4: 41–44.

Wolff HP, Weihrauch TR (2020). Internistische Therapie 2020/2021. 23. Aufl. München: Urban & Fischer.

MICHAEL RATH

9 Medikamentenliste

Acamprosat
Präparat Campral®

Chemie Acamprosat ist ein acetyliertes Homotaurin-Derivat.

Verabreichungsform Tabletten mit jeweils 333 mg

Indikation Es ist zur Unterstützung der Abstinenz bei alkoholabhängigen Patienten zugelassen. Acamprosat war lange die wichtigste zugelassene Substanz in Deutschland für diese Indikation. Die Behandlung mit Acamprosat sollte unmittelbar nach der Entgiftung beginnen und darf auch im Falle eines Rezidivs nicht abgebrochen werden. Eine Acamprosat-Behandlung ist nur im Rahmen eines therapeutischen Gesamtkonzepts, das auch begleitende psycho- und soziotherapeutische Maßnahmen einschließt, angezeigt, kann dann aber gute Wirksamkeit zeigen (Plosker 2015).

Dosierung Bei Patienten bis zu 60 kg KG: 2 × 2 Tabletten zu 333 mg/d. Bei Körpergewicht über 60 kg: 3 × 2 Tabletten zu 333 mg/d. Empfohlen wird die Aufteilung auf drei Tagesdosen.

Anwendungsdauer Die empfohlene Behandlungsdauer beträgt ein Jahr.

Wirkungen Acamprosat hat eine rückfallprophylaktische Wirkung bei Alkoholkranken. Die Abstinenzrate ist nach Ergebnissen der PRAMA-Studie (Sass et al. 1996) nach einem Jahr etwa doppelt so hoch wie bei placebobehandelten Probanden. Eine Cochrane-Untersuchung von Rösner et al. (2010) lieferte ebenfalls positive Ergebnisse. Subgruppen-Unterschiede im Glutamat-Stoffwechsel könnten für die Wirksamkeit von Bedeutung sein (Nam et al. 2015).

Nebenwirkungen Gastrointestinale Nebenwirkungen sind Diarrhoe sowie seltener Übelkeit, Erbrechen und Bauchschmerzen. Als dermatologische Nebenwirkungen treten am häufigsten Juckreiz, in Einzelfällen makulopapulöse Erytheme, selten Erythema multiforme auf. Auch Schwindel, Benommenheit und Schlafstörungen wurden beobachtet. Gelegentlich kam es zu Störungen der sexuellen Erregbarkeit, wobei es sich hier prinzipiell um ein häufiges Phänomen der Postentzugsphase handelt.

Wechselwirkungen Bisher nicht bekannt

Kontraindikationen Hyperkalzämie, Niereninsuffizienz (Kreatinin-Konzentration im Serum > 120 µmol/l), schwere Leberinsuffizienz (Child C), Schwangerschaft und Stillzeit. Bei Patienten mit Nephrolithiasis in der Vorgeschichte sollte eine sorgfältige Überwachung erfolgen.

Wirkmechanismus Die pharmakologische Wirkung wird v. a. durch eine NMDA-Rezeptormodulation erklärt (Tomek et al. 2013). Es ist chemisch mit dem im ZNS vorkommenden Neuromodulator Homotaurin verwandt und hat vorwiegend erregungshemmende Wirkungen im ZNS. Acamprosat hemmt die exzitatorische Wirkung von Glutamat und verstärkt die hemmende Wirkung von GABA und Taurin. Auch die Expression früher Gene sowie die Expression von Genen, die für Untereinheiten von Rezeptoren für exzitatorische Aminosäuren wie L-Glutamat codieren, werden durch Acamprosat beeinflusst.

Pharmakokinetik Acamprosat wird im Gastrointestinaltrakt langsam und in mäßigem Umfang resorbiert. Die Resorption unterliegt erheblichen interindividuellen Schwankungen. Die Bioverfügbarkeit ist mit ca. 11 % niedrig. *Steady-State*-Plasmaspiegel werden erst am siebten Einnahmetag erreicht. Die Halbwertszeit beträgt im *steady state* 21 Stunden. Metaboliten werden nicht gebildet. Die Elimination erfolgt nur renal.

Klinische Betrachtungen Zahlreiche europaweit durchgeführte klinische Studien bestätigen die rückfallprophylaktische Wirkung und gute Verträglichkeit. So wurde in einer 2015 publizierten Übersichtsarbeit mehrerer RCT-Studien (Plosker 2015) Acamprosat als signifikant überlegen gegenüber Placebo (jeweils in Verbindung mit psychosozialen Interventionen) eingestuft und bestätigte damit die bereits zitierte Cochrane-Untersuchung aus dem Jahr 2010 (Rösner et al. 2010).

Im klinischen Alltag sind Compliance-Probleme zu erwähnen. Als Grund für die unregelmäßige Einnahme geben Patienten häufig an, keine Wirkung zu verspüren, und äußern nicht selten Unmut über die Häufigkeit der Einnahme (3 × tgl.). Ausführliche Aufklärung über die Wirkungsweise ist hier erforderlich.

Benzodiazepine

Indikationen Panikattacken, Generalisierte Angststörung, Angst- und Unruhezustände im Rahmen von schizophrenen, affektiven Erkrankungen und Persönlichkeitsstörungen, Epilepsien, Schlafstörungen, Spasmen der Skelettmuskulatur, Initialbehandlung psychosomatischer Krankheiten, Narkoseeinleitung, Kurzzeitanästhesie.

In der angelsächsischen Literatur wurde und wird überwiegend das Benzodiazepin Diazepam zur Behandlung des schweren Alkohol-Entzugssyndroms empfohlen (z. B. Naranjo und Sellers 1986; Perry 2014; Sellers et al. 1983). In Deutschland ist Diazepam nicht offiziell zur Behandlung des Alkoholentzugs zugelassen (*off-label use*).

Wirkungen Sedativ bzw. hypnotisch, muskelrelaxierend, antikonvulsiv, antiaggressiv

Nebenwirkungen Sedierung, Atemdepression, Abhängigkeitssyndrom, muskuläre Schwäche, Doppelbilder, Dysarthrie und Ataxie, Schwindelzustände, Übelkeit, Kopfschmerzen, Libidominderung, Zyklusstörungen, Appetitsteigerung mit Gewichtszunahme. Nach schneller *intravenöser Verabreichung* wurden Blutdruckabfall, Atemdepression und selten Herzstillstand beobachtet. Bei *chronischer Einnahme* kann es zu Verstimmungen, affektiver Verflachung, Beeinträchtigung der Initiative, Appetitlosigkeit, kognitiven Leistungseinbußen und extremer muskulärer Schwäche mit Reflexverlust kommen. Besonders bei älteren Patienten und bei Gabe *höherer Dosen* sind paradoxe Phänomene wie Agitiertheit, Erregung, Euphorie, Schlaflosigkeit und Reizbarkeit möglich.

Wechselwirkungen Bei gleichzeitiger Einnahme von zentralwirksamen Pharmaka und Alkohol kommt es zur gegenseitigen Wirkungsverstärkung. Benzodiazepine verstärken die Wirkung von Muskelrelaxanzien, Analgetika und Lachgas. Bestimmte Benzodiazepine werden durch Cimetidin verzögert abgebaut. Wechselwirkungen mit zentral wirkenden Antihypertonika, β-Rezeptoren-Blockern und Antikoagulanzien sind möglich sowie in Art und Umfang nicht vorhersehbar.

Kontraindikationen Als *absolute* Kontraindikation gilt die Myasthenia gravis. Außerdem ist die Gabe von Benzodiazepinen kontraindiziert bei Intoxikationen mit sedierenden Substanzen, Analgetika oder Psychopharmaka, bei Vorliegen eines akuten Engwinkelglaukoms, einer Benzodiazepin-Überempfindlichkeit oder eines Schlafapnoe-Syndroms. *Relative* Kontraindikation ist das Vorliegen einer Mehrfachabhängigkeit.

Wirkmechanismus Benzodiazepine reagieren mit einer spezifischen Bindungsstelle am $GABA_A$-Rezeptor. Die Bindung an diesen Rezeptor löst eine allosterische Veränderung desselben aus, mit dem Ergebnis einer effektiveren Stimulierbarkeit durch GABA. Die Folge ist eine Zunahme der Offenwahrscheinlichkeit der Chlorid-Kanäle und damit eine verstärkte Hemmung der Zelle. Benzodiazepin-Bindungsstellen sind in besonders hoher Anzahl an den $GABA_A$-Rezeptoren des limbischen Systems vorhanden, dort befindet sich der Hauptwirkort der Benzodiazepine (Tab. 9-1).

Klinische Betrachtungen Benzodiazepine sind wirksame Medikamente zur Behandlung des Alkohol-Entzugssyndroms. In Vergleichsuntersuchungen mit Clomethiazol haben sie sich z. T. als ebenbürtig, teilweise als unterlegen erwiesen (Soyka 1995). Eine Kombination mit anderen sedierenden Substanzen sollte nicht erfolgen, da sich die Wirkungen der einzelnen Substanzen potenzieren. Mit der Behandlung sollte erst begonnen werden, wenn der Blutalkoholspiegel unter 1 ‰ abgefallen ist. Bei schweren Leberfunktionsstörungen werden v. a. Benzodiazepin-Derivate wie Diazepam und Chlordiazepoxid, die durch das hepatische mikrosomale System oxidiert werden, lang-

Wirkstoff	Rezeptoraffinität (K$_i$)*
Lorazepam	1,5
Lormetazepam	2,5
Flunitrazepam	3
Alprazolam, Diazepam	10
Flurazepam	16
Bromazepam, Temazepam, Oxazepam, Dikaliumclorazepat	30–50
Clobazam	170
Prazepam	300

* Je niedriger der K$_i$-Wert ist, desto höher ist die Rezeptoraffinität.

Tab. 9-1: Rezeptoraffinität einiger Benzodiazepine

samer verstoffwechselt. Andererseits kann Alkohol über eine Enzyminduktion den Abbau von Benzodiazepinen beschleunigen.

Vorteile von Benzodiazepinen in der Entzugsbehandlung sind:
- stark sedierende Wirkung
- ausgeprägte antikonvulsive Wirkung
- antidelirante Wirkung
- große therapeutische Breite und geringe Toxizität
- in allen Applikationsformen verfügbar
- rascher Wirkungseintritt

Nachteile von Benzodiazepinen in der Entzugsbehandlung sind:
- kein ausreichend antihalluzinatorischer Effekt
- Abhängigkeitspotenzial
- Potenzierung der Wirkung anderer sedierender und atemdepressiver Substanzen
- hohe interindividuelle Unterschiede in der Wirksamkeit
- schlechte Steuerbarkeit

Diazepam

Präparate (Beispiele) Valium®, Diazepam-ratiopharm®, Diazepam Desitin®

Chemie Diazepam gehört zu den 1,4-Benzodiazepinen.

Verabreichungsformen (Beispiele)
- Diazepam-ratiopharm®: Tabletten mit 2, 5 und 10 mg; Tropfen, 1 ml (20 Tr.) enthält 10 mg Diazepam; Injektionslösung, eine Ampulle (2 ml) enthält 10 mg Diazepam; Suppositorien mit 5 und 10 mg
- Diazepam Desitin®: Rektaltube mit 5 und 10 mg

Eine intramuskuläre Gabe ist wegen der schlechten Absorption nicht sinnvoll.

Dosierung Als Entzugsmedikation werden initial maximal 10 mg Diazepam zwei-stündlich, als Erhaltungsdosis dann 30–80 mg/d, verteilt auf drei bis vier Einzeldosen, gegeben.

Anwendungsdauer Die Anwendungsdauer richtet sich nach der Klinik der Alkoholent-zugssymptome. Sie sollte so kurz wie möglich gehalten werden, i.d.R. nicht länger als zehn bis maximal 20 Tage. Die Beendigung erfolgt ausschleichend.

Pharmakokinetik Diazepam wird nach peroraler Gabe rasch und vollständig resorbiert (orale Bioverfügbarkeit 95 %), maximale Plasmaspiegel werden nach 30–120 Minuten erreicht. Bei rektaler Applikation erfolgt die Resorption ähnlich schnell, jedoch etwas weniger zuverlässig, maximale Serumspiegel werden bei dieser Applikationsform innerhalb weniger Minuten erreicht. Die Halbwertszeit beträgt 20–40 Stunden. Die Eli-mination erfolgt fast ausschließlich hepatisch. Als pharmakologisch aktive Metaboli-ten entstehen Nordazepam (HWZ 50–100 h) und Oxazepam (HWZ 4–15 h).

Aufgrund der langen HWZ besteht ausgeprägte Kumulationsneigung. Im Alter kann die HWZ deutlich verlängert sein, bei Vorliegen einer Leberzirrhose kann sie das Zwei- bis Dreifache betragen.

Dikaliumclorazepat
Präparat Tranxilium®

Chemie Dikaliumclorazepat gehört ebenfalls zu den 1,4-Benzodiazepinen.

Verabreichungsformen Tabletten mit 20 und 50 mg; Kapseln mit 5, 10 und 20 mg; Injektionslösung, Ampullen mit 50 und 100 mg

Dosierung Initial können 20 mg/h gegeben werden. Die Erhaltungsdosis beträgt ca. 60–160 mg/d und sollte auf zwei bis drei Einzelgaben verteilt werden.

Anwendungsdauer Die Anwendungsdauer richtet sich nach der Klinik der Alkoholent-zugssymptome. Sie sollte so kurz wie möglich gehalten werden, i.d.R. nicht länger als zehn bis maximal 20 Tage. Die Beendigung erfolgt ausschleichend.

Pharmakokinetik Es handelt sich um ein Prodrug, das im Magen pH-abhängig zu Nord-azepam hydrolysiert wird. Diese Substanz wird nach oraler Gabe rasch und vollständig resorbiert. Maximale Plasmaspiegel werden nach weniger als 60 Minuten erreicht. Die Eliminationshalbwertszeit beträgt 50–100 Stunden.

Lorazepam
Präparat (Beispiel) Tavor®

Chemie 7-Chlor-5-(2-chlorphenyl-)2,3-dihydro-3-hydroxy-1H-1,4-benzodiazepin-2-on

Verabreichungsformen Tabletten mit 0,5, 1 und 2,5 mg; Tabs mit 2 mg; Expidet-Plättchen mit 1 und 2,5 mg; Injektionslösung, eine Ampulle (1 ml) enthält 2 mg Lorazepam

Dosierung Initial können 1–2 mg gegeben werden; 0,5–2,5 mg in zwei bis drei Tagesdosen, ein bis zwei Ampullen i. m. oder i. v. (Verdünnung 1 : 1).

Anwendungsdauer Die Anwendungsdauer richtet sich nach der Klinik der Alkoholentzugssymptome. Sie sollte so kurz wie möglich gehalten werden, i. d. R. nicht länger als zehn bis maximal 20 Tage. Die Beendigung erfolgt ausschleichend.

Pharmakokinetik Lorazepam wird vom Körper schnell und fast vollständig nach oraler, sublingualer, intravenöser und intramuskulärer Applikation aufgenommen. Der Wirkungseintritt liegt bei wenigen Minuten nach intravenöser Injektion, 30–45 Minuten nach oraler/sublingualer Applikation sowie bei bis zu einer Stunde nach intramuskulärer Injektion. Für Patienten, die unzureichend schlucken können bzw. nicht schlucken wollen (Notfallmedizin), stehen mit Tavor® Expidet® (Deutschland) bzw. Temesta® Expidet® (Schweiz, Österreich) sublinguale Verabreichungsformen zur Verfügung. Die sublinguale Form wird gleich schnell wie die Tabletten aufgenommen. Die Wirkungsdauer beträgt ca. sechs bis zwölf Stunden. Die Halbwertszeit liegt zwischen elf und 18 Stunden. Es gibt keine aktiven Metaboliten. Für die Entzugsbehandlung ist dieses Benzodiazepin besonders gut geeignet.

Buprenorphin

Präparate (Beispiele) Subutex®, Suboxone®, als Depot: Buvidal®

Chemie Subutex® enthält als Wirkstoff nur Buprenorphin, bei Suboxone® ist zum besseren Schutz gegen missbräuchliche Verwendung noch der Opiatantagonist Naloxon hinzugefügt.

Verabreichungsformen Subutex®-Sublingualtabletten mit 0,4, 2 bzw. 8 mg Buprenorphin; Suboxone®-Sublingualtabletten mit 2 bzw. 8 mg Buprenorphin und 0,5 mg bzw. 2 mg Naloxon; Buvidal® Depot-Injektionslösung als Fertigspritze für die wöchentliche (8, 16, 24, 32 mg) oder monatliche (64, 96, 128, 160 mg) Anwendung

Indikation Substitutionstherapie bei Opioid-Abhängigkeit im Rahmen medizinischer, sozialer und psychotherapeutischer Maßnahmen, insbesondere für die Substitutionstherapie von Opioid-Abhängigen mit kürzerer Dauer der Suchterkrankung und weniger verfestigten Suchterkrankten

Dosierung Initialdosis: ein bis zwei Sublingualtabletten zu 2 mg Buprenorphin; Erhaltungsdosis: max. 24 mg Buprenorphin

Wirkungen Buprenorphin bindet mit hoher Affinität an µ-Opioidrezeptoren und wirkt dort als Partialagonist. Am κ-Opioidrezeptor wirkt Buprenorphin als partieller Agonist und sehr wirksamer Antagonist. Buprenorphin weist einen sog. Ceiling-Effekt (Sättigungseffekt) für die Atemdepression auf, d.h., dass eine Dosissteigerung kaum eine Erhöhung des Risikos einer Atemdepression bewirkt. Buprenorphin gilt bei Überdosierung als sicherer im Vergleich zu anderen Opioiden, v.a. nach abgeschlossenem Opioid-Entzug.

Nebenwirkungen → Kap. 7.1 »Opiate und Opioide«

Kontraindikationen Es gelten die üblichen Kontraindikationen für zentral wirksame Analgetika.

Pharmakokinetik Buprenorphin wird wegen seiner hohen Lipophilie im Körper gespeichert und nur langsam aufgrund seiner trägen Rezeptorkinetik sowie seines enterohepatischen Kreislaufs ausgeschieden. Es hat nach oraler Gabe eine schlechte Bioverfügbarkeit, bedingt durch einen ausgeprägten First-Pass-Effekt. Buprenorphin-Wechselwirkungen sind wegen der Interaktion mit dem CYP-System mit zahlreichen Medikamenten möglich. Die Ausscheidung erfolgt zum überwiegenden Teil über die Gallenblase und damit über die Fäzes und nur zu etwa 10–30 % über die Nieren und damit über den Urin. Die Plasmahalbwertszeit für Buprenorphin liegt zwischen drei und 44 Stunden. Wegen der lang anhaltenden Rezeptorbindung korreliert die Wirkdauer nicht unmittelbar mit den Blutkonzentrationen oder der Plasmahalbwertszeit von Buprenorphin. Die Wirkdauer ist mit 24–69 Stunden mindestens ebenso lang wie die von Methadon.

Bupropion

Präparate (Beispiele) Zyban®, Elontril®

Chemie Bupropion gehört zu den Phenethylaminen und ist nahe verwandt mit dem Amphetamin.

Verabreichungsform Retardtabletten 150 mg

Indikationen Es zählt zu den atypischen Antidepressiva und ist zur Behandlung von Episoden einer Major-Depression zugelassen. Darüber hinaus wird es zur Raucherentwöhnung eingesetzt.

IV ANHANG

Dosierung Eine Retardtablette Zyban® enthält 150 mg Bupropion. In Absprache mit dem Arzt beginnt der Patient die Einnahme von Bupropion sieben bis 14 Tage vor dem Rauchstoppdatum. Diese Zeit braucht die Substanz, um ihre Wirkung zu entfalten. In den ersten sechs Tagen wird eine Retardtablette eingenommen, ab dem siebten Tag steigert man auf zwei Tabletten täglich.

Anwendungsdauer Die Anwendungsdauer beträgt im Allgemeinen sieben bis zwölf Wochen.

Wirkungen Zwei placebokontrollierte Studien konnten signifikante Effekte von Bupropion nachweisen. Hurt et al. (1997) beobachteten einen dosisabhängigen Effekt: Nach einer sechsmonatigen täglichen Einnahme von mindestens 300 mg Bupropion waren 19 % der Alkoholabhängigen abstinent, in der Placebo-Gruppe 11 %. Jorenby et al. (1999) verglichen die Abstinenzraten nach sechs Monaten auch mit der von Nicotinpflastern und fanden Abstinenzraten von 34,8 % bei Behandlung mit Bupropion, 38,8 % bei der Kombinationsbehandlung mit Bupropion und Nicotinpflaster, 21,3 % bei Behandlung mit Nicotinpflaster und 18,8 % bei Behandlung mit Placebo. Kritisch gesehen wurde das häufige Auftreten unerwünschter Ereignisse. Wu et al. (2015) beurteilten in einer vergleichenden Studie die Wirksamkeit von Bupropion deutlich zurückhaltender.

Nebenwirkungen Bupropion unterscheidet sich in seinem Nebenwirkungsprofil sehr von den meisten anderen Antidepressiva, weil v. a. typische Nebenwirkungen von Psychostimulanzien vorkommen. Am häufigsten werden Mundtrockenheit und Schlaflosigkeit genannt. Weitere Nebenwirkungen können u. a. sein: Kopfschmerzen, Benommenheit, Appetitlosigkeit, Gelenk- und Muskelschmerzen, Zittern, Angst, Konzentrationsstörungen, Verwirrtheit. Außerdem kann Bupropion Priapismus auslösen sowie Hypertonien und Tachykardien bewirken. Besonders zu beachten ist eine evtl. sich entwickelnde Suizidalität unter der Gabe von Bupropion. Bei längerer oder häufiger Anwendung kann ein Suchtverhalten nicht gänzlich ausgeschlossen werden. In einer Studie der Innsbrucker Universitätsklinik (Zernig et al. 2004) wurde herausgefunden, dass etwa 6 % aller Probanden ein »High«-Gefühl durch Bupropion bekamen.

Wechselwirkungen Unter der Einnahme von Bupropion können epileptische Anfälle auftreten. Daher sollten Medikamente, die ebenfalls diese Nebenwirkung besitzen, möglichst gemieden werden. Dazu zählen Corticoide, Antimalariamittel, Chinolon-Antibiotika, Antihistaminika, Tramadol und Theophyllin. Bupropion führt zu einer Wirkungsverstärkung von β-Rezeptoren-Blockern und Antiarrhythmika sowie trizyklischen Antidepressiva und Neuroleptika.

Kontraindikationen Da Bupropion in geringem Maße Epilepsien hervorrufen kann, darf es bei diesen Anfallsleiden und Zuständen, die das Risiko dafür erhöhen, nicht eingesetzt werden. Dazu zählen u. a. die Einnahme bestimmter Arzneimittel, exzessiver Alkoholkonsum, Drogensucht und Gehirntumoren. Auch eine manische Depression, Bulimie oder Magersucht sind Gründe, die gegen eine Behandlung sprechen. Bei Allergien auf Bupropion muss das Präparat abgesetzt werden. Außerdem gelten folgende weitere Kontraindikationen: gleichzeitige Einnahme von MAO-Hemmern, Leberzirrhose, Schwangerschaft und Stillzeit.

Wirkmechanismus Bei Bupropion wird die Reuptake-Hemmung der Transmitter Noradrenalin, Serotonin und Dopamin als Wirkmechanismus bei der Raucherentwöhnung postuliert.

Pharmakokinetik Bupropion wird v. a. durch CYP 2B6 in der Leber abgebaut. Da dieses Enzym beim Metabolismus der meisten anderen Antidepressiva keine Rolle spielt, kann es mit fast allen Antidepressiva problemlos kombiniert werden, um etwa zu starke Sedation oder sexuelle Funktionsstörungen auszugleichen. Andererseits hemmt Bupropion das Enzym CYP 2D6, welches am Abbau sehr vieler Antidepressiva beteiligt ist (insbesondere Venlafaxin), weswegen es die Plasmakonzentration anderer Antidepressiva erhöhen kann.

Klinische Betrachtungen Etwa ein Drittel (30–39 %) der Nicotinsüchtigen, die dieses Medikament unter ärztlicher Anweisung einnehmen, sind nach einem Jahr noch immer abstinent. Eine ganze Reihe von Untersuchungen zur Wirksamkeit mit ähnlichen Ergebnissen liegt inzwischen vor. Aufgrund der Nebenwirkungen, v. a. der Krampfanfälle und der als paradoxe Wirkung einzustufenden, in Einzelfällen auftretenden erhöhten Suizidalität (mit auch eingetretenen Todesfällen), gilt es aber nicht mehr als Therapie der Wahl zur Raucherentwöhnung. Vielmehr muss der jeweilige Einzelfall auch im Hinblick auf therapeutische Alternativen genau geprüft werden und der Patient während der Behandlung fachpsychiatrisch gut begleitet sein.

Buspiron

Präparat (Beispiel) Anxut®

Chemie Buspiron ist ein Pyrimidinylpiperazin-Derivat aus der Gruppe der Azapirone.

Verabreichungsformen Tabletten mit 5 und 10 mg Buspiron

Indikationen Angst- und Spannungszustände, innere Unruhe. Aufgrund der langen Wirklatenz kann die Substanz bei akuten Angstzuständen nicht eingesetzt werden. Da eine Abhängigkeitsentwicklung bisher nicht beobachtet wurde, ist Buspiron v. a. bei Patienten mit einer Angststörung und gleichzeitig vorliegendem erhöhtem Abhängigkeitsrisiko indiziert.

Dosierung Initiale Gabe von 3×5 mg/d. Bei Bedarf kann die Tagesdosis auf 20–30 mg gesteigert werden. Mehr als 60 mg/d sollten nicht eingenommen werden. Die Einzeldosis von 30 mg sollte nicht überschritten werden.

Anwendungsdauer In Abhängigkeit von der klinischen Symptomatik. Buspiron weist kein Suchtpotenzial auf.

Wirkungen In pharmakologischen Tests zeigte sich ein gemischtes anxiolytisch-antidepressives Wirkprofil. Es bestehen weder sedierende noch muskelrelaxierende oder antikonvulsive Effekte.

Nebenwirkungen Schwindel, Kopfschmerzen, Nervosität, Schlaflosigkeit, Übelkeit, Diarrhoe, Magenbeschwerden. Beeinträchtigungen des Reaktionsvermögens können, auch wenn sich in experimentellen und klinischen Studien bisher kein Hinweis hierauf fand, letztlich nicht ausgeschlossen werden.

Wechselwirkungen Eine Kombination mit MAO-Hemmern ist wegen der Gefahr einer hypertensiven Krise nicht zu empfehlen. Über die gleichzeitige Einnahme mit anderen zentralwirksamen Medikamenten, Antihypertensiva, Antidiabetika, Antikoagulanzien, Kontrazeptiva und Herzglykosiden liegen bisher keine ausreichenden Erfahrungen vor.

Kontraindikationen Leber- und Niereninsuffizienz, akute Intoxikationen, Myasthenia gravis, Engwinkelglaukom.

Die Einnahme in der Stillzeit ist kontraindiziert. In der Schwangerschaft muss eine strenge Indikationsstellung erfolgen.

Wirkmechanismus Buspiron wirkt agonistisch an $5\text{-}HT_{1A}$-Rezeptoren. Dieser Subtyp von Serotonin-Rezeptoren wird v. a. in den Raphekernen, im Hippocampus und im frontalen Cortex gefunden. Bei Stimulation der Rezeptoren kommt es durch Öffnung von Kalium-Kanälen zu einer Hyperpolarisation des Neurons. Die Substanz wirkt an den somadendritischen $5\text{-}HT_{1A}$-Autorezeptoren im Raphebereich als voller Agonist, an den postsynaptischen Rezeptoren im Hippocampus als partieller Agonist. Durch die Stimulation der Autorezeptoren im Bereich der Raphekerne dämpft Buspiron die Aktivität serotonerger Neuronensysteme. Hierdurch wird offenbar der serotonerge Input vom Nucleus raphe dorsalis zum septohippocampalen System gehemmt und somit ein anxiolytischer Effekt bewirkt.

Buspiron hat außerdem eine mäßiggradige Affinität zu D_2-artigen Rezeptoren, die Aktivität noradrenerger und cholinerger Neuronengruppen wird gesteigert. Die Substanz hat keine Affinität zur Benzodiazepin-Bindungsstelle und bindet nicht an GABA-Rezeptoren.

Pharmakokinetik Buspiron wird nach oraler Gabe relativ schnell resorbiert. Die Substanz ist durch einen hohen First-Pass-Metabolismus gekennzeichnet. Sie wird in der Leber in einen ebenfalls anxiolytisch wirkenden Metaboliten (1-Pyrimidinylpiperazin) umgewandelt. Die Halbwertszeit beträgt zwei bis drei Stunden.

Klinische Betrachtungen Nach Ergebnissen von Tollefson et al. (1992) und Kranzler et al. (1994) scheint Buspiron bei Alkoholabhängigen v. a. auf Angstsymptome und Craving, in geringerem Ausmaß auch auf die Alkoholaufnahme zu wirken. In einer von Bruno (1989) durchgeführten achtwöchigen placebokontrollierten Doppelblindstudie, die 50 ambulant behandelte Patienten einschloss, waren Drop-out-Rate und Craving in der Buspiron-Gruppe im Vergleich zur Placebo-Gruppe geringer. Ipser et al. (2015) zitieren in ihrer Metastudie eine randomisierte placebokontrollierte Studie von Kranzler et al. (1994), die während der zwölfwöchigen Studiendauer eine Überlegenheit von Buspiron hinsichtlich einer größeren Zurückhaltung, geringeren Angst, langsameren Rückkehr zu massivem Alkoholkonsum sowie weniger Trinktagen in der Folgezeit aufwies.

Carbamazepin

Präparate (Beispiele) Tegretal®, Timonil®

Chemie Es handelt sich um ein Iminostilben-Derivat mit Strukturähnlichkeiten zum Imipramin.

Verabreichungsformen Tabletten und Suspension. Mit der Suspension ist eine raschere Aufsättigung erreichbar, dieser ist beim Einsatz von Carbamazepin in der Behandlung des Alkohol-Entzugssyndroms der Vorzug zu geben.

Indikationen Epilepsien, Trigeminus-Neuralgie, genuine Glossopharyngeusneuralgie, schmerzhafte diabetische Neuropathie, nichtepileptische Anfälle bei multipler Sklerose, Alkohol-Entzugssyndrom, Anfallsprophylaxe im Alkohol- und Benzodiazepin-Entzug, Phasenprophylaxe affektiver und schizoaffektiver Erkrankungen (hier nicht Mittel der ersten Wahl)

Dosierung Beim Alkohol-Entzugssyndrom initial 3×200 mg/d, bis die kritische Phase überwunden ist, dann tägliche Reduktion in 100-mg-Schritten. Bei antikonvulsiver, antimanischer und phasenprophylaktischer Verwendung sollten Serumspiegel zwischen 6 und 1 µg/l angestrebt werden; hierzu sind meist Dosen zwischen 400 und 1600 mg/d erforderlich.

Anwendungsdauer Generell sollte nicht zu früh mit der Reduzierung begonnen werden, um den Patienten keinem unnötigen Krampfrisiko auszusetzen.

IV ANHANG

Wirkungen Antikonvulsiv, leicht vegetativ stabilisierend, gering sedierend, ADH-ähnlich

Nebenwirkungen (Mattern 1994) Im Allgemeinen gilt Carbamazepin als gut verträglich, allerdings treten bei bis zu 30 % der Patienten in den ersten Tagen, v. a. bei rascher Aufdosierung (die allerdings wegen des Anfallsschutzes nötig ist), Nebenwirkungen auf, die die Patienten in einem Ausmaß beeinträchtigen können, dass sie das Präparat nicht mehr weiter einnehmen wollen oder aber es aus medizinischer Notwendigkeit abgesetzt werden muss. Krämer (1989) spricht von 5 % derartiger Fälle, im eigenen Patientengut sahen wir dies jedoch noch öfter. Nebenwirkungen sind gastrointestinal, hämatologisch, neurotoxisch, dermatologisch sowie endokrinologisch relevant.

- *Gastrointestinal:* In 40 % der Fälle kommt es zu einem Anstieg der γ-GT, in 7 % zu einem Anstieg der alkalischen Phosphatase (AP). Auch Hepatitiden mit und ohne Leberzellnekrosen sind beschrieben, mutmaßlich als dosisunabhängige idiosynkratische Reaktion, außerdem gelegentlich Übelkeit und Erbrechen.
- *Hämatologisch:* Bei 10 % der Patienten treten passagere reversible Leukopenien (meist Neutropenien) auf, in 2 % der Fälle sind diese persistierend; bei ebenfalls 2 % ist mit meist leicht ausgeprägten Thrombopenien zu rechnen. Das Risiko für eine aplastische Anämie wird mit 1 : 20 000 bis 1 : 50 000 angegeben, Agranulozytosen sollen noch seltener auftreten. Ebenfalls bekannt: Hb-Abfall, Verminderung der Erythrozytenzahl, Zunahme des mittleren Erythrozytenvolumens (MCV).
- *Neurotoxisch:* Am häufigsten wird von den Patienten über Schwindel (gelegentlich auch mit Nystagmus) geklagt, dies auch in einem Ausmaß, dass die medikamentöse Compliance reduziert ist. Ebenso sind hier Sehstörungen, Müdigkeit, Kopfschmerzen, Ataxie und extrapyramidale Bewegungsstörungen (v. a. bei Älteren) zu nennen. Zwar sind diese Nebenwirkungen voll reversibel, aber mit einer Inzidenz von 18–56 % (Krämer 1989) zum einen häufig, zum anderen sind sie für die Patienten subjektiv sehr belastend.
- *Dermatologisch:* Allergische Hautveränderungen (makulöse bzw. makulopapulöse Exantheme) treten bei 3–15 % der Patienten auf, meist in den ersten ein bis zwei Wochen. Seltene schwere Komplikationen (exfoliative Dermatitis, Stevens-Johnson-, Lyell-Syndrom) erfordern ein sofortiges Absetzen.
- *Endokrinologisch:* Immer wieder beobachtbar sind (meist milde) Hyponatriämien, T_3- und T_4-Spiegel-Absenkungen (ohne TSH-Veränderung).

Wechselwirkungen Carbamazepin wird durch das Cytochrom-P_{450}-System, hierbei v. a. CYP 3A4, metabolisiert, gleichzeitig induziert es in erheblichem Ausmaß diese hepatischen Enzyme. Dies erfordert bei längerer Gabe zum einen Spiegelkontrollen, zum anderen wird der Abbau verschiedener anderer Substanzen erheblich beschleunigt, u. a. Kontrazeptiva (!), Theophyllin, Digoxin und Doxycyclin. Suchtmedizinisch bedeutsam ist die raschere Metabolisierung von Methadon. Die Plasmaspiegel von Neuroleptika und trizyklischen Antidepressiva sinken unter Carbamazepin. Der Abbau von Carbamazepin wird aber auch durch eine Vielzahl anderer Substanzen (u. a. Fluoxetin,

Valproinsäure, Cimetidin und Verapamil) gehemmt. Unter gleichzeitiger Gabe von Carbamazepin und Fluoxetin wurden Parkinson-Syndrome beobachtet, in einem Einzelfall auch ein Serotonin-Syndrom. Die Kombination von Carbamazepin und Lithium führte vereinzelt zu neurotoxischen Symptomen.

Routineuntersuchungen Blutbild- und Elektrolytkontrollen sind wegen der oben beschriebenen Risiken regelmäßig erforderlich. Bei Leukopenien unter 2000 Leukozyten/mm³ bzw. Granulopenien unter 1000 Granulozyten/mm³ sollte das Präparat abgesetzt werden, ebenso bei einem Hämatokrit-Wert von weniger als 32 %, einem Hämoglobin-Wert von unter 11 g/dl, einer Thrombopenie unter 80 000 Thrombozyten/mm³ sowie beim Auftreten von Petechien oder Purpurablutungen.

Kontraindikationen Am wichtigsten sind hier schwere Leberfunktionsstörungen, Knochenmarkschädigungen, kardiale Überleitungsstörungen und die akute intermittierende Porphyrie. Wegen einer Strukturähnlichkeit v. a. zu Imipramin sollte Carbamazepin nicht bei Patienten mit einer Allergie auf Trizyklika eingesetzt werden. Ebenso ist die Kombination mit MAO-Hemmern kontraindiziert (daher 14 Tage vor der Verordnung von Carbamazepin absetzen).

Wirkmechanismus (Liu et al. 2015; Melton et al. 1993; Rezvanfard et al. 2009; Sarker et al. 2010) Carbamazepin wie auch sein Hauptmetabolit sollen im glutamatergen System die präsynaptische Glutamat-Freisetzung hemmen, dies wahrscheinlich über die Blockade von spannungsabhängigen Natrium-Kanälen. Die dadurch bewirkte Membranstabilisierung würde so zu einer Hemmung der Erregbarkeit von Neuronen und der Erregungsausbreitung führen. Außerdem werden Anti-Kindling-Effekte diskutiert. Die trizyklische Molekülstruktur könnte darüber hinaus die aus der Behandlung von bipolaren Störungen bekannten stimmungsstabilisierenden Wirkeffekte erklären. Des Weiteren werden Veränderungen im GABAergen, serotonergen und cholinergen System berichtet.

Pharmakokinetik (Mattern 1994) Carbamazepin wird nach oraler Applikation in Tablettenform langsam resorbiert (max. Plasmaspiegel nach etwa 8 Stunden); bei der Suspension erfolgt dies rascher (2–3 Stunden). Bei Retardpräparaten liegen die maximalen Plasmaspiegel erst nach 14 Stunden vor. Der proteingebundene Anteil ist mit 72–83 % weitgehend konstant; der freie und somit therapeutisch relevante Anteil entspricht dem Carbamazepin-Spiegel im Liquor. Die Halbwertszeit beträgt bei Einmalgabe 36 Stunden, sinkt bei mehrwöchiger Gabe auf 19 Stunden und liegt bei Dauertherapie bei etwa zwölf Stunden. Die Metabolisierung erfolgt hepatisch (Cytochrom P_{450}), als wirksamer Metabolit entsteht Carbamazepin-10,11-epoxid (Halbwertszeit: 5–8 Stunden). Nur 1–2 % werden unverändert renal ausgeschieden. Die postmetabolische Elimination erfolgt zu 72 % über den Urin, zu 28 % über die Fäzes.

IV ANHANG

Klinische Betrachtungen In der Suchtmedizin bestand die Hauptindikation von Carbamazepin bisher in der Prophylaxe von Krampfanfällen beim Alkohol- bzw. Benzodiazepin-Entzug, insbesondere bei einer positiven Anfallsanamnese, gesteigertem Reflexstatus oder allgemeinen Zeichen neuromuskulärer Übererregbarkeit. Gleiches galt für Entzüge bei Alkohol-Hypnotika-Abhängigkeit und für Entzüge bei hochdosiertem Konsum von hochprozentigem Alkohol. Nach einer Untersuchung von Herzmann (1989) sank die Häufigkeit von Alkoholentzugsanfällen bei Anwendung von Carbamazepin von 15 auf 4 %. Nach klinischer Erfahrung wurde Carbamazepin bei leicht- bis mittelschweren Alkohol-Entzugssyndromen auch als Monotherapeutikum eingesetzt, was bei schweren Entzügen jedoch nicht ausreichend ist. Den Vorteilen von Carbamazepin (zuverlässige antikonvulsive Wirkung, gute Steuerung, kein Suchtpotenzial, mäßige Vigilanzminderung, geringe Nebenwirkungsrate bei Kurzzeitanwendung) stehen jedoch auch Nachteile (keine antidelirante Wirkung, kein antipsychotischer Effekt, keine Sedierung, keine parenterale Darreichungsform, nur mäßige Dämpfung der vegetativen Entzugssymptomatik) gegenüber. Da es mit Oxcarbazepin inzwischen einen Carbamazepin-Abkömmling mit deutlich besserer Verträglichkeit gibt, hat dieser im klinischen Alltag der Entzugsbehandlungen Carbamazepin inzwischen weitgehend verdrängen können. Nichtsdestotrotz ist die publizierte Datenlage zu Oxcarbazepin relativ uneinheitlich: Barrons und Roberts (2010) konnten keine eindeutige Wirksamkeit nachweisen, während Croissant et al. (2009) Oxcarbazepin – in Kombination mit Tiaprid – in einer randomisierten kontrollierten Studie eine gute Wirksamkeit bescheinigen konnten. In unserem eigenen Patientengut erschien die Krampfprophylaxe mittels Oxcarbazepin bei vergleichbarer antikonvulsiver Wirkung deutlich verträglicher und nebenwirkungsärmer (unpubliziert).

Clomethiazol

Präparat Distraneurin®

Chemie Clomethiazol ist ein Derivat des Thiazolanteils des Thiamins (Vitamin B$_1$). Es ist leicht basisch und lipophil.

Verabreichungsformen Kapseln mit je 192 mg Clomethiazol; Mixtur, 1 ml (31,5 mg Clomethiazol) enthält 50 mg Clomethiazolhemiedisilat

Indikationen Schlafstörungen, Alkohol-Entzugssyndrom, Delirium tremens, Eklampsie, Status epilepticus, Kombinationsnarkotikum

Dosierung Oral in Kapseln, z.B. initial bei Alkohol-Entzugssyndrom 4–5 × 2 Kapseln tgl., kurzzeitig. Bei besonders gelagerten Fällen (oral behandelbares Volldelir) bis maximal 24 Kapseln alle 24 Stunden. Die Mixtur mit etwa 4–5 × 10 ml (1 Messlöffel) ist beim Erfordernis eines raschen Wirkungseintritts angezeigt.
Die Applikationsintervalle sollen möglichst nicht kürzer als zwei bis drei Stunden

sein. Zu Beginn, bei sehr starkem Dämpfungsbedarf, kann einige Male der Abstand eine Stunde betragen.

> **CAVE**
>
> Clomethiazol sollte erst ab 1 ‰ Atemalkohol-Konzentration verabreicht werden, in Ausnahmefällen (z. B. gravierende Entzugssymptomatik oder zwingende Delirprophylaxe) bedarfsadaptiert und unter entsprechender Beobachtung auch schon eher.

Anwendungsdauer Die Anwendungsdauer richtet sich nach der Klinik der Alkoholentzugssymptome. Sie sollte so kurz wie möglich gehalten werden, i. d. R. nicht länger als zehn bis maximal 20 Tage. Die Beendigung erfolgt ausschleichend.

Wirkungen Sedierend, antikonvulsiv, hypnotisch, vegetativ stabilisierend

Nebenwirkungen Bei höheren Dosierungen sind Hypotonie, Bradykardie und Atemdepression möglich. Eine allergische Reaktion tritt gelegentlich als Gesichts-, Augenoder Nasenbrennen auf. Magenreizung, Sodbrennen, erhöhtes Asthma-Auslöserisiko wurden berichtet. Die Anwendung der Mixtur begünstigt hypersekretorische Reaktionen der oberen Atemwege bei höheren Dosierungen. Bei den Filmtabletten wurden Ösophagusulzera beobachtet.

Wechselwirkungen Bei gleichzeitiger Einnahme von anderen psychotrop wirkenden Substanzen, v. a. Anxiolytika, Hypnotika oder Alkohol, kann es zu schwer abschätzbaren, u. U. massiven Wirkungsverstärkungen kommen (Benkert und Hippius 2020). Generell ist zu beachten, dass Kaffee, schwarzer Tee, Antacida, Adsorbenzien und weitere Stoffe die Aufnahme von Medikamenten beeinflussen können. Unter Kombination mit Cimetidin sind Wirkungsverstärkungen und -verlängerungen möglich, mit Propranolol hingegen ausgeprägte Bradykardien (Benkert und Hippius 2020).

Risikokonstellationen Atemwegserkrankungen, Begleiterkrankungen mit stark reduziertem Allgemeinzustand, erhöhte γ-GT (Halbwertszeit!), chronische Bronchitis, Asthma bronchiale, Hypotonie, Hypokaliämie. Es besteht ein deutliches Abhängigkeitsrisiko bei süchtig disponierten Personen.

> **CAVE**
>
> Bei einer γ-GT > ca. 200 U/ml tritt erfahrungsgemäß eine deutliche Halbwertszeitverlängerung auf; daher sind spätestens am zweiten bzw. dritten Tag die Dosierungen zu überprüfen.

Kontraindikationen Akute Alkohol-, Schlafmittel-, Analgetika- und Psychopharmaka-Intoxikationen stellen eine Kontraindikation dar, ebenso eine respiratorische Insuffizienz bzw. eine obstruktive Lungenerkrankung wegen der Gefahr einer Atemdepression (Benkert und Hippius 2020). Als *Gegenanzeigen* werden genannt: Verdacht auf Schlafapnoe-Syndrom, zentral verursachte Atemstörungen, akute Intoxikationen und vorbestehende Abhängigkeit von Alkohol und anderen psychotropen Substanzen; hereditäre Fructose-Intoleranz; eingeschränkte Atemfunktion (z. B. bei Asthma bronchiale) oder akute Bronchial- bzw. Lungenerkrankungen; Distraneurin-Mixtur (wegen Gehalt an Levomenthol): Patienten mit Asthma bronchiale oder anderen Atemwegserkrankungen.

Wirkmechanismus Die Erforschung der Wirkweise von Clomethiazol ist wegen der guten Marktposition des Präparats nur noch von akademischem Interesse, das seinerseits wieder an Forschungsparadigmen orientiert ist. Es ist daher relativ wenig zur aktuellen Forschung zur Clomethiazol-Wirkung zu sagen: Es ist bekannt, dass Clomethiazol mit dem *GABA-System* interagiert. Allerdings sind direkte, starke Interaktionen nicht nachgewiesen. Weder eine starke Rezeptorbindung noch eine deutliche Veränderung des GABA- oder Glutamat-Spiegels im Gehirn sind beobachtet worden. Einflüsse auf den Chlorid-Strom und auch auf Calcium sind nachgewiesen. Nervenzellen werden durch Clomethiazol hyperpolarisiert und zeigen so eine geringere Entladungsbereitschaft. Es werden also durch Clomethiazol inhibitorische Prozesse verstärkt (Ögren 1986). Auch das *Dopamin-System* wird gehemmt, möglicherweise durch die Verstärkung der GABAergen Hemmung dieses Systems.

Pharmakokinetik Clomethiazol wird rasch in der Leber *metabolisiert* (Allgen et al. 1963). Bei enteraler Gabe von Kapseln wird nach 30 Minuten die maximale Serumkonzentration erreicht, bei der Mixtur ist dies schon nach 15 Minuten der Fall. Bei Plasmakonzentrationen von 1 μg/ml tritt der hypnotische Effekt ein. Etwa 50 Minuten später ist der Plasmawert auf 50 % gesunken. Nach etwa 3½ Stunden ist bei Lebergesunden, nach etwa acht Stunden bei Leberkranken die Ausscheidung beendet. Eine Leberschädigung durch Clomethiazol ist nicht bekannt. Der Ammoniak-Spiegel im Blut wird positiv beeinflusst. Die *Elimination* erfolgt durch die Niere.

Klinische Betrachtungen Clomethiazol ist gemäß den AWMF-Leitlinien Mittel der ersten Wahl in der Therapie des Alkohol-Entzugssyndroms. In der Gruppe der sedierend wirkenden Substanzen ist die Wirksamkeit bei deliranten Syndromen v. a. im Vergleich mit Neuroleptika besser im Hinblick auf die Delirdauer und auf die Letalität (Athen 1986). Eine Studie von Bonnet et al. (2011) belegte die Gleichwertigkeit von Clomethiazol mit einem Benzodiazepin, eine andere (Caputo und Bernardi 2010) beschreibt Clomethiazol und Benzodiazepine ebenfalls als ähnlich wirksam im Alkoholentzug. Es ist an dieser Stelle darauf hinzuweisen, dass Benzodiazepine in den USA die Standardmedikation für mittelschwere bis schwere Entzüge darstellen, während Clomethiazol seitens der Herstellerfirma nie auf dem US-amerikanischen Markt eingeführt wurde, was wiederum zur Folge hat, dass der größte Teil der international publizierten Studien zur medikamentösen Strategie im Alkoholentzug sich einerseits mit Benzodiazepinen befasst und andererseits Clomethiazol häufig gar nicht erst erwähnt.

An neueren Ansätzen scheint Dexmedetomidin Vorteile zu bieten. Es aktiviert ähnlich wie Clonidin dosisabhängig Alpha-2-Adrenozeptoren und vermindert so die Freisetzung von Noradrenalin (Albertson et al. 2014; Linn und Loeser 2015). Es ist aber deutlich teurer als z. B. Clonidin und in Deutschland seit 2011 bisher nur zur Sedierung erwachsener, intensivmedizinisch behandelter Patienten zugelassen. Zudem ist es per infusionem anzuwenden. Der Einsatz von Dexmedetomidin erscheint bei Patienten mit schweren Entzugsverläufen vielversprechend. Hier zeigte es im Vergleich zu Propofol und Lorazepam Vorteile (Ludtke et al. 2015).

Die Gesamtkomplikationsrate, die z. B. im stationären psychiatrischen Setting bei der typischen Alkoholikerpopulation zu erwarten ist, dürfte bei etwa 1 % liegen, bei der die Übernahme in eine internistische Station wegen Komplikationen durch Clomethiazol, wegen schwerster deliranter Entgleisung des Alkohol-Entzugssyndroms oder wegen schwerer internistischer Begleiterkrankungen erforderlich ist.

Vorteile von Clomethiazol für die Entzugsbehandlung sind:
- sehr guter sedierender Effekt
- sehr guter antideliranter Effekt
- sehr guter antikonvulsiver Effekt
- sehr gute vegetative Stabilisierung (HF und RR)
- gute Steuerbarkeit wegen kurzer Halbwertszeit
- mehrfache Verabreichungsformen
- geringe Nebenwirkungsrate

Nachteile von Clomethiazol für die Entzugsbehandlung sind:
- Missbrauchspotenzial
- Abhängigkeitspotenzial
- hypersekretorische Effekte in den Atemwegen
- Hypotonie bei hohen Dosen
- Bradykardie bei hohen Dosen

Clonidin

Präparate (Beispiele) Paracefan®, Catapresan®

Chemie Clonidin ist ein Phenyliminoimidazol-Derivat.

Verabreichungsformen
- Paracefan®: Tabletten mit 0,1 mg Clonidin; Injektionslösung, eine Ampulle enthält 0,15 mg Clonidin-HCl
- Catapresan®: Tabletten mit 0,075, 0,15 und 0,3 mg Clonidin-HCl; Injektionslösung, eine Ampulle enthält 0,15 mg Clonidin-HCl

IV ANHANG

Indikationen Die Rote Liste® (2022) nennt als Indikation die Behandlung des Bluthochdrucks, sofern nicht durch ein Phäochromozytom bedingt. Der α_2-blockierende Wirkmechanismus führt über die Blutdruck- und Herzfrequenzsenkung hinaus durch die verminderte Freisetzung von Noradrenalin auch zu einer psychovegetativen Entspannung, die beim Entzug dämpfender Substanzen (Alkohol, Benzodiazepine, Opiate), aber auch im Nicotin-Entzug durchaus erwünscht sein kann (Giovannitti et al. 2015). Für den Einsatz beim akuten Opiat-Entzugssyndrom (Gold et al. 1978; Honey et al. 2009; Lipman und Spencer 1978) gibt es ebenso positive Belege wie für den Einsatz beim akuten Alkohol-Entzugssyndrom (Lê et al. 2005; Muzyk et al. 2011; Stanley et al. 2005). Außerdem gibt es Einsatzmöglichkeiten beim Gilles-de-la-Tourette-Syndrom und in der Intensivmedizin, die hier nicht weiter von Interesse sind.

Dosierung *Im Opiat-Entzug*: 3 × 0,1 mg bzw. 4 × 0,075 mg, bei Bedarf ist eine Steigerung auf 0,6 bzw. 0,8 mg in vier bis sechs Einzeldosen möglich. *Zur intensivmedizinisch überwachten Therapie des akuten Alkohol-Entzugssyndroms:* Gabe individuell in Abhängigkeit von der Dämpfung der Entzugssymptomatik. Im Allgemeinen gelten folgende Dosierungsempfehlungen: Beginn mit einer Bolusinjektion von 0,15–0,6 mg (in Einzelfällen bis zu 0,9 mg) Clonidin-HCl innerhalb von zehn bis 15 Minuten. Zur Weiterbehandlung sind im Mittel täglich 1,8 mg Clonidin-HCl i. v. erforderlich (Schwankung individuell 0,3 bis über 4 mg), in Extremfällen können Tagesdosen um 10 mg Clonidin-HCl notwendig werden. Nach Beseitigung der Entzugssymptome sollte das Medikament stufenweise reduziert und innerhalb von drei Tagen abgesetzt werden. Es wird empfohlen, die Patienten nach Beendigung der Therapie noch sechs Stunden zu beobachten.

Anwendungsdauer Abhängig von der klinischen Symptomatik (Hypertonie, Tachykardie, innere Unruhe)

Wirkungen Blutdruck- und herzfrequenzsenkend, sedierend, analgetisch

Nebenwirkungen Bei Behandlungsbeginn kann es relativ häufig zu Sedierung und Mundtrockenheit kommen. Gelegentliche Nebenwirkungen sind Blutdruckabfall und Bradykardie (bei einem Abfall des Blutdrucks unter 90 mmHg systolisch bzw. der Pulsfrequenz unter 55/min sollte die Dosis reduziert werden), außerdem Obstipation, Übelkeit, Erbrechen, Kopfschmerzen, Schwindel, Parästhesien, Parotisschmerz, sexuelle Funktionsstörungen, allergische Reaktionen mit Hautrötung und Pruritus. Selten wurden Schlafstörungen, depressive Verstimmungen, Wahrnehmungsstörungen, Sinnestäuschungen, Albträume, Akkommodationsstörungen, Gewichtszunahme und Gynäkomastie beobachtet. In Einzelfällen kam es (anfänglich oder bei schneller intravenöser Injektion) zu Blutdruckanstieg, Verstärkung einer bestehenden Herzinsuffizienz und zu Miktionsstörungen. Vorbestehende Herzrhythmusstörungen (AV-Blockierung oder -Dissoziation) können durch Clonidin verstärkt werden.

Wechselwirkungen Weitere Verstärkung des blutdrucksenkenden Effektes durch andere Antihypertonika. Verstärkung der Herzfrequenzsenkung und Überleitungsverlangsamung durch β-Rezeptoren-Blocker und Herzglykoside. Die blutdrucksenkende Wirkung kann durch trizyklische Antidepressiva vermindert werden. Durch zentral dämpfende Pharmaka und Alkohol wird die sedierende Wirkung verstärkt.

Kontraindikationen Clonidin darf nicht gegeben werden bei Vorliegen eines Sick-Sinus-Syndroms, ausgeprägter Bradykardie oder Hypotonie, endogener Depression sowie in der Schwangerschaft und Stillzeit. *Relative* Kontraindikationen sind koronare Herzkrankheit, fortgeschrittene arterielle Verschlusskrankheit, AV-Block II. und III. Grades, Thrombangiitis obliterans, Niereninsuffizienz und die gleichzeitige Anwendung ähnlich wirkender Stoffe (Alpha-Methyldopa, Guanfacin, Guanabenz, Reserpin).

Wirkmechanismus Clonidin hemmt die Catecholamin-Freisetzung durch seine zentrale und periphere antisympathotone α_2-adrenerge Wirkung. Hauptangriffspunkt im ZNS ist der Locus coeruleus, welcher Afferenzen aus nahezu allen sensorischen Systemen erhält und als durch Angst- und Stressreize erregbares Alarmsystem des Gehirns gilt. Die Aktivität des Locus coeruleus wird durch Opiate gehemmt. Im Opiat-Entzug kommt es zu einer enthemmten elektrischen Aktivität der Neurone des Locus coeruleus (mit typischen vegetativen Symptomen des Opiat-Entzugs in der Folge), die durch Clonidin wirksam unterdrückt werden kann. Auch diejenigen vegetativen Symptome des Alkoholentzugs, die auf eine überschießende noradrenerge Aktivität zurückzuführen sind, werden durch Clonidin gehemmt.

Pharmakokinetik Clonidin wird nach peroraler Applikation rasch und nahezu vollständig resorbiert. Maximale Plasmaspiegel werden bei oraler Gabe nach ein bis vier Stunden erreicht, bei parenteraler Gabe tritt die Wirkung nach etwa zehn bis 15 Minuten ein. Der proteingebundene Anteil wird mit 30–40 % angegeben. Die Eliminationshalbwertszeit beträgt zehn bis 20 Stunden und ist bei niereninsuffizienten Patienten verlängert. Pharmakologisch aktive Metaboliten entstehen nicht. Clonidin wird zu 60 % unverändert renal eliminiert, der Rest wird hepatisch verstoffwechselt.

Klinische Betrachtungen Bei Einsatz im Rahmen des Opiat-Entzugssyndroms werden durch Clonidin insbesondere Muskelkrämpfe und Schmerzen günstig beeinflusst, weniger stark beeinflusst werden hingegen Craving, depressive Syndrome, Schlafstörungen sowie Erbrechen und Diarrhoe (Ladewig und Stohler 1994). Gowing et al. (2014) konstatierten in einer Metaanalyse, bei der die zwei α_2-blockierenden Substanzen Clonidin und Lofexidin (in Großbritannien verfügbar) miteinander verglichen wurden, für beide eine gute Wirksamkeit im Opioid-Entzug.

In placebokontrollierten Studien konnte die positive Beeinflussung verschiedener Alkoholentzugssymptome, v. a. Blutdruck- und Herzfrequenzerhöhung, nachgewiesen werden. Zusätzlich wurde auch ein gewisser Effekt auf Angst, Unruhe, Tremor und andere Symptome festgestellt (Soyka 1995).

IV ANHANG

Stehen Blutdruck- und Pulserhöhung beim Alkohol-Entzugssyndrom im Vordergrund, so ist die Gabe von Clonidin in vielen Fällen ausreichend. Aufgrund der fehlenden antikonvulsiven, antidelirogenen und antipsychotischen Potenz hat sich Clonidin jedoch nicht generell in der Behandlung des Alkohol-Entzugssyndroms durchgesetzt, häufig wird die Kombination mit Clomethiazol, Benzodiazepinen und Neuroleptika erforderlich. Von intensivmedizinischer und anästhesiologischer Seite wird die hochdosierte, intravenöse Clonidin-Gabe unter intensivmedizinischen Bedingungen als Basistherapie zur Behandlung des schweren Alkohol-Entzugssyndroms empfohlen.

Vorteile von Clonidin in der Entzugsbehandlung sind:
- fehlendes Suchtpotenzial
- keine bronchiale Hypersekretion
- keine Atemdepression
- keine stark sedierende Wirkung

Nachteile von Clonidin in der Entzugsbehandlung sind:
- kein antikonvulsiver Effekt
- keine ausreichend antipsychotische Wirkung
- kardiodepressive, blutdrucksenkende Wirkung

Disulfiram

Präparate Antabus® (über Internationale Apotheke aus Österreich erhältlich), Esperal® (über Internationale Apotheke aus Frankreich erhältlich)

Chemie Der enzymatische Abbau von Alkohol erfolgt zweistufig: über die Alkoholdehydrogenase zum Acetaldehyd und von hier über die Acetaldehyddehydrogenase zu Essigsäure (welche an Coenzym A gebunden und im Citratzyklus verstoffwechselt oder zur Fettsynthese verwendet wird).

Indikation Behandlung der Alkoholabhängigkeit

Wirkungen Disulfiram hemmt die Acetaldehyddehydrogenase, wodurch es zu einem erhöhten Spiegel von Acetaldehyd kommt, was vom Patienten als Unverträglichkeitsreaktion erlebt wird. Dies wird als *Acetaldehyd-Syndrom* (→ unten) bezeichnet und besteht in einer vegetativen Übererregung.

Nebenwirkungen
- *Häufig:* Müdigkeit, unangenehmer Mund- oder Körpergeruch (nach Knoblauch), Schweregefühl im Kopf, diffuse Oberbauchbeschwerden
- *Selten:* Hepatotoxie, Kopfschmerzen, Verstopfung oder Durchfälle, Allergien, Polyneuropathien, Optikusneuropathie, Depression, Verwirrtheitszustände, mani-

forme Psychosen und paranoid-halluzinatorische Psychosen, Anstieg der Transaminasen-Aktivität

- *Sehr selten:* Ataxie, Dysarthrie (Überdosierung), Laktacidose

Wechselwirkungen Medikamente wie Phenytoin, Paraldehyd, Metronidazol, Isoniazid, Benzodiazepine oder orale Antikoagulanzien dürfen nicht gleichzeitig mit Antabus® eingenommen werden, da mit diesen Stoffen verschiedene, teilweise toxische Wechselwirkungen auftreten können. Bei gleichzeitiger Gabe von oralen blutzuckersenkenden Mitteln kann in Einzelfällen eine schwere Stoffwechselstörung (Laktacidose) begünstigt werden. *Abschwächung* bzw. *Aufhebung der Disulfiram-Alkohol-Reaktion* durch Barbiturate, Antihistaminika, Phenothiazine, Chlorprothixen, Thioxanthene, Haloperidol, ACTH.

Kontraindikationen Koronare Herzkrankheit, schwerwiegende Herzrhythmusstörungen, Kardiomyopathie, zerebrale Durchblutungsstörungen, fortgeschrittene Arteriosklerose, Ösophagusvarizen, Hyperthyreose, erstes Trimenon der Schwangerschaft, medikamentös gestützte Rückfallprophylaxe. *Relative* Kontraindikationen sind nicht alkoholbedingte Depressionen, Psychosen, schwere Hypotonie, nicht kompensierte Leberzirrhose, Arzneimittelmissbrauch und -abhängigkeit, Polyneuropathie, Asthma bronchiale, Magen- und Darmulzera, Epilepsie. Bei stillenden Müttern wird von der Verwendung abgeraten.

Acetaldehyd-Syndrom

Symptome Gesichtsrötung, warme Haut, Palpitationen, Übelkeit, Erbrechen, Diarrhoe, Parästhesien, Schläfrigkeit, Atemnot, Reifengefühl um den Thorax, Tachykardie, Blutdruckanstieg oder -abfall, Schwindel, pochender Kopfschmerz. Die klinische Beschreibung eines Acetaldehyd-Syndroms nach Alkoholkonsum und vorheriger Antabus®-Überdosierung findet sich u. a. bei Becker et al. (1995).

Auftreten Ein Acetaldehyd-Syndrom kann sich noch Tage nach der letzten Disulfiram-Einnahme beim Alkoholkonsum entwickeln, und zwar bereits ab einer Menge von 3 g reinem Ethanol (z. B. in 80 ml Bier mit 5 %). Patienten haben sogar von einer Acetaldehyd-Reaktion nach dem Konsum von »alkoholfreiem« Bier (das ja nicht alkoholfrei ist, sondern nur max. 0,5 % Alkoholgehalt hat) berichtet.

Notfalltherapie Fomepizol wirkt als Antidot. Es ist aber in Deutschland trotz auch oral gegebener Wirksamkeit nur als parenterale Infusion zugelassen.

Bei ausreichend hoher Disulfiram-Dosierung tritt die Reaktion bei Alkoholkonsum rasch, meist innerhalb von zehn bis 30 Minuten auf, mitunter noch schneller. Leichte Reaktionen mit Flash klingen nach etwa 60 Minuten wieder ab; allgemeines Unwohlsein bleibt aber über einen mehrstündigen Zeitraum erhalten.

IV ANHANG

Maßnahmen Bei leichten bis mittelschweren Fällen einer Acetaldehyd-Reaktion ist ein abwartendes Verhalten ausreichend. Die meisten Symptome klingen innerhalb von einigen Stunden ab. Bei einer schweren Acetaldehyd-Reaktion zielen die allgemeinmedizinischen Maßnahmen v. a. darauf ab, die Kreislauf- und Herzfunktionen zu sichern. Schwere Acetaldehyd-Reaktionen sind meist nur nach Einnahme von mehr als 500 mg Disulfiram täglich und einer deutlichen Alkoholmenge zu befürchten.

Disulfiram kann die zerebrale Krampfschwelle senken.

Doxepin

Präparat (Beispiel) Aponal®

Chemie Doxepin gehört zu den trizyklischen Antidepressiva.

Verabreichungsformen Dragees mit 5, 10 und 25 mg; Tabletten mit 50 und 100 mg; Tropfen, 10 mg = 20 Tropfen = 1 ml; Injektionslösung, eine Ampulle (2 ml) enthält 25 mg Doxepin-HCl

Indikationen Depressive Syndrome, Angstsyndrome, leichte Entzugssyndrome bei Alkohol-, Medikamenten- oder Drogenabhängigkeit, Unruhe, Angst, Schlafstörungen, funktionelle Organbeschwerden

Dosierung Die optimale Dosierung im Rahmen der Entzugsbehandlung beträgt 3 × 25–75 mg/d. Bei höheren Dosierungen treten häufig kardiovaskuläre Komplikationen auf. Die Höchstdosis von 300 mg/d sollte nicht überschritten werden.

Anwendungsdauer In Abhängigkeit von der klinischen Symptomatik (depressive Verstimmungen, Schlafstörungen, innere Unruhe). Hinzuweisen ist dabei aber auf das Problem, dass Doxepin wegen seines Wirkprofils als trizyklisches Antidepressivum (**cave:** Herabsetzung der Krampfschwelle und des delirogenen Potenzials!) nur bei leichtem Alkoholentzug und auch da nur bei Patienten ohne diese Komplikationen in der Vorgeschichte angezeigt ist.

Wirkungen Antidepressiv, sedierend und auch anxiolytisch

Nebenwirkungen
- *Häufig:* Müdigkeit, Benommenheit, Schwindel, Schwitzen, Tremor, Obstipation, passagerer Anstieg der Leberenzymaktivität, Hypotonie, orthostatische Dysregulation, Tachykardie, Akkommodationsstörungen und verstopfte oder trockene Nase
- *Gelegentlich:* Hautausschläge, Verwirrtheitszustände und Delirien (besonders bei älteren Patienten), Durstgefühl, Ejakulations- und Erektionsstörungen
- *Selten:* Parästhesien, Leberfunktionsstörungen, Galaktorrhoe, Kollapszustände und Harnsperre. In Einzelfällen kann es zu zerebralen Krampfanfällen, Glaukom-

anfällen, Leukopenie, Agranulozytose und Thrombozytopenie kommen. Außerdem können Erregungsleitungsstörungen und Verstärkung einer bestehenden Herzinsuffizienz auftreten. Das Vorkommen hypomaner Syndrome unter oder nach Beendigung einer antidepressiven Therapie ist möglich. Bei Patienten mit einer bipolaren affektiven Störung kann bei antidepressiver Behandlung ein »Umkippen« in die manische Phase erfolgen.

Wechselwirkungen Durch Enzyminduktoren wie Phenobarbital, Carbamazepin, Östrogenpräparate usw. werden trizyklische Antidepressiva (TZA) stärker metabolisiert. Auch Alkohol und Nicotin können zu einem beschleunigten Abbau führen. Eine Kombination mit zentral dämpfenden Pharmaka und Alkohol verstärkt den sedierenden Effekt. Unter neuroleptischer Behandlung kann es zu einer Enzymhemmung mit Anstieg der Plasmakonzentration der Antidepressiva kommen. Zusätzliche Gabe von Antihypertonika verstärkt den hypotonen Effekt. Clonidin, Guanethidin und Guanethidin-ähnliche blutdrucksenkende Mittel sollten nicht mit Antidepressiva kombiniert werden, da sich ihre blutdrucksenkende Wirkung abschwächt. Die Kombination von TZA und Sympathomimetika kann zu hypertensiven Krisen führen. TZA sollten nicht mit Antiarrhythmika vom Chinidin-Typ kombiniert werden. Die Gabe zusammen mit Digitalisglykosiden erhöht die Gefahr von Rhythmusstörungen. Die Kombination von TZA und Anticholinergika kann zu Erregungszuständen bis hin zu deliranten Syndromen führen. Irreversible MAO-Hemmer sollten 14 Tage vor Therapiebeginn abgesetzt werden.

Kontraindikationen *Absolute* Kontraindikationen sind eine bekannte Überempfindlichkeit gegen Dibenzoxepine, akute Intoxikationen mit zentral dämpfenden Pharmaka und Alkohol, akuter Harnverhalt, akute Delirien, Prostatahypertrophie mit Restharnbildung, paralytischer Ileus und unbehandeltes Engwinkelglaukom. *Anwendungsbeschränkungen* bestehen bei Prostatahypertrophie ohne Restharnbildung, schweren Leberschäden, erhöhter Krampfbereitschaft, Störungen der Blutbildung, hirnorganischem Psychosyndrom und kardialer Vorschädigung, insbesondere Erregungsleitungsstörungen. Bei Patienten, bei denen eine Senkung des Blutdrucks auf alle Fälle vermieden werden muss, darf Doxepin nur unter sorgfältiger Kontrolle der hämodynamischen Parameter angewendet werden.

Wirkmechanismus Doxepin ist neben Amitriptylin der wichtigste Vertreter der Antidepressiva mit dämpfender Wirkung. Doxepin hemmt die Noradrenalin-Wiederaufnahme etwas stärker als die Serotonin-Wiederaufnahme. Hervorzuheben ist auch die histaminantagonistische Wirkung.

Pharmakokinetik Trizyklische Antidepressiva sind lipophile Substanzen, die nach oraler Applikation nahezu vollständig aus dem Magen-Darm-Trakt resorbiert werden. Sie werden vor Erreichen der eigentlichen Wirkorte mit großer interindividueller Variabilität in der Leber metabolisiert. Die Halbwertszeit von Doxepin beträgt 15–20 Stunden,

IV ANHANG

die des aktiven Metaboliten Desmethyldoxepin das Zwei- bis Vierfache. Die Eliminierung erfolgt über den enterohepatischen Kreislauf.

Klinische Betrachtungen Doxepin kann bei leichten Alkohol-, Benzodiazepin- und Opiatentzugssymptomen gegeben werden. Problematisch erscheint, dass hierbei gerade zu Beginn hohe Dosen erforderlich sind und somit ein erhöhtes Risiko kardiotoxischer Komplikationen vorliegt. Bei Patienten mit Krampfanfällen oder Delirien in der Anamnese sollte Medikamenten mit antikonvulsiver und antideliranter Wirkung der Vorzug gegeben werden. Im Opiat-Entzug beeinflusst Doxepin v. a. Stimmung, Energielosigkeit und das Verlangen nach Opiaten positiv, während die noradrenerg vermittelten vegetativen Entzugssymptome im Vergleich zu Clonidin weniger gut supprimiert werden.

Haloperidol

Präparat (Beispiel) Haldol®-Janssen

Chemie Haloperidol gehört zur Gruppe der Butyrophenone. Hierbei handelt es sich um Piperidin-Derivate, die Verwandtschaft zum Pethidin zeigen, aber keine narkotischen Effekte haben.

Verabreichungsformen Tabletten mit 1, 2, 5, 10 und 20 mg; Lösung, 1 ml = 20 Tropfen = 2 mg; Injektionslösung, eine Ampulle (1 ml) enthält 5 mg Haloperidol. Haldol®-Janssen Decanoat Injektionslösung, 1-ml-Amp. mit 50 mg Haloperidol, 3-ml-Amp. mit 150 mg Haloperidol (zur Behandlung chronischer schizophrener und maniformer Zustände)

Indikationen Akute psychotische Syndrome mit Wahn, Halluzinationen, Denkstörungen, Ich-Störungen, kataton-stuporöse und manische Syndrome, chronisch verlaufende endogene und exogene Psychosen und psychotische Residualzustände, delirante und andere exogen hervorgerufene psychotische Zustandsbilder (z. B. nach Konsum von »Spice«, »Kräutermischungen«), Rezidivprophylaxe bei chronisch rezidivierenden Psychosen, psychomotorischen Erregungszuständen. In der Neurologie wird Haloperidol bei dyskinetischen Syndromen und Tic-Erkrankungen angewandt.

Dosierung In der Entzugsbehandlung müssen mitunter 15 mg Haloperidol täglich verordnet werden, manchmal sind Dosen bis 4 × 8 mg/d erforderlich. Auch die intramuskuläre oder intravenöse Gabe (Letztere wegen kardiovaskulärer Risiken, v. a. Repolarisationsstörungen mit Verlängerungen der QTc-Zeit, nur unter intensivmedizinischer Kontrolle) von bis zu 3 × 5–10 mg/d ist möglich. Diese Dosierung sollte nicht überschritten werden, da kardiovaskuläre Beeinträchtigungen der im Entzug ohnehin kreislaufmäßig belasteten Patienten zu befürchten sind.

Anwendungsdauer In Abhängigkeit von der deliranten und/oder psychotischen Symptomatik. Ein zu frühes Absetzen sollte vermieden werden, da die Symptomatik erfahrungsgemäß v. a. abends und nachts noch einmal oder auch mehrere Male rezidivieren kann.

Wirkungen Haloperidol ist ein hochpotentes Neuroleptikum mit guter antipsychotischer Wirkung. Außerdem bestehen eine antiemetische sowie eine gering sedierende Wirkung.

Nebenwirkungen
- *Extrapyramidalmotorische Symptome:* Frühdyskinesien, Parkinsonoid, Akathisie, Spätdyskinesien, malignes neuroleptisches Syndrom
- *Kardiovaskuläre Nebenwirkungen:* Erregungsleitungsstörungen, Tachykardie, Hypotonie, orthostatische Regulationsstörungen
- *Anticholinerge Wirkungen:* z. B. Miktionsstörungen, Obstipation, paralytischer Ileus, Akkommodationsstörungen, Sekretionsstörungen der Speichel- und Schweißdrüsen, Tachykardie, Engwinkelglaukomauslösung, delirante Syndrome
- *Wirkungen auf das hämatopoetische System:* passagere Leukopenien oder Leukozytosen mit Linksverschiebung, Eosinophilien, relative Monozytosen, relative Lymphozytosen, *äußerst selten* Agranulozytosen
- *Endokrine Begleitwirkungen:* Anstieg der Prolactin-Sekretion, Störungen des Menstruationszyklus bis zur Amenorrhoe, Galaktorrhoe, Libidominderung, gestörte Erektionsfähigkeit, Aspermie, Störungen des Glucosestoffwechsels, Gewichtszunahme. Außerdem können Grand-Mal-Anfälle auftreten, wobei zerebrale Vorschädigungen, Behandlungsbeginn mit hohen Dosen, schneller Dosisanstieg und abruptes Absetzen hoher Dosen für das Auftreten zu disponieren scheinen.
- *Weitere mögliche Nebenwirkungen:* Cholestase, Arzneimittelexantheme, depressive Syndrome, zu Beginn einer Behandlung Müdigkeit und Einschränkungen der Konzentrationsfähigkeit, Störungen der Thermoregulation, in Einzelfällen Auftreten von Thrombosen

Wechselwirkungen (mod. nach Benkert und Hippius 2020) Es gibt Hinweise, dass es zwischen Neuroleptika und Kaffee, schwarzem Tee, manchen Fruchtsäften, Milch, Antacida, Adsorbentia und Cholestyramin zu Komplexbindungen und so, aufgrund einer verminderten Absorption, zu einer Wirkungseinschränkung kommen kann. Daher wird eine Einnahme in zeitlichem Abstand von mindestens zwei Stunden zu diesen Stoffen empfohlen. Durch Enzyminduktoren wird der Abbau des Neuroleptikums beschleunigt. Dies gilt in besonderer Weise für Raucher durch die Induktion des Cytochrom-P_{450}-Systems, dabei v. a. des Isoenzyms CYP 1A2. Eine Abbauhemmung kann durch verschiedene Pharmaka wie selektive Serotonin-Wiederaufnahmehemmer, Propranolol, Ovulationshemmer und Chloramphenicol erfolgen. Bei Kombination mit zentral dämpfenden Pharmaka und Alkohol kommt es zu einer gegenseitigen Wirkungsverstärkung. Die Kombination mit Lithium führt zu einer gegenseiti-

IV ANHANG

gen Plasmaspiegelerhöhung mit einem erhöhten Risiko neurotoxischer Nebenwirkungen.

Kontraindikationen *Absolute* Kontraindikationen sind akute Intoxikationen mit zentral dämpfenden Pharmaka und Alkohol. *Anwendungsbeschränkungen* bestehen bei kardiovaskulären Erkrankungen, schweren Leberfunktionsstörungen, Stenosen im Magen-Darm-Trakt, ausgeprägter Hypotonie, orthostatischer Dysregulation, depressiven Syndromen, Stammhirnerkrankungen, Niereninsuffizienz, Prolactin-abhängigen Tumoren, Phäochromozytom, chronischen Atembeschwerden und Asthma, Engwinkelglaukom und Blasenentleerungsstörungen mit Restharn.

Wirkmechanismus Neuroleptika rufen eine Blockade der Dopamin-Rezeptoren hervor und verringern dadurch die Wirksamkeit von Dopamin als Überträgersubstanz. Haloperidol antagonisiert vornehmlich D_2-artige Rezeptoren, die Bindung an D_2-Rezeptoren ist etwa zehn- bis zwanzigmal stärker als an D_3- oder D_4-Rezeptoren. In schwächerem Ausmaß werden auch 5-HT_2- und α_1-Rezeptoren blockiert.

Pharmakokinetik Haloperidol wird relativ vollständig aus dem Magen-Darm-Trakt absorbiert. Die orale Bioverfügbarkeit liegt jedoch aufgrund des hohen First-Pass-Effekts nur bei 50–70 %. Maximale Plasmaspiegel werden nach ein bis sechs Stunden erreicht. Nach intramuskulärer Injektion erfolgt eine schnellere Absorption. Die HWZ beträgt etwa 20 Stunden. Der wichtigste Metabolisierungsschritt ist die *N*-Desalkylierung am Piperidinring. Metaboliten von Haloperidol wirken offenbar auch dopaminerg, allerdings in geringerer Ausprägung als die Muttersubstanz. Die Eliminierung erfolgt über den enterohepatischen Kreislauf.

Klinische Betrachtungen Hauptindikation für die Anwendung von Haloperidol in der Entzugsbehandlung sind psychotische Symptome im Rahmen von prädeliranten oder deliranten Syndromen. Eine Cochrane-Analyse (Lonergan et al. 2007) sieht einen gleichwertigen Effekt von eher niedrig dosiertem Haloperidol mit den atypischen Neuroleptika Olanzapin und Risperidon sowie eine Überlegenheit gegenüber Placebo bezüglich Dauer und Schwere des Delirs, wobei hier allerdings auch Delirzustände anderer Genese als der des Alkohol- oder Benzodiazepin-Entzugs einbezogen wurden. Bei höheren Dosierungen sind öfter extrapyramidalmotorische Symptome als unerwünschte Nebenwirkung zu verzeichnen. Neuroleptika der zweiten Generation waren in einer Metaanalyse bei allerdings kleinen Sample-Größen sogar leicht im Vorteil (Kishi et al. 2016). Außerdem kommt Haloperidol häufig bei Unruhe- und Verwirrtheitszuständen von Patienten mit alkoholbedingter Demenz oder Wernicke-Korsakow-Syndrom zum Einsatz.

Die grundsätzlich rückfallprophylaktische Wirkung von Naltrexon – ebenso wie von Acamprosat – hat sich allerdings immer wieder zeigen lassen, so auch in einer sehr breit angelegten Metaanalyse randomisierter klinischer Studien.

In der Entzugsbehandlung spielen viele der genannten Nebenwirkungen eher eine untergeordnete bis keine Rolle. So zeichnen sich delirante Patienten gegenüber denen, die wegen einer endogenen Psychose neuroleptisch behandelt werden, durch eine erheblich geringere Anfälligkeit für extrapyramidalmotorische Symptome (EPMS) aus. Die endokrinen Effekte haben wegen der kurzen Dauer der Behandlung keine praktische Bedeutung. Auch die Senkung der Anfallsschwelle hat bei antikonvulsiv wirkender Co-Medikation nicht die zunächst zu erwartende Bedeutung. Kardiale Probleme werden in der klinischen Praxis selten beobachtet.

Bei Gabe in der Entzugsbehandlung in Kombination mit Clomethiazol sollte die Gabe der beiden Medikamente etwa ein bis zwei Stunden versetzt sein. Eine effektive medikamentöse Therapie der halluzinatorischen Symptomatik mit konsekutiver Verminderung der Unruhe ermöglicht eine Einsparung von sedierenden Substanzen (Funke 1994).

Lisdexamfetamin

Präparate (Beispiel) Elvanse®, Elvanse® adult

Chemie Lisdexamfetamin gehört zu den Psychostimulanzien. Lisdexamfetamin-Präparate sind betäubungsmittelpflichtig.

Verabreichungsformen Retardkapseln mit 20, 30, 40, 50, 60 und 70 mg (Elvanse) bzw. Tabletten mit 30, 50 und 70 mg (Elvanse adult)

Indikationen Lisdexamfetamindimesilat (Elvanse adult) kann als Mittel der ersten Wahl im Rahmen einer therapeutischen Gesamtstrategie zur Behandlung von ADHS angewandt werden. Retardiertes Lisdexamfetamindimesilat (Elvanse) ist bei Kindern und Jugendlichen als ein Mittel der ersten Wahl im Rahmen einer therapeutischen Gesamtstrategie zur Behandlung von ADHS zugelassen, wenn das klinische Ansprechen auf eine vorausgehende Behandlung mit Methylphenidat unzureichend war.

Dosierung Einschleichender Beginn mit 20–30 mg, maximal 70 mg/d

Wirkungen Lisdexamfetamin blockiert den Noradrenalin- und den Dopamin-Transporter. Dadurch kommt es zu einer Wiederaufnahmehemmung von Noradrenalin und Dopamin aus dem synaptischen Spalt. Außerdem kommt es zu einer transportervermittelten Freisetzung dieser beiden Transmitter aus den präsynaptischen Vesikeln.

Nebenwirkungen
- *Psychopathologisch:* Agitiertheit, Angst, verminderte Libido, psychomotorische Hyperaktivität, Schlafstörungen, Unruhe, Müdigkeit, Zerfahrenheit, maniforme Symptomatik
- *Kardiovaskulär:* Tachykardie, Hypertonie, QTc-Verlängerungen, Regulationsstörungen

IV ANHANG

- *Neurologisch:* Krampfanfälle, Tremor, Dyskinesien, Kopfschmerzen
- *Anticholinerge Wirkungen:* Mundtrockenheit
- *Weitere mögliche Nebenwirkungen:* Gewichtsabnahme, Erbrechen, Urtikaria, Leberwerterhöhungen, erektile Dysfunktion, Zähneknirschen

Wechselwirkungen (mod. nach Benkert und Hippius 2020) Die Kombination von Lisdexamfetamin mit MAO-Hemmern, SSRI-Antidepressiva, Lithium, Trizyklika und zentralen Sympathikomimetika ist kontraindiziert (MAO-Hemmer) bzw. problembehaftet. Ebenso ist Alkoholkonsum unter gleichzeitiger Einnahme von Lisdexamfetamin kritisch zu bewerten.

Kontraindikationen *Absolute* Kontraindikationen: Glaukom, vorbestehende relevante kardiovaskuläre Erkrankungen, Hyperthyreose, Thyreotoxikose, Psychosen, relevante zerebrovaskuläre Erkrankungen, Porphyrie, Schwangerschaft, Stillzeit. *Relative* Kontraindikationen: Krampfanfälle in der Anamnese, Tic-Störungen sowie bekannte Missbrauchs- bzw. Abhängigkeitserkrankungen.

Methylphenidat

Präparate (Beispiele) Ritalin, Medikinet, Concerta, Kinecteen

Chemie Methylphenidat gehört zu den Psychostimulanzien. Methylphenidat-Präparate sind betäubungsmittelpflichtig.

Verabreichungsformen Retardierte und unretardierte Retardkapseln mit Tabletten bzw. Kapseln mit Dosierungen zwischen 10 und 60 mg

Indikationen Methylphenidat kann als Mittel der ersten Wahl einer seit dem Kindesalter fortbestehenden ADHS im Rahmen einer therapeutischen Gesamtstrategie zur Behandlung von ADHS angewandt werden, wenn sich andere therapeutische Maßnahmen allein als unzureichend erwiesen haben.

Dosierung Einschleichender Beginn mit 5–10 mg, maximal 80 mg/d

Wirkungen Methylphenidat blockiert den Noradrenalin- und den Dopamin-Transporter, dadurch kommt es zu einer Wiederaufnahmehemmung von Noradrenalin und Dopamin aus dem synaptischen Spalt, außerdem wird eine Reetablierung eines im Krankheitsfall durch eine Überfunktion des Dopamin-Transporters verminderten Reward-Mechanismus diskutiert.

Nebenwirkungen

- *Psychopathologisch:* Agitiertheit, Angst, psychomotorische Hyperaktivität, Schlafstörungen, Unruhe, Müdigkeit, Zerfahrenheit, psychotische Symptome

- *Kardiovaskulär:* Tachykardie, Hypertonie, QTc-Verlängerungen, Regulationsstörungen
- *Neurologisch:* Krampfanfälle, Tremor, Dyskinesien, Kopfschmerzen
- *Anticholinerge Wirkungen:* Mundtrockenheit
- *Weitere mögliche Nebenwirkungen:* Gewichtsabnahme, Arthralgien, Magenbeschwerden, Erbrechen, Urtikaria, Leberwerterhöhungen (bis hin zu vereinzelt akutem Leberversagen), erektile Dysfunktion, Zähneknirschen

Wechselwirkungen (mod. nach Benkert und Hippius 2020) Die Kombination von Methylphenidat mit MAO-Hemmern, SSRI-Antidepressiva, Lithium, Trizyklika und zentralen Sympathikomimetika ist kontraindiziert (MAO-Hemmer) bzw. problembehaftet. Auf die Kombination mit dopaminergen Substanzen einschließlich L-Dopa sollte möglichst verzichtet werden.

Kontraindikationen *Absolute* Kontraindikationen: Engwinkelglaukom, Angsterkrankungen, vorbestehende relevante kardiovaskuläre Erkrankungen, Hyperthyreose, Thyreotoxikose, Psychosen, Tourette-Syndrom, Anorexia nervosa, relevante zerebrovaskuläre Erkrankungen, Porphyrie, Schwangerschaft, Stillzeit. *Relative* Kontraindikationen: Krampfanfälle in der Anamnese, Tic-Störungen, bekannte Missbrauchs- bzw. Abhängigkeitserkrankungen.

Naltrexon

Präparate (Beispiele) Nemexin®, Adepend®

Chemie Nahezu reiner Opiat-Antagonist ohne sonstige pharmakologische Eigenwirkung

Verabreichungsform Filmtabletten mit 50 mg Naltrexon-HCl

Indikation Zur Behandlung Alkoholabhängiger war Naltrexon in den USA bereits seit 1995 unter dem Handelsnamen »Revia®« auf dem Markt. Eine relativ positive Studienlage, so auch eine Cochrane-Studie (Rösner et al. 2010; Srisurapanont und Jarusuraisin 2005) mit einer 36%igen Senkung des Rückfallrisikos, und ermutigende Erfahrungen aus anderen europäischen Ländern (u.a. Österreich) führten schließlich im Mai 2010 auch in Deutschland zur Zulassung von Naltrexon bei Alkoholabhängigkeit, und zwar im Rahmen eines umfassenden Therapieprogramms zur Reduktion des Rückfallrisikos, als unterstützende Behandlung in der Abstinenz und zur Minderung des Cravings. Zu beachten ist, dass die Zulassung von Adepend® auf die Behandlung der Alkoholabhängigkeit beschränkt ist, während das wirkstoffgleiche Nemexin® indikationsgemäß nur bei Opiatabhängigen verordnet werden kann.

Dosierung Übliche Initial- und Erhaltungsdosis: 50 mg/d oral. Das Dosierungsschema kann wegen der langen Rezeptordissoziationshalbwertszeit variiert werden, z. B. Montag und Mittwoch jeweils 100 mg, Freitag 150 mg Naltrexon.

Anwendungsdauer Beim Einsatz als Abstinenzhilfe im Rahmen der Behandlung alkoholkranker Patienten ist an einen Behandlungszeitraum von bis zu einem Jahr zu denken, wobei die Studienlage auf eine größere Wirkung in den ersten Monaten hinzuweisen scheint (Srisurapanont und Jarusuraisin 2005).

Wirkungen Naltrexon hemmt kompetitiv die Bindung von Opioiden an die Opioidrezeptoren (v. a. μ-Rezeptoren), wobei hier inzwischen genetisch unterscheidbare Subpopulationen als wirkungsbedeutsam diskutiert werden (Berrettini 2016). Die Substanz wird als nahezu reiner Opioid-Antagonist angesehen. Zwar gibt es Hinweise auf eventuelle agonistische Effekte, diese sind jedoch nicht klinisch signifikant. Die durch Alkohol induzierten positiven Gefühle (Euphorisierung) werden indirekt unterdrückt. Eine Tablette Naltrexon zu 50 mg ist ausreichend, um etwa 25 mg Heroin i. v. für 24 Stunden zu blockieren. Toleranzphänomene, Missbrauch und Abhängigkeit wurden unter Naltrexon bisher nicht beobachtet.

Nebenwirkungen

- *Häufig:* Gastrointestinale Störungen wie Aktivitätserhöhung der Lebertransaminasen, Diarrhoe, Übelkeit, Erbrechen, Bauchkrämpfe und Obstipation. Außerdem können Schlafstörungen, Angstzustände, Antriebsschwäche, Gelenk- und Muskelschmerzen sowie Kopfschmerzen auftreten.
- *Selten:* Niedergeschlagenheit, Reizbarkeit, Benommenheit, Appetitlosigkeit, verzögerte Ejakulation, Potenzstörungen, Hautrötung, Schüttelfrost, Thoraxschmerzen, Schweißausbrüche, gesteigerter Tränenfluss
- *Sehr selten:* Entwicklung einer reversiblen idiopathischen thrombozytopenischen Purpura. Die Reaktionsfähigkeit kann beeinträchtigt werden, in verstärktem Maße in Kombination mit Alkohol.

Wechselwirkungen Durch die Blockade von Opiatrezeptoren mit Naltrexon wird bei der Verabreichung kleinerer Mengen von Opioiden deren Wirkung vermindert (z.B. Opioid-haltige Hustenmittel, Antidiarrhoika oder Analgetika). Werden in Notfallsituationen Opioid-Analgetika benötigt, kann die zur Analgesie erforderliche Dosis höher sein. Die dabei auftretende Atemdepression und andere Symptome können verstärkt sein und länger andauern, daher besteht in diesen Fällen Überwachungspflicht. Bei Verabreichung hoher Dosen von Opiaten besteht Lebensgefahr, da hier die antagonistische Wirkung von Naltrexon durchbrochen werden kann. Die Gabe von Naltrexon führt bei Opiat-Abhängigen zur Auslösung eines Entzugssyndroms.

Kontraindikationen Bekannte Überempfindlichkeit gegen Naltrexon, schwere Leberfunktionsstörungen, akute Hepatitis. Patienten, die Opioid-Analgetika erhalten, oder

Opioid-abhängige Patienten ohne erfolgte Entgiftung dürfen ebenso wie Patienten mit Opiat-Nachweis im Urin oder mit akuten oder im Naloxon-Test nachgewiesenen Opiat-entzugssymptomen nicht mit Naltrexon behandelt werden. Naltrexon sollte nicht während Schwangerschaft und Stillzeit eingesetzt werden. In Tierversuchen wurden in sehr hohen Dosen embryozide Wirkungen beobachtet.

Wirkmechanismus Die Opiatrezeptoren werden blockiert, hierdurch sollen insbeson-dere Craving-Anfälle, bei denen Belohnungsgefühle oder -wünsche eine Rolle spielen könnten, seltener auftreten.

Pharmakokinetik Naltrexon wird nach oraler Gabe rasch und vollständig aus dem Magen-Darm-Trakt absorbiert. Es unterliegt einem hohen First-Pass-Metabolismus, wo-bei als Hauptmetabolit 6-β-Naltrexol entsteht, welcher ebenfalls Opiat-antagonistisch wirkt. Das außerdem gebildete Noroxymorphon mit schwach agonistischer Wirkung ist klinisch nicht von Bedeutung. Maximale Plasmakonzentrationen werden nach etwa einer Stunde erreicht. Die Halbwertszeit von Naltrexon im Plasma beträgt etwa vier Stunden, die von 6-β-Naltrexol etwa 13 Stunden. Der proteingebundene Anteil liegt bei etwa 21 %. Naltrexon blockiert die Opiatrezeptoren mit einer Halbwertszeit von 72–108 Stunden. Die Ausscheidung erfolgt hauptsächlich renal in glucuronidierter Form.

Klinische Betrachtungen Naltrexon ist seit Längerem zur Unterstützung der Entwöh-nung bei Opiat-Abhängigen zugelassen, mit der Zulassung von Adepend® wurde das wahrscheinlich wirksamste Präparat zur Behandlung der Alkoholabhängigkeit offi-ziell verschreibungsfähig. Naltrexon reduzierte sowohl das Craving (Volpicelli et al. 1992) als auch die Anzahl der konsumierten Drinks (O'Malley et al. 1992). Die begleiten-den psychotherapeutischen Maßnahmen hatten einen erheblichen Einfluss auf den Therapieerfolg (O'Malley et al. 1992). Als Kritikpunkte der Studien müssen allerdings die Auswahl einer sehr »breiten« Rückfalldefinition sowie die relativ kurze Untersu-chungszeit von jeweils zwölf Wochen erwähnt werden. Die grundsätzlich rückfallpro-phylaktische Wirkung von Naltrexon – ebenso wie von Acamprosat – hat sich aller-dings immer wieder zeigen lassen, so auch in einer sehr breit angelegten Metaanalyse randomisierter klinischer Studien (Donoghue et al. 2015).

Die Angabe einer optimalen Behandlungsdauer mit Naltrexon scheint aufgrund der individuell unterschiedlichen Entwöhnungsverläufe schwierig zu sein. In klini-schen Studien (so z. B. Anton et al. 2006) führte bei Alkoholabhängigen eine engma-schig ärztlich begleitete Behandlungsdauer von zwölf bis 16 Wochen zu signifikant positiven Effekten, in Einzelfällen kann eine längere Behandlung sinnvoll sein.

IV ANHANG

Nalmefen

Präparat Selincro®

Chemie Opiat-Antagonist ohne sonstige pharmakologische Eigenwirkung

Verabreichungsform Filmtabletten mit 18,06 mg Nalmefen als Hydrochloriddihydrat

Indikation In Deutschland ist Nalmefen nur zur Reduktion des Alkoholkonsums bei erwachsenen Patienten zugelassen, deren Alkoholkonsum sich auf einem hohen Risikoniveau befindet (*drinking risk level* [DRL]), bei denen keine körperlichen Entzugserscheinungen vorliegen und für die keine sofortige Entgiftung erforderlich ist. Nalmefen sollte nur in Verbindung mit kontinuierlicher psychosozialer Unterstützung, die auf Therapieadhärenz und einer Reduktion des Alkoholkonsums zielt, verschrieben werden. Die Behandlung sollte nur bei Patienten eingeleitet werden, deren Alkoholkonsum sich zwei Wochen nach einer initialen Untersuchung weiterhin auf einem hohen Risikoniveau befindet.

Dosierung Die Einnahme soll nach Bedarf erfolgen, mit oder ohne Nahrung. An jedem Tag, an dem der Patient das Risiko verspürt, Alkohol zu trinken, soll er möglichst ein bis zwei Stunden vor dem voraussichtlichen Zeitpunkt des Alkoholkonsums eine Filmtablette Selincro® einnehmen. Für den Fall, dass der Patient bereits ohne die Einnahme von Selincro® mit dem Alkoholkonsum begonnen haben sollte, wird seitens des Herstellers empfohlen, die Einnahme sobald wie möglich vorzunehmen. Maximal eine Filmtablette sollte pro Tag eingenommen werden. Bei Patienten, die älter als 65 Jahre sind oder die eine leichte bis mittelschwere Nieren- oder Leberfunktionsstörung aufweisen, ist keine Dosisanpassung erforderlich. Nalmefen kann bei direktem Kontakt mit der Haut Sensibilisierungen hervorrufen, weshalb die Filmtablette nicht geteilt oder zerdrückt werden darf.

Anwendungsdauer Gemäß der Zulassung darf die Verordnung nur zeitlich begrenzt über drei bis maximal sechs Monate und durch einen Arzt erfolgen, der in der Therapie der Alkoholabhängigkeit erfahren ist (G-BA 2014).

Wirkungen Nalmefen soll zur Reduktion des Alkoholkonsums bei erwachsenen Patienten mit Alkoholabhängigkeit führen, deren Alkoholkonsum sich auf einem hohen Risikoniveau befindet und die keine körperlichen Entzugserscheinungen aufweisen. In Studien erwies es sich als geeignet für Patienten, die in einem höheren Risikobereich trinken (Männer mehr als 60 g reinen Alkohol pro Tag, Frauen mehr als 40 g reinen Alkohol pro Tag), ihre Trinkmenge nicht ohne medikamentöse Unterstützung reduzieren können und nicht so schwer erkrankt sind, dass der Entzug aufgrund von Entzugssymptomen stationär durchgeführt werden muss. Nalmefen soll in dieser Situation verhindern, dass ein zunächst moderater Alkoholkonsum in einem Exzess endet, wie ihn viele Patienten zuvor regelmäßig erlebt hatten. Nalmefen konnte die Alkoholexzesse nicht immer verhindern, doch ihre Zahl ging in den ersten sechs Monaten der Therapie signifikant zurück. Die Gesamtmenge des konsumierten Alkohols nahm um 11 g/d ab. Am Ende der 24-wöchigen Studie hatte sich der Zustand der Patienten nach Einschätzung der Ärzte (Clinical Global Impression) gebessert und auch die Leberenzyme waren niedriger als im Placebo-Arm (Mann et al. 2013).

Nebenwirkungen Die Mehrzahl der unerwünschten Reaktionen war leicht oder mittelschwer, mit dem Behandlungsbeginn verbunden und von kurzer Dauer. *Am häufigsten* wurde über Übelkeit, Schwindel, Schlaflosigkeit, Mundtrockenheit, Kopfschmerzen, verminderten Appetit mit sich daraus ergebender Gewichtsabnahme und Schlaflosigkeit sowie Verwirrtheit, Ruhelosigkeit und Libidominderung (bis hin zum Libidoverlust) berichtet. *Häufig* wurden Somnolenz, Tremor, Aufmerksamkeitsstörungen, Par- und Hypoästhesien beschrieben, ebenso Tachykardien, Palpitationen, Hyperhidrose und Muskelspasmen.

Wechselwirkungen Auf Basis von In-vitro-Studien ist bei längerfristiger gleichzeitiger Anwendung von starken UDP-Glucuronosyltransferase(UGT)-2B7-Inhibitoren (z.B. Diclofenac, Fluconazol, Medroxyprogesteronacetat) ein signifikanter Anstieg der Nalmefen-Exposition möglich. Bei gleichzeitiger Behandlung mit UGT-Induktoren (z.B. Dexamethason, Phenobarbital, Rifampicin, Omeprazol) sind subtherapeutische Nalmefen-Konzentrationen im Plasma möglich. Eine verminderte Wirkung von Opioid-Agonisten (z.B. bestimmte Husten- und Erkältungsmittel, bestimmte Antidiarrhoika, Opioid-Analgetika) ist bei gleichzeitiger Einnahme von Nalmefen zu erwarten. Gleichzeitige Anwendung von Nalmefen mit Alkohol verhindert die berauschende Wirkung von Alkohol nicht.

Kontraindikationen Einnahme von Opioid-Analgetika sowie eine bestehende oder kurz zurückliegende Opioid-Abhängigkeit; schwere Leberfunktionsstörungen (Child-Pugh-Klassifizierung), schwere Nierenfunktionsstörungen (eGFR < 30 ml/min pro 1,73 m²), in jüngster Vergangenheit aufgetretene akute Alkoholentzugserscheinungen (einschließlich Halluzinationen, Krampfanfällen und Delirzuständen). Da bei Kindern und Jugendlichen unter 18 Jahren keine Daten vorliegen, sollte bei diesem Personenkreis grundsätzlich keine Behandlung mit Nalmefen erfolgen. Ausreichende Erfahrungen zu embryotoxischen oder teratogenen Wirkungen beim Menschen liegen nicht vor; im Tierversuch ergaben sich allerdings Hinweise auf derartige Effekte, weshalb von einer Verordnung bei Schwangeren abgesehen werden muss.

Relative Kontraindikationen bestehen bei Personen mit einer hereditären Galactose-Intoleranz, einem Lactase-Mangel oder einer Glucose-Galactose-Malabsorption. Es ist nicht bekannt, ob die Substanz in die Muttermilch übergeht. Eine enge Indikationsstellung und engmaschige Überwachung des Behandlungsverlaufs werden bei Patienten mit akuten instabilen psychiatrischen Begleiterkrankungen wie z.B. Major Depression angeraten, ebenso bei Patienten mit Krampanfällen in der Anamnese (ein-

IV ANHANG

schließlich Anfällen im Alkoholentzug), leichten oder mittelschweren Leber- und Nierenfunktionsstörungen sowie bei Patienten im höheren Lebensalter. Bei gleichzeitiger Anwendung von UGT-Induktoren oder starken UGT-2B7-Inhibitoren (z. B. Diclofenac, Fluconazol, Medroxyprogesteronacetat) müssen die sich daraus ergebenden Effekte auf den Nalmefen-Spiegel kritisch bedacht werden. Ebenso erscheint die Anwendung von Nalmefen bei gleichzeitiger Einnahme Opioid-haltiger Arzneimittel wenig sinnvoll.

Wirkmechanismus Nalmefen bindet selektiv an die Opioidrezeptoren. Es verfügt über antagonistische Aktivität an den μ- und δ-Rezeptoren und eine partielle agonistische Aktivität an den κ-Rezeptoren. Akuter Alkoholkonsum hat eine mesolimbische Dopamin-Freisetzung zur Folge, was zu einem »positiven Belohnungseffekt« führt und eine zentrale Rolle in der Suchtentwicklung spielt. Es wird postuliert, dass Nalmefen cortico-mesolimbische Funktionen moduliert, positive Verstärkungen unterdrückt und so den Alkoholkonsum reduzieren kann.

Nach oraler Gabe wird die maximale Nalmefen-Konzentration im Blut (Plasma) nach etwa 60–90 Minuten erreicht. Nach etwa 13 Stunden ist die Konzentration auf die Hälfte gesunken. Am Gehirn als dem Zielort werden bis zu 100 % der μ-Opioidrezeptoren innerhalb von drei Stunden belegt.

HINWEIS

Beim ersten Besuch des Patienten sollten sein klinischer Status, die Dauer seiner Alkoholabhängigkeit und die Höhe seines Alkoholkonsums (basierend auf den Angaben des Patienten) festgestellt werden. Anschließend sollte der Patient gebeten werden, seinen Alkoholkonsum für etwa zwei Wochen zu dokumentieren. Beim nächsten Besuch kann bei denjenigen Patienten, deren Alkoholkonsum in dieser Zeit auf einem weiterhin hohen Risikoniveau lag, die Behandlung mit Nalmefen in Verbindung mit psychosozialen Interventionen eingeleitet werden, wobei diese auf die Therapieadhärenz und eine Reduktion des Alkoholkonsums zielen sollen. Das Ansprechen auf die Behandlung und die Notwendigkeit der Fortsetzung der Behandlung sollten regelmäßig (z. B. einmal im Monat) erhoben werden. Patienten, deren Therapieziel eine sofortige Abstinenz ist, sollten nicht mit Nalmefen behandelt werden, da die Reduktion des Alkoholkonsums ein intermediäres Ziel auf dem Weg zur Abstinenz ist.

Warnhinweis

Wenn in einer *Notfallsituation* bei einem mit Nalmefen behandelten Patienten ein Opioid verabreicht werden muss, so ist daran zu denken, dass die dann erforderliche Opioid-Dosis ggf. höher als üblich sein kann. Derartige Patienten sind dann engmaschig im Hinblick z. B. auf Symptome einer Atemdepression zu überwachen. Opioid-Dosierungen müssen dann individuell angepasst werden. Bei einer *geplanten Anwendung* von Opioiden muss Nalmefen eine Woche vorher vorübergehend abgesetzt werden. Auch sollen Patienten ihre behandelnden Ärzte über die letzte Nalmefen-Einnahme informieren, wenn die Anwendung von Opioiden erforderlich ist.

Klinische Betrachtungen Im Unterschied zu einer rückfallprophylaktischen Behandlung mit Naltrexon wird das chemisch nahe verwandte Nalmefen nur bei Bedarf eingenommen und soll dann ein bis zwei Stunden vor der kritischen Situation helfen, den Alkoholkonsum entweder zu vermeiden oder doch wenigstens zu begrenzen. Die Behandlung eines Patienten mit Nalmefen bedeutet somit eine Abkehr vom bisher v. a. im deutschsprachigen Raum meist vertretenen Abstinenz-Paradigma und die Orientierung hin auf einen Harm-Reduction-Ansatz. Während diverse Studien (z. B. Bendimerad und Blecha 2014; Serecigni 2015; unter ausdrücklicher Berücksichtigung von Public-Health-Aspekten: Laramée et al. 2014; Stevenson et al. 2015) positive Effekte bei der Behandlung mit Nalmefen zeigen konnten, sind dennoch auch skeptische Positionen in der wissenschaftlichen Diskussion zu vernehmen. Welche dieser beiden Behandlungsstrategien zukünftig welche Rolle spielen wird, bleibt noch abzuwarten. Aus klinischer Sicht wichtig erscheint derzeit die enge zeitliche und personelle Begrenzung in der Behandlung mit Nalmefen (→ oben unter Anwendungsdauer), darüber hinaus aber auch die Einschränkung der Indikation auf einen Personenkreis, der einerseits erheblich von Alkoholabhängigkeit betroffen ist, bei dem aber andererseits eine Alkoholabstinenz nicht das primäre Behandlungsziel ist.

Opioide

Die in der Suchttherapie bedeutsamen Opioide sind Methadon bzw. Levomethadon. Zur Pharmakologie und zu den Wirkungen der Opiate → Tabelle 9-2. Differenzialdiagnostisch sind auch die Entzugssymptome zu beachten (Tab. 9-3).

Methadon und Levomethadon
Präparate (Beispiele) L-Polamidon®, Methaddict®, Methaliq®

Chemie Methadon (6-Dimethylamino-4,4-diphenylheptan-3-on-[59]-hydrochlorid) existiert in drei Formen: als linksdrehendes Levomethadon, als rechtsdrehendes Dextromethadon, als Racemat D,L-Methadon.

Verabreichungsformen Methadon kann sowohl flüssig (als Fertigarzneimittel unter dem Handelsnamen L-Polamidon®, Wirkstoff Levomethadon, bzw. unter dem Handelsnamen Methaliq®, Wirkstoff racemisches D,L-Methadon) als auch in Tablettenform unter dem Handelsnamen Methaddict® an den Patienten abgegeben werden. Die flüssige Form kann auch in öffentlichen und in Krankenhausapotheken durch einen entsprechend qualifizierten Apotheker unter Beachtung betäubungsmittelrechtlicher Vorschriften selbst hergestellt werden, liegt dann aber wie in der Tablettenform als Racemat aus linksdrehender und rechtsdrehender Form vor, wobei zu beachten ist,

IV ANHANG

Wirkung	Wirkort
Analgesie	limbisches System (ZNS), Rückenmark
Sedierung	limbisches System (ZNS)
Anxiolyse	limbisches System (ZNS)
Euphorie	limbisches System (ZNS)
Atemdepression	Atemzentrum (ZNS)
Übelkeit	Brechzentrum (ZNS)
Hustendämpfung	Hustenzentrum (ZNS)
Miosis	Kerngebiet des Nervus oculomotorius (ZNS)
Bradykardie, Blutdruckabfall	Kerngebiet des Nervus vagus (ZNS)
Obstipation	submuköse Rezeptoren (Darm)
verzögerte Magenentleerung	submuköse Rezeptoren (Magen)
verzögerte Gallenblasenkontraktion, Gallenkollik	submuköse Rezeptoren, glatte Muskulatur (Gallenblase)
Harnverhalt, Ureterkolik	glatte Muskulatur (Urogenitaltrakt)
Hautjucken	Histamin-Freisetzung (bei Methadon gering)
Schweißausbrüche	?
Schlafstörungen	?

Tab. 9-2: Wirkungen der Opiate und Opioide

▪ Hypertonus	▪ Schnupfen/Niesen	▪ Appetitlosigkeit
▪ Tachykardie	▪ Tränenfluss	▪ Abgeschlagenheit
▪ erhöhte Temperatur	▪ Übelkeit	▪ Schwindel
▪ Tachypnoe	▪ Erbrechen	▪ Kopfschmerz
▪ Mydriasis	▪ Bauchkrämpfe	▪ Unruhe
▪ Gänsehaut	▪ Diarrhoe	▪ Schlaflosigkeit
▪ Tremor	▪ Muskelschmerzen	▪ Gier nach Opiaten

Tab. 9-3: Entzugssymptome bei Opiat-Abhängigkeit

dass praktisch nur die linksdrehende Form Opiat-Wirkung zu entfalten vermag. Flüssiges Methadon muss gemäß dem Betäubungsmittelrecht durch den Zusatz von Fruchtextrakten, Sirup usw. in eine nicht injizierbare Form gebracht werden, um einen entsprechenden Missbrauch zu unterbinden.

Indikationen Stärkste Schmerzen wie bei Tumor, Nervenentzündung oder Wundstarrkrampf; Substitution im Rahmen der Behandlung der Opiat-Abhängigkeit

Dosierung Durchschnittlich ca. 100 mg des Methadons (D,L-Methadon) für die substituierten Patienten; vorzugsweise orale Applikation, auch als Brausetabletten erhältlich (in der Praxis trinken lassen!)

Anwendungsdauer Kann stark variieren; bei einigen Patienten muss von der Notwendigkeit einer lebenslangen Substitution ausgegangen werden.

Wirkungen Starke Sedierung, Analgesie; außerdem u. a. Hyperhidrosis, Euphorie, Miosis, Obstipation; Gefahr einer u. U. vital bedrohlichen Atemdepression. Die *Wirkzeit* (HWZ ca. 24 h) ist kürzer als bei Morphin, die analgetische Wirkung jedoch bis zu zweimal so hoch wie Morphin. Die *Wirkstärke* des L-Methadons ist etwa zweimal so hoch wie die des D,L-Methadons. Die *Absetzerscheinungen* dauern ungefähr viermal so lange wie bei Morphin ohne Unterschied zwischen der L- und der D,L-Form.

Nebenwirkungen Tabelle 9-4

Wechselwirkungen Tabelle 9-5

Kontraindikationen Behandlung von Kindern; Bewusstseinstrübungen, Störungen des Atemzentrums und der Atemfunktion, erhöhter Hirndruck, erhöhte zerebrale Krampfbereitschaft, Schockzustände, Hypoparathyreoidismus

Wirkmechanismus Opiate und Opioide besetzen Opiatrezeptoren (korrekter: Opioidrezeptoren), wobei hier zwischen drei verschiedenen Typen von Opioidrezeptoren zu unterscheiden ist: Die My-Rezeptoren finden sich v. a. im Thalamus und im Hirnstamm und sind verantwortlich für die Morphin-induzierte Analgesie, die positiv verstärkenden Effekte der Opiate und Opioide sowie auch für die Abhängigkeit. Die Kappa-Rezeptoren sind im Hypothalamus, dem Hinterhorn des Rückenmarks und der Formatio reticularis zu finden und verursachen die Opioid-typischen Pupillenverengungen und Bewusstseinsveränderungen. Die Delta-Rezeptoren schließlich sind im Cortex, im limbischen System, dem Hypothalamus und einigen Rückenmarksregionen lokalisiert, sie sorgen vermutlich für eine Verstärkung der analgetischen und euphorisierenden Wirkung der Opiate und Opioide.

Pharmakokinetik Auf die Halbwertszeit wurde bereits eingegangen. Es sollte noch darauf verwiesen werden, dass etwa 10 % der Menschen sog. *fast metabolizers* sind, die Methadon deutlich schneller abbauen. Bei den Betroffenen muss dann die Abgabe u. U. in zwei Tagesdosen erfolgen.

IV ANHANG

- Depression
- Adynamie
- Nervosität
- Gliederschmerzen
- gastrointestinale Nebenwirkungen
- Libidoverlust
- Potenzstörungen
- Schlafstörungen
- Schwitzen
- Obstipation

Tab. 9-4: Nebenwirkungen bei Substitution mit Methadon

Beschleunigter Abbau von Methadon durch	Verzögerter Abbau von Methadon durch	
- Rifampicin - Phenytoin - Phenobarbital - Carbamazepin	- Cimetidin - Chinidin - β-Rezeptoren-Blocker - Antidepressiva	- Antimykotika - Antiarrhythmika - Kontrazeptiva

Tab. 9-5: Wechselwirkungen von Methadon mit anderen Substanzen

Morphin

In Deutschland ist retardiertes Morphin (Substitol®) seit April 2015 als orales Substitutionsmedikament auf dem Markt. In Österreich wird es ebenfalls unter dem Handelsnamen Substitol® seit Längerem in der Substitutionsbehandlung eingesetzt. In der Schweiz ist es unter dem Handelsnamen Sevre-Long® seit 2013 zugelassen. Die Vorteile retardierten Morphins liegen v. a. in der besseren Verträglichkeit im Vergleich zur bisherigen Standardreferenz, dem Methadon. Dies ist evtl. für eine höhere Haltequote in der Behandlung verantwortlich (Beck et al. 2014). Dabei ist anscheinend das Fehlen Methadon-typischer Nebenwirkungen – wie z. B. vermehrtes Schwitzen und das »Sich-wie-in-Watte-gepackt«-Fühlen – von besonderer Bedeutung. In Österreich konnte gezeigt werden, dass die Haltequote in der Behandlung des retardierten Morphins im Vergleich zu allen anderen Substitutionsmitteln höher ist. Auch scheint das retardierte Morphin psychische Beschwerden besser zu reduzieren als z. B. Methadon.

Vareniclin
Präparat Champix®

Chemie Vareniclin ist ein Abkömmling des Cytisins, einem Alkaloid des Goldregens.

Verabreichungsform Filmtabletten mit 1 mg bzw. 0,5 mg Vareniclin

Indikation Raucherentwöhnung

Dosierung 1 mg/d bzw. 0,5 mg/d

Anwendungsdauer Empfohlen wird ein Einnahmebeginn, noch während der Patient raucht. Dieser legt dann in den ersten 14 Tagen der Einnahme seinen Rauchstopptag fest. Die weitere Einnahme wird für einen Zeitraum von zwölf Wochen empfohlen.

Wirkungen Vareniclin ist ein Partialagonist an einem Subtyp der Nicotinrezeptoren, der für eine suchterzeugende Wirkung des Nicotins mitverantwortlich ist. Als Partialagonist stimuliert es einerseits den Rezeptor teilweise, wodurch die Entzugssymptome der Raucherentwöhnung minimiert werden, andererseits hemmt es die Effekte extern zugefügten Nicotins, womit zusätzliches Rauchen nur wenig Wirkung entfaltet.

Nebenwirkungen Insbesondere Übelkeit, Kopfschmerz, Erbrechen, Blähungen und Schlafstörungen können auftreten. Ebenso wurde über abnormes Träumen, Geschmacksstörungen und weitere Nebenwirkungen berichtet. Fälle von Depression, Selbstmordgedanken und Selbstmord, Aggressivität und auffälligem Verhalten unter Vareniclin sind dokumentiert. Durch das Fehlen einer Langzeitstudie nach Einführung des Medikaments kann man noch nicht von einer Vollständigkeit der Nebenwirkungen ausgehen. Da das Medikament bisher nur an herz- und kreislaufgesunden Personen mit entsprechender Rund-um-die-Uhr-Betreuung getestet wurde, ist nicht auszuschließen, dass weitere Nebenwirkungen auftreten können.

Wechselwirkungen Eine deutliche Erhöhung des Wirkspiegels von Vareniclin bei gleichzeitiger Einnahme von Cimetidin ist beschrieben, bei Patienten mit schwerer Einschränkung der Nierenfunktion sollte die gleichzeitige Gabe unterbleiben. Die Pharmakokinetik von Warfarin kann sich bei der Einnahme von Vareniclin verändern.

Kontraindikationen Schwangerschaft. *Relative* Kontraindikationen könnten bei älteren Menschen, Patienten mit Herz- oder Lungenerkrankungen und anderen Leiden bestehen. Da in den vom Hersteller durchgeführten Studien einige Patientengruppen (noch) nicht berücksichtigt wurden, wird das Unternehmen zusätzliche Studien durchführen und die Anwendung des Arzneimittels bei diesen Patienten überwachen, um zu gewährleisten, dass die Nebenwirkungen genau ermittelt werden.

Pharmakokinetik Vareniclin wurde spezifisch zur Raucherentwöhnung entwickelt und bindet mit hoher Affinität und Selektivität an den $\alpha_4\beta_2$-neuronalen nicotinergen Acetylcholin-Rezeptor. Es wirkt dort als partieller Agonist, also als Substanz mit sowohl agonistischer als auch antagonistischer Aktivität.

Elektrophysiologische Studien in vitro und neurochemische Studien in vivo haben gezeigt, dass Vareniclin an den $\alpha_4\beta_2$-neuronalen nicotinergen Acetylcholin-Rezeptor bindet und eine über den Rezeptor vermittelte Aktivität stimuliert, welche aber signifikant schwächer ist als die von Nicotin. Vareniclin blockiert die Fähigkeit von Nicotin, den $\alpha_4\beta_2$-Rezeptor zu aktivieren und somit das mesolimbische Dopamin-System im zentralen Nervensystem zu stimulieren. Dies ist der neuronale Mechanismus, welcher der Verstärkung (Reinforcement) und Belohnung, die nach dem Rauchen verspürt wird, zugrunde liegt. Vareniclin ist hochselektiv und bindet um ein Vielfaches stärker an den $\alpha_4\beta_2$-Subtyp des Rezeptors als an andere bekannte nicotinerge Rezeptoren oder an nichtnicotinerge Rezeptoren und Transporter. Die Wirksamkeit in der Raucherentwöhnung beruht auf der partiellen agonistischen Aktivität von Vareniclin am $\alpha_4\beta_2$-nicotinergen Rezeptor, wo seine Bindung einen ausreichenden Effekt hervorruft, um die Symptome des Verlangens und des Entzugs (agonistische Aktivität) zu mildern, während gleichzeitig durch eine Verhinderung der Bindung von Nicotin an den $\alpha_4\beta_2$-Rezeptor (antagonistischer Effekt) der belohnende und verstärkende Effekt des Rauchens blockiert wird.

Klinische Betrachtungen Vareniclin als partieller Nicotin-Agonist ist eine vielversprechende Option zur Raucherentwöhnung (Cahill et al. 2014). Etwa jeder vierte Raucher hatte unter Vareniclin mit dem Rauchen aufgehört. Es zeigte sich somit in etwa gleichwertig mit einer kombinierten Nicotinersatz-Behandlung (z. B. Pflaster plus Spray) und überlegen gegenüber der Behandlung mit Bupropion bzw. Placebo. Gegenüber Placebo zeigte sich ein dreifach höherer Abstinenzerfolg. Zu ähnlichen Ergebnissen kamen Aubin et al. (2014).

Wie der Abstinenzerfolg vom Vareniclin unter Alltagsbedingungen in der Langzeitbetrachtung sein wird, ist noch zu untersuchen. Ein weiteres Problem könnte in dem häufigen Auftreten von Übelkeit (28 %) liegen; ob es deswegen zu häufigeren Abbruchraten in der Praxis kommt, müsste ebenfalls in Langzeitbeobachtungen überprüft werden. Des Weiteren gibt es Hinweise auf die Wirksamkeit von Vareniclin auch bei anderen Suchterkrankungen (Hooten und Warner 2015; Vatsalya et al. 2015).

Literatur

Albertson TE, Chenoweth J, Ford J, Owen K, Sutter ME (2014). Is it prime time for alpha2-adrenocepter agonists in the treatment of withdrawal syndromes? J Med Toxicol 10: 369–381.

Allgen LG, Linberg UH, Ullberg S (1963). Tissue distribution, excretion and metabolism of Herminevrin. Nord Psykiat Tidskr 17: 13.

Anton RF, O'Malley SS, Ciraulo DA et al.; COMBINE Study Research Group (2006). Combined pharmacotherapies and behavioral interventions for alcohol dependence: the COMBINE study: a randomized controlled trial. JAMA 295: 2003–2017.

Athen D (1986). Vergleichende Untersuchung von Clomethiazol und Neuroleptika bei der Behandlung des Alkoholdelirs. In: Evans JG, Feuerlein W, Glatt MM, Kanowski S, Scott DB (Hrsg). Clomethiazol. München: Verlag für angewandte Wissenschaften; 140–157.

Aubin HJ, Luquiens A, Berlin I (2014). Pharmacotherapy for smoking cessation: pharmacological principles and clinical practice. Br J Clin Pharmacol 77: 324–336.

Barrons R, Roberts N (2010). The role of carbamazepine and oxcarbazepine in alcohol withdrawal syndrome. J Clin Pharm Ther 35: 135–167.

Beck T, Haasen C, Verthein U, Walcher S, Schuler C, Backmund M, Ruckes C, Reimer J (2014). Maintenance treatment for opioid dependence with slow-release oral morphine: a randomized cross-over, non-inferiority study versus methadone. Addiction 109: 617–626.

Becker J, Desel H, Schuster HP, Kahl GF (1995). Ethanolaufnahme nach Antabus®-Überdosierung: Acetaldehyd-induzierter kardiologischer Notfall. Ther Umsch 52: 183–187.

Bendimerad P, Blecha L (2014). [Benefits in reducing alcohol consumption: how nalmefene can help]. Encephale 40: 495–500.

Benkert O, Hippius H (Hrsg) (2020). Kompendium der psychiatrischen Pharmakotherapie. 13. Aufl. Berlin, Heidelberg, New York: Springer.

Berrettini W (2016). Alcohol addiction and the mu-opioid receptor. Prog Neuropsychopharmacol Biol Psychiatry 65: 228–233.

Bonnet U, Lensing M, Specka M, Scherbaum N (2011). Comparison of two oral symptom-triggered pharmacological inpatient treatments of acute alcohol withdrawal: clomethiazole vs. clonazepam. Alcohol Alcohol 46: 68–73.

Bruno F (1989). Buspirone in the treatment of alcoholic patients. Psychopathology 22 (Suppl 1): 49–59.

Cahill K, Stevens S, Lancaster T (2014). Pharmacological treatments for smoking cessation. JAMA 311: 193–194.

Caputo F, Bernardi M (2010). Medications acting on the GABA system in the treatment of alcoholic patients. Curr Pharm Des 16: 2118–2125.

Croissant B, Loeber S, Diehl A, Nakovics H, Wagner F, Kiefer F, Mann K (2009). Oxcarbazepine in combination with Tiaprid in inpatient alcohol-withdrawal – a RCT. Pharmacopsychiatry 42: 175–181.

Donoghue K, Elzerbi C, Saunders R, Whittington C, Pilling S, Drummond C (2015). The efficacy of acamprosate and naltrexone in the treatment of alcohol dependence, Europe versus the rest of the world: a meta-analysis. Addiction 110: 920–930.

Funke S (1994). Neuroleptika. In: Tretter F, Bussello-Spieth S, Bender W (Hrsg). Therapie von Entzugssyndromen. Berlin, Heidelberg, New York: Springer; 179–186.

Gemeinsamer Bundesausschuss (G-BA) (2014). Anlage III – Übersicht über Verordnungseinschränkungen und -ausschlüsse in der Arzneimittelversorgung durch die Arzneimittel-Richtlinie und aufgrund anderer Vorschriften (§ 34 Abs. 1 Satz 6 und Abs. 3 SGB V), Hinweise zur wirtschaftlichen Verordnungsweise von nicht verschreibungspflichtigen Arzneimitteln für Kinder bis zum vollendeten 12. Lebensjahr und für Jugendliche mit Entwicklungsstörungen bis zum vollendeten 18. Lebensjahr sowie Verordnungseinschränkungen und -ausschlüsse von sonstigen Produkten. Berlin, 13. Mai 2014.

Giovannitti JA Jr, Thoms SM, Crawford JJ (2015). Alpha-2 adrenergic receptor agonists: a review of current clinical applications. Anesth Prog 62: 31–39.

Gold MS, Redmond DE Jr, Kleber HD (1978). Clonidine in opiate withdrawal. Lancet 1: 929–930.

Gowing L, Farrell MF, Ali R, White JM (2014). Alpha2-adrenergic agonists for the management of opioid withdrawal. Cochrane Database Syst Rev (3): CD002024.

Herzmann CE (1989). Zum Stellenwert des Carbamazepins bei stationärer Entzugsbehandlung von Alkoholabhängigen. In: Müller-Oerlinghausen B, Haas S, Stoll KD (Hrsg). Carbamazepin in der Psychiatrie. Stuttgart, New York: Thieme; 63–68.

Honey BL, Benefield RJ, Miller JL, Johnson PN (2009). Alpha2-receptor agonists for treatment and prevention of iatrogenic opioid abstinence syndrome in critically ill patients. Ann Pharmacother 43: 1506–1511.

Hooten WM, Warner DO (2015). Varenicline for opioid withdrawal in patients with chronic pain: a randomized, single-blinded, placebo controlled pilot trial. Addict Behav 42: 69–72.

Hurt RD, Sachs DP, Glover ED, Offord KP, Johnston JA, Dale LC, Khayrallah MA, Schroeder DR, Glover PN, Sullivan CR, Croghan IT, Sullivan PM (1997). A comparison of sustained-release bupropion and placebo for smoking cessation. N Engl J Med 337: 1195–1202.

Ipser JC, Wilson D, Akindipe TO, Sager C, Stein DJ (2015). Pharmacotherapy for anxiety and comorbid alcohol use disorders. Cochrane Database Syst Rev 1(1): CD007505.

Jorenby DE, Leischow SJ, Nides MA, Rennard SI, Johnston JA, Hughes AR, Smith SS, Muramoto ML, Daughton DM, Doan K, Fiore MC, Baker TB (1999). A controlled trial of sustained-release bupropion, a nicotine patch, or both for smoking cessation. N Engl J Med 340: 685–691.

Kishi T, Hirota T, Matsunaga S, Iwata N (2016). Antipsychotic medications for the treatment of delirium: a systematic review and meta-analysis of randomised controlled trials. J Neurol Neurosurg Psychiatry 87: 767–774.

Krämer G (1989). Carbamazepin: Nebenwirkungen und Toxizität. In: Müller-Oerlinghausen B, Haas S, Stoll KD (Hrsg). Carbamazepin in der Psychiatrie. Stuttgart, New York: Thieme; 223–243.

Kranzler HR, Burleson JA, Del Boca FK, Babor TF, Korner P, Brown J, Bohn MJ (1994). Buspirone treatment of anxious alcoholics. A placebo-controlled trial. Arch Gen Psychiatry 51: 720–731.

Ladewig D, Stohler R (1994). Das Opiatentzugssyndrom – Skalierung und medikamentöse Strategien. In: Tretter F, Bussello-Spieth S, Bender W (Hrsg). Therapie von Entzugssyndromen. Berlin, Heidelberg: Springer; 145–156.

Laramée P, Brodtkorb TH, Rahhali N, Knight C, Barbosa C, François C, Toumi M, Daeppen JB, Rehm J (2014). The cost-effectiveness and public health benefit of nalmefene added to psychosocial support for the reduction of alcohol consumption in alcohol-dependent patients with high/very high drinking risk levels: a Markov model. BMJ Open 4: e005376.

Lê AD, Harding S, Juzytsch W, Funk D, Shaham Y (2005). Role of alpha-2 adrenoceptors in stress-induced reinstatement of alcohol seeking and alcohol self-administration in rats. Psychopharmacology (Berl) 179: 366–373.

Linn DD, Loeser KC (2015). Dexmedetomidine for alcohol withdrawal syndrome. Ann Pharmacother 49: 1336–1342.

Lipman JJ, Spencer PS (1978). Clonidine and opiate withdrawal. Lancet 2: 521.

Liu Z, Song D, Yan E, Verkhratsky A, Peng L (2015). Chronic treatment with anti-bipolar drugs suppresses glutamate release from astroglial cultures. Amino Acids 47: 1045–1051.

Lonergan E, Britton AM, Luxenberg J, Wyller T (2007). Antipsychotics for delirium. Cochrane Database Syst Rev (2): CD005594.

Ludtke KA, Stanley KS, Yount NL, Gerkin RD (2015). Retrospective review of critically ill patients experiencing alcohol withdrawal: dexmedetomidine versus propofol and/or lorazepam continuous infusions. Hosp Pharm 50: 208–213.

Mann K, Bladström A, Torup L, Gual A, van den Brink W (2013). Extending the treatment options in alcohol dependence: a randomized controlled study of as-needed nalmefene. Biol Psychiatry 73: 706–713.

Mattern C (1994). Carbamazepin. In: Tretter F, Bussello-Spieth S, Bender W (Hrsg). Therapie von Entzugssyndromen. Berlin, Heidelberg: Springer; 194–206.

Melton AT, Antognini JF, Gronert GA (1993). Prolonged duration of succinylcholine in patients receiving anticonvulsants: evidence for mild up-regulation of acetylcholine receptors? Can J Anaesth 40: 939–942.

Muzyk AJ, Fowler JA, Norwood DK, Chilipko A (2011). Role of α2-agonists in the treatment of acute alcohol withdrawal. Ann Pharmacother 45: 649–657.

Nam HW, Karpyak VM, Hinton DJ, Geske JR, Ho AMC, Prieto ML, Biernacka JM, Frye MA, Weinshilboum RM, Choi D-S (2015). Elevated baseline serum glutamate as a pharmacometabolomic biomarker for acamprosate treatment outcome in alcohol-dependent subjects. Transl Psychiatry 5: e621.

Naranjo CA, Sellers EM (1986). Clinical assessment and pharmacotherapy of the alcohol withdrawal syndrome. Recent Dev Alcohol 4: 265–281.

Ögren S (1986). Wirkungsweise des Clomethiazol. In: Evans JG, Feuerlein W, Glatt MM, Kanowski S, Scott DB (Hrsg). Clomethiazol. München: Verlag für angewandte Wissenschaften; 3–19.

O'Malley SS, Jaffe AJ, Chang G, Schottenfeld RS, Meyer RE, Rounsaville B (1992). Naltrexone and coping skills therapy for alcohol dependence. A controlled study. Arch Gen Psychiatry 49: 881–887.

Perry EC (2014). Inpatient management of acute alcohol withdrawal syndrome. CNS Drugs 28: 401–410.

Plosker GL (2015). Acamprosate: a review of its use in alcohol dependence. Drugs 75: 1255–1268.

Rezvanfard M, Zarrindast MR, Bina P (2009). Role of ventral hippocampal GABA(A) and NMDA receptors in the anxiolytic effect of carbamazepine in rats using the elevated plus maze test. Pharmacology 84: 356–366.

Rösner S, Hackl-Herrwerth A, Leucht S, Lehert P, Vecchi S, Soyka M (2010). Acamprosate for alcohol dependence. Cochrane Database Syst Rev (9): CD004332.

Rote Liste® (2020). Clonidin. Frankfurt/M.: Rote Liste® Service GmbH.

Sarker S, Weissensteiner R, Steiner I, Sitte HH, Ecker GF, Freissmuth M, Sucic S (2010). The high-affinity binding site for tricyclic antidepressants resides in the outer vestibule of the serotonin transporter. Mol Pharmacol 78: 1026–1035.

Sass A, Soyka M, Mann K, Ziegelgaensberger W (1996). Relapse prevention by acamprosate: Results from a placebo-controlled study on alcohol dependence. Arch Gen Psychiatry 53: 673–680.

Sellers EM, Naranjo CA, Harrison M, Devenyi P, Roach C, Sykora K (1983). Diazepam loading: simplified treatment of alcohol withdrawal. Clin Pharmacol Ther 34: 822–826.

Serecigni JG (2015). Opioid receptor antagonists in the treatment of alcoholism. Adicciones 27: 214–230.

Srisurapanont M, Jarusuraisin N (2005). Opioid antagonists for alcohol dependence. Cochrane Database Syst Rev (1): CD001867. doi: 10.1002/14651858.CD001867.pub2.

Soyka M (1995). Die Alkoholkrankheit – Diagnose und Therapie. Weinheim: Chapman & Hall.

Stanley KM, Worrall CL, Lunsford SL, Simpson KN, Miller JG, Spancer AP; Department of Therapeutic Services, Medical University of South Carolina (2005). Experience with an adult alcohol withdrawal syndrome practice guideline in internal medicine patients. Pharmacotherapy 25: 1073–1083.

Stevenson M, Pandor A, Stevens JW, Rawdin A, Rice P, Thompson J, Morgan MY (2015). Nalmefene for reducing alcohol consumption in people with alcohol dependence: an evidence review group perspective of a NICE single technology appraisal. Pharmacoeconomics 33: 833–847.

Tollefson GD, Montague-Clouse J, Tollefson SL (1992). Treatment of comorbid generalized anciety in a recently detoxified alcoholic population with a selective serotonergic drug (buspirone). J Clin Psychopharmacol 12: 19–26.

Tomek SE, Lacrosse AL, Nemirovsky NE, Olive MF (2013). NMDA Receptor Modulators in the Treatment of Drug Addiction. Pharmaceuticals (Basel) 6: 251–268.

Vatsalya V, Gowin JL, Schwandt ML, Momenan R, Coe MA, Cooke ME, Hommer DW, Bartlett S, Heilig M, Ramchandani VA (2015). Effects of varenicline on neural correlates of alcohol salience in heavy drinkers. Int J Neuropsychopharmacol 18: pyv068.

Volpicelli JR, Alterman AI, Hayashida M, O'Brien CP (1992). Naltrexone in the treatment of alcohol dependence. Arch Gen Psychiatry 49: 876–880.

Wu L, Sun S, He Y, Zeng J (2015). Effect of smoking reduction therapy on smoking cessation for smokers without an intention to quit: an updated systematic review and meta-analysis of randomized controlled. Int J Environ Res Public Health 12: 10235–10253.

Zernig G, De Wit H, Telser S, Nienhusmeier M, Wakonigg G, Sturm K, Berger I, Kemmler G, Saria A (2004). Subjective effects of slow-release bupropion versus caffeine as determined in a quasi-naturalistic setting. Pharmacology 70: 206–215. doi: 10.1159/000075550.

MICHAEL RATH, MAX BRAUN UND FELIX TRETTER

10 Drogenlexikon

10.1 Grundaspekte

Das hier dargestellte Drogenlexikon soll einige wichtige Informationen zu einer Auswahl von Drogen wiedergeben und nicht als umfangreiches Nachschlagewerk fungieren. Ausführlichere Informationen bieten allgemein Köhler (2014) und Geschwinde (2013), soziokulturell Schmidbauer und Scheid (2004) und zu illegalen Drogen Scherbaum (2016).

Im Folgenden werden die Drogen alphabetisch aufgeführt. Die meisten andersartigen Einteilungsversuche sind nicht zufriedenstellend.

Im Falle einer akuten Vergiftung empfiehlt sich der Anruf bei einem der Suchtnotrufe (→ Kap. 11).

10.2 Alphabetische Darstellung

10.2.1 Alkohol

Der Alkoholgehalt einzelner Getränke ist unterschiedlich, Bier z. B. hat etwa 4–5 % Alkoholgehalt, Wein zwischen 10 und 15 %.

Herstellung Vergärung von Kohlenhydraten, Destillation für Schnäpse bzw. Branntweine

Summenformel C_2H_5OH

Anwendungsformen Alkohol wird getrunken, in gewissen Szenen wird er auch intravenös appliziert.

Wirkungen Biphasisches dosisabhängiges Wirkprofil; Entspannung, Anregung

Nebenwirkungen Übelkeit, Erbrechen, Schwindel, Ataxie, Enthemmung, Aggressionssteigerung

Entzugssymptomatik Tabelle 10-1

Körperliche Symptome	Psychische Symptome
• Tremor • Hyperhidrosis • Hypertonie • zerebrale Krampfanfälle	• Konzentrations- und Auffassungsstörungen • Nervosität, innere Unruhe • Craving (starkes Verlangen des Süchtigen nach seiner Droge) • Reizbarkeit • Stimmungsschwankungen, Depressivität • Schlafstörungen

Tab. 10-1: Alkoholentzugssymptome

Therapeutische Nutzung Es wird *extern* zur Durchblutungsförderung (z. B. Einreibungen mit Franzbranntwein), Schmerzlinderung und Kühlung (z. B. bei Sportverletzungen, Insektenstichen) und *intern* bei Methanol-Vergiftungen und zur Unterbrechung eines Prädelirs eingesetzt, wobei Letzteres eine sehr umstrittene Maßnahme darstellt, da hierzu auch deutlich besser geeignete Medikamente zur Verfügung stehen.

Nachweis Alkohol kann je nach aufgenommener Menge noch Stunden in der Ausatemluft und im Blut nachweisbar sein. Der Nachweis im Urin ist mittels Ethylglucuronid sogar noch nach einigen Tagen möglich.

Pharmakokinetik Die maximale Blutalkohol-Konzentration wird durchschnittlich nach einer Stunde erreicht. Der Alkohol wird im ersten Schritt durch die Alkoholdehydrogenase (ADH) abgebaut, die Acetaldehyd metabolisiert. Anschließend wird der Acetaldehyd durch die Acetaldehyddehydrogenase (ALDH) abgebaut. Von der ADH und der ALDH existieren jeweils vier Klassen an Isoenzymen. Abbau pro Stunde ca. 0,1–0,2 ‰.

Epidemiologie In Deutschland sind etwa 1,77 Mio. Menschen im Alter von 18 bis 64 Jahren alkoholabhängig, bei etwa 1,61 Mio. Menschen liegt ein Alkoholmissbrauch vor und etwa 9,5 Mio. Menschen konsumieren Alkohol in gesundheitlich riskanter Form (Die Drogenbeauftragte der Bundesregierung 2015a).

Die Ergebnisse einer Studie der Bundeszentrale für gesundheitliche Aufklärung (BZgA) aus dem Jahr 2014 zeigen, dass sich 12,9 % der Jugendlichen im Alter von zwölf bis 17 Jahren mindestens einmal im Monat in einen Rausch trinken, bei den 18- bis 25-Jährigen sind es 35,4 % (Orth und Töppich 2015a). Seit der Befragung 2008 – ein Jahr vor dem Start der BZgA-Kampagne »Alkohol? Kenn dein Limit« – ist ein deutlicher Rückgang erkennbar (20,4 %/40,8 %). Dennoch müssen diese Zahlen auch weiterhin als besorgniserregend angesehen werden.

IV ANHANG

10.2.2 Amphetamine

Amphetamine stellen die Hauptgruppe der Stimulanzien oder »Aufputschmittel« dar, zu denen außerdem u. a. Ephedrin sowie Abmagerungs- und Schlankheitsmittel (z. B. Recatol®, Mirapront® N, Antiadipositum Riemser) gehören. Letztere werden hier nicht weiter besprochen. Die Methamphetamine werden ausführlicher unter »Ecstasy« (→ Kap. 10.2.9) dargestellt.

Herstellung Amphetamine werden synthetisch unter eher geringem Aufwand hergestellt. Benzylmethylketon dient häufig als Ausgangsstoff. Für die illegale Produktion wird Phenylaceton oder Methylamin als Ausgangsstoff verwendet. Untergrundlaboratorien verwenden gerne Ephedrin-Medikamente (z. B. Schnupfenmittel) als Ausgangsstoff für die Herstellung von Methamphetaminen (z. B. Ecstasy).

Summenformel $C_9H_{13}N$

Anwendungsformen Der Konsum erfolgt über Tabletten, intravenös, durch Rauchen und nasal über pulverisiertes Amphetamin.

Wirkungen Etwa 30 Minuten nach oraler Einnahme Aktivierung, Gefühl der Stärke und Leistungsfähigkeit, für einige Stunden auch objektiv ein Leistungshoch nachweisbar. Häufig mehrtägiger Gebrauch mit anschließendem »Crash«, bei dem z. T. tagelange Schlafperioden auftreten können, aber auch Phasen der Übererregung mit Schlafstörungen mit der Versuchung, Beruhigungs- und Schlafmittel einzunehmen. Appetithemmung tritt auf. Bei *chronischem Gebrauch* entwickeln sich nur geringgradige Phänomene der körperlichen Abhängigkeit (kein gravierendes Entzugssyndrom).

Nebenwirkungen Zu den gravierenden Nebenwirkungen muss die Amphetaminpsychose gezählt werden, bei der v. a. wahnhafte Zustandsbilder auftreten (Verfolgungswahn). Optische und akustische Halluzinationen wurden beschrieben.

Entzugssymptomatik Die Entzugssymptome beim Absetzen nach chronischem Gebrauch sind Symptome der Funktionsminderung wie Müdigkeit, Antriebslosigkeit, Depression, Bradykardie, Hypotonie usw.

Therapeutische Nutzung Amphetamine werden nur bei hyperaktiven Kindern verwendet. Eine Suchtanbahnung dadurch wird von den meisten Experten eher nicht angenommen.

Nachweis Im Urintest etwa drei Tage nachweisbar. Der Nachweis hängt vom pH-Wert ab, zur »Urinkosmetik« verwenden Drogenbenutzer gerne Ascorbinsäure (Vitamin C), um den Urin anzusäuern und damit die Nachweisbarkeit zu verkürzen.

Pharmakokinetik Amphetamine werden nach oraler Einnahme gastrointestinal nahezu vollständig resorbiert. Die Plasmahalbwertszeit von z. B. D-Amphetamin beträgt ungefähr zehn Stunden, es dauert also etwa zwei Tage, bis der Stoff aus dem Organismus völlig eliminiert ist.

Epidemiologie Man schätzt für Deutschland ca. 100 000–500 000 Konsumenten, wobei hier auch der gelegentliche Konsum einbezogen ist. Nach Angaben des Bundeskriminalamtes stieg allein die Zahl der jährlich erfassten Erstkonsumenten 2013 auf über 2700. Das sind fast achtmal mehr als vor fünf Jahren. Im gleichen Zeitraum hat sich die sichergestellte Menge Crystal Meth von 7,2 auf 77 kg mehr als verzehnfacht (Niedersächsisches Ministerium für Soziales, Gesundheit und Gleichstellung 2014). Amphetamine und Ecstasy zählen europaweit zu den beliebtesten Drogen. In vielen EU-Ländern nehmen sie sogar nach Cannabis den zweiten Platz ein. Insbesondere Crystal Meth (Methamphetamin) scheint zunehmend Verbreitung zu finden. Insgesamt wurden 2013 in 12 801 Fällen 1339 kg Amphetamine und Crystal Meth in Deutschland sichergestellt (zum Vergleich: Cannabis mit 5638 Fällen und 1770 kg; Heroin mit 3065 Fällen und 270 kg). Während früher der Schmuggel nach Deutschland v. a. aus Tschechien erfolgte, werden inzwischen auch Importe aus z. B. den Niederlanden berichtet.

Konsumenten von Amphetaminen und Crystal Meth stellten mit fast 60 % auch den größten Anteil unter den erstauffälligen Konsumenten harter Drogen (Hoffmann 2015).

10.2.3 Benzodiazepine

Die Benzodiazepine sind eine besonders janusköpfige Substanzgruppe: Sie sind einerseits hervorragende Mittel im klinischen Einsatz, andererseits aber auch besonders beliebte Substanzen in der Missbraucherszene mit einem erheblichen Abhängigkeitspotenzial. Die gegenwärtig bedeutendste Abhängigkeitsproblematik im Medikamentensektor Deutschland ist daher auch mit den Benzodiazepinen verknüpft. 2014 wurden in deutschen Apotheken 18,7 Mio. Packungen verschreibungspflichtiger und bei dauerhafter Einnahme abhängig machender Schlaf- und Beruhigungsmittel verkauft, in erster Linie Benzodiazepine, Benzodiazepin-Derivate und Benzodiazepin-ähnliche Substanzen (FinanzNachrichten 2015). Hier ist nur auf folgende »Hits« hinzuweisen:

- *Flunitrazepam* wurde zeitweise von Polytoxikomanen in Tablettenform als Heroin-Ersatz in vielfältiger Weise missbraucht (»Flunis«). Vor allem bei der Einnahme mehrerer Tabletten gleichzeitig kann ein paradoxer Rauschzustand auftreten, bei dem die Konsumenten wie bei einem pathologischen Alkoholrausch agieren. Es schließt sich häufig eine Amnesie an. Es ist aber aufgrund des hohen Missbrauchspotenzials in Deutschland seit mehreren Jahren ausnahmslos nur noch über ein Betäubungsmittelrezept zu beziehen, was dann in der Folge dazu führte, dass es inzwischen weitestgehend vom »Markt« verschwunden ist.

- *Diazepam* hat nach den Veränderungen durch die 10. BtMÄndV (1998) gegenüber dem früher von Drogenabhängigen präferierten Flunitrazepam erheblich an Bedeutung in der Drogenszene gewonnen und ist insbesondere auch bei substituierten Patienten häufig im (unerwünschten) Beikonsum anderer psychotroper Substanzen nachweisbar.
- *Lorazepam* ist weiterhin ein Hit in der arrivierten Szene der Medikamentmissbraucher.

Prinzipiell werden aber alle Benzodiazepine, die lokal verordnet werden, auch entsprechend missbraucht. Spezialisten sind allerdings die polytoxikomanen Opiat-Abhängigen, die immer wieder Trends setzen.

10.2.4 Cannabis

Herstellung Cannabis wird aus Teilen der Hanfpflanze gewonnen, Wirkstoff ist v.a. Δ^9-Tetrahydrocannabinol (THC).

Summenformel Δ^9-Tetrahydrocannabinol (psychotroper Hauptwirkstoff der Hanfpflanze): $C_{21}H_{30}O_2$

Handelsformen
- *Haschisch* (Harz der Hanfstaude) in Form von braunen, harzartigen Plättchen mit einem Wirkstoffgehalt von ca. 5 % Tetrahydrocannabinol (THC)
- *Marihuana* (Blüten und zerkleinerte Blätter) als grünes getrocknetes Gras mit einem THC-Gehalt von 3 bis 20 %

Der Wirkstoffgehalt der verschiedenen Pflanzenarten hängt von der Sonnenscheindauer, den Bodenverhältnissen, dem Geschlecht, der Höhe der Pflanze usw. ab. Höchste Konzentrationen werden in den Pflanzenspitzen gemessen, dort sind sie i.d.R. doppelt so hoch konzentriert wie in den anderen Pflanzenteilen (Stängel, Blätter). In Deutschland bei Faserhanf gemessene Konzentrationen betragen in den Pflanzenspitzen maximal 0,6 % THC.

Anwendungsformen Rauchen mit Tabak in Zigaretten (Joints) oder in Pfeifen, Teezubereitung, Kuchen, Süßigkeiten. Es werden etwa 3–7 mg pro Konsumepisode appliziert, was in der Wirkung annäherungsweise etwa ein bis eineinhalb Liter Bier entspricht.

Wirkungen Denken verlangsamt, Konzentrationsstörungen; Lachen, gehobene Stimmung, Gereiztheit, (Kaninchenauge), Pupillen eher weit, abwesend, unruhig und unkonzentriert. Nach Langzeiteinnahme soll ein amotivationales Syndrom auftreten.

Nebenwirkungen Unruhe, akute Verwirrtheit, Gesicht und Augen gerötet, Schlaflosigkeit, psychotische Zustände möglich, ebenso bei entsprechender Disposition eine häufigere Manifestation von Psychosen aus dem schizophrenen Formenkreis

Entzugssymptomatik Angstzustände, Unruhe, keine schwerwiegende Symptomatik

Therapeutische Nutzung Diskutiert wird die medizinische Verwendung von THC u. a. bei Anorexie und Kachexie, als Antiemetikum (z. B. bei Chemo- oder Radiotherapie), zur Glaukombehandlung und bei verschiedenen Autoimmunerkrankungen (Morbus Crohn, Colitis ulcerosa, Multiple Sklerose) sowie beim Tourette-Syndrom.

Nachweis Nachweismöglichkeiten für den Konsum von Cannabis bestehen in erster Linie durch Tests in Schweiß, Blut und Urin. Haartests sind aufwendig und zudem mit diversen Unsicherheiten in der Auswertung behaftet. Durch Schweißtests können sich Hinweise auf einen akuten Konsum ergeben, eine forensische Belastbarkeit ist damit jedoch nicht gegeben. Ein Nachweis im Blut oder im Urin ist bei einmaligem Konsum bis zu zwölf Tage später noch möglich. Nach höherem (oralem) oder regelmäßigem Gebrauch kann dies bis zu sechs Wochen lang noch erkennbar sein. Bei ehemaligen Cannabiskonsumenten kann ein rascher Abbau von Fettgewebe (z. B. durch Sport oder Krankheit) ein während der Abstinenz gegenüber der Droge falsch positives Resultat liefern.

Pharmakokinetik THC wird in gut acht Stunden über den Darm, die Niere und oxidativ über die Leber (Cytochrom-P_{450}-System) abgebaut. Da THC schwer wasser-, aber sehr gut fettlöslich ist, lagern sich die nicht psychoaktiven Reststoffe im Fettgewebe des Körpers ein und sind dadurch noch längere Zeit nachweisbar.

Epidemiologie In Deutschland ist Cannabis die am meisten konsumierte illegale Droge. Hochgerechnet haben etwa 12 Mio. Personen mindestens einmal im Leben (Lebenszeitprävalenz), etwa 2,3 Mio. Personen innerhalb der letzten zwölf Monate (Zwölf-Monats-Prävalenz) und etwa 1,2 Mio. Personen innerhalb des letzten Monats Cannabis konsumiert. Bei ca. 250 000 Konsumenten liegt eine missbräuchliche bzw. abhängige Konsumform vor (Kraus und Piontek 2013). Im Jahr 2012 hat in Deutschland nach einer Befragung jeder 13. Jugendliche im Alter von zwölf bis 17 Jahren (7,8 %) mindestens schon einmal im Leben Cannabis zu sich genommen. 5,6 % der Zwölf- bis 17-Jährigen konsumierten in den letzten zwölf Monaten Cannabis, 1,3 % davon regelmäßig. Es ist davon auszugehen, dass hochgerechnet rund 600 000 vorwiegend junge Menschen Probleme mit dem Konsum von Cannabis haben (Bundesministerium für Gesundheit 2023).

IV ANHANG

Synthetische Cannabinoide

In letzter Zeit haben synthetische Cannabinoide (»Spice«) zunehmend an Bedeutung gewonnen. Diese als »Legal Highs« verkauften »Kräutermischungen« oder »Raumluft-erfrischer« verursachen beim Konsum nicht nur die für Cannabis typischen Wirkungen und Risiken, sondern zeigen weitere, nicht selten massive Risiken, insbesondere hinsichtlich akuter psychotischer Zustände. Sogar Todesfälle sind inzwischen dokumentiert (Shanks et al. 2015; Tse et al. 2014; Laienpresse). Neben Effekten, die typischerweise auch vom Cannabiskonsum bekannt sind, fanden sich hier aber auch deutlich aggressive Zustandsbilder, Krampfanfälle, erhebliche Blutdrucksteigerungen, starke Übelkeit und eine mitunter erhebliche Hypokaliämie. Der Gesetzgeber war trotz der gegenüber den unter dem Betäubungsmittelrecht stehenden natürlichen Cannabinoiden deutlich höheren gesundheitlichen Gefahren bisher nicht in der Lage, hier eine konsistente rechtliche Handhabung zu entwickeln. Verbote von einzelnen synthetischen Cannabinoiden werden seitens der Produzenten und Anbieter regelmäßig, rasch und ohne großen Aufwand durch den Austausch mit wirkungsähnlichen oder wirkungsgleichen noch nicht verbotenen Substanzen beantwortet.

10.2.5 Cocain

Herstellung Cocain wird aus den Blättern des in Südamerika beheimateten Coca-strauchs gewonnen. Der Cocainalkaloid-Anteil der Blätter beträgt 0,5–1%. Die höchsten Konzentrationen werden v. a. in Peru festgestellt. Die geernteten Blätter werden am Boden ausgebreitet, getrocknet und dann immer wieder angefeuchtet und mit den Füßen trockengestampft. Zur Cocain-Extraktion wird dann in Zementbehältern Wasser und Schwefelsäure zugesetzt. Nach etwa 24 Stunden wird dieser Brei gestampft und Kerosin, Kalk und andere Chemikalien beigemischt. Dadurch entsteht die Cocapaste (*coca pasta*). Durch Beimischung von z. B. Ether, Aceton und Ammoniak wird die Koka-base hergestellt. Das Cocain entsteht dann durch Beigabe von Salzsäure. Es hat einen Reinheitsgrad von über 95 % (»Schnee«).

Summenformel $C_{17}H_{21}NO_4$ (Ecgonylbenzoat); besitzt strukturelle Ähnlichkeiten mit Scopolamin und Atropin

Handelsformen Weißes Pulver bzw. Kristalle

Anwendungsformen Schnupfen, rauchen, schlucken (Hydrochlorid), spritzen

Wirkungen Cocain ist das potenteste natürlich vorkommende ZNS-Stimulans. Pharmakologisch ist es den synthetisch hergestellten Amphetaminen ähnlich: gesteigertes Selbstwertgefühl, euphorische Stimmung, Produktivität, »Kreativität«, es wird viel geredet (»Kokolores« reden), geringes Schlafbedürfnis, wenig Appetit, weite Pupillen.

Nebenwirkungen Cocain-Psychose, Gereiztheit, optische Halluzinationen; Depressionen, Angst, Wahnvorstellungen; Apathie, Verwirrtheit, Angetriebenheit, lange Schlafperioden, Schlaf und Appetitlosigkeit, Krämpfe

Entzugssymptomatik Tabelle 10-2

- depressive Verstimmungen
- Ängstlichkeit
- Müdigkeit
- psychomotorische Unruhe
- psychomotorische Verlangsamung
- Albträume
- Schlafstörungen
- übermäßiges Schlafbedürfnis
- gesteigerter Appetit
- Craving

Tab. 10-2: Entzugssymptomatik Cocain

Therapeutische Nutzung Cocain ist das älteste bekannte chemisch definierte Lokalanästhetikum und dient als Leitsubstanz für viele synthetische Lokalanästhetika, so z. B. Lidocain, Scandicain oder Benzocain. Für Operationen am Auge ist Cocain nach der deutschen Betäubungsmittelverordnung immer noch zugelassen.

Nachweis Nachweismöglichkeiten für den Konsum von Cocain bestehen in erster Linie durch Tests in Schweiß, Blut und Urin. Haartests sind aufwendig und zudem mit diversen Unsicherheiten in der Auswertung behaftet. Durch Schweißtests können sich Hinweise auf einen akuten Konsum ergeben, eine forensische Belastbarkeit ist damit jedoch nicht gegeben. Cocain kann im Blut für etwa einen Tag, im Urin für etwa zwei bis vier Tage nachgewiesen werden.

Pharmakokinetik Cocain wird gastrointestinal, vaginal, rektal und nasal resorbiert, die freie Base (»Crack«) ist hitzeresistent, kann geraucht werden und wird dann rasch und vollständig pulmonal resorbiert. Cocain wird rasch und nahezu vollständig durch Plasma- und Lebercholinesterasen zum inaktiven Metaboliten Ecgoninmethylester hydrolysiert. Weniger als 10 % werden unverändert im Urin ausgeschieden. Die Plasmahalbwertszeit beträgt für Cocain eine bis anderthalb Stunden.

Besonderheiten Crack (*freebase, Cocaine M*; zu Klümpchen verbackene Kristalle)

Epidemiologie In Deutschland sind ca. 0,2 % von Cocain abhängig (Die Drogenbeauftragte der Bundesregierung 2015a). Verlässlichere Zahlen gibt es leider nicht, da viele Personen den Konsum verleugnen.

IV ANHANG

10.2.6 Coffein

Vorkommen Coffein kommt natürlicherweise u. a. in Kaffee, Tee, Guarana, Mate und Kakao vor. Es ist eines der ältesten von Menschen genutzten Stimulanzien.

Summenformel $C_8H_{10}N_4O_2$ (Purin-Alkaloid)

Wirkungen Coffein wirkt nicht auf Hirngefäße, aber auf das Herz. Im Gehirn wird vermutlich der Adenosin-Rezeptor blockiert. Dadurch wird der Turnover von Noradrenalin, Dopamin, Acetylcholin, Glutamat und GABA erhöht. Durch die Hemmung des hemmenden Adenosins wirkt der Kaffee schließlich stimulierend. Nach chronischer Einnahme entsteht eine erhebliche Toleranz.

Nebenwirkungen Es können Schlafstörungen, Angsterscheinungen, Hyperaktivität und Konzentrationsstörungen auftreten.

Pharmakokinetik Coffein wird bei oraler Aufnahme schnell resorbiert, erreicht nach etwa 30 Minuten den maximalen Plasmaspiegel mit einer *Halbwertszeit* von etwa drei bis fünf Stunden. Die *Elimination* erfolgt vorwiegend über die Leber, sie ist nach etwa sieben Stunden abgeschlossen. Zigarettenrauchen beschleunigt die Elimination.

10.2.7 Crystal Meth

Crystal Meth (Methamphetamin) ist relativ billig. Der Name dieser Substanz ist darauf zurückzuführen, dass es in kristalliner Form das Aussehen von kleinen Eiskristallen oder Glassplittern hat. Die Substanz hat sich zunächst in den USA sehr verbreitet. In Deutschland hat die Verbreitung mittlerweile deutlich zugenommen, v. a. in den grenznahen Regionen zu Tschechien.

Herstellung Crystal Meth wird auf synthetischem Weg in illegalen Labors hergestellt. Als Grundstoffe spielen OTC-Medikamente eine nicht unwesentliche Rolle.

Summenformel $C_{10}H_{15}N$

Handelsform Crystal Meth ist eine geruchslose und bitter schmeckende weiße, manchmal auch gelbliche Substanz.

Anwendungsform Es wird meist in Form von Kristallen, Kapseln oder Pulver geschnupft, in gelöster Form injiziert, oral eingenommen oder geraucht.

Wirkungen Methamphetamin setzt im Vergleich zu Amphetamin deutlich mehr Dopamin als Noradrenalin frei. Dies bedingt zusammen mit der höheren Lipophilie etwa sechsmal stärkere Rauschgefühle und das höhere Suchtpotenzial. Die Wirkung setzt unmittelbar nach Injektion ein, nach oraler Einnahme erst nach etwa 30–45 Minuten. Die Konsumenten sind wach, euphorisch und überschätzen sich selbst.

Nebenwirkungen Crystal Meth führt zu psychischer und physischer Abhängigkeit, Größenwahn, Angst, Paranoia, Akne, Zahnausfall, vorzeitiger Alterung, Hirninfarkt und manchmal zu körperlichem oder psychischem Zusammenbruch aufgrund des unterdrückten Hunger- und Durstgefühls.

Entzugssymptomatik Wegen der starken psychischen Abhängigkeit kann es nach regelmäßiger Einnahme im Entzug ein massives Craving auslösen. Weitere Symptome sind Unruhe, Müdigkeit und Schlafstörungen, nicht selten auch depressive Stimmungslagen.

Sonstige und therapeutische Nutzung Crystal Meth ist ein Stimulans und indirektes Sympathikomimetikum. In Deutschland kam es 1938 unter dem Präparatenamen Pervitin® als Psychopharmaka in den Handel. Im Zweiten Weltkrieg wurde es millionenfach an die deutschen Soldaten zur Leistungssteigerung verteilt. Es wurde auch gegen Seekrankheit, bei verzögerter Rekonvaleszenz, organischen Hirn- und Rückenmarkstörungen empfohlen. Als Fertigarzneimittel war es bis 1988 im Handel erhältlich.

Zudem wird für erkältungsbedingte Nasenschleimhautschwellungen ein Inhalierstift mit (R)-Methamphetamin unter dem Handelsnamen Vicks® VapoInhaler™ in sehr geringer Dosierung angeboten, um euphorisierende Effekte bzw. eine Abhängigkeitsentwicklung auszuschließen.

Nachweis Im Blut kann die Substanz nach einmaliger Einnahme bis zu 24 Stunden nachgewiesen werden, nach mehrfachem Konsum ggf. auch länger. Im Urin ist der Nachweis in einem Zeitraum von ein bis drei Tagen, u. U. auch bis zu einer Woche möglich.

Pharmakokinetik Methamphetamin kann im Vergleich zu Amphetamin die Blut-Hirn-Schranke besser überwinden und wirkt deshalb aufgrund seiner höheren Konzentrationen stärker im Gehirn. Es wird durch das Cytochrom-P_{450}-System (CYP 2D6) verstoffwechselt und über die Niere pH-abhängig ausgeschieden (bei basischem Harn wird ein Teil der Substanz wieder rückresorbiert), weshalb bei einer Notfallversorgung die Ansäuerung des Urins indiziert sein kann. Die Plasmahalbwertszeit beträgt vier bis zehn Stunden.

Epidemiologie Methamphetamin ist nach WHO- und UNODOC-Schätzungen vor 2010 weltweit nach Cannabis (25 Mio. Konsumenten) die zweithäufigste konsumierte illegale Substanz (18 Mio.), noch vor Heroin (16 Mio.) und Cocain (14 Mio.).

10.2.8 Desomorphin (»Krokodil«)

Desomorphin wird in der Drogenszene auch »Krokodil« oder kurz »Krok« genannt. Es wurde erstmals 1932 in den USA synthetisiert.

Herstellung Desomorphin wird illegal aus den Komponenten Codein (Schmerzmittel und Hustenstiller), Iod, rotem Phosphor, Benzin, Verdünnungsmittel und Salzsäure hergestellt. Das Endprodukt ist unrein und reich an stark toxischen Nebenprodukten.

Summenformel $C_{17}H_{21}NO_2$

Anwendungsform Es wird intravenös konsumiert.

Wirkungen Desomorphin ist ein stark potentes Opioid und verursacht einen ähnlichen Rausch wie Heroin.

Nebenwirkungen Es kommt zu schweren Gewebeschäden, Venenentzündungen, Nekrosen, Gangrän und Organversagen. Des Weiteren treten neurologische Veränderungen, Nierenschäden und Gefäßschäden auf, die irreversibel sind und bereits nach dem ersten Konsum entstehen.

Abhängigkeitspotenzial Desomorphin hat ein hohes Abhängigkeitspotenzial. In Deutschland, Österreich und der Schweiz ist es ein nicht verkehrsfähiges Betäubungsmittel.

Entzugssymptomatik Sehr starke Schmerzen, sodass die Patienten starke Beruhigungsmittel benötigen. Der körperliche Entzug dauert bis zu einen Monat (zum Vergleich: Heroin 5–10 Tage).

Auffälligkeiten Die Nebenprodukte sind dafür verantwortlich, dass sich die Haut an der Einstichstelle grün verfärbt und schuppig wird (krokodilähnliches Aussehen). Die Hautnekrosen und Gewebedefekte, die häufig beobachtet werden, haben ein bissartiges Aussehen und stellen deshalb einen weiteren Bezug zum Szenenamen her.

Nachweis Es wird mittels Hochdruckflüssigkeitschromatografie und Massenspektrometrie (LC-MS/MS) nachgewiesen.

Folgeprobleme Desomorphin ist laut russischen Drogenberatungsstellen so aggressiv toxisch, dass nach Beginn des regelmäßigen intravenösen Konsums die durchschnittliche Überlebensdauer von Konsumenten gerade noch ein Jahr betrage.

Epidemiologie Seit 2002 ist Desomorphin als »Droge des armen Menschen« in Russland weitverbreitet. In Deutschland ist die Droge 2011 erstmals aufgetaucht.

10.2.9 Ecstasy

Herstellung Kernpunkt von Ecstasy (XTC, Methamphetamine) ist, dass die Substanzen computerunterstützt gestaltet werden (»Designer-Drogen«) und in ihrem Wirkungsspektrum durch Ringsubstitution verändert werden.

Folgende Substanzen sind für Drogenexperimentierer aktuell:
- MDMA = 3,4-Methylendioxymethamphetamin (das »eigentliche« Ecstasy)
- MDEA = 3,4-Methylendioxyethylamphetamin
- MDA = Methylendioxyamphetamin (Adam)
- MDE = Methylendioxyethylamphetamin (Eva)

Summenformel $C_{11}H_{15}NO_2$ (MDMA)

Handelsformen Breite Palette von kleinen Pillen mit fantasievollen Prägungen. Der Preis beträgt je nach Region und Angebot zwischen 5 und 25 Euro/Pille. Es werden Pillen mit Dosierungen ohne jeden Wirkstoff bis hin zu 170 mg/Tablette gehandelt.

Wirkungen Stimulierend und »entaktogen«, d.h. den Bezug zu sich selbst und den eigenen Gefühlen steigernd, darüber hinaus auch das Gefühl der Nähe zu anderen (Wir-Gefühl) auslösend. Die Wirkdauer beträgt etwa vier bis sechs Stunden. Ecstasy wirkt überwiegend über eine Aktivierung des Serotonin-Systems (Reuptake-Blocker). Auch wurden aktivierende Effekte auf das Dopamin-System beobachtet.

Nebenwirkungen »Vom Scheitel bis zur Sohle«, mit Psychosen, zerebralen Komplikationen, Hyperthermie, Tachykardie, Hypertonus, Leberschäden, Nierenschäden

Entzugssymptomatik Beobachtet werden in erster Linie psychische Entzugserscheinungen, nämlich depressive Stimmungslage, Anhedonie, Lethargie, Müdigkeit, psychomotorische Veränderungen (meist im Sinne einer Verlangsamung, mitunter aber auch als Unruhe), Appetitsteigerung, Veränderungen des Schlafes (Insomnie oder Hypersomnie), bizarre oder unangenehme Träume sowie Craving nach der Substanz.

Therapeutische Nutzung Eine therapeutische Nutzung von Ecstasy ist nicht gegeben, eine chemische Verwandtschaft zu therapeutisch genutzten Substanzen (v.a. bei der Behandlung der ADHS) ist aber vorhanden.

Nachweis Im Blut ist der Konsum von Ecstasy für sieben bis 34 Stunden nachweisbar, im Urin für ein bis drei Tage.

Pharmakokinetik Der Metabolismus von MDE verläuft durch *N*-Demethylierung, *O*-Desalkylierung, Desaminierung und Konjugation durch *O*-Methylierung und *O*-Glucuronierung. Bei der Umwandlung entsteht MDA. Letale Plasmaspiegel von 7000 µg/l wurden gefunden (Thomasius 1999).

IV ANHANG

Epidemiologie Siehe »Amphetamine« (Kap. 10.2.2)

10.2.10 GHB/GBL (»Liquid Ecstasy«)

Es ist aufgrund des Szenejargons nicht immer klar, welche Substanz mit Liquid Ecstasy (γ-Hydroxybuttersäure [GHB; 4-Hydroxybutansäure] oder γ-Butyrolacton [GBL; Butyro-1,4-lacton]) eigentlich gemeint ist. Am häufigsten wird jedoch γ-Hydroxybutyrat so benannt. Die Substanz wird auch mit »Liquid E« oder »Liquid X« bezeichnet.

Geschichte GHB wurde erstmals um 1870 synthetisiert. Zu Beginn der 1960er-Jahre wurde es pharmazeutisch als Narkotikum ohne analgetische Wirkung eingeführt, war aber wegen der eher schlechten Steuerbarkeit und geringen therapeutischen Breite im medizinischen Bereich nur kurz von Bedeutung. In den 1980er-Jahren kursierte es zunehmend in der amerikanischen Bodybuildingszene zum Muskelaufbau (stimuliert Wachstumshormone), seit den 1990er-Jahren in der britischen Clubszene und im Homosexuellenmilieu, wenige Jahre später auch in Deutschland und der Schweiz. Seit GHB unter dem Betäubungsmittelgesetz steht, wovon die Vorstufe GBL trotz seiner Prodrug-Eigenschaften aus wirtschaftlichen Gründen und Industriestandortaspekten ausgenommen worden war, hat sich der Konsum fast völlig auf das sehr billig erhältliche GBL verlagert.

Herstellung γ-Hydroxybuttersäure ist ein Derivat der γ-Aminobuttersäure (GABA). Aus γ-Butyrolacton und Natronlauge wird das gut wasserlösliche γ-Hydroxybuttersäure-Natrium gewonnen.

Chemie Bei Raumtemperatur flüssig, unter 15 °C kristallin, farblos, geruchlos, salzig schmeckend; in der Szene meist in Fläschchen angeboten

Summenformel $C_4H_8O_3$

Handelsnamen Somsanit®, Xyrem®

Handelsformen Es wird als Industriechemikalie in unterschiedlich großen Gebinden bis hin zu Kanistern angeboten.

Rechtslage GHB wurde 2002 dem BtMG unterstellt, die Vorstufe (Prodrug) GBL ebenso wie weitere GHB-Vorstufen wurden aber nach kurzer Zeit aufgrund von Industrieinteressen wieder aus dem BtMG ausgegliedert. Der Handel mit bzw. die Weitergabe von GBL und anderen GHB-Prodrugs wird allerdings, wenn seitens des Verkäufers bzw. Abgebenden Konsumabsicht beim Abnehmer erkennbar war oder hätte erkannt werden können, nach dem Arzneimittelrecht geahndet.

Wirkungen GHB und seine Vorstufe GBL haben eine dem Alkohol und den Benzodiazepinen in Teilen ähnliche Wirkung (sedativ, hypnotisch, narkotisch; außerdem leicht analgetisch und antidepressiv), was über den gemeinsamen Wirkort – den GABA-Rezeptor – erklärbar ist. Deutlicher scheint bei GHB bzw. GBL außerdem noch eine aphrodisierende bzw. libidosteigernde Wirkkomponente zu sein. Bereits nach kurzer Einnahme besteht ein hohes Suchtrisiko. Der Entzug ist ähnlich dem des Alkohols (wenige Stunden nach der letzten Einnahme Zittern, Schwitzen, Krämpfe bis hin zum Delirium mit starken akustischen und visuellen Halluzinationen).

Nebenwirkungen Ähnlich wie bei Alkohol, Benzodiazepinen und Clomethiazol kann es zu rauschartigen Zuständen und Bewusstseinsveränderungen bis hin zu schweren Bewusstseinstrübungen kommen. Gelegentlich auftretende Myoklonien können durch Gabe von niedrigen Barbiturat-Dosen leicht beherrscht werden. Bei Patienten mit schweren Nierenfunktionsstörungen kann es zu einer Hypernatriämie und einer metabolischen Alkalose kommen, die nach Absetzen der Substanz reversibel ist.

Entzugssymptomatik Bei längerem Gebrauch ist eine psychische und dann auch eine physische Abhängigkeit sehr wahrscheinlich. Letztere äußert sich mit teils heftigen Entzugssymptomen wie starkem Schwitzen, Herzrasen und körperlicher Unruhe. Das klinische Bild ähnelt am ehesten einem schweren Alkohol- oder Benzodiazepin-Entzug. Zerebrale Krampfanfälle und Delirien können auftreten.

Therapeutische Nutzung GHB ist auch als Somsanit® im Handel. Es steht in dieser Form nicht unter dem Betäubungsmittelrecht. Somsanit® wird zur Erzeugung eines Schlafzustandes während und nach Operationen, bei diagnostischen Eingriffen und bei bildgebenden Verfahren, wenn andere Möglichkeiten nicht durchführbar sind oder nicht erfolgreich waren, genutzt. Aufgrund fehlender analgetischer Eigenschaften muss eine Kombination mit Opioiden, anderen Analgetika oder einer Regionalanästhesie erfolgen (Rote Liste® 2022). Xyrem® ist seit 2005 in Deutschland in der Behandlung der Narkolepsie mit Kataplexie zugelassen (Rote Liste® 2022), es untersteht aber dem Betäubungsmittelgesetz.

Nachweis Der Nachweis kann wegen der weitgehenden Metabolisierung zu CO_2 und Wasser lediglich mit empfindlichen Messmethoden wie der Gaschromatografie im Serum oder Urin erfolgen. Die Nachweisdauer ist kurz, sie beträgt im Blut etwa sechs Stunden, im Urin ungefähr zwölf Stunden.

Pharmakokinetik Auch nach oraler Aufnahme erfolgt eine rasche Resorption und Verteilung. Die Wirkung setzt nach zehn bis 15 Minuten ein, das Wirkungsmaximum ist nach 25–45 Minuten erreicht und hält – mit großen interindividuellen Schwankungen – etwa ein bis zweieinhalb Stunden an.

IV ANHANG

Epidemiologie GHB ist als Partydroge in der Diskothekenszene bei Jugendlichen populär. In den USA hat sich die Anzahl von GHB-Patienten in den Rettungsstellen innerhalb von vier Jahren um das 20-Fache erhöht. Auch aus Schweden gibt es ähnliche Berichte. In Deutschland scheint es große regionale Unterschiede zu geben. GHB wird zunehmend in Kombination mit Alkohol auch dazu benutzt, Frauen sexuell gefügig zu machen (*date rape drug*). Durch die das Gedächtnis beeinflussende Wirkung können sich die Opfer u. U. nicht mehr genau an das Geschehene erinnern.

10.2.11 Heroin

Vergleiche auch die Eintragung unter »Opiate« (Kap. 10.2.16).

Herstellung Für 1 kg Rohopium wird der Opiumsaft von ca. 20 000 Mohnkapseln benötigt. Der Morphingehalt des Opiums liegt bei etwa 10–18 %. Das wichtigste Alkaloid des Opiums ist das Morphin. Aus 10 kg Rohopium kann 1 kg Morphinbase gewonnen werden. Das im Straßenhandel erhältliche Heroin setzt sich noch aus weiteren Wirkstoffen (z. B. Codein) zusammen, die z. T. auch hinzugemischt werden. Für einen »Schuss« sind ca. 10 mg Heroin nötig (≙ ca. 0,3 g »Straßenheroin«), beim Rauchen sind ca. 25 mg erforderlich.

Summenformel $C_{21}H_{23}NO_5$ (Diamorphin)

Handelsform Heroin wird als Straßenheroin in kleinen Päckchen als Pulver angeboten. Das Pulver hat i. d. R. eine Wirkstoffkonzentration von 5 bis 30 %.

Anwendungsformen Die intravenöse Verabreichung erfolgt v. a. in Deutschland. In England und in den Niederlanden wird bereits mehr auf Folie geraucht (*chasing the dragon*) oder es wird »gesnieft«. In den letzten Jahren gibt es auch in Deutschland diese Form des Konsums, v. a. wegen der Angst vor Infektionen durch intravenöse Injektion. Viele Konsumenten steigen wegen der höheren Kosten beim Rauchen und Sniefen auf intravenösen Konsum um. Beim Rauchen wird das Heroin in die Zigarette eingegeben. Beim Sniefen wird das Heroin wie das Cocain durch ein Papierröllchen (z. B. Geldschein) in die Nase eingezogen.

Wirkungen Abhängig vom Grundzustand des Konsumenten (Set) und dem aktuellen Umfeld (Setting), i. d. R. aber beruhigend, entspannend, schmerzlösend, Bewusstseinsminderung, Pupillenverengung, Dämpfung der Darmmotorik, schlafanstoßend

Nebenwirkungen Atemdepression, Verstopfung

Abhängigkeitspotenzial Das Suchtpotenzial von Heroin ist sehr hoch, Dosissteigerung und körperliche Abhängigkeit treten in wenigen Monaten auf.

Entzugssymptomatik Muskelschmerzen, Gliederschmerzen, Erbrechen, Durchfall, Kälteschauer, Schwitzen, Unruhe

Auffälligkeiten Bei intravenöser Verabreichung gibt es Einstichstellen, Hinweise auf den Konsum sind Löffel, Citronensäure (Ascorbinsäure) und Binde zum Venenstauen, auch Folien.

Nachweis Die Stoffanalyse des Pulvers erfolgt über die Dünnschichtchromatografie (TLC) bzw. über die Gaschromatografie (GC). Diese Analysen sind für eine gerichtliche Einordnung der »nicht geringen Menge« wichtig, v. a. um zwischen Dealern und Konsumenten zu unterscheiden. Opiatkonsum wird über Urinkontrollen nachgewiesen. Auch der Haartest kann v. a. für forensische Zwecke wichtige Hinweise geben. Heroin ist spezifisch schwer nachweisbar. Acetylmorphin kann sechs bis neun Stunden nachgewiesen werden, Morphin zwei bis drei Tage, Methadon drei Tage. Die Nachweisgrenze von Standardtests liegt bei 100 mg/ml.

Wirkmechanismus Heroin flutet bei intravenöser Injektion rasch im Gehirn an. Es bindet dort v. a. im Bereich des Hirnstamms (ventrales Tegmentum), insbesondere an Nervenzellen mit μ-Rezeptoren (es gibt noch κ-Rezeptoren und δ-Rezeptoren). Wird ein solcher Rezeptor von dem Heroin-Molekül besetzt, dann wird die Aktivität der Zelle gehemmt. Das Lusterleben kommt nun so zustande, dass an dieser Stelle im Hirnstamm ein hemmendes neurochemische System, nämlich das γ-Aminobuttersäure-System (GABA-System) wie beschrieben durch Opiate gehemmt wird. Auf diese Weise entsteht eine Enthemmung des nachgeschalteten Systems, das in diesem Fall das Dopamin-System ist. Dieses System ist, wie viele experimentelle Untersuchungen zeigen, vermutlich für das Lusterleben zuständig.

Folgeprobleme Die Folgeprobleme akuten Heroinkonsums sind letal ausgehende Intoxikationen, v. a. wegen der Hemmung des Atemzentrums. Auch Lungenödeme und Embolien treten auf. Sehr rasch entsteht erfahrungsgemäß die psychische Heroin-Abhängigkeit. Diese kann sich auch nach Abstinenztherapien und nach jahrelanger Abstinenz sozusagen »im Hinterkopf« halten. Die stille Sehnsucht nach dem Kick nach der intravenösen Injektion bleibt vielleicht das ganze Leben erhalten. Bei anhaltendem Heroinkonsum ergeben sich zahlreiche Folgestörungen, die im Wesentlichen auf die Umstände der Illegalität des Konsums zurückzuführen sind. Dies kann aber keine wesentliche Veranlassung dafür sein, das Heroin wieder als legal einzustufen.

Abgabeprogramm Ein ärztlich kontrolliertes Abgabeprogramm kann hilfreich sein, die Heroin-Abhängigen allmählich zu stabilisieren und dann einem Methadon-Programm zuzuführen. Mittlerweile gibt es in Deutschland Programmangebote. So haben beispielsweise in Berlin und Stuttgart jetzt auch Schwerstabhängige Zugang zur Diamorphin-gestützten Behandlung (Die Drogenbeauftragte der Bundesregierung 2015a).

Epidemiologie Zwar ist eine Heroin-Überdosierung (auch in Verbindung mit anderen Substanzen) immer noch Hauptursache für drogenbezogene Todesfälle, der Konsum von Heroin ist jedoch nach wie vor rückläufig. Zum Stichtag 1. Juli 2013 befanden sich 75 400 Personen in einer opiatgestützten Behandlung (Die Drogenbeauftragte der Bundesregierung 2015a).

10.2.12 Krypton

Bei Krypton handelt es sich um eine v. a. aus Bestandteilen der südostasiatischen Kratom-Pflanze bestehende Kräutermischung, die neben Coffein vorwiegend *O*-Desmethyltramadol (Metabolit des Tramadols) als Hauptwirkstoff enthält. Dieser besitzt als physiologischer, hepatogener Metabolit des Tramadols eine zwei- bis vierfach stärkere analgetische Wirkung als das Tramadol. Die Substanz wird am ehesten als »Teeaufguss« getrunken. Krypton wird noch nicht im Betäubungsmittelgesetz genannt.

10.2.13 Lysergsäurediethylamid (LSD)

Herstellung LSD wird aus Indolalkaloiden des Mutterkorns gewonnen, das sind Sporenkapseln eines Pilzes, der auf Getreide (z. B. Roggen) vorkommt. LSD kann aber auch vollsynthetisch hergestellt werden. Die Synthese gelang 1938 (Fa. Sandoz). Die Substanz ist von der Herkunft dem Ergometrin, das in der Geburtshilfe verwendet wird, verwandt. LSD wird auch in Privatlabors hergestellt.

Summenformel $C_{20}H_{25}N_3O$

Handelsformen Kleine Tabletten, auch »Trips« genannt, mit 20–150 µg Wirkstoffgehalt, manche »Trips« beinhalten sogar 300 µg. Es gibt LSD auch in Kapseln und auf Löschpapier aufgetränkt. Der Konsum erfolgt oral, also durch Schlucken oder durch Zergehenlassen auf der Zunge. Auch das Eintauchen und Auflösen in Getränken wird beschrieben. Häufig sind Amphetamine oder Tollkirschenextrakte beigemengt. Nach kurzer Zeit ist eine Dosissteigerung erforderlich, um die gleiche Wirkung zu erzielen.

Wirkungen LSD ist das potenteste Psychodysleptikum – bereits 25 µg können zu intensiven Räuschen führen, üblicherweise sind Mengen von etwa 50–100 µg erforderlich. Veränderungen der optischen Wahrnehmung mit scheinbar fluoreszierenden Farben stehen im Vordergrund, auch taktile Wahrnehmungsstörungen kommen vor. Veränderungen der Körperwahrnehmung treten auf – manchmal mit der Folge, dass die Konsumenten glauben, fliegen zu können, dieses auch versuchen und dann schwer stürzen. Weiterhin kommt es zu Veränderungen der Raumwahrnehmung mit Deformationen und Bewegungsillusionen, das Zeiterleben ist beeinträchtigt, akustische Reize scheinen sich in Farben umzuwandeln. Das Denken ist hochgradig aufgelockert, weswegen einige Konsumenten das Gefühl haben, »kreativ« zu sein. Stimmungsschwankungen können in rascher Folge auftreten. Der Konsument fühlt sich auf einer Reise (Trip).

Nebenwirkungen Horrortrip, zeitliche und örtliche Desorientierung, schwere Halluzinationen, Wahnvorstellungen (Gefühl, fliegen zu können, mit tödlichen Abstürzen), Reizbarkeit, Unruhe, Angstpsychose, Verwirrtheit, Antriebssteigerung, Flashback (Nachhallpsychose), weite Pupillen. Nicht selten treten von Angst geprägte Trips auf, die als »Horrortrips« bezeichnet werden. Dieses Risiko wird gemindert, wenn LSD in einer als angenehm erlebten Gruppe konsumiert wird (Setting). Wenn sich der Konsument in einem psychisch unangenehmen Zustand befindet, ist ebenfalls zu befürchten, dass er in unangenehme Zustände kommt. Besonders gefürchtet sind Wahnbildungen (z. B. »Ich bin Jesus«), die mehrere Tage bis zu Wochen anhalten können und i. d. R. einen stationären psychiatrischen Aufenthalt erforderlich machen. Es ist noch ungeklärt, ob eine psychotische Prädisposition beim Konsumenten vorliegen muss, damit er unter LSD psychotisch dekompensiert. Manche Künstler haben Hunderte von LSD-Trips eingenommen, ohne psychotisch zu werden. Manche, die psychotisch wurden, sind nach Absetzen des LSD nie mehr psychotisch geworden. Auch mehrere Monate nach dem letzten LSD-Trip können spontan »Nachräusche« (Flashbacks) auftreten.

Abhängigkeitspotenzial Psychisch und v. a. physisch sind keine Abhängigkeiten berichtet worden, die klinisch relevant sind. LSD kann nicht ständig genommen werden, da dies mit einem einigermaßen geordneten Leben nicht vereinbar ist.

Entzugssymptomatik Sie tritt bei Halluzinogenen nicht auf.

Therapeutische Nutzung In der Vergangenheit war LSD zeitweise im Rahmen von psychotherapeutischen Behandlungen verwendet worden, weil man sich dadurch erhofft hatte, dass sich die Patienten mehr »öffnen« würden und der Therapeut dann besser »blockierte« Inhalte erkennen und mit dem Patienten bearbeiten könnte. In den 1950er-Jahren war eine Behandlung der Alkoholabhängigkeit mit LSD versucht worden, die Ergebnisse blieben jedoch kontrovers. Es wurde über Erfolge in der Behandlung des Cluster-Kopfschmerzes mit LSD berichtet (Schindler et al. 2015; Ergotamin, ein schon vor Jahrzehnten eingeführtes Kopfschmerz- und Migränemittel, ist chemisch nahe mit dem LSD verwandt).

Nachweis Im Blut für etwa zwölf Stunden, im Urin für einen Tag

IV ANHANG

Wirkmechanismus LSD ist ein Serotonin-Agonist und -Antagonist, außerdem sind Aktivierungen des noradrenergen Systems (Mydriasis, Puls- und Blutdruckanstieg) beschrieben.

Pharmakokinetik Nach etwa 15 Minuten hat die Organkonzentration ihr Maximum erreicht, zwei Stunden nach der Einnahme sind bereits 90 % in der Leber zu wasserlöslichen Abbauprodukten des LSD metabolisiert, die überwiegend über den Stuhl und z. T. auch über den Urin ausgeschieden werden. Nur 0,01 % der Substanz kommen im Gehirn an (Blut-Hirn-Schranke). Interessanterweise treten die psychischen Effekte erst etwa ein bis zweiStunden nach der Einnahme auf. Es dürften daher LSD-Metaboliten die entscheidende Wirkung haben oder es sind nichtlineare Effekte in anderen neurochemischen Systemen des Gehirns zu betrachten.

Epidemiologie In den 1960er-Jahren kam diese Droge auf. In den frühen 1990er-Jahren fand LSD gemeinsam mit Ecstasy in den Kreisen der Technofreaks zunehmendes Interesse. Die Anzahl der Konsumenten kann nicht genau angegeben werden.

10.2.14 Mescalin

Mescalin ist der Wirkstoff des Peyotl-Kaktus, der bei den Azteken und anderen indianischen Kulturen in religiösen Zusammenhängen verwendet wurde. Aldous Huxley hat in seinem Buch »Die Pforten der Wahrnehmung« (engl. 1954) die halluzinogenen Wirkungen beschrieben.

Auch diese Substanz hat in den nordamerikanischen subkulturellen Kreisen der 1960er-Jahre als natürliche bewusstseinserweiternde Droge Furore gemacht.

Sie wird hier wegen ihrer geringen Bedeutung in Europa nicht weiter dargestellt.

10.2.15 Nicotin

Herstellung Nicotin ist ein natürlich vorkommendes Alkaloid mancher Nachtschattengewächse, hier v. a. der Tabakpflanze, zum Schutz vor Schädlingen.

Summenformel $C_{10}H_{14}N_2$

Handelsform Eine Zigarette enthält zwischen 0,1 und 1,5 mg Nicotin, wovon ca. 70 % tatsächlich inhaliert werden und in die Blutbahn gelangen. Die letale Dosis bei intravenöser Zufuhr für Nicotin wird mit etwa 30–60 mg angegeben.

Wirkungen Nicotin führt zu Aktivierung des antidiuretischen Hormons (ADH), leichter Reduktion des Muskeltonus, Reduktion des Hungergefühls, Zunahme der Herzfrequenz, Anstieg von Blutdruck und der Herzkontraktilität. Für die Toxizität des Zigarettenrauchs sind Kohlenmonoxid und Teerkondensate besonders wichtig.

Nebenwirkungen Beim Verbrennen von Tabak werden insgesamt 4000 Verbindungen freigesetzt, wobei v. a. teerhaltige Verbindungen kanzerogene Effekte haben. Pathologische Effekte sind Erhöhung der Fibrinogen-Konzentration, Verminderung der HDL-Konzentration, erhöhte Blutviskosität und Thrombozytenaggregationsfähigkeit. Gefäßschäden sind die wichtigste Langzeitschädigung.

Wirkmechanismus Nicotin stimuliert im Gehirn nicotinische Acetylcholin-Rezeptoren. Sie sind v. a. in der Großhirnrinde lokalisiert. Chronische Nicotinzufuhr führt zu einer erheblichen Toleranz. Bemerkenswert ist die Inhibierung der Monoaminooxidase B (MAO-B) durch Nicotin. Interessanterweise ist daher möglicherweise die Inzidenz der Parkinson-Krankheit bei Rauchern geringer.

Epidemiologie Die aktuellsten epidemiologischen Daten für Deutschland stammen aus dem Mikrozensus 2013. Demnach rauchen etwa 29 % der 18- bis 59-jährigen Männer und 20 % der 18- bis 59-jährigen Frauen (Lampert und Kuntz 2015). Der Anteil der rauchenden Jugendlichen im Alter von zwölf bis 17 Jahren ist weiter rückläufig. Aktuell liegt er je nach Art der ermittelten telefonischen Stichprobe bei 12,1 % (Mobiltelefon) bzw. 9,7 % (Festnetz). Der Anteil der Jugendlichen, die noch nie geraucht haben, wird in der Studie des Jahres 2014 mit dem bisherigen Höchstwert von 75,3 % angegeben (2001 waren es noch 40,5 %; Die Drogenbeauftragte der Bundesregierung 2015b). Auch bei den 18- bis 25-Jährigen sinkt der Anteil rauchender Personen und nimmt der Anteil derjenigen, die noch nie geraucht haben, zu (Orth und Töppich 2015b).

Während die Drogenbeauftragte der deutschen Bundesregierung hierin v. a. einen Erfolg der Präventionsmaßnahmen der Bundesregierung sieht, gehen Suchtexperten davon aus, dass dies v. a. durch gestiegene Steuern und die inzwischen zahlreichen Rauchverbote bewirkt wurde (Die Zeit 2015).

Tabak ist eine Basisdroge, die von fast allen Alkohol- und Heroin-Abhängigen konsumiert wird. Cannabis wird kaum von Nichtrauchern konsumiert. Somit hat Tabak offensichtlich ein hohes Abhängigkeitspotenzial und eine grundlegende Schrittmacherfunktion für Suchtentwicklungen. Aufgrund des hohen Abhängigkeitspotenzials und der Therapieresistenz, die sich mit Heroin vergleichen lässt, ist Tabak als »harte Droge« einzustufen.

E-Zigaretten und E-Shishas

E-Zigaretten und E-Shishas (E-Wasserpfeifen) haben eine Batterie, ein Mundstück, einen Verdampfer und eine Kartusche mit dem sog. Liquid, das beim Konsum ohne Verbrennungsprozess verdampft wird. Die Flüssigkeit wird durch das Ziehen am Mundstück vernebelt; diese Dämpfe werden dann inhaliert. Die Liquids können, müs-

IV ANHANG

sen aber nicht Nicotin enthalten. Die Dämpfe bestehen darüber hinaus auch aus einem Gemisch weiterer chemischer Substanzen (Propylenglykol, Glycerin, Duft- und Aromastoffe). Die Liquids gibt es in unterschiedlichen Geschmacksrichtungen wie z.B. Schokolade, Vanille, Menthol und diversen Früchten. E-Shishas und E-Zigaretten haben bei nicotinhaltigen Liquids natürlich auch ein Suchtpotenzial; darüber hinaus ist die Problematik der übrigen Inhaltsstoffe im Hinblick auf mögliche gesundheitliche Schädigungen noch nicht abschließend beurteilt. So kann beispielsweise Propylenglykol bei Inhalation schon kurzfristig Reizungen der Atemwege und Bindehäute, Husten, Kopfschmerzen oder Schwindel verursachen. Darüber hinaus gibt es noch keine Einschätzungen zur Gefährlichkeit bei langfristigem oder sehr hoch dosiertem Konsum.

10.2.16 Opiate (bzw. Opioide)

Der Ausdruck »Opiate« bezeichnet traditionell Opium, während der Ausdruck »Opioide« die halbsynthetischen und synthetischen Derivate von Opiaten bezeichnet. Es müsste daher einen dritten Oberbegriff geben, da es sowohl falsch ist, alle Opiate als Opioide zu bezeichnen, wie auch die Opioide unter Opiate zu subsumieren. Allerdings verwenden sowohl ICD-10 als auch DSM-5™ »Opioide« als Oberbegriff. Hier wird zur sprachlichen Vereinfachung der Term *Opiate im weiteren Sinne* gewählt. Das besonders problematische Heroin wird gesondert abgehandelt (→ Kap. 10.2.11).

Herstellung Opiate werden aus Mohn gewonnen, es gibt kulturspezifisch unterschiedliche Verfahren der Weiterverarbeitung, Heroin wird synthetisch hergestellt.

Applikationsformen
- *Heroin:* → Kap. 10.2.11
- *Opium, Rohopium:* braune Kugeln; Konsum durch Rauchen
- *Morphium:* Tabletten, Kapseln, Ampullen oder Klumpen

Häufige therapeutisch verwandte Substanzen sind Levomethadon, Methadon, Codein und Fentanyl.

Wirkungen Beruhigend, entspannend, schmerzlösend, bewusstseinsmindernd, pupillenerweiternd

Nebenwirkung Atemdepression

AbhängigkeitspotenzialSehr hoch, Dosissteigerung und körperliche Abhängigkeit in wenigen Monaten

Entzugssymptomatik Muskelschmerzen, Gliederschmerzen, Erbrechen, Durchfall, Kälteschauer, Schwitzen, Unruhe

Auffälligkeiten Bei intravenöser Verabreichung Einstichstellen, Löffel, Citronensäure als Zubereitungshilfen bei Heroin-Fixern

Pharmakokinetik Opiate können sowohl oral, nasal als auch rektal, intravenös, intramuskulär oder subkutan verabreicht werden. Die Resorption erfolgt rasch. Bei oraler Gabe unterliegen die Opiate und Opioide einem hohen First-Pass-Effekt in der Leber, auch der weitere Abbau erfolgt hepatisch.

Epidemiologie Hier lässt sich keine einheitliche Aussage treffen, da dieses Feld von den Opioid-haltigen Analgetika in der Schmerztherapie, z.B. bei Tumorpatienten, über Codein-haltigen Hustensaft (in der Pädiatrie z.B. bei starkem Reizhusten vielfach und mit guten Erfolgen eingesetzt) bis hin zur Opiat-Abhängigkeit mit ihren verschiedenen Facetten (Substitutionsbehandlung, illegaler Konsum usw.) reicht.

10.2.17 Phenylcyclohexylpiperidin

Phenylcyclohexylpiperidin (PCP; Phencyclidin, Szenename »Angel Dust«) ist v.a. in den USA verbreitet und wurde eigentlich als Anästhetikum entwickelt. Da es aber zu unerwünschten Nebenwirkungen kam, wurde das Mittel bald nach seiner Einführung wieder vom Markt genommen.

Herstellung Phenylcyclidin wird aus Cyclohexanon, Piperidin und Phenylmagnesiumbromid in einer Zwei-Stufen-Reaktion preiswert synthetisiert. Da es demzufolge auch günstig erworben werden kann, wird es oft als »Armen-Droge« bezeichnet.

Chemie PCP ist ein weißes, kristallines, gut wasserlösliches Pulver.

Summenformel $C_{17}H_{25}N$

Wirkungen Etwa 30 Minuten nach oraler Aufnahme tritt eine Enthemmung auf und bald stellen sich Halluzinationen ein.

Nebenwirkungen Nystagmus, Ptosis, Analgesie, Ataxie, Muskelstarre, Halluzinationen, auch Somnolenz kann vorkommen, innere Unruhe, Magenkrämpfe, Konzentrationsstörungen, Desorientierung, psychotische Zustandsbilder. Nach längerem Gebrauch Depressionen.

Entzugssymptomatik Es sind allenfalls psychische Entzugserscheinungen zu erwarten.

Pharmakokinetik Etwa 80 % des Phencyclidins werden im menschlichen Organismus hydroxyliert und als Glucuronid im Harn ausgeschieden. Den hydroxylierten Metaboliten fehlt eine psychotische Wirkung.

Epidemiologie Die Substanz wurde 1963 als dissoziatives Anästhetikum eingeführt, welches jedoch wegen seiner starken psychischen Nebenwirkungen bereits zwei Jahre später wieder vom Markt genommen wurde. 1967 gab es erstmals in San Francisco in der Drogenszene eine missbräuchliche Verwendung, die Substanz geriet aber bald danach zunächst wieder in Vergessenheit. 1977 tauchte sie bei in Deutschland stationierten US-Streitkräften wieder auf und erfuhr von dort eine Verbreitung in Untergrundlaboratorien. In diesen wurden die Abwandlungen am Molekülgerüst vorgenommen, um die halluzinogene Wirkung zu verstärken. Derzeit sind mehr als 125 Phencyclidin-Derivate bekannt. In der Drogenszene spielt PCP aber wegen seiner schlecht berechenbaren Wirkung nur eine untergeordnete Rolle.

PCP war bei dem Massaker an einer Schule in San Diego 1979 von Bedeutung: Die Täterin soll während ihrer Amoktat unter dem Einfluss von PCP gestanden haben. Auch weitere Amokläufe und ähnliche rauschhafte Gewalttaten sollen sich unter dem Einfluss von PCP zugetragen haben.

10.2.18 Psilocybin

Die Substanz Psilocybin wird aus dem mexikanischen *Psilocybe*-Pilz extrahiert. Die klinische Relevanz ist eher gering. Es gibt aber Konsumenten in jugendlichen Subkulturen, die diesen Stoff experimentell einnehmen.

10.2.19 Spice

Bei Spice handelt es sich um eine Mischung aus synthetischen Cannabinoid-mimetischen Wirkstoffen (CP-47,497, JWH-018, HU-210) und verschiedenen getrockneten Pflanzenteilen sowie Aromastoffen, die geraucht werden. Als Sorten werden z. B. Silver, Gold, Diamond, Tropical Synergy, Arctic Synergy und Genie angeboten. Seit Ende 2008/ Anfang 2009 ist der Handel mit Spice gesetzlich verboten (→ hierzu auch »Cannabis«, Kap. 10.2.4). Allerdings ist der Handel rasch auf Varianten des gleichen Grundgerüsts ausgewichen, die dann ebenfalls erst noch langwierig verboten werden mussten bzw. noch nicht verboten werden konnten.

10.3 Aktuelle synthetische Drogen

Die folgende Übersicht in Tabelle 10-3 soll zur raschen Orientierung bei akuten Problemen mit unbekannten Drogen dienen. Die Akronyme sind meist am zuverlässigsten. Häufig sind sie aber auch falsch, da die Pillen bzw. Pulver andere Substanzen beinhalten, wie Partydrogen-Tests zeigen.

Von Bedeutung sind Substanzen, die als »Research Chemicals« oder »Legal Highs« im Verkehr sind.

Klinisch relevante Zustände sind Verwirrtheit, Erregungszustände, optische und auch Körperhalluzinationen, Verfolgungsideen, Wahnvorstellungen, Ängste, Schlafstörungen, die – u.U. trotz antipsychotischer Medikation (Olanzapin, Haloperidol) – mehrere Tage anhalten. Es besteht häufig eine punktuelle Amnesie.

Es bleibt wegen des raschen Wandels der Drogenmoden und der Decknamen nichts anderes übrig, als in speziellen Internetseiten nachzuschauen, wie z. B. den Seiten bei der Europäischen Drogenbeobachtungsstelle (www.emcdda.europa.eu/publications/drug-profiles/synthetic-cathinones/de) und auch auf Szenenforen (www.eve-rave.ch). Auch die Bayerische Akademie für Sucht- und Gesundheitsfragen bietet aktuelle Informationen (www.bas-muenchen.de).

Akronym	Substanz	Szenenname	Bemerkungen
	Amphetamine		
PE	Methylphenylethylamin, Phenethylamin		stimulierend
	Metamfetamin (Methamphetamin)	»Crystal«, »Meth«, »Crystal Meth«	stimulierend
MDMA	3,4-Methylendioxy-*N*-methylamphetamin	Ecstasy »Adam«	entaktogen
MDE	3,4-Methylendioxy-*N*-ethylamphetamin	Ecstasy »Eve«	entaktogen
MDA	3,4-Methylendioxyamphetamin		
MDHOET	3,4-Methylendioxy-*N*-(2-hydroxyethyl)amphetamin		
	Halluzinogene Amphetamine	oft Akronym	
DOB	2,5-Dimethoxy-4-bromamphetamin		stärker psychedelisch, lange Wirkung
DOM	2,5-Dimethoxy-4-methylamphetamin		

IV ANHANG

Akronym	Substanz	Szenenname	Bemerkungen
2C-B	4-Brom-2,5-dimethoxyphen-ethylamin		
2C-I	2,5-Dimethoxy-4-iodphen-ethylamin		
4-FA	1-(4-Fluorphenyl)propan-2-amin		
	Piperazine	oft Akronym	halluzinogen
m-CPP	*m*-Chlorphenylpiperazin		
BZP	1-Benzylpiperazin		
MBZP	Methylbenzylpiperazin		
DBZP	Dibenzylpiperazin		
TFMPP	Trifluoromethylphenylpiperazin		
	Aminoindane	oft Akronym	halluzinogen
2C-B-Fly	1-(8-Brom-2,3,6,7-tetrahydro-benzodifuran-4-yl)-2-aminoethan-hydrochlorid		
	Tryptamine	oft Akronym	halluzinogen
AET	α-Ethyltryptamin		
AMT	α-Methyltryptamin		
4-Acetoxy-DMT	4-Acetoxy-*N,N*-dimethyltryptamin		
	Cathinone	meist Akronyme	
	Methcathinon (Ephedron)		
	N,N-Dimethylcathinon (Metamfe-pramon)		
	Ethylcathinon (Ethcathinon)		
4-MMC	4-Methylmethcathinon (Mephedron)		ähnlich MDMA und Cocain, problematische Nebenwirkungen (Herz/Kreislauf, Blutdruck), seit 2010 im österreichischen SMG
bk-PMMA, PMMC	Methoxymethcathinon (Methedron)		

Akronym	Substanz	Szenenname	Bemerkungen
bk-MDMA	β-Keto-MDMA (Methylon)		
bk-MBDB	β-Keto-*N*-Methylbenzodioxolyl-propylamin (Butylon)	»Mitseez«	
MDPV	Methylendioxypyrovaleron	(»Badesalz«)	schwere Psychosen
	Pyrrolidon-Derivate	meist Akronyme	
MOS	4-Methoxy-α-pyrrolidinopropio-phenon		
MPHP	4-Methyl-α-pyrrolidinohexano-phenon		
MPBP	4-Methyl-α-pyrrolidinobutyro-phenon		
	Cannabinoide		
JWH-017, -018, -250	Naphthoylindole (z. B. JWH-018, JWH-073 und JWH-398) Benzoylindole (z. B. JWH-250)	»Spice« u. a.	nach dem Entdecker Hofmann benannt
HU-210	klassische Cannabinoide		
WIN-55			
AM-2201			
CB-25			
CP-47			
	Opioide	variabel	dämpfend
	Desmorphin		
	α-Methylfentanyl		
	o-Desoxymethyltramadol		
	Synthetisches Cocain	Akronyme	stimulierend
pFBT	3-(p-Fluorbenzoyloxy)tropan		
	Dimethocain		
	Ergoline (LSD-ähnlich)	Akronyme	stark halluzinogen
PRO-LAD			
ETH-LAD			

Tab. 10-3: Aktuelle synthetische Drogen

Literatur

Bundesministerium für Gesundheit (2023). Eigenanbau und Modellversuch – Bundesregierung einigt sich auf Eckpunkte zu Cannabis, 12. 04. 2023. www.bundesgesundheitsministerium.de/presse/pressemitteilungen/eckpunkte-cannabis-12-04-23.html (letzter Zugriff: 27. 04. 2023).

Die Drogenbeauftragte der Bundesregierung (2015a). Drogen- und Suchtbericht 2015 (Mai 2015). https://www.bundesgesundheitsministerium.de/service/publikationen/details/drogen-und-suchtbericht-2015.html (letzter Zugriff: 27. 04. 2023).

Die Drogenbeauftragte der Bundesregierung (2015b). E-Shishas bei Jugendlichen in Deutschland weit verbreitet – Tabakkonsum geht zurück (28. 05. 2015). www.bzga.de/presse/pressemitteilungen/2015-05-28-e-shishas-bei-jugendlichen-in-deutschland-weit-verbreitet-tabakkonsum-geht-zurueck/ (letzter Zugriff: 14. 07. 2016).

Die Zeit (2015). Drogen- und Suchtbericht 2015: Rauchen ist out – aber nicht out genug (21. 05. 2015). www.zeit.de/wissen/2015-05/drogen-sucht-bericht-2015-bundesregierung-alkohol-tabak?utm_referrer=https%3A%2F%2Fwww.google.com%2F (letzter Zugriff: 14. 07. 2016).

FinanzNachrichten.de (2015). Apotheken verkaufen 2014 18,7 Millionen Schlafmittel-Packungen. www.finanznachrichten.de/nachrichten-2015-06/33994154-apotheken-verkaufen-2014-18-7-millionen-schlafmittel-packungen-003.htm (letzter Zugriff: 14. 07. 2016).

Geschwinde T (2013). Rauschdrogen. Marktformen und Wirkungsweisen. 7. Aufl. Berlin: Springer.

Hoffmann M (2015). Rauschgiftlage 2013. In: Deutsche Hauptstelle für Suchtfragen e. V. (Hrsg). Jahrbuch Sucht 2015. Lengerich: Pabst.

Köhler T (2014). Rauschdrogen und andere psychotrope Substanzen. Tübingen: dgvt.

Kraus L, Piontek D (2013). Epidemiologischer Suchtsurvey 2012. Sucht 59(6): 309–320.

Lampert T, Kuntz B (2015). Tabak – Zahlen und Fakten zum Konsum. In: Deutsche Hauptstelle für Suchtfragen e. V. (Hrsg). Jahrbuch Sucht 2015. Lengerich: Pabst.

Niedersächsisches Ministerium für Soziales, Gesundheit und Gleichstellung (2014). Mündliche Anfrage: Ist die Droge Crystal Meth auch in Niedersachsen auf dem Vormarsch? www.ms.niedersachsen.de/startseite/uber_uns/presse/presseinformationen/muendliche-anfrage-ist-die-droge-crystal-meth-auch-in-niedersachsen-auf-dem-vormarsch-128846.html (letzter Zugriff: 14. 07. 2016).

Orth B, Töppich J (2015a). Der Alkoholkonsum Jugendlicher und junger Erwachsener in Deutschland 2014. Ergebnisse einer aktuellen Repräsentivbefragung und Trends. Köln: Bundeszentrale für gesundheitliche Aufklärung. www.bzga.de/fileadmin/user_upload/PDF/studien/alkoholsurvey_2014_bericht_alkohol_ergebnisse--0ec6b8f552c3660d5d95b4bb2cee2a76.pdf (letzter Zugriff: 14. 07. 2016).

Orth B, Töppich J (2015b). Rauchen bei Jugendlichen und jungen Erwachsenen in Deutschland 2014. Ergebnisse einer aktuellen Repräsentativbefragung und Trends. Köln: Bundeszentrale für gesundheitliche Aufklärung. www.bzga.de/forschung/studien/abgeschlossene-studien/studien-ab-1997/suchtpraevention/rauchen-bei-jugendlichen-und-jungen-erwachsenen-in-deutschland-2014/ (letzter Zugriff: 14. 07. 2016).

Rote Liste® (2022). GHB/GBL. Frankfurt/Main: Rote Liste® Service GmbH.

Scherbaum N (2016). Das Drogentaschenbuch. 5. Aufl. Stuttgart, New York: Thieme.

Schindler EA, Gottschalk CH, Weil MJ, Shapiro RE, Wright DA, Sewell RA (2015). Indoleamine hallucinogens in cluster headache: results of the clusterbusters medication use survey. J Psychoactive Drugs 47: 372–381.

Schmidbauer W, Scheid J v (2004). Handbuch der Rauschdrogen. Frankfurt/M.: Fischer.

Shanks KG, Winston D, Heidingsfelder J, Behonick G (2015). Case reports of synthetic cannabinoid XLR-11 associated fatalities. Forensic Sci Int 252: e6−9.

Thomasius R (Hrsg) (1999). Ecstasy − Wirkungen, Risiken, Interventionen. Stuttgart: Enke.

Tse R, Kodur S, Squires B, Collins N (2014). Sudden cardiac death complicating acute myocardial
infarction following synthetic cannabinoid use. Intern Med J 44: 934−936.

FELIX TRETTER

11 Adressen

11.1 Deutschland

Landesvorwahl: 0049

Auf der Internetseite www.dhs.de finden sich unter der Rubrik »Einrichtungssuche« aktualisierte Listen von Einrichtungen für Suchtberatung sowie für -behandlung. Diese Datenbank enthält alle wichtigen Informationen zu den bundesweit über 1 800 ambulanten Suchtberatungsstellen und 800 stationären Suchthilfeeinrichtungen. Weitere Beratungsstellen und regionale Informations-Hotlines und Notrufe, die sich gemeinsam zur bundesweiten Sucht- und Drogen-Hotline zusammengeschlossen haben, sind auf der Internetseite www.sucht-und-drogen-hotline.de aufgeführt.

11.1.1 Informationszentralen, Selbsthilfegruppen und Beratungsstellen

akzept e. V.
Bundesverband für akzeptierende Drogenarbeit und humane Drogenpolitik
Südwestkorso 14, 12161 Berlin
Tel.: 030 82706946
Fax: 030 8222802
E-Mail: akzeptbuero@yahoo.de
Internet: www.akzept.org

Al-Anon Familiengruppen Alateen
Selbsthilfegruppen für Angehörige und Freunde von Alkoholikern
Zentrales Dienstbüro
Emilienstr. 4, 45128 Essen
Tel.: 0201 773007
Fax: 0201 773008
E-Mail: zdb@al-anon.de
Internet: https://al-anon.de

Anonyme Alkoholiker Interessengemeinschaft e. V.
Gemeinsames Dienstbüro
Waldweg 6, 84177 Gottfrieding-Unterweilnbach
Tel.: 08731 325730
Fax: 08731 3257320
E-Mail: aa-kontakt@anonyme-alkoholiker.de
Internet: www.anonyme-alkoholiker.de

Anonyme Arbeitssüchtige Interessensgemeinschaft e. V.
Postfach 1204, 77902 Lahr
E-Mail: info@arbeitssucht.de
Internet: www.arbeitssucht.de

Anonyme Ärzteselbsthilfegruppe der Anonymen Alkoholiker
Bahnhofstr. 36, 86971 Peiting
Tel.: 08861 6115
Fax: 08861 693241

E-Mail: info@dr-conradty.de
Anonyme Sexaholiker Deutschland
Postfach 1262, 76002 Karlsruhe
Tel.: 0175 7925113
E-Mail: info@anonyme-sexsuechtige.de
Internet: https://anonyme-sexsuechtige.de

Arbeiterwohlfahrt Bundesverband e. V.
Heinrich-Albertz-Haus
Blücherstr. 62, 10961 Berlin
Tel.: 030 263090
Fax: 030 2630932599
E-Mail: info@awo.org
Internet: https://awo.org

Blaues Kreuz in Deutschland e. V.
Bundeszentrale
Schubertstr. 41, 42289 Wuppertal
Tel.: 0202 620030
Fax: 0202 6200381
E-Mail: bkd@blaues-kreuz.de
Internet: www.blaues-kreuz.de

IV ANHANG

Blaues Kreuz in der Evangelischen Kirche Deutschland
Bundesverband e. V.
Julius-Vogel-Str. 44, 44149 Dortmund
Tel.: 0231 5864132
Fax: 0231 5864133
E-Mail: info@bke-suchtselbsthilfe.de
Internet: https://bke-suchtselbsthilfe.de

Bund alkoholfrei lebender Kraftfahrer Nord e. V.
Beratungsstelle
Repsoldstr. 4, 20097 Hamburg
Tel.: 040 28055389
Fax: 040 28055373
E-Mail: info@bak-hamburg.de
Internet: www.bak-hamburg.de

Bundesverband der Elternkreise suchtgefährdeter und suchtkranker Söhne und Töchter e. V.
Geschäftsstelle
Postfach 201423, 48095 Münster
Tel.: 0251 1420733
Fax: 0251 13302757
E-Mail: info@bvek.org
Internet: www.bvek.org

Bundesverband für stationäre Suchtkrankenhilfe e. V.
Wilhelmshöher Allee 273, 34131 Kassel
Tel.: 0561 779351
Fax: 0561 102883
E-Mail: buss@suchthilfe.de
Internet: https://suchthilfe.de

Bundeszentrale für gesundheitliche Aufklärung
Maarweg 149–161, 50825 Köln
Tel.: 0221 89920
Fax: 0221 8992300
E-Mail: poststelle@bzga.de
Internet: www.bzga.de

Deutscher Caritasverband e. V.

Bundesweite Koordinationsstelle der Caritas
Selbsthilfe junger Abhängiger
Haus der Deutschen Caritas
Reinhardtstr. 13, 10117 Berlin
Tel.: 030 28444738
Fax: 030 28444733
E-Mail: marianne.kleinschmidt@caritas.de
Referat Basisdienste und Besondere Lebenslagen
Lorenz-Werthmann-Haus
Karlstr. 40, 79104 Freiburg
Tel.: 0761 2000
E-Mail: info@caritas.de
Internet: www.caritas.de

Deutscher Frauenbund für alkoholfreie Kultur e. V.

1. Vorsitzende, Marieanne Häuschen
Vegesacker Str. 87, 28217 Bremen
Tel.: 0421 84734724
E-Mail: haeuschen@deutscher-frauenbund.de
Internet: www.deutscher-frauenbund.de

Freundeskreise für Suchtkrankenhilfe

Bundesverband e. V.
Untere Königsstr. 86, 34117 Kassel
Tel.: 0561 780413
Fax: 0561 711282
E-Mail: mail@freundeskreise-sucht.de
Internet: www.freundeskreise-sucht.de

Guttempler

... Selbsthilfe und mehr in Deutschland
Adenauerallee 45, 20097 Hamburg
Tel.: 040 245880
Fax: 040 241430
E-Mail: info@guttempler.de
Internet: www.guttempler.de

Junkiese|Ehemalige|Substituierte
Bundesverband e. V.
Bundesweites Drogenselbsthilfenetzwerk
Wilhelmstr. 138, 10963 Berlin
Tel.: 030 69008756
Fax: 030 69008742
E-Mail: vorstand@jes-bundesverband.de
Internet: www.jes-bundesverband.de; https://jes.aidshilfe.de

Kreuzbund e. V.
Bundesgeschäftsstelle
Münsterstr. 25, 59065 Hamm
Tel.: 02381 672720
Fax: 02381 6727233
E-Mail: info@kreuzbund.de
Internet: www.kreuzbund.de

Narcotics Anonymous
Gemeinnützige internationale Gemeinschaft von genesenden Süchtigen
NA Service Komitee
Postfach 111010, 64225 Darmstadt
E-Mail: info@narcotics-anonymous.de
Internet: https://narcotics-anonymous.de

11.1.2 Fachverbände

Caritas Suchthilfe e. V.
Bundesverband der Suchthilfeeinrichtungen im Deutschen Caritasverband
Geschäftsstelle
Karlstr. 40, 79104 Freiburg im Breisgau
Tel.: 0761 200363
E-Mail: casu@caritas.de
Internet: www.caritas-suchthilfe.de

Deutsche Gesellschaft für Suchtpsychologie e. V.
Bundesgeschäftsstelle
Wörthstr. 10, 50668 Köln
Tel.: 0221 7757156
Fax: 0221 7757180
E-Mail: info@suchtpsychologie.de
Internet: www.dgsps.de

Deutsche Hauptstelle für Suchtfragen e. V.

Westenwall 4, 59065 Hamm
Tel.: 02381 90150
Fax: 02381 901530
E-Mail: info@dhs.de
Internet: www.dhs.de

Deutscher Paritätische Wohlfahrtsverband

Gesamtverband e. V.
Oranienburger Str. 13–14, 10178 Berlin
Tel.: 030 246360
Fax: 030 24636110
E-Mail: info@paritaet.org
Internet: www.paritaet.org; www.der-paritaetische.de

Deutsches Rotes Kreuz e. V.

DRK-Generalsekretariat
Carstennstr. 58, 12205 Berlin
Tel.: 030 854040
Fax: 030 85404450
E-Mail: drk@drk.de
Internet: www.drk.de

Fachverband Drogen und Suchthilfe e. V.

Geschäftsstelle
Gierkezeile 39, 10585 Berlin
Tel.: 03085 400490
Fax: 03085 400491
E-Mail: mail@fdr-online.info
Internet: https://fdr-online.info

Fachverband Sucht e. V.

German Council on Alcohol and Addiction (GCAA)
Walramstr. 3, 53175 Bonn
Tel.: 0228 261555
Fax: 0228 215885
E-Mail: sucht@sucht.de
Internet: www.sucht.de

IV ANHANG

Gesamtverband für Suchtkrankenhilfe im Diakonischen Werk der Evangelischen Kirche in Deutschland e. V.
Geschäftsstelle
Invalidenstr. 29, 10115 Berlin
Tel.: 03083 001500
Fax: 03083 001505
E-Mail: gvs@sucht.org
Internet: www.sucht.org

11.1.3 Forschungsinstitute

Bayerische Akademie für Sucht- und Gesundheitsfragen
Landwehrstr. 60–62, 80336 München
Tel.: 089 5307300
Fax: 089 53073019
E-Mail: bas@bas-muenchen.de
Internet: www.bas-muenchen.de

Deutsche Gesellschaft für Suchtforschung und Suchttherapie e. V.
Postfach 1453, 59004 Hamm
Tel.: 02381 417998
E-Mail: dg-sucht@t-online.de
Internet: www.dg-sucht.de

Institut für Therapieforschung
Parzivalstr. 25, 80804 München
Tel.: 089 3608040
Fax: 089 36080449
E-Mail: ift@ift.de
Internet: https://ift.de

Zentrum für Interdisziplinäre Suchtforschung der Universität Hamburg
c/o UKE, Klinik und Poliklinik für Psychiatrie und Psychotherapie
Geschäftsstelle
Martinistr. 52, 20246 Hamburg
Tel.: 040 741057902
Fax: 040 741058351
E-Mail: meiboom@uke.uni-hamburg.de
Internet: www.zis-hamburg.de

11.2 Österreich

Landesvorwahl: 0043

11.2.1 Informationszentralen, Selbsthilfegruppen und Beratungsstellen

Al-Anon Familiengruppen Alateen
Selbsthilfegruppe für Angehörige und Freunde von Alkoholikern
Innsbruckerstr. 37/2, 6600 Reutte
Tel.: 06647 3217240
E-Mail: info@al-anon.at
Internet: http://al-anon.at

Anonyme Alkoholiker
Zentrale Kontaktstelle Wien
Barthgasse 5–7, 1030 Wien
Tel.: 01 7995599
E-Mail: info@anonyme-alkoholiker.at
Internet: www.anonyme-alkoholiker.at

Anton Proksch Institut
Stiftung Genesungsheim Kalksburg
Stiftungsadresse: Mackgasse 7–11, 1230 Wien
Postadresse: Gräfin-Zichy-Str. 6, 1230 Wien
Tel.: 01 880100
Fax: 01 8801092000
E-Mail: info@api.or.at
Internet: www.api.or.at

Blaues Kreuz in Österreich
(Alkohol- und Medikamentenabhängigkeit)
Geschäftsstelle, Herr Dieter Reichert
Quergasse 1, 4600 Wels
Tel.: 0699 14651901
E-Mail: info@blaueskreuz.at
Internet: www.blaueskreuz.at

Caritas Österreich
Albrechtskreithgasse 19–21, 1160 Wien
Tel.: 01 488310
E-Mail: office@caritas-austria.at
Internet: www.caritas.at

Elternkreis Drogengefährdeter und Drogenabhängiger
Kontaktadresse sowie Vermittlung von Einzelgesprächen
c/o Oskar Rummer
Hämmerlestr. 37 f., 6800 Feldkirch
Tel.: 05522 70871

Fonds Gesundes Österreich
Geschäftsbereich der Gesundheit Österreich GmbH
Kontakt- und Förderstelle für Gesundheitsförderung und Prävention
Aspernbrückengasse 2, 1020 Wien
Tel.: 01 8950400
Fax: 01 895040020
E-Mail: fgoe@goeg.at
Internet: https://fgoe.org

Grüner Kreis
Verein zur Rehabilitation und Integration suchtkranker Personen
Zentralbüro (Zustelladresse): Mönichkirchen 25, 2872 Mönichkirchen
Tel.: 02649 8306
Fax: 02649 8307
E-Mail: office@gruenerkreis.at
Vereinssitz: Hermanngasse 12, 1070 Wien
Tel.: 01 5269489
Fax: 01 52694894
E-Mail: ambulanz.wien@gruenerkreis.at
Internet: www.gruenerkreis.at

Sucht- und Drogenkoordination Wien gGmbH
Modecenterstr. 14/Block B/2. Stock, 1030 Wien
Tel.: 01 400087375
Fax: 01 40009987340
E-Mail: office@sd-wien.at
Internet: www.drogenhilfe.at

Suchthilfe Wien gGmbH
Gumpendorfer Gürtel 8, 1060 Wien
Tel: 01 400053600
Fax: 01 400053699
E-Mail: office@suchthilfe.at
Internet: www.suchthilfe.at

11.2.2 Fachverbände

Österreichischer Verein für Drogenfachleute
Radetzkystr. 31/7, 1030 Wien
Tel.: 01 880103200
Fax: 01 8801093200
E-Mail: oevdf@oevdf.at
Internet: www.oevdf.at

Psychosoziale Dienste in Wien
Modecenterstr. 14/B/4, 1030 Wien
Tel.: 01 400053020
Internet: https://psd-wien.at

11.2.3 Forschungsinstitut

Anton Proksch Institut
Suchtpräventionsdokumentation und Suchtpräventionsforschung
Gräfin-Zichy-Str. 6, 1230 Wien
Tel.: 01 880100
Fax: 01 8801092000
E-Mail: info@api.or.at
Internet: www.api.or.at

IV ANHANG

11.3 Schweiz

Landesvorwahl: 0041

11.3.1 Informationszentralen, Selbsthilfegruppen und Beratungsstellen

Alcooliques Anonymes de la Suisse Francophone
1004 Lausanne
Tel.: 079 221 30 94
Zentrale Dienststelle der Deutschen Schweiz
Wehntalerstr. 560, 8046 Zürich
Tel.: 044 3701383
Hotline: 0848 848885 (24 h)
E-Mail: info@anonyme-alkoholiker.ch
Internet: www.anonyme-alkoholiker.ch/kontakt

Alkohol- und Suchtberatung
Gesundheitsamt
Aegeristr. 56, 6300 Zug
Tel.: 041 7283939
Fax: 041 7282463
E-Mail: suchtberatung@zg.ch

Angehörigenvereinigung Drogenabhängiger Zürich
Geschäfts- und Beratungsstelle
Sumatrastr. 3, 8006 Zürich
Tel.: 044 3848010
E-Mail: info@ada-zh.ch
Internet: https://ada-zh.ch

Arbeitsgemeinschaft Tabakprävention Schweiz
Haslerstr. 30, 3008 Bern
Tel.: 031 5991020
Fax: 031 5991035
E-Mail: info@at-schweiz.ch
Internet: www.at-schweiz.ch

Blaues Kreuz beider Basel
Beratungs- und Präventionsstelle Alkohol und Sucht
Peter-Merian-Str. 30, 4052 Basel
Tel.: 061 2615613
E-Mail: basel@bkbb.ch
Internet: https://mituns.ch

Blaues Kreuz der deutschen Schweiz
Geschäftsstelle
Lindenrain 5, 3012 Bern
Tel.: 031 3005860
Fax: 031 3005869
E-Mail: info@blaueskreuz.ch
Internet: https://blaueskreuz.ch

Das Selbsthilfezentrum der Stiftung Pro Offene Türen der Schweiz
Professionelle Hilfe zur Selbsthilfe
Jupiterstr. 42, 8032 Zürich
Tel.: 043 2888888
E-Mail: selbsthilfe@selbsthilfecenter.ch
Internet: www.selbsthilfecenter.ch

11.3.2 Fachverbände

Bundesamt für Gesundheit
3003 Bern
Tel.: 041 584622111
E-Mail: info@bag.admin.ch
Internet: www.bag.admin.ch

Dargebotene Hand
Schweizer Verband
Geschäftsstelle
Beckenhofstr. 16, 8006 Zürich
Tel.: 143
Fax: 031 3019157
E-Mail: verband@143.ch
Internet: www.143.ch

Fachverband Sucht
Weberstr. 10, 8004 Zürich
Tel.: 076 459 20 65
E-Mail: info@fachverbandsucht.ch
Internet: https://fachverbandsucht.ch

Sucht Schweiz
Av. Louis-Ruchonnet 14, 1001 Lausanne
Tel.: 021 3212911
Fax: 021 3212940
E-Mail: info@suchtschweiz.ch
Internet: www.suchtschweiz.ch

11.3.3 Forschungsinstitut

Institut für Sucht- und Gesundheitsforschung
Konradstr. 32, Postfach, 8031 Zürich
Tel.: 044 4481160
Fax: 044 4481170
E-Mail: isgf@isgf.uzh.ch
Internet: www.suchtforschung.ch

Sachverzeichnis

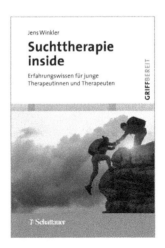

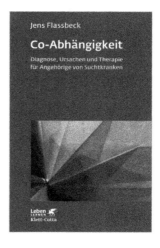